W0254687

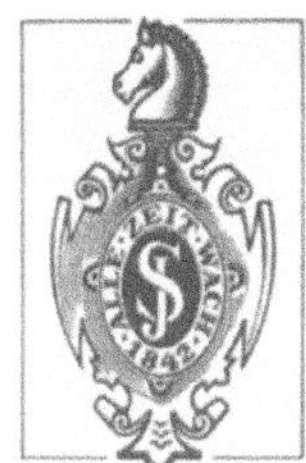

Bernd Spiessl

Osteosynthese des Unterkiefers

Manual der AO-Prinzipien

Mit einem Beitrag von B. Rahn

Mit 397 Abbildungen in 645 Einzeldarstellungen

Springer-Verlag Berlin Heidelberg New York
London Paris Tokyo

Professor Dr. Dr. Bernd SPIESSL
Emer. Chefarzt im Departement für Chirurgie
der Universität Basel

Leitender Arzt der Kieferchirurgie
des Departements für Chirurgie am
Kantonsspital Aarau

Professor Dr. Dr. Berton Rahn
Stellvertr. Leiter
Labor für Experimentable Chirurgie
Schweiz. Forschungsinstitut
CH-7270 Davos

CIP-Titelaufnahme der Deutschen Bibliothek
Spiessl, Bernd: Osteosynthese des Unterkiefers : Manual der AO-Prinzipien / Bernd Spiessl. Mit e. Beitr.
von B. Rahn. - Berlin ; Heidelberg ; New York ; London ; Paris ; Tokyo : Springer, 1988
ISBN-13: 978-3-642-71875-5   e-ISBN-13: 978-3-642-71874-8
DOI: 10.1007/978-3-642-71874-8

Datenkonvertierung Appl, Wemding

2124/3145-543210

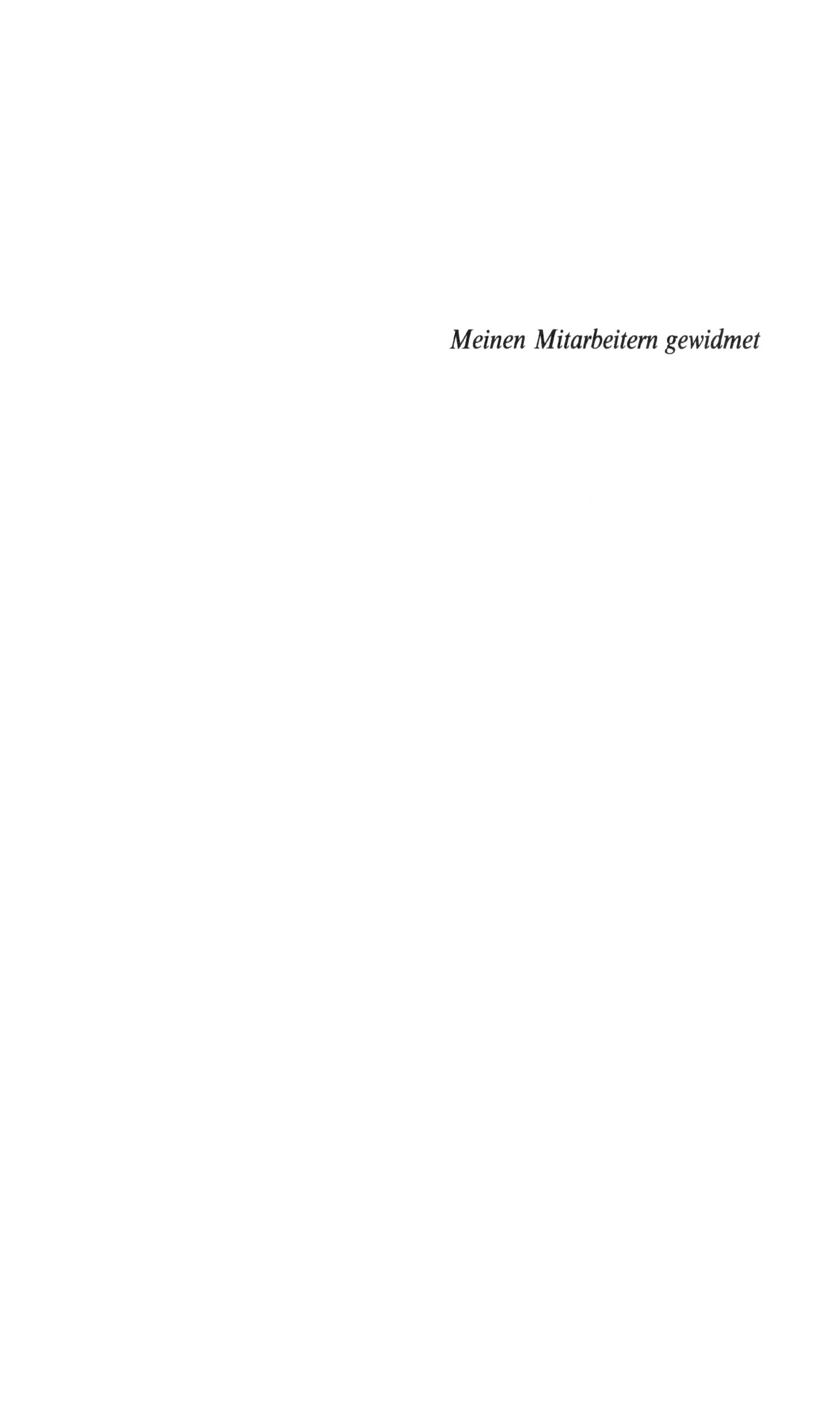

Meinen Mitarbeitern gewidmet

Vorwort

Die zurückhaltende bis ablehnende Einstellung zur Plattenosteosynthese
besteht heute nicht mehr in dem Maße, wie sie sich z. B. noch Ende der
70er Jahre am Kongreß der Deutschen Gesellschaft für Kiefer- und Ge-
sichtschirurgie gezeigt hat. Mittlerweile hat man sich mit dieser Methode
kritisch auseinandergesetzt. Heute ist sie in zahlreichen Kliniken etabliert,
insbesondere in der Schweiz, in Deutschland und Holland.

In Nordamerika sowie in den angelsächsischen Ländern ist die Methode mehr oder minder ignoriert worden. Die konservative Kieferbruchbehandlung mit adjuvanter Anwendung der Drahtnaht ist im großen und
ganzen beibehalten worden. Neueste Ausgaben von Lehr- und Textbüchern
bestätigen dies.

In jüngster Zeit zeigt sich aber auch in diesen Ländern, v. a. in den
USA, ein vermehrtes Interesse an den Methoden der funktionsstabilen
Osteosynthese. AO-Kurse werden zunehmend aktuell. So soll das vorliegende Buch den Kursteilnehmern Hilfe sein bei den Lektionen und praktischen Übungen, dem Kliniker Anleitung für die Anwendung der AO-Prinzipien in der Praxis.

Basel, September 1987   B. SPIESSL

Danksagung

Der Autor hat vielfältige Hilfe erfahren. Er kann nicht die Mitarbeiter namentlich aufzählen, die während der vergangenen 20 Jahre zur Kasuistik beigetragen haben, auf die sich die Abfassung dieses Manuals stützt.

Die tadellose Herstellung des Manuskripts verdanke ich meiner Sekretärin, Frau Helga Reichel. Wie bei früheren Veröffentlichungen hat sie wiederum mit größter Sachkenntnis, Genauigkeit und Ausdauer am Zustandekommen dieses Buches mitgewirkt.

Bei der kasuistischen Selektierung war mir die Auswahl der Fälle bei der Größe des vorhandenen Krankengutes, sowie das Vorskizzieren der Röntgenbefunde durch Herrn Dr. Stephan Hauk eine dankbar begrüßte Hilfe. Er hat sich dieser Aufgabe in vielversprechender Weise mit Fleiß und Begeisterung gewidmet.

Ferner sei Herrn Julius Pupp, Zeichner des Springer-Verlages, für die gelungene Klarheit in der Darstellung der Röntgenbefunde und Illustration der Methodik gedankt. Mit großem Interesse an der für ihn neuen Materie hat er ideenreich an der Ausarbeitung didaktisch schwieriger Graphiken mitgeholfen.

Für die endgültige Redaktion des Textes und der Abbildungen sowie die Organisation, Gestaltung und Fertigstellung des Buches danke ich dem Springer-Verlag aufrichtig. Seine verlegerische Tradition, Erfahrung und Güte haben sich in gewohnter Weise bestätigt.

Basel, September 1987   B. SPIESSL

Inhaltsverzeichnis

Teil II: Osteosynthese der frischen Frakturen

Teil III: Rekonstruktive Chirurgie

XVI

Abkürzungsverzeichnis

XIX

AO	Arbeitsgemeinschaft für Osteosynthesefragen
ASIF	AO Study Group for Internal Fixation
DCP	Dynamic Compression Plate
EDCP	Excentric Dynamic Compression Plate
Fix ex (FE)	Fixateur externe
IMF	Intermaxilläre Fixation
ME	Metallentfernung
OPG	Orthopantomogramm
REKO-Platte	Rekonstruktionsplatte
⚓	Zugschraubensymbol

Einführung

Die Frage, welche Methode man sich zu eigen machen soll, die konservative oder die operative, bleibt nach wie vor in der Diskussion.

Wenn auch die kontroversen Ansichten darüber nicht mehr so vehement zutage treten, so gehen die Meinungen immer noch im Grundsätzlichen auseinander. Dies ist darauf zurückzuführen, daß die intermaxilläre Fixation eine einfache Konzeption ist und ihre Durchführung keine Komplikationen impliziert, die der unmittelbaren Tätigkeit des Therapeuten zur Last gelegt werden könnte.

Hingegen ist die funktionsstabile Osteosynthese eine technisch wie instrumentell anspruchsvolle Methode, die bei Mangel an Erfahrung und Konsequenz zwangsläufig Komplikationen nach sich zieht, die zu Lasten des Operateurs gehen. Wenn trotzdem die Osteosynthese an Bedeutung gewinnt und zunehmend Verbreitung findet, dann ist es der damit erzielbare Gewinn, der vornehmlich dem Patienten zugute kommt: die schmerzfreie Bewegung des Kiefers unmittelbar nach der Frakturversorgung. Von wesentlicher Bedeutung sind weiterhin die Normalisierung der Nahrungsaufnahme, leichtere Intensivpflege bei Polytraumatisierten, geringere Infektionsgefahr und weniger Spätschäden.

Hierbei spielt die *Stabilität* als *Behandlungsprinzip* die Schlüsselrolle. Die Stabilität ist das Produkt der exakten anatomischen Reposition und interfragmentären Kompression. Ihre Erzielung bedarf der bestmöglichen Wahl der Methode und Erfahrung in der Knochenchirurgie wie des biomechanischen Verständnisses. Diese Erfordernisse durch „do it yourself" zu ersetzen bedeutet notwendigerweise Mißerfolg, der oft fälschlicherweise der Methode angelastet wird.

Als Wertmaßstab einer Methode gelten die mit gewisser Regelmäßigkeit reproduzierbaren Erfolge. Die Erfolgsquote sollte gut 90% betragen. Diese Zielvorstellung führte 1958 zur Gründung der Arbeitsgemeinschaft für Osteosynthesefragen (AO bzw. ASIF), die sich mit aktuellen Fragen der modernen Knochenchirurgie befaßt.

Für die Gewinnung und den Austausch von Erfahrung sind zahlreiche Kliniken innerhalb der Schweiz und AO International zuständig (Sitz in Bern), die entweder Multicenterstudien durchführen oder klinikeigene Projekte verfolgen. Die Ergebnisse werden in sog. AO-Tagungen vorgetragen und diskutiert. Die Grundlagenforschung obliegt dem AO-eigenen Laboratorium für Experimentelle Chirurgie in Davos und dem M. E. Müller-Institut für Biomechanik in Bern.

Das operative *Ziel* der Osteosynthese ist die *Frühmobilisation* des betroffenen Bewegungsapparates. Sie bestimmt den technischen und biologischen Maßstab für die anzuwendende Methode: die absolute Stabilität und die primäre Knochenheilung. Beides erfordert Abkehr von dem handwerklichen Stil der Knochenchirurgie. Die Plausibilität der hier vertretenen Knochenchirurgie gründet sich nicht nur auf klinische Erfahrung und wissenschaftliche Experimente, sondern stützt sich auf ein zweckmäßiges *Instrumentarium.* Diesem einen hohen Standard an Qualität, Spezifität und Handlichkeit auf die Dauer zu garantieren, ist Aufgabe einer großen *technischen Kommission*; denn jedes Einzelinstrument soll die ihm zugedachten technischen, biologischen und metallurgischen Anforderungen erfüllen. Vorgängig befaßt sich eine Subkommission mit der Entwicklung dieses Instruments. Eine solche Subkommission besteht auch für maxillofaziale Chirurgie. Auf diesem Wege entstehen komplette, einheitliche Sortimente von Implantaten und Instrumenten, wie etwa das Standardinstrumentarium, Kieferset und Spezialset für die sagittale Osteotomie.

Die Gründergruppe der AO war sich darüber im klaren, daß es einer praktischen Anleitung über die richtige Handhabung und technische Anwendung des Instrumentariums bedarf, um eine Osteosynthese korrekt durchzuführen. Zu diesem Zweck wurde bereits 1960 der erste AO-Kurs in Davos abgehalten. Bis heute fanden dort mehr als 40 solcher Kurse statt mit Teilnehmern aus 60 verschiedenen Ländern.

Die AO vertritt keine exzentrischen Standpunkte, sondern ist ganz auf Pragmatik ausgerichtet. Tausende von operativ behandelten Fällen werden systematisch dokumentiert. Die entsprechende Datenspeicherung erfolgt in einem Computer des *AO-Dokumentationszentrums* in Bern. Auch die Daten von Unterkieferfrakturen können dort gebührenfrei gespeichert und ausgewertet werden. Unser Erfahrungsgut in Basel umfaßt gut 800 Fälle (s. statistische Analysen von Eschmann 1974; v. Euw 1982; Bornand 1984; Philps 1986). Die Qualitätskontrolle betrifft also nicht nur das Instrumentarium, sondern auch das therapeutische Ergebnis. Nicht zuletzt bildet die aus diesen Fällen gewonnene Erfahrung die Grundlage für die hier dargelegten Prinzipien der funktionsstabilen Osteosynthese.

Diese Prinzipien als Proprium der AO werden im 1. Teil des Manuals unter dem Aspekt der Stabilität, Biomechanik und Technik dargelegt.

Der 2. Teil ist eine Anleitung für die praktische Anwendung der Prinzipienlehre. Hier steht die Kasuistik im Mittelpunkt. Systematisiert durch Klassifizierung der Frakturbefunde als solide Grundlage für die Indikationsstellung und Wahl der technischen Mittel ist sie von besonderem Nutzen. Nicht weniger wichtig ist die chirurgische Anatomie der Zugänge.

Im 3. Teil bestätigt sich die ausweitende Vielfalt der funktionsstabilen Osteosynthese in der Indikationsbreite. Drei Gebiete kommen vornehmlich in Betracht: die operative Behandlung der Pseudarthrose, die primäre Defektüberbrückung als integrierter Teil der Unterkieferresektion sowie die Fragmentefixation und der Kondylusersatz bei spezifisch orthopädischen Eingriffen.

Teil I
Grundprinzipien

1 Ziel der AO-Technik

Analog zu der im Manual der Osteosynthese (Müller et al. 1969) gegebenen Formulierung zielt auch die allenthetische Chirurgie des Unterkiefers auf eine *rasche Wiederherstellung der Form und Funktion.*

Der Verwirklichung dieses Zieles sind 4 Grundforderungen vorange-stellt:

1) exakte anatomische Reposition,
2) funktionsstabile Fixation der Fragmente,
3) Erhaltung der Blutzirkulation in den Knochenfragmenten durch gewebe-schonende Operationstechnik,
4) frühzeitige, aktive, schmerzfreie Mobilisierung.

Die nötigen Kenntnisse und Erfahrungen als Voraussetzung für die Erfül-lung dieser Forderungen kann man nicht aus dem Stegreif besitzen oder ohne theoretische und praktische Einarbeitung in die Materie erwerben.

Die *erste* Forderung, die exakte *anatomische Reposition,* bedeutet, daß *okklusale* und *basale* Reposition gleich wichtig sind. Deshalb ist für den Erfolg der Osteosynthese ausschlaggebend, welches Hilfsmittels sich der Operateur vor dem Eingriff zur okklusalen Reposition bedient: der Ernst-Ligatur oder der Teil- oder Vollschiene. Die Entscheidung hat sich danach zu richten, welches die sicherste Handhabung der Fragmente während der Osteosynthese garantiert, also die Reposition gewährleistet und eine Redis-lokation verhindert.

Die *zweite* Forderung betrifft die *Stabilität* als einen der wichtigsten Faktoren für die Qualität der Osteosynthese. Sie erfordert ein vertieftes Verständnis über den Begriff der Stabilität und eine Diszipliniertheit, die jeweils in der Planung der Osteosynthese und Kompromißlosigkeit der Durchführung zum Ausdruck kommt.

Die *dritte* Forderung ist gleichrangig, denn *Durchblutung* und Stabilität bestimmen elementar den Heilungsverlauf. Die Erhaltung der *Blutzirkula-tion* in den Knochenfragmenten und Weichteilen durch gewebeschonende Operationstechnik ist eine der unerläßlichen Vorbeugungsmaßnahmen gegen Heilungsstörung und Infektion. Dieser imperative Modus gilt auch uneingeschränkt für die Osteosynthese am Gesichtsschädel. Es gibt keine zuverlässige Studie, welche die Annahme stützen könnte, daß infolge besse-rer Durchblutung der Kopf- und Halsregion a priori mit weniger Störun-gen der Wundheilung zu rechnen sei. Sicher ist, daß durch das Fraktur-trauma die lokale Durchblutung der Mandibula gestört wird, wobei natürlich das Ausmaß der Verletzung den Grad der Störung bestimmt. Die intendierte Begrenzung der Denudierung der Mandibula ist daher bei der Unterkieferosteosynthese nicht weniger eine Grundregel als bei der Extre-mitätenchirurgie. Dies ist ein ausschlaggebender Faktor, weshalb das deklarierte Prinzip der intraoralen Osteosynthese nicht akzeptabel sein kann. Die Frage nach der schonendsten Weichteilbehandlung hängt eng damit zusammen.

Die *vierte* Forderung zielt auf die Vermeidung der Frakturkrankheit durch *Frühmobilisation*. Die Frakturkrankheit bezieht sich hauptsächlich auf neurovaskulär bedingte Weichteil- und Knochenveränderungen. Bei Verletzungen des mandibulären Bewegungsapparates sind vergleichbare Spätschäden unbekannt. Dennoch ist das Prinzip der Frühmobilisation erstrangig in seinem therapeutischen Wert. Die sofortige schmerzfreie Mundöffnung ist für die posttraumatische Regeneration von so entscheidender Bedeutung, daß sich die Vorzüge der konservativen Behandlung daran nicht messen lassen.

An der mit der Frühmobilisation gewonnenen Morbiditätsminderung profitieren insbesondere der Schockverletzte bzw. der Polytraumatisierte und der Tumorkranke. Sie manifestiert sich:

1) durch Fortfall der Tracheotomie, die ohne Osteosynthesekonzept bei bestimmten Tumoroperationen und schweren Gesichtsschädelverletzungen sonst notwendig ist und damit
2) als Prophylaxe gegen pulmonale Komplikationen durch unbehinderte oropharyngeale Clearance,
3) als Verkürzung der katabolen Phase durch Normalisierung der Nahrungsaufnahme,
4) als Restitutio in der sprachlichen Kommunikation und psychosozialen Sphäre.

Mit der Zentrierung auf die 4 Grundforderungen der AO haben Klinik, Forschung und Lehre allgemeingültige Prinzipien der Frakturchirurgie entwickelt. Unsere Aufgabe besteht darin, diese Prinzipien für die Chirurgie des mandibulären Bewegungsapparates nutzbar zu machen.

2 Stabilitätsprinzip

Die Verwirklichung der Frühmobilisation beruht auf einer in sich festen Fragmentfixation. Dies allein zwingt aber noch nicht zur kompromißlosen Anerkennung des Postulats der Stabilität. Auch die Erfahrung spielt eine Rolle, daß Bruchspaltosteitis, -osteomyelitis und Pseudarthrose ziemlich regelmäßig mit Instabilität korrelieren. Dies zusammen zwingt zur Einsicht, entweder das Prinzip der Stabilität konsequent zu befolgen, oder klassisch konservativ zu behandeln. Dazwischen liegt der Kompromiß. Typisch dafür sind z. B. Drahtnahtosteosynthese, Miniosteosynthese oder Pin fixation im alten Stile.

2.1 Instabilität und deren Folgen

Bei der funktionsstabilen Osteosynthese sind Funktion und Stabilität ein zusammengehörendes Gegenüber. Ihre Balance ist der Qualitätstest der durchgeführten Operation. Die Richtigkeit dieser Aussage unterstreichen Komplikationen, die durch evidente Instabilität bedingt sind.

Ein Beispiel dafür ist das Ergebnis von drei additiv durchgeführten instabilen Fixationsmethoden am gleichen Patienten (Abb. 1 a). Nachdem aus der Erstversorgung mit Drahtnaht und intermaxillärer Fixation nach 6 Wochen eine Osteitis (Abb. 1 b) resultierte, wurde eine zusätzliche Pin

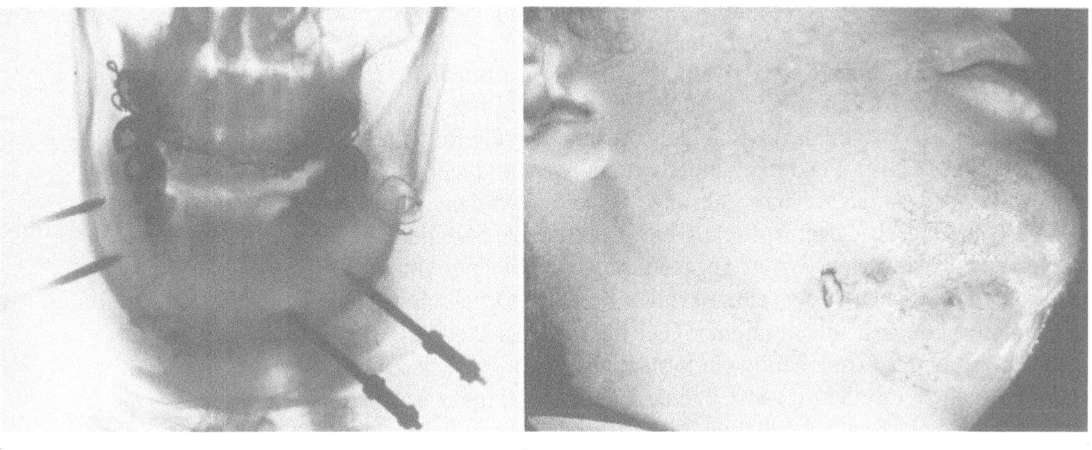

a   b

Abb. 1. **a** Angewandte Therapieprinzipien: 1) intermaxilläre Fixation, 2) Drahtnaht, 3) Fixateur externe (Pin fixation). **b** Fistel bei Bruchspaltosteomyelitis

fixation versucht. Ein halbes Jahr später wies man den Patienten mit einer sequestrierenden Osteomyelitis im Bruchspalt in die Klinik.

Ein weiteres Beispiel zeigt die Folgen einer instabilen Plattenosteosynthese. Es handelte sich um eine Kieferwinkelfraktur, die eine Extraktion des Weisheitszahns erforderte (Abb.2a). Auslösende Ursache der Komplikation war hier eine primär nicht festsitzende Schraube, die durch die Alveole des extrahierten Weisheitszahns geht. Der Mangel an Knochensubstanz bewirkte ein Durchdrehen der Schraube beim Anziehen. Die eine lockere Schraube führte zu einer Sequenz weiterer Schraubenlockerungen. Es kam prompt zu einem Frühinfekt, der nach Ausheilung in einer Pseudarthrose (Abb.2b) endete. Die Behandlung der Pseudarthrose erfolgte durch Reosteosynthese (Abb.2c). Unter dem Schutze einer Zuggurtungs- und Stabilisationsplatte erfolgte eine komplikationslose Heilung (Abb.2d).

Wie eng Infektion und Instabilität korrelieren, zeigt schließlich der Fall einer falsch bzw. zu kurz gewählten Platte. Zu wenig vorhandene Plattenlöcher waren Anlaß, die erste Schraube in der rechten Plattenhälfte in den Frakturspalt zu setzen (Abb.3a). Es ist klar, daß hier die Schraube keinen festen Halt finden konnte. Es hätte eine gebogene Rekonstruktionsplatte verwendet werden müssen, damit der Platz für je 3 Schrauben pro Hauptfragment im Minimum als Garantie für genügende Festigkeit ausreichte. So aber hatte die einzige festsitzende Schraube die Hauptlast der Zugkräfte zu tragen, was zu ihrer Lockerung führte. Es kam zu einer sequestrierenden Osteomyelitis (Abb.3b). Erst nach wochenlanger intermaxillärer Fixation heilte die Infektion unter Bildung einer Pseudarthrose aus (Abb.3c). Es wurde eine Reosteosynthese mit Osteoplastik durchgeführt. Unter dem Schutz der stabilen Rekonstruktionsplatte (Abb.3d) erfolgten Einheilung des Knochentransplantates und Konsolidierung ohne intermaxilläre Fixation (Abb.3e).

Die ausgewählte Kasuistik lehrt folgendes:

1) Bei Instabilität der Fragmente wirkt jede Art und Form metallischer Fremdkörper resorptions- und infektionsfördernd.
2) Unter dem Schutz mechanischer Ruhe als Ergebnis einer genügend stabilen Osteosynthese erfolgt trotz vorausgegangener Infektion die Einheilung eines Knochentransplantats, sowie des Implantats bei gleichzeitiger Konsolidierung der Fraktur.

Lehre aus dieser Erfahrung: *prinzipielle Vermeidung von Instabilität.*
Experiment und Klinik zeigen, daß dies möglich ist. Erste Voraussetzung dazu ist das Verständnis des Stabilitätsbegriffs. Um die Rolle der Stabilität in der operativen Frakturbehandlung unmißverständlich zum Ausdruck zu bringen, ist das Adjektiv „absolut" beigefügt worden. *„Absolut stabil"* ist ein klinischer Begriff. Richtig hieße es: relative Stabilität, die im vorliegenden dynamischen System gegeben ist, wenn bei einer von außen auf das Platte-Knochen-System einwirkenden Kraft die Druckschwankung in bestimmten Grenzen abläuft und der Gleichgewichtszustand sich wieder einstellt. Weil in der Klinik häufig ein System als relativ stabil bezeichnet wird, das de facto instabil ist, wie z.B. eine Knochendrahtnaht, hat sich in bezug auf die de facto erzielte Stabilität der Begriff absolute Stabilität eingebürgert. Dabei ist klar: eine absolute, d.h. eine sich auf alle Größen eines dynamischen Systems gleichzeitig beziehende Stabilität von beliebiger Dauer gibt es nicht. Aus diesem Grunde wird gelegentlich auch der Aus-

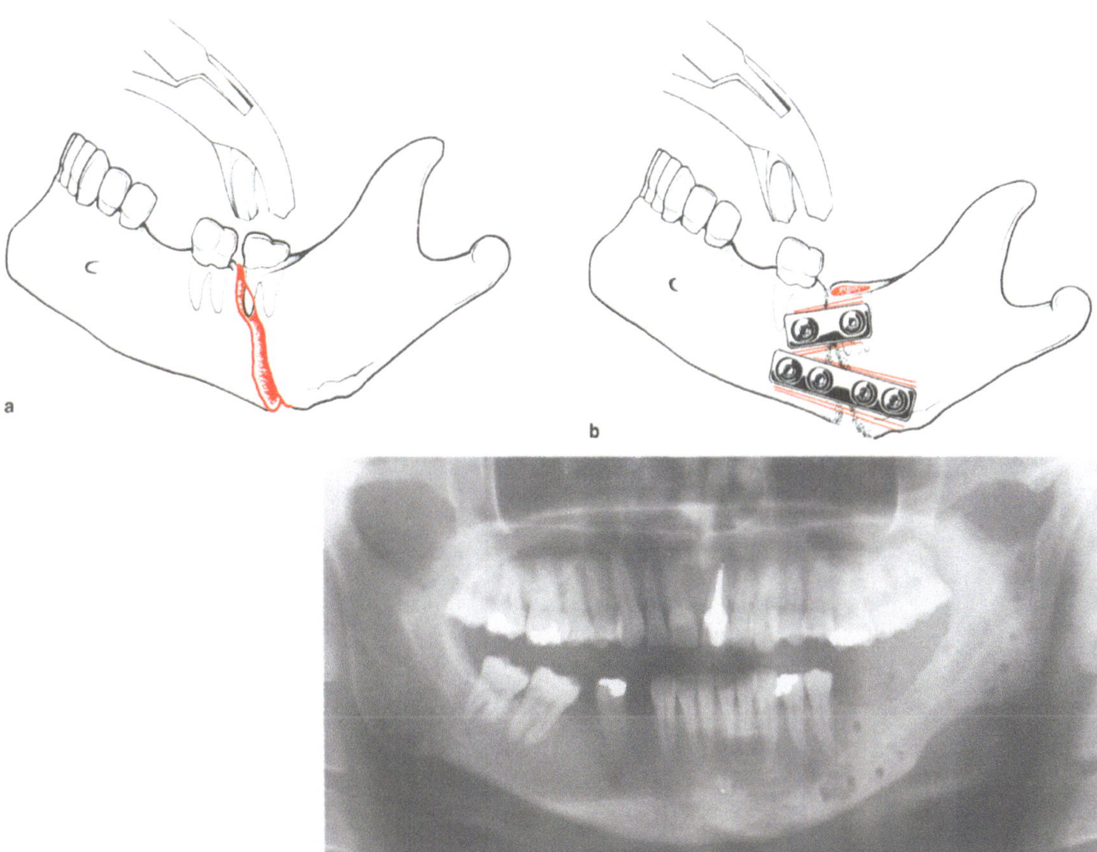

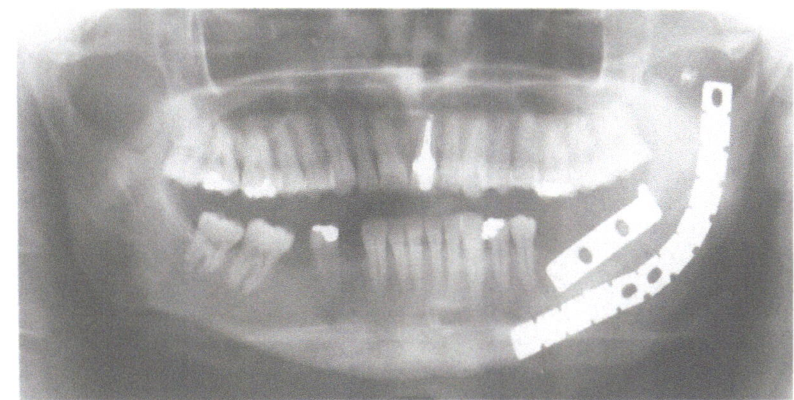

Abb. 2. a Kieferwinkelfraktur mit Weisheitszahn im Bruchspalt. **b** Instabile Osteosynthese als Folge eines defizienten Schraubensitzes in der leeren Alveole und Nichtbeachtung der Dreischraubenregel. Wegen des Infekts wird ein weiterer Zahn entfernt. **c** Stabilisierung der Pseudarthrose durch Reosteosynthese ohne Knochentransplantation. **d** Status nach Metallentfernung

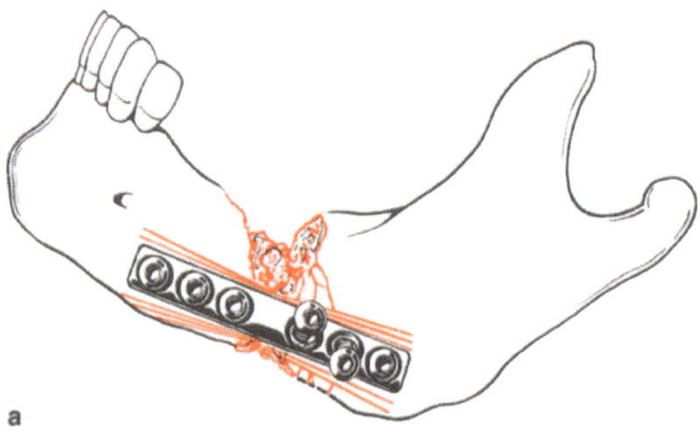

a

Abb. 3. **a** Instabile Osteosynthese als Folge eines defizienten Schraubenlagers im Trümmerfeld der Fraktur. **b** Multiple Sequester in der Frakturzone einer Kieferwinkelrandfraktur (s. S. 196). Proximal ist die Platte zu kurz bei der Länge des distalen Fragments als Hebelarm. **c** Operationsbefund: Pseudarthrose mit fibröser Einscheidung des Nervs. **d** Rekonstruktion der Mandibula durch autologe Osteoplastik mit Nerveinbettung unter stabiler Abstützung mit einer Rekonstruktionsplatte. **e** Status nach Metallentfernung

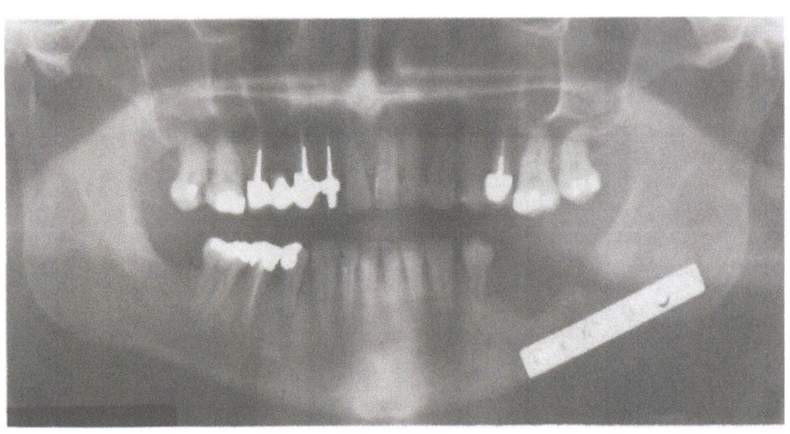

b

c   d

e

druck „biostabil" gebraucht, entsprechend der Erkenntnis, daß die Qualität der Stabilität von entscheidender Bedeutung für die Biologie der Frakturheilung ist.

„Absolut" ist jedoch für die Praxis eine viel treffendere Bezeichnung. Sprachlich und imperativ bedeutet es: „äußerst, höchst". Methodisch und technisch heißt dies: radikal konsequent sein. Das Gegenteil dieser Forderung ist der Kompromiß. Die Neigung zum Kompromiß ist groß, wenn während der Operation Schwierigkeiten auftreten, die nicht oder nur bei spezieller Erfahrung gemeistert werden könnten.

Daneben gibt es den apriorischen Kompromiß. Man sucht von vornherein die Minimallösung bei einem methodisch bedingten Problem, das sich z. B. durch die Schwierigkeit des anatomischen Zugangs, durch den zeitlichen und technischen Aufwand einer freihändig durchgeführten dentalen Schienung bei einer komplizierten Fraktur oder durch das Anlegen einer Platte bei einer Reihenfraktur ergibt. Exemplarisch für den apriorischen Kompromiß ist die Minimalosteosynthese, insbesondere kenntlich an der Anwendung des intraoralen Zugangs, der Ivy-Schiene und von Miniplättchen.

Unsere dominierende Einstellung bei der operativen Frakturbehandlung ist jedoch die *kompromißlose* Osteosynthese. Sie setzt das Prinzip der *absoluten Stabilität* voraus.

2.2 Stabilität und Instabilität im Experiment

Es stellt sich somit die Frage, was unter absoluter Stabilität zu verstehen ist. Die Definition lautet: Keine Relativbewegung zwischen Metall und Knochen bzw. zwischen den Fragmentenden. Dies wird im folgenden in einem klassischen Tierversuch von Perren et al. (1975) gezeigt. Im Experiment wird eine intakte Tibia eines lebenden Schafes mit einer Osteosyntheseplatte versehen. Die Platte wird nur an einem Ende mit 2 gegeneinander solid verspannten Schrauben fixiert (Abb. 4a). Bei intermittierender Belastung der Tibia entsteht eine meßbare Relativbewegung zwischen dem freien (schraubenlosen) Ende der Platte und der Oberfläche des Knochens (s. Abb. 4b, gegeneinander verschobene schwarze Pfeile). *Relativbewegung ist die reversible Verschiebung eines steiferen Implantats gegenüber dem weniger steifen Knochen infolge elastischer Verformung des Knochens bei Wechselbelastung.*

Die Relativbewegung kann verhindert werden, wenn das freie Ende der Platten mit einer Einzelschraube versehen wird, die unter Spannung steht. Die Technik nennt das „Vorspannung" oder „Vorlast" (Abb. 5a). Mit Hilfe von montierten Dehnungsmeßstreifen in der Platte ist die Vorspannung meßbar. Anhand des Messinstruments läßt sich demonstrieren, daß die Aufhebung der Relativbewegung an *eine* Bedingung geknüpft ist: *Die Vorspannung der applizierten Einzelschraube muß größer sein als die funktionelle Belastung der Extremität.* Sie nimmt zwar bei gleichgerichteter axialer Belastung des Knochens ab, zeigt aber noch einen positiven Wert, den man begrifflich charakterisiert als „kein Nulldurchgang" (Abb. 5b).

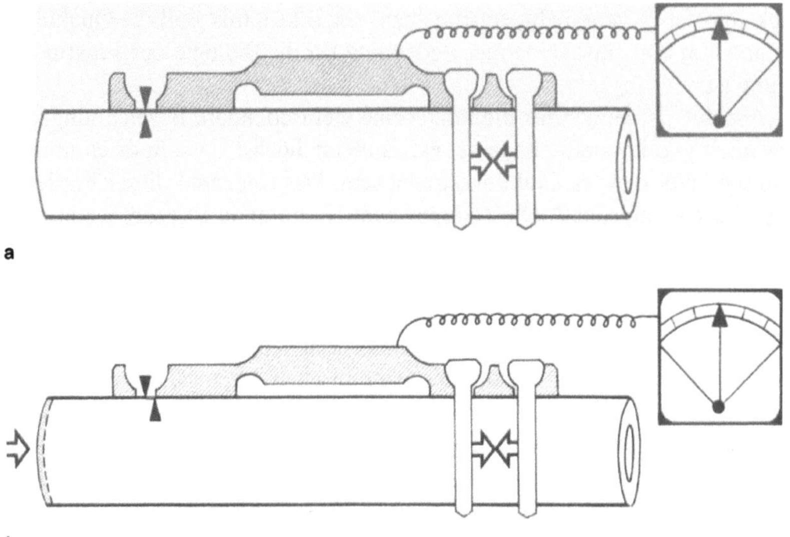

Abb.4. **a** Dynamische Kompressionsplatte mit Dehnungsmeßstreifen („strain gauges"), die am proximalen Ende der Tibia eines lebenden Schafes mit 2 gegeneinander verspannten Schrauben fixiert ist. **b** Die intermittierende Belastung beim Gehen bewirkt jeweils eine Verkürzung des Knochens aufgrund seiner Elastizität. Zwischen dem schraubenlosen Plattenende und Knochen entsteht eine meßbare Verschiebung, d.h. eine *Relativbewegung*

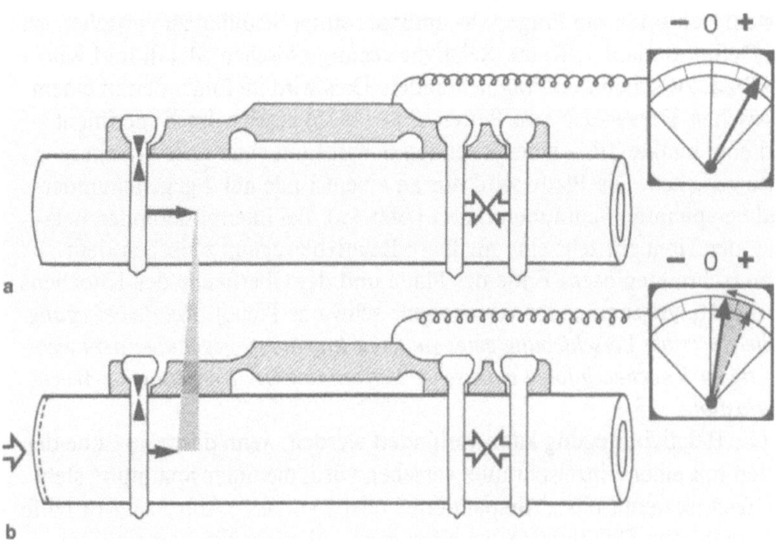

Abb.5. **a** Fixation des freien Plattenendes mit einer unter Spannung eingebrachten Schraube. Die an der Platte gemessene Zugkraft mittels der Dehnungsmeßstreifen entspricht dem Druck der Schraube im Knochen (= „Vorlast" oder „Vorspannung") **b** Unter den in Abb. 5a dargestellten Bedingungen ist bei erneuter Belastung eine Relativbewegung nicht mehr meßbar (s. *Pfeiler* im Bereich der Vorlast-Schraube). Der Druck der Schraube läßt zwar nach, erreicht aber nicht den Nullpunkt der Skala (= „kein Nulldurchgang")

Die intendierte „absolute Stabilität" wird also sichtbar gemacht durch den verhinderten „Nulldurchgang". Der erreichte mechanische Zustand bewirkt, daß die Einzelschraube im Knochen stabil bleibt. Das Ergebnis ist die Bildung von neuem Knochen an den Gewindezügen der Schraube (ohne fibröse Zwischenschicht) (Abb. 6).

Wird die Einzelschraube jedoch ohne Vorspannung eingebracht (Abb. 7 a), so findet bei intermittierender Belastung ein ständiger Wechsel von Zug und Druck statt, am Manometer ersichtlich als „Nulldurch-

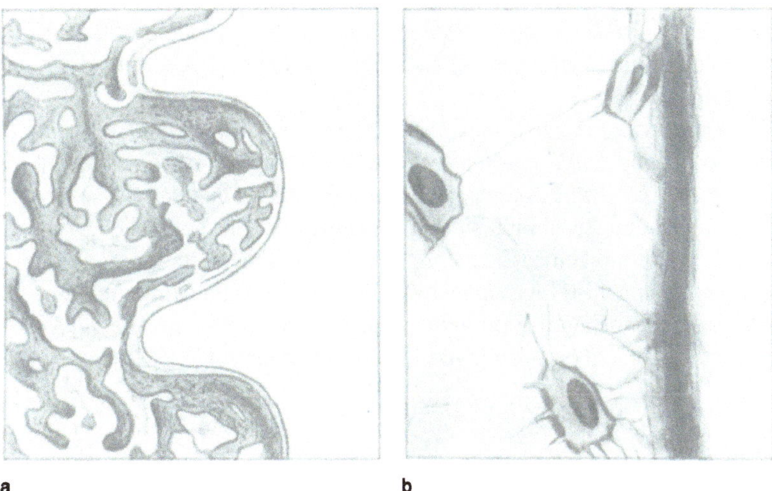

Abb. 6. **a** Lager einer AO-Kortikalisschraube. Das Knochengewebe hat sich den säge-zahnartigen Gewindezügen angelegt. Blutbildendes Knochenmark ist von dem Metall nur durch eine zarte Knochenlamelle getrennt. Kein Knochenabbau, keine Markfibrose. Verweildauer der Schraube: 2 Monate. **b** Lebende Osteozyten finden sich im Knochen-gewebe noch in unmittelbarer Nähe des Metalls. Ihre feinen Zellfortsätze reichen bis zur Schraubenoberfläche. Keine osteolytischen Veränderungen. Verweildauer der Schraube: 9 Monate. (Aus Müller et al. 1977)

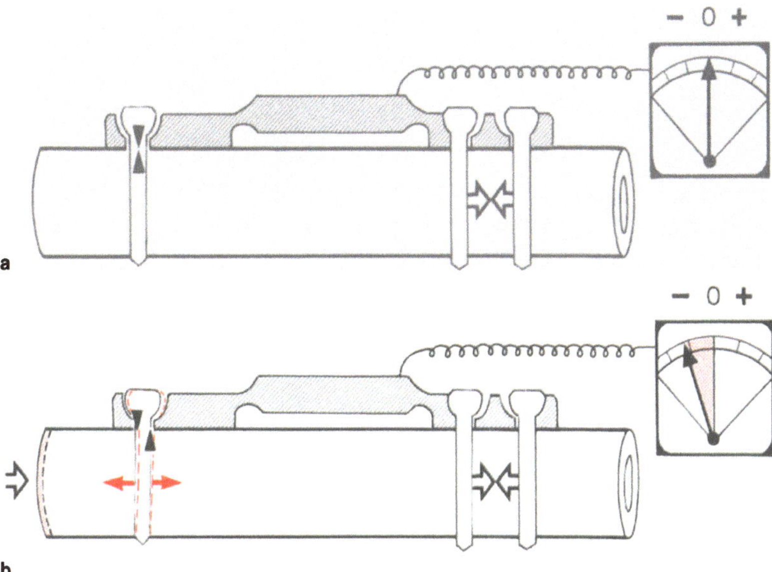

Abb. 7. **a** Fixation des Plattenendes mit einer *ohne* Spannung eingebrachten Schraube. **b** Unter den in Abb. 7 a dargestellten Bedingungen treten bei intermittierender Belastung Relativbewegungen auf. Die Skala zeigt negative Werte (= „Nulldurchgang")

gang"(Abb.7b). Dieser zeigt an, daß die Schraube nicht fest sitzt. Im Schraubenlager findet eine Relativbewegung zwischen Metall und Knochen statt, die sich in ihrer Anfangsphase als Mikrobewegung manifestiert. Die Folge der Mikrobewegungen ist Resorption des angrenzenden Knochens und Bindegewebsbildung (Abb.8a) und deshalb die Bezeichnung *„bewegungsinduzierte Osteolyse"*. Anstelle des aufgelösten Knochens bildet sich Granulations- und Bindegewebe, das zu einer weiteren Lockerung der Schraube führt. Nur im besten Fall kann sich reaktiv, in Abhängigkeit vom Ausmaß der Mikrobewegungen und der Vaskularisation, Irritationskallus bilden (Abb.8b).

Der Gesamtversuch zeigt die Unterschiede zwischen Stabilität und Instabilität deutlich. Daraus ergibt sich eine elementare Erkenntnis der Biomechanik:

Relativbewegung in der Kontaktzone Metall – Knochen ist nur vermeidbar, wenn die aufgebaute Vorspannung größer ist als die funktionelle Belastung[1]. Ist dies der Fall, besteht ein Zustand absoluter Stabilität.

Die Folgen von Instabilität sind im Röntgenbild klar ersichtlich (Abb.9a): *Rechts* im Bild: Knochenresorption in Umgebung der Schraube *ohne Vorspannung*, histologisch nachweisbar (Abb.9b) und *links* im Röntgenbild: keine Knochenresorption in Umgebung der Schraube, die *mit Vorspannung* eingebracht ist (histologisch keine bindegewebige Zwischen-

---

[1] Die Vorspannung entspricht einer statischen, die funktionelle Belastung einer dynamischen Kraft.

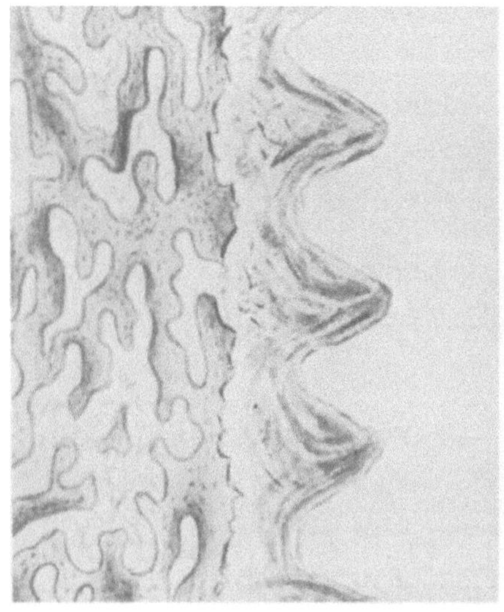

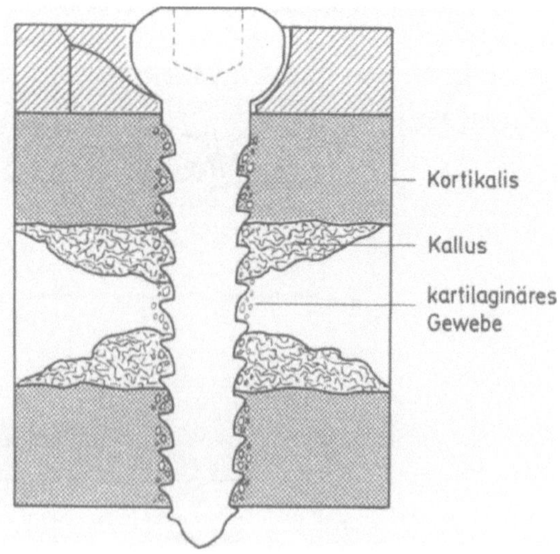

a   b

Abb.8. **a** Lager einer selbstschneidenden handelsüblichen Osteosyntheseschraube ohne Gewindevorschnitt. Drei Monate nach Einsetzen der Schraube ist der geschädigte Knochen durch ein bindegewebiges Lager ersetzt, welches der Schraube keinen gesicherten Halt bietet. (Aus Müller et al. 1969). **b** Gewebeformationen an der Berührungsfläche (Interface) zwischen Metall und Knochen bei Instabilität: Granulationsgewebe, Kallus je nach Instabilitätsgrad und Knorpelgewebe

schicht (Abb. 9 c). Dies deckt sich mit der in der Praxis gemachten Erfahrung, wonach das Vorhandensein von Resorptionserscheinungen im Röntgenbild Zeichen einer instabilen Osteosynthese ist, denn die Osteolyse findet auch im Frakturspalt statt.

Zusammengefaßt: Resorption und reaktive Bindegewebsbildung sind biologische Vorgänge bei Instabilität. Damit verbunden ist die Gefahr der Infektion und Pseudarthrose, wobei das Infektionsrisiko proportional der Menge bzw. Größe des eingebrachten Implantatmaterials ist. Hingegen bleibt bei absoluter Stabilität der Fragmente die Bildung von Zwischengewebe aus, so daß eine knöcherne Ueberbrückung des Bruchspaltes auf direktem Wege erfolgen kann. In diesem Falle stellt das eingebrachte Implantatmaterial per se keine Infektionsgefahr dar.

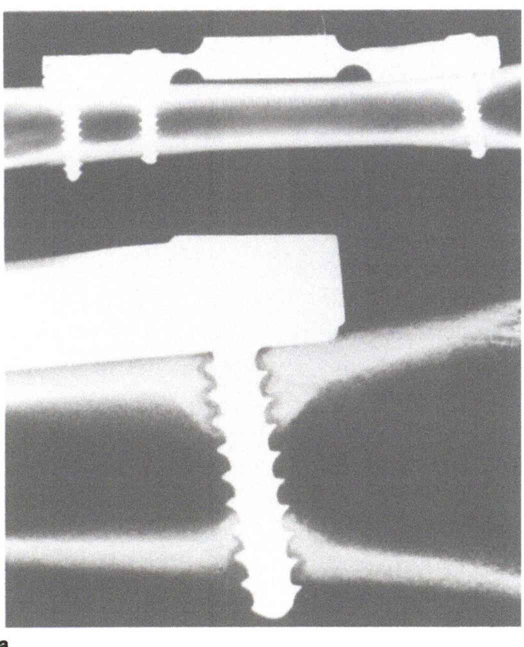

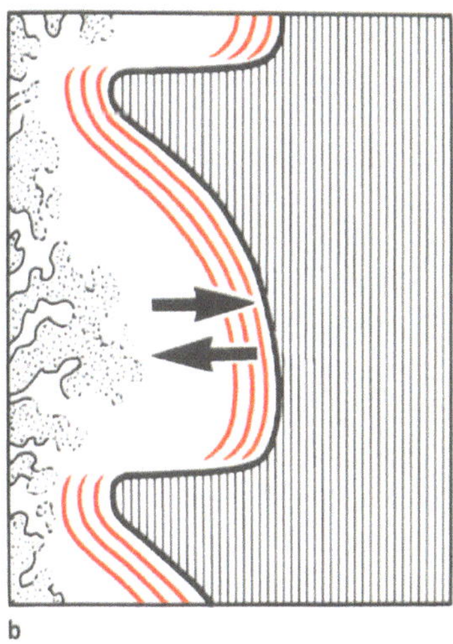

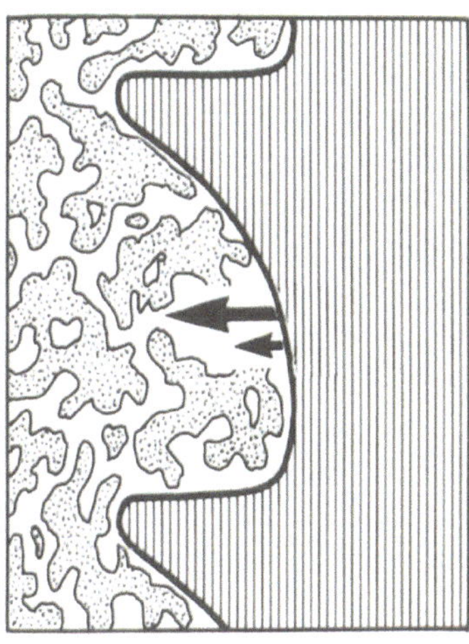

Abb. 9. a Radiologischer Nachweis von Knochenveränderungen bei experimentell erzeugter Stabilität und Instabilität mittels einer Meßplatte, die am linken Ende mit Vorspannung, am rechten ohne Vorspannung fixiert ist. Die Kontaktzonen links weisen keine Knochenveränderungen auf. Rechts zeigen sich Osteolyse auf der ganzen Gewindelänge und daneben Kallusbildung; beides röntgenologische Kriterien vorhandener Instabilität (aus Müller et al. 1977). **b** Histologischer Nachweis einer Resorptionszone (Granulationsgewebe) an der Berührungsfläche Metall bei der instabilen Schraube. Die gleich großen und entgegengerichteten *Pfeile* deuten an, daß bei Wechsellast die statische Kraft der Schraube *nicht* größer ist als die Funktionskräfte. Es kommt zur sekundären Implantatlockerung als Folge des „Nulldurchgangs". **c** Histologischer Nachweis der knöchernen Kontaktzone ohne „Zwischengewebe" längs der Berührungsfläche Metall bei den vorgespannten Schrauben. Der größere *Pfeil* deutet an, daß bei Wechsellast die statische Kraft dieser Schraube größer ist als die funktionellen Kräfte (= „kein Nulldurchgang")

2.3 Bedeutung des Stabilitätsprinzips

Somit ist die absolute Stabilität ein ideales therapeutisches Prinzip. Dieses Prinzip hat in der Knochenchirurgie eine spezifisch *biologische* und *klinische* Bedeutung. Die biologische besteht darin, daß nur unter den Bedingungen der mechanischen Ruhe primäre Knochenbildung möglich ist. Die klinische Bedeutung zeigt sich in der sofortigen, schmerzfreien Beweglichkeit des funktionsstabil fixierten Knochens.

2.3.1 Indirekte (sekundäre) und direkte (primäre) Knochenheilung

Geläufig ist uns die *indirekte (sekundäre)* Knochenheilung als Ergebnis der *konventionellen* Ruhigstellung bzw. intermaxillären Fixation. Die Konsolidierung erfolgt allmählich durch progressive Aushärtung des reaktiv gebildeten Gewebes im Frakturspalt. Dies setzt eine gute Vaskularität voraus. Von ihr hängt die Deckung des erhöhten Stoffwechsels der neu gebildeten Zellen und damit deren Ueberleben ab.

Jede Bewegung im Bruchspalt beeinflußt die Heilung, indem neu gebildete Zellen und Kapillaren zerstört werden. Bei Frakturen mit langem Lastarm, wie z. B. bei Winkelfrakturen, trifft dies besonders zu. Die Natur trägt dem Rechnung, indem als Folge des traumatogenen Reizes Periost und Endost zusammen mit dem intrakortikalen Havers-System fibroblastisches und kartilaginöses Gewebe bilden, das in die Spalten der Fragmentenden einwächst und den Bruchspalt ausfüllt. Die Dicke dieses als Kallus bezeichneten Gewebes entwickelt sich im Verhältnis zum Ausmaß der Fragmentbewegung. Die zunehmende Dicke des Kallus verkleinert den transversalen Hebelarm und damit das Ausmaß der Frakturbewegung (Abb. 10). Gleichzeitig verfestigt sich der Kallus durch Transformierung des anfänglich strikt interfragmentär lokalisierten Kallus zu fibrösem Knorpel, der verknöchert und die Fraktur zunehmend stabilisiert (Abb. 11).

Ab diesem Stadium erfolgt unter dem Diktat der Funktion die Umwandlung in lamellären Knochen nach dem Muster des Haversschen Systems. Die Verringerung bzw. Aufhebung der Frakturbewegung ist somit auch Ziel der Frakturbehandlung. Je mehr dies gelingt, desto weniger tritt Kallusbildung und Knochenresorption auf.

Mit der intermaxillären Fixation erzielt man keine Immobilität (mechanische Ruhe), denn die interfragmentären Relativ- bzw. Mikrobewegungen, die z. B. bei Anwendung von Gummizügen und Drahtschlaufenschienen infolge teilisometrischer Muskelbewegungen beim Schluck- und Gähnreflex entstehen, können nicht zuverlässig ausgeschaltet werden.

Andere Mittel dieser relativen Ruhigstellung, die effektive Instabilität bedeutet, sind Drahtnaht oder Miniplättchenanwendung ohne rigide intermaxilläre Fixation, die nur unter infektfreien Bedingungen und einem entsprechenden Mehr an Kallusbildung komplikationslose Heilung bewirken.

Anders liegen die Dinge bei *absoluter Stabilität.* Seit systematischer Befolgung des Stabilitätsprinzips kennen wir in der Frakturbehandlung

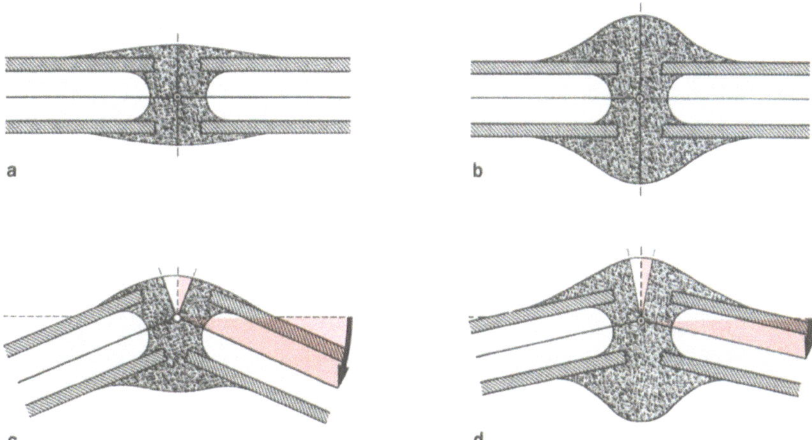

Abb. 10 a-d. Bei Zunahme der Dicke des Kallus **(a)** vergrößert sich die transversale Oberfläche (senkrechter Durchmesser) und damit der Hebelarm des stabilisierenden Gewebes des Kallus **(b)**. Bei gleichbleibender funktioneller Belastung wird bei kleinem Kallus **(a)** der Beweglichkeitsradius der Fraktur *weniger* eingeschränkt (geringere Steifigkeit **(c)** als bei größerem Kallus **(d)**. (Aus Brinker et al. 1984)

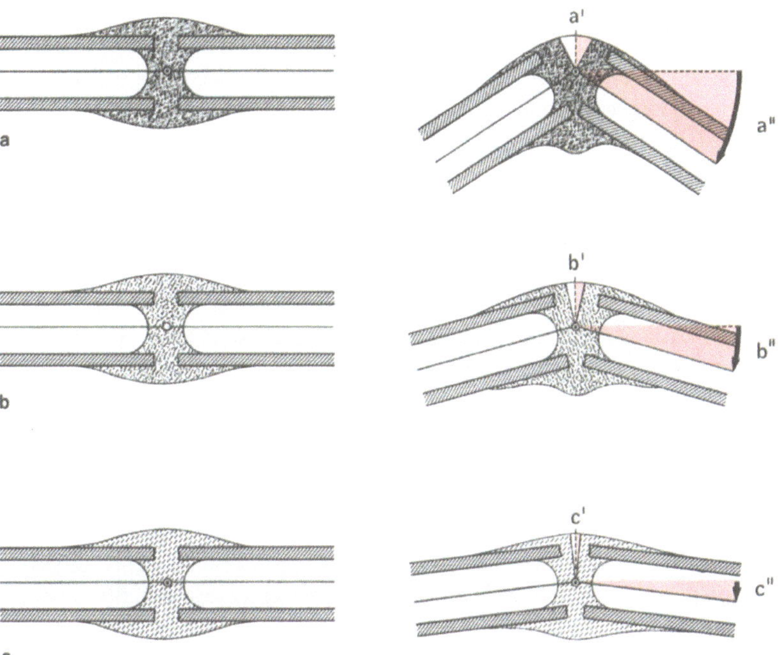

Abb. 11 a-c. Die Interaktion zwischen zunehmender Gewebedichte und Frakturkonsolidierung einerseits und Einschränkung der Frakturbeweglichkeit andererseits verläuft stufenweise. In Korrelation zu den Gewebesubstraten: Granulations- **(a)**, fibrokartilaginäres **(b)** und Knochengewebe **(c)** nimmt bei gleichbleibender funktioneller Belastung der *Radius des Kallus zu* **(a', b', c')** und gleichzeitig die *Beweglichkeit ab* **(a'', b'', c'')**. (Aus Brinker et al. 1984)

15

auch die *primäre* Knochenheilung. Das biologische Prinzip entdeckte
Krompecher 1937 an der Ratte: Defekte im embryonalen Schädeldach,
welche in sich lokostabil sind, heilen primär, ohne intermediäres Bindegewebe, durch direkte *angiogene* Knochenbildung. Daraus folgerte er, daß im
Prinzip der gleiche reparative Vorgang bei absolut ruhiggestellter, d.h. in
sich stabiler Fraktur möglich sein müßte. Den Nachweis der praktischen
Bedeutung dieser Theorie erbrachten 1963 Schenk u. Willenegger am osteotomierten Radius eines Hundes.

Das Resultat einer mit Vorspannung applizierten Osteosyntheseplatte
ist plattennah ein verschwindend kleiner und plattenfern ein deutlich brei-
terer Bruchspalt. In beiden Spaltbereichen zeigte sich je eine typische
Histomorphologie der Knochenheilung. Begrifflich wird sie als *Kontakt-*
und *Spaltheilung* unterschieden.

Die sich im engsten Kontakt befindenden Frakturenden (plattennah)
werden durch Proliferation der Havers-Kanäle quer zum Bruchspalt primär verbunden (Abb. 12a). Der plattenfern zwischen den Fragmentenden
liegende mikroskopisch breitere Spalt ist mit Blutgefäßen durchzogen
(Abb. 12b). Diese sind von Osteoblasten begleitet, die lamellären Knochen
bilden, dessen Aufbau zunächst quer zur Achsenrichtung der Extremität
orientiert ist. Nach etwa 4 Wochen beginnt unter dem Diktat der Funktion
das Remodelling, in dem der neugebildete Knochen durch axial gerichtete
Osteone ersetzt wird.

Diese Beobachtungen waren der Beginn zahlreicher Untersuchungen
an verschiedenen Tierarten unter analogen Bedingungen (vgl. z.B. Rahn et
al. 1975; Gunst et al. 1982; Schenk 1986). Aber auch in der Klinik hat sich
die Gültigkeit des biologischen Prinzips der primär angiogenen Knochenheilung voll bestätigt.

Die primäre Knochenheilung ist klinisch gesehen nicht das eigentliche
therapeutische Ziel unserer Behandlung. Das mag paradox klingen, und
doch ist es in bezug auf den kurativen Effekt unwesentlich, ob die Natur
über eine Umwegsdifferenzierung von Bindegewebe oder durch Direktre-
generation von Osteonen die knöcherne Konsolidierung bewirkt. Nur in
der orthopädischen Chirurgie ist dies nicht von vornherein gleichgültig.
Erfahrungsgemäß ist z.B. die Rezidivierung bei sagittaler Spaltung des aufsteigenden Astes am größten, wenn Sekundärheilung erfolgt, d.h. wenn
sich zwischen den Fragmenten intermediäres Binde- und Knorpelgewebe
bildet, dessen Plastizität eine funktionell bedingte Verschiebung der Fragmente noch nach Monaten zuläßt. Dabei spielt es keine nennenswerte
Rolle, ob eine Drahtnaht oder Drahtschlinge die Fragmentflächen adaptiert oder nicht. Hingegen ist die Rezidivquote unter den Bedingungen primärer Knochenheilung signifikant klein (vgl. S. 333).

In der Traumatologie und Tumorchirurgie liegt der eigentliche therapeutische Wert der Stabilität in der raschen Wiederherstellung der Funktion. Darunter verstehen wir die sofortige aktive und schmerzfreie Schließbewegung des Unterkiefers in habitueller Okklusion. Damit entfällt die
intermaxilläre Fixation völlig, die bekanntlich unumgängliches Prinzip der
konservativen Methode und ein unverzichtbares Akzessorium aller anderen
Osteosynthesen ist, die nicht die absolute Stabilität zur Grundbedingung
haben.

Der Wegfall der intermaxillären Fixation macht dem Verletzten die
Frakturbehandlung, dem orthopädisch Kranken die Korrekturoperation
und dem Tumorpatienten die Unterkieferresektion in bedeutsamem Maße

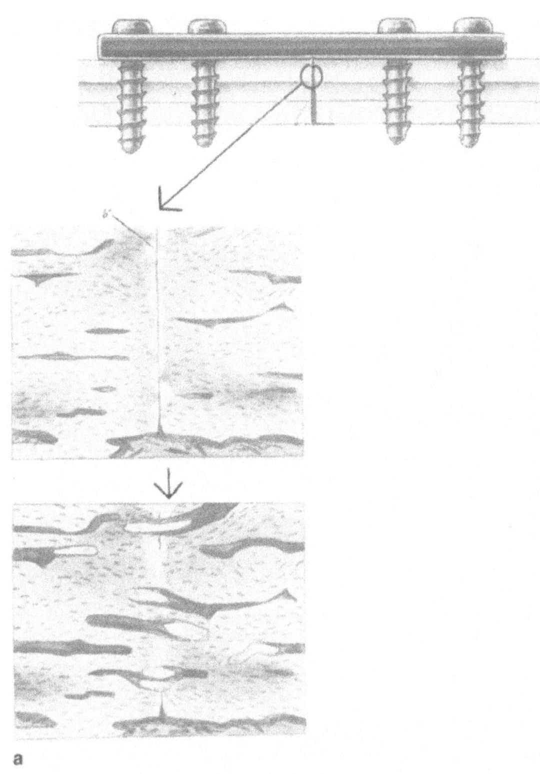

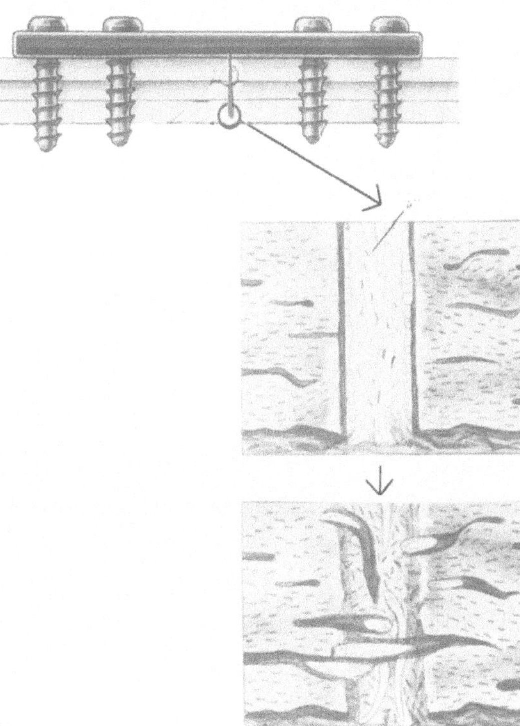

Abb. 12a, b. Angiogene Ossifikation. **a** Durch primär gerichteten lamellären Knochen = *Kontaktheilung*.
b Durch ungerichteten Knochen, der sich sekundär zum lamellären umbaut = *Spaltheilung*

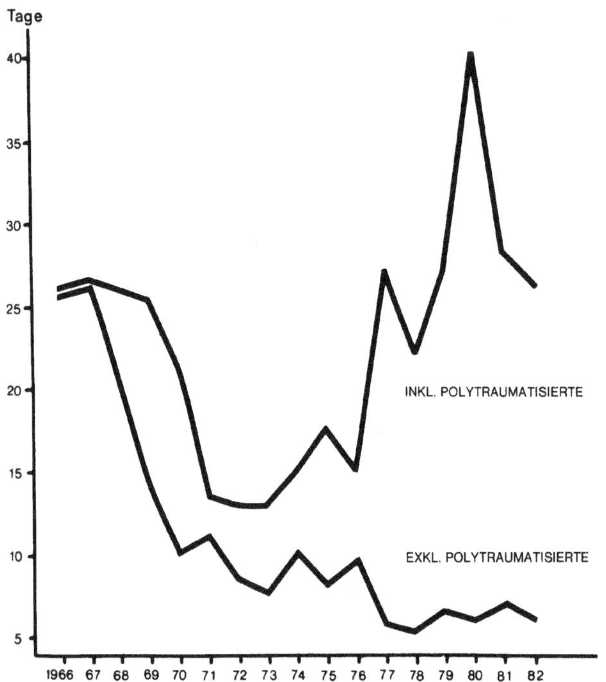

Graphik 1. Dauer des Spitalaufenthalts nach Unterkieferosteosynthesen

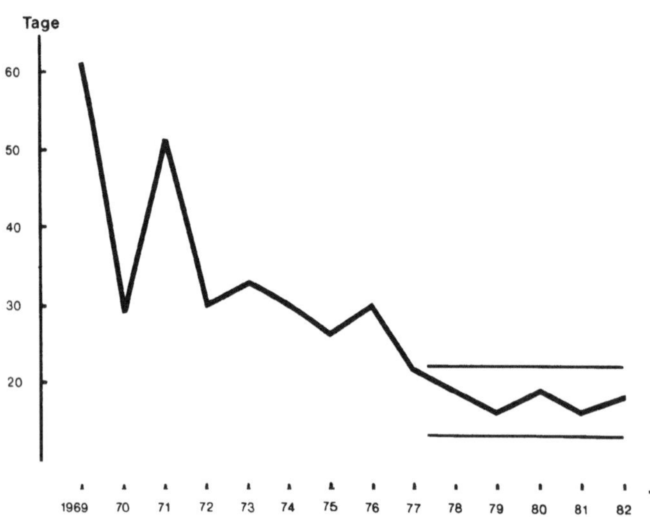

Graphik 2. Dauer der Arbeitsunfähigkeit nach Unterkieferosteosynthesen (70% Früh-
versorgungen)

erträglicher. Darüber hinaus sind verkürzter Krankenhausaufenthalt und
schnellere Arbeitsfähigkeit von sozialmedizinischem Wert (Graphik 1
und 2).

3 Biomechanik

3.1 Anatomische Grundlagen zur Biomechanik

Das Stabilitätsprinzip bei allen möglichen Frakturkategorien erfolgreich in Anwendung zu bringen, erfordert gewisse biomechanische Vorstellungen. Darunter verstehen wir die Übertragung der Lehre der Mechanik auf die Verhältnisse des mandibulären Bewegungsapparates.

3.1.1 Form und struktureller Aufbau des Unterkiefers

Der Unterkiefer als einziger freibeweglicher Gesichtsknochen ist bekanntlich auf zwei Punkten abgestützt. Die beiden Hälften stellen je einen gewölbeartigen Balken dar, dessen Konvexität der Richtung der einwirkenden Hauptkräfte entspricht. Die Balken als Hebelarme nehmen selbst bei relativ geringer Druckbelastung große Spannungen innerhalb des Knochens auf.

Junier (1980) hat den mandibulären Bewegungsapparat in einem Modell simuliert. Nach seinen Messungen treten Spannungen zwischen 34 und 420 kp/mm^2 auf. Daneben stellen abwechselnd lingual und bukkal gerichtete Torsions- und Scherkräfte weitere Anforderungen an die Bauweise des Knochens. Der funktionelle Bau der Mandibula ist so gestaltet, daß der Knochen druck-, zug-, und schubfest ist, somit auch biegungsfest. Dazu tragen hauptsächlich 2 Trajektoriensysteme bei (Abb. 13). Zahlreiche Untersuchungen, begonnen von Walkhoff (1900), Levin (1913), Benning-

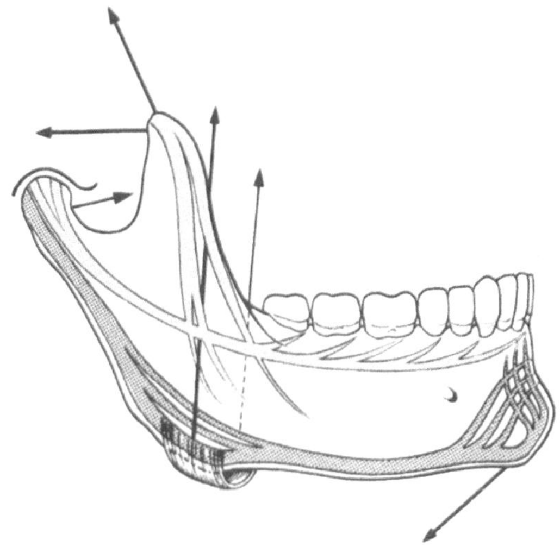

Abb. 13. Trajektoriensystem des Unterkiefers

""

hoff (1927) und fortgeführt von Küppers (1971), sind eine Bestätigung der
Pauwels-Beobachtung (1948), wonach sich Spongiosaelemente trajektoriell
ausrichten, so daß sie rein axial auf Zug und Druck beansprucht werden
können. Die Hauptzüge verlaufen nach dem Prinzip der Leichtbauweise
als *Zugtrajektorium* im Alveolarteil und als *Drucktrajektorium* im Basalteil.
Zusätzlich paßt sich die *Kompakta* der funktionellen Belastung durch
Änderung der Querschnittsform und Materialverteilung an, speziell im
basalen Bereich und dem der Linea obliqua. Der hufeisenförmige Teil der
Mandibula (Corpus) hat eine so beträchtliche Querspannung, daß die aufsteigenden Äste fast senkrecht stehen. Überdies bedingen die Gelenkgru-
ben an der Basis des Schädels diese Form. Die Kinnprominenz bildet eine
ansehnliche Kompaktaverstärkung zum Schutze gegen die auftretenden
Querspannungen. Zusammenfassend können wir von einer Minimum-
Maximum-Konstruktion sprechen, die den statischen und dynamischen
Funktionen gerecht wird.

3.1.2 Muskelapparat des Unterkiefers

Der Unterkiefer ist beidseitig in ein Muskel-, Sehnen- und Bändersystem
eingespannt. Dadurch kann er wie ein doppelarmiger Hebel um eine
gedachte Querachse bewegt werden. Diese liegt etwa im Bereich des Foramen mandibulare, so daß sich die Eintrittspforte des N. alveolaris inferior
an der ruhigsten und geschütztesten Stelle befindet. An der Grenze dieser
Region beginnt auch als Folge ungleicher Spannungsverteilung die „Null-
linie", die kräfteneutrale Achse im Knochen. Die Nullinie ist normalerweise identisch mit dem Nervkanal (Abb. 14).

Randwärts, alveolär wie basal, wirkt also das Gros der funktionellen
Kräfte. Wie entstehen diese? Der Kieferwinkel findet als knöchernes
Schaltstück eines zweiarmigen Hebels in der Masseter-Pterygoideus-
schlinge ein festes Lager. Dadurch wird der Kiefer bewegt und zugleich
festgehalten in der Stellung, die er während der Bewegung durchläuft. Die
„Führung in der Schlinge" ermöglicht den Kieferschluß mit großer Kraft
(Übersuffizienz). Dieses Konstruktionsprinzip zusammen mit dem kräftig-
sten Kaumuskel, dem M. temporalis, der eine eigene Muskelapophyse (Processus muscularis) hat und als Sehnenverknöcherung aufgefaßt wird,

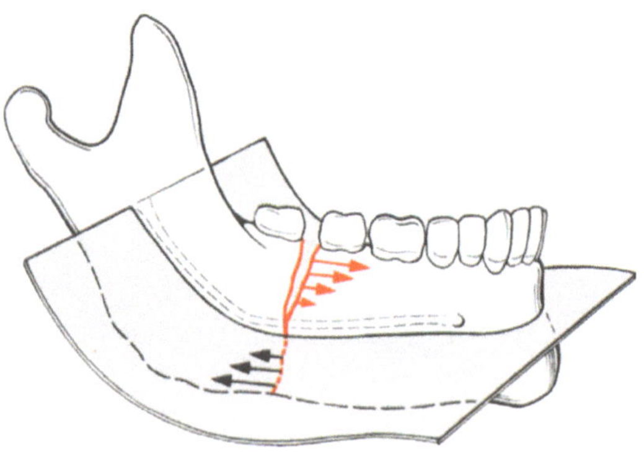

Abb. 14. Die kräfteneutrale Zone („Nullinie") deckt sich
etwa mit dem Nervkanal und ist identisch mit der „Facies
limitans baseo-alveolaris", der Grenzfläche zwischen
Basalbogen und Alveolarfortsatz. Oberhalb davon wirken
die Zug-, unterhalb die Druckkräfte bei instabiler Fraktur

ermöglicht nicht nur die reine Schließbewegung, sondern eine Kauleistung zwischen 50 und 80 kp (vgl. Rahn et al. 1975). Diese Drucke sind z. B. beim Zerbeißen von zähem Fleisch erforderlich. Während der Dreimuskelkomplex die *Arbeitsbewegung* – das Kauen – bewerkstelligt, bewirken die Mundöffner und viele akzessorische Muskeln die vorbereitende Bewegung zu der eigentlichen Kauleistung. Auch diese Muskulatur belastet in ihrer antagonistischen Funktion den Unterkiefer auf Biegung bzw. Zug.

3.1.3 Folgerungen für die Biomechanik der Osteosynthese

Wir können nun die anatomischen Komponenten der Biomechanik des mandibulären Bewegungsapparates folgendermaßen zusammenfassen: Die Zweckmäßigkeit des strukturellen Aufbaus des Kiefers zeigt sich in den beiden Haupttrajektorien und in der Verstärkung der basalen Kompakta. Sie sind das Ergebnis der Anpassung an die funktionelle Beanspruchung, die v. a. durch die Kräfte der Muskelmechanik gegeben ist. Soll bei Kontinuitätsverlust die Nichtanwendung der intermaxillären Fixation zum therapeutischen Konzept gemacht werden, so ist die Neutralisation dieser Kräfte Ziel der Osteosynthese.

Die zuverlässigste Aufhebung der Kräfte erzielt man in der mechanischen Wiederherstellung der wichtigsten Konstruktionsteile: des Zug- und Drucktrajektoriums. Die Wiederherstellung bietet sich als Prinzip an; je nach Lokalisation und Kategorie der Fraktur erfordert dieses Prinzip methodisch und technisch verschiedene Anwendungsweisen. Auf der Seite des Zugtrajektoriums geschieht die Applikation eines Kraftträgers entweder im Bereich vorhandener Zähne in Form einer *Zuggurtungsschiene* oder retromolar im Bereich der Linea obliqua in Form einer *Zuggurtungsplatte*. Dies entspricht dem Ziel, die Biegungsbeanspruchung zu minimieren.

Die Rekonstruktion des Drucktrajektoriums erfolgt am Unterrand des Kiefers mit einer *Stabilisationsplatte* (Neutralisationsplatte). Der hier anzubringende Kraftträger dient in erster Linie der Neutralisation der quergerichteten Schubkraft (Scherkraft) und der Torsionskräfte. Das mechanische Prinzip, die Wiederherstellung der Kontinuität des Zug- und Drucktrajektoriums, nennen wir „Verspannungssystem" (Abb. 15).

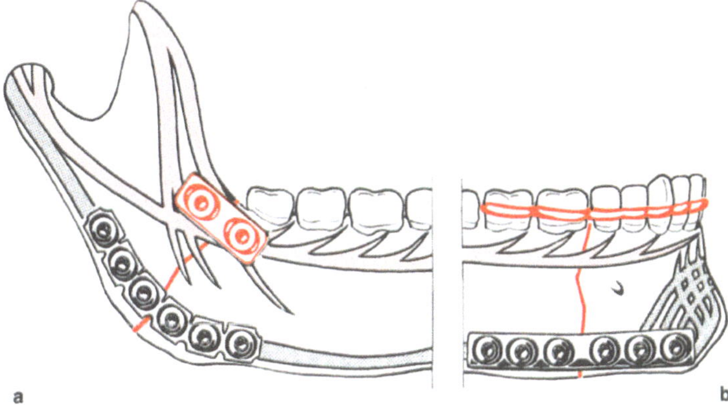

Abb. 15 a, b. Verspannungssystem zur Wiederherstellung des Zug- und Drucktrajektoriums. Auf der Zugseite als Zuggurtung [Platte **(a)** oder Schiene **(b)**] und auf der Druckseite als Stabilisations- bzw. Neutralisationsplatte (Rekonstruktions- **(a)** oder dynamische Kompressionsplatte **(b)**

Die spezielle Anatomie des Unterkiefers macht jedoch die Anwendung
weiterer Methoden notwendig. So kann die mechanische Wiederherstellung des Zugtrajektoriums durch statische Kompression mittels vorge-
spannter Platte ersetzt werden, wenn eine Zuggurtung nicht möglich ist.
Das mechanische Prinzip umschreiben wir als *plattenferne Abstützung*. In
2-facher Form wird sie auf der Seite des Drucktrajektoriums praktiziert:

- entweder mittels einer *Rekonstruktionsplatte* (s. S. 63), die bedeutend stärker dimensioniert ist als die Zuggurtung;
- oder mit der *exzentrisch wirkenden dynamischen Kompressionsplatte
  (EDCP)* (s. S. 60).

Schließlich erfolgt überall dort, wo das Prinzip der trajektoriellen Rekonstruktion nicht anwendbar ist, die *chirurgische Schienung* in Form einer
Abstützung oder *Überbrückung* (s. S. 64 ff.).

3.2 Experimentelle Grundlagen zur Biomechanik
(B. Rahn)

Bei der Osteosynthese von Kieferfrakturen kommt es zu einem intensiven
Zusammenspiel von Mechanik und Biologie. Neben rein mechanischen
Krafteinwirkungen auf das Knochengewebe findet auch eine Veränderung
der mechanischen Situation durch biologische Reaktionen statt. Eine Kno-
chenresorption im Bereich der Fraktur oder der Implantate kann z. B. die
gesamte Stabilisierung gefährden. Zudem wird die Gewebsbildung im
Frakturbereich durch die mechanische Situation wesentlich beeinflußt.
Indirekt bewirkt ein operativer Eingriff mit dem Einbringen von Implanta-
ten eine weitere Störung der Zirkulation durch Denudieren und Bohren.
Damit verknüpft ist ein verändertes Umbaumuster.

3.2.1 Mechanismen der Stabilisierung

Dislozierte Fragmente können zwar auch ohne Behandlung knöchern ver-
heilen, jedoch ist die Funktion häufig nicht mehr optimal gewährleistet.
Zur Vermeidung von bleibenden Fehlstellungen werden die Fragmente
nach Möglichkeit anatomisch genau reponiert und bis zur knöchernen Verbindung auch so gehalten. Dies erfordert die mechanische Einschränkung
der Bewegung im Frakturbereich.

3.2.2 Stabilisierung durch Schienung

Die äußere Schienung erzielt die Ruhigstellung ohne operativen Eingriff.
Sie überträgt ihre Kräfte nicht direkt auf den Knochen, sondern wirkt
immer über eine Zwischenschicht, welche Parodontium und Weichteile mit
einschließt. Zwangsläufig resultiert daher eine Restbewegung im Frakturspalt.
   Die innere Schienung bedingt ein operatives Vorgehen zum Einbringen
der Stabilisierungsmittel. Spickdrähte, der Marknagel oder auch die in letz-

ter Zeit wieder in Mode kommenden flexiblen Platten gehören in diese Kategorie. Der Fixateur externe nimmt eine Art Zwischenstellung zwischen äußerer und innerer Schienung ein (vgl. S. 69).

Die verschiedenen Schienungsverfahren erzielen ein unterschiedliches Ausmaß an Ruhigstellung. Man muß in Kauf nehmen, daß die initiale Reposition nicht während der ganzen Heilungsdauer exakt gehalten wird. Es gibt viele Stellen im Skelettsystem, wo dies ohne weiteres akzeptiert werden kann. Eine exakte anatomische Reposition ist jedoch bei intraartikulären Frakturen nötig, da sonst die Gefahr von arthrotischen Veränderungen besteht. Frakturen innerhalb der Zahnreihe bedingen ebenfalls eine genaue Reposition, um Okklusionsstörungen zu vermeiden.

3.2.3 Stabilisierung durch Kompression

Ein höheres Maß an Stabilität kann durch interfragmentäre Kompression erzielt werden. Dynamische Kompression entsteht durch das Zusammenwirken von Implantat und Kräften, die aufgrund der Physiologie auftreten, während bei statischer Kompression die Kräfte primär vom Implantat und seiner Applikationstechnik stammen.

Ein frakturierter Knochen kann über den Frakturspalt hinweg weiterhin Druckkräfte übertragen, während die auftretenden Zugkräfte durch das Implantat aufgenommen werden müssen. Dieses Prinzip der Zuggurtung wird überall dort angewendet, wo Zugkräfte zu erwarten sind (s. S. 51). Draht oder ganz dünne, flexible Platten können diese Funktion übernehmen, sofern die Kraft immer in der gleichen definierten Richtung wirkt. Sobald aber Kräfte aus wechselnden Richtungen zu erwarten sind, müssen zusätzlich zur Zuggurtung noch andere Mechanismen zur Immobilisation des Frakturbereichs eingesetzt werden (vgl. S. 21).

Durch statische Kräfte wird im Frakturbereich eine Situation geschaffen, welche keine Relativbewegung zwischen den Fragmenten mehr zuläßt. Dabei wirken verschiedene Mechanismen zusammen (Perren 1971). Einerseits wird die Reibung zwischen den Fragmentenden durch die Kompression erhöht. Dadurch entsteht ein größerer Widerstand gegen Scherung und Torsion. Dieser Effekt wird noch verstärkt durch die Verzahnung der Fragmente. Andererseits wirkt die Kompression als axiale Vorlast (vgl. 4.1).

Technisch wird die Vorlast mit Hilfe von Platten und Schrauben erzeugt. Mit Platten kann auf verschiedene Arten Druck auf die Fraktur ausgeübt werden. Ein am Plattenende angebrachter abnehmbarer Spanner (Abb. 16) bietet den Vorteil eines großen Spannwegs, beim Anbringen großer Kräfte werden die Plattenschrauben nicht übermäßig belastet, und der Spanner kann anschließend wieder entfernt werden.

Als Nachteile sind zu erwähnen, daß der Knochen mehr denudiert werden muß, die Kraft frakturfern angreift und ein Kraftverlust bei der Entfernung des Spanners stattfindet.

In die Platte inkorporierte Spannmechanismen, wie zusätzlich eingebaute Schrauben oder Exzentermechanismen machen das Implantat umständlicher in der Anwendung; außerdem wird es eher korrosionsanfällig. Derartige Implantate haben sich daher nie auf einer breiteren Basis durchsetzen können.

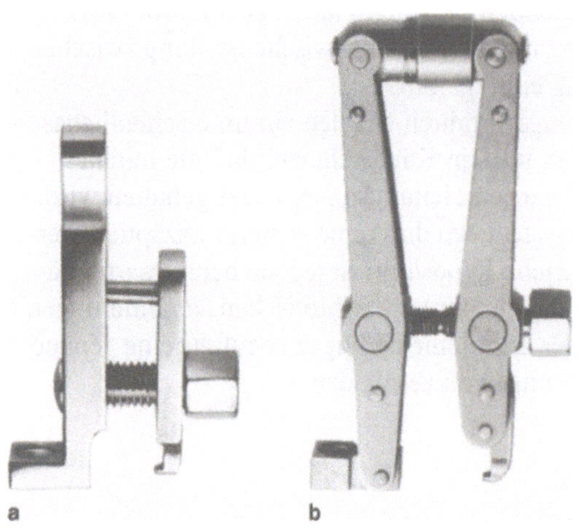

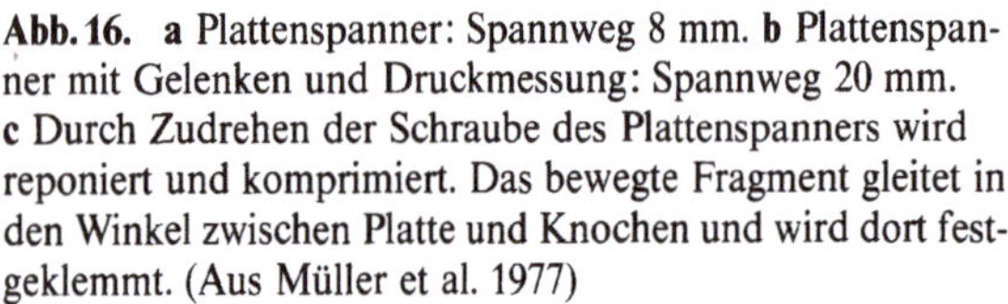

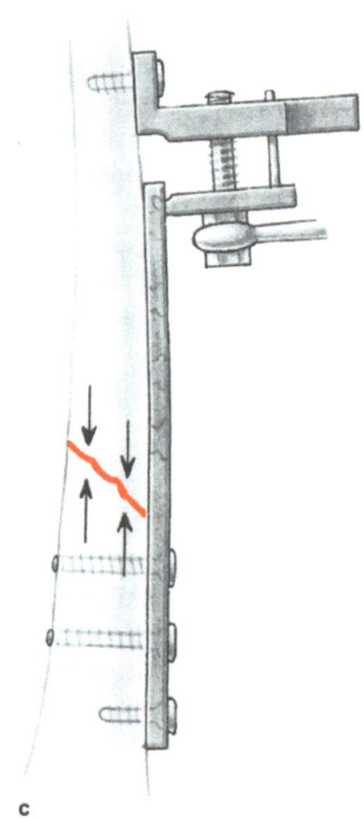

Abb. 16. a Plattenspanner: Spannweg 8 mm. **b** Plattenspanner mit Gelenken und Druckmessung: Spannweg 20 mm.
c Durch Zudrehen der Schraube des Plattenspanners wird reponiert und komprimiert. Das bewegte Fragment gleitet in den Winkel zwischen Platte und Knochen und wird dort festgeklemmt. (Aus Müller et al. 1977)

Exzentrisch im Plattenloch eingebrachte Schrauben drücken mit dem Schraubenkopf gegen die Plattenkante. Nach dem Prinzip der schiefen Ebene resultiert ein Verschieben der Platte gegenüber dem darunterliegenden Knochen. Dieser Mechanismus wird dazu benützt, die Fraktur zu komprimieren. In der Plattenlängsachse aufgeweitete konische Schraubenlöcher haben den Nachteil, daß anfänglich ein seitliches Ausweichen des Schraubenkopfes möglich ist. Eine zylindrische Gleitbahn in der Platte gibt dem sphärischen Schraubenkopf der „dynamischen Kompressionsplatte" (DCP) auch eine seitliche Führung (Perren et al. 1969b) (s. S. 39). Dieses Prinzip wurde in der Zwischenzeit vielfach kopiert, wobei aus Patentgründen z. T. auch Kompromisse eingegangen werden mußten. So ist z. B. die Neigung der Gleitbahn flacher oder steiler gewählt, oder es wurde auf eine perfekte seitliche Führung verzichtet.

Sowohl bei Anwendung abnehmbarer Spannvorrichtungen wie bei Selbstspannmechanismen ergibt der asymmetrische Aufbau von interfragmentärer Kompression wegen der exzentrischen Plattenlage eine asymmetrische Druckverteilung im Frakturbereich (Abb. 17). Eine gleichmäßige Druckverteilung kann mit verschiedenen Tricks erreicht werden. Die Kenntnis dieser Mechanismen erleichtert nicht nur die Reposition, sondern vermeidet auch ein unbeabsichtigtes Verschieben der Fragmente.

Durch die Wahl der Plattenlage kann die Druckverteilung über die Fraktur günstig beeinflußt werden. Größere exzentrisch angreifende Muskelkräfte produzieren Zug. Wenn die Platte auf der Gegenseite der angreifenden Muskelkräfte angelegt wird, so wird der Zuggurtungseffekt der Muskulatur mitbenützt, um die Fraktur gleichmäßiger zu komprimieren.

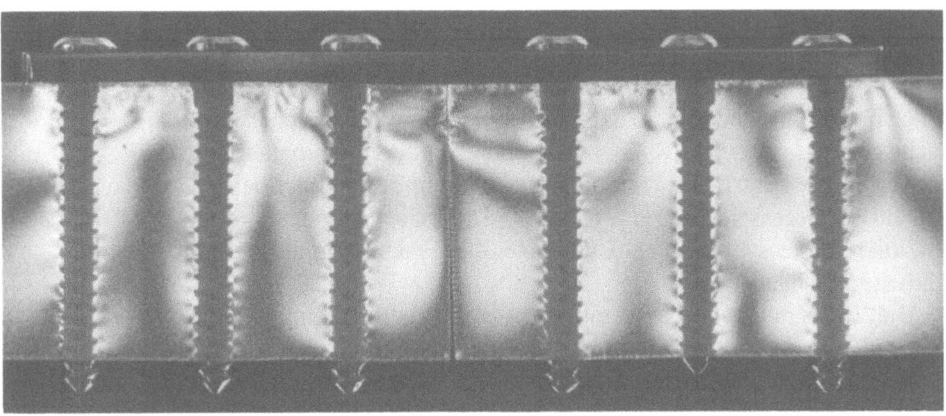

Abb. 17. Asymmetrische Druckverteilung beim Komprimieren mit gut angepaßter Platte: Hohe Druckkräfte direkt unter der Platte, Spaltbildung auf der Gegenseite (Spannungsoptisches Modell)

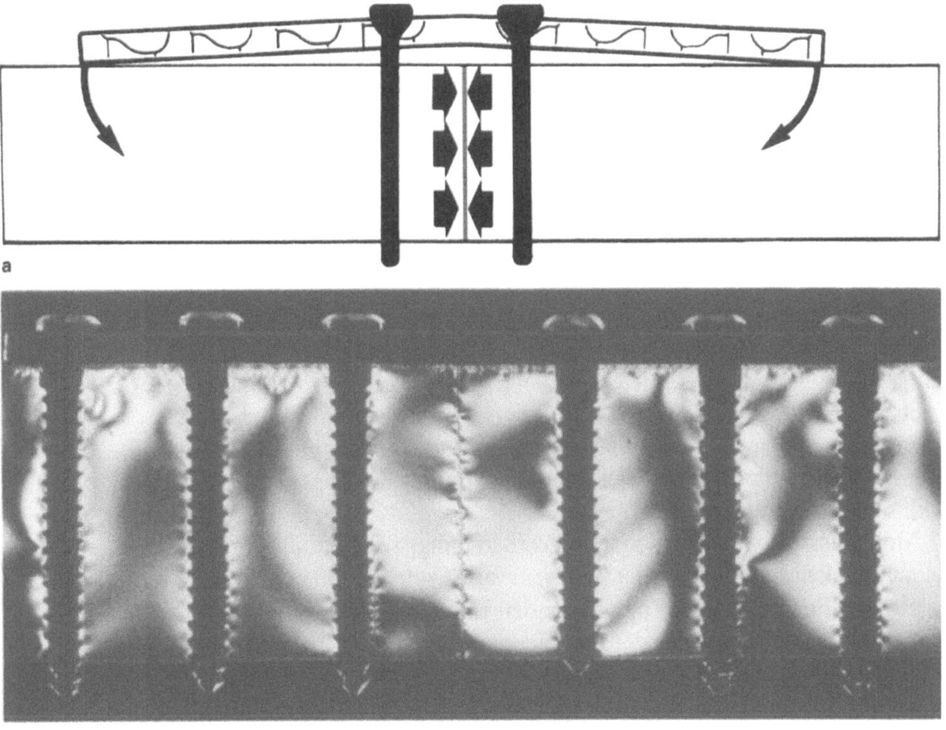

Abb. 18. a Überbiegungseffekt: symmetrische Druckverteilung im Frakturbereich; Federwirkung der Platte schließt Fraktur auch plattenfern. **b** Überbiegungseffekt im spannungsoptischen Modell (keine Spaltbildung auf der Gegenseite)

Das Überbiegen der Platte kann ebenfalls benützt werden, um die plattenferne Kortikalis zu komprimieren (Perren et al. 1974). Nach genauer Anpassung der Platte an die Knochenkontur wird über der Fraktur ein Knick in die Platte gebogen, so daß diese dort leicht von der Knochenoberfläche absteht (s. Abb. 32a, S. 45). Beim Eindrehen der frakturnahen Schrauben in exzentrischer Position entsteht Kompression unter der Platte und auf der Gegenseite der Platte (Abb. 18). Dies ist ein geeignetes Verfahren, um bei Osteosynthesen am Unterkiefer den Frakturspalt auf der Lingualseite zu schließen.

Die Verwendung von Zugschrauben ist eine weitere Technik, um Fragmentenden zusammenzupressen (Claudi et al. 1979; Aebi et al. 1982).

Für eine Kombination von Zugschrauben mit Platten kann die Zugschraube je nach Frakturtyp entweder durch ein Plattenloch oder neben der Platte gesetzt werden. Da die Fragmentenden bereits durch die Zugschrauben zusammengepreßt werden, wird die Platte meist ohne zusätzliche axiale Kompression angebracht. Zugschrauben sind besonders effizient bei größeren Knochendurchmessern, da dort ein längerer Hebelarm wirkt; sie sind aber auch bei kleineren Knochen oft sehr nützlich.

3.2.4 Spezielle Situation im Unterkiefer

Im Unterkiefer sind die einwirkenden Kräfte groß. Die maximalen Beißkräfte im Molarenbereich wurden bei einer Gruppe männlicher Probanden in der Größenordnung 750 N, bei weiblichen um 500 N bestimmt (Rahn et al. 1975). Im Bereich der Prämolaren betrugen die Werte 500 N und 300 N, bei den Inzisiven 300 N und 250 N. Bei einer Fraktur im Kieferwinkelbereich resultiert daraus ein Moment in der Grössenordnung von etwa 20 Nm. Würde ein Implantat z. B. 10 mm vom Unterkieferrand angebracht, müßte dieses bei einer (unrealistischen) Extrembelastung Kräfte von 2000 N aufbringen. Am okklusalen Rand angebracht läge die Belastung für das Implantat immer noch in der Größenordnung von 700 N. Solche Kräfte könnten von Draht entsprechender Dimensionen zwar aufgenommen werden. Bei zyklischer Belastung besteht aber Gefahr einer Lockerung des Quirls. Einen besseren Halt bieten Platten mit Schraubenverankerung im Knochen.

Bei Betrachtung eines zweidimensionalen Modells des Unterkiefers ist offensichtlich, daß z. B. bei einer Kieferwinkelfraktur die Zugseite auf okklusaler Seite gesucht werden muß.

Modelluntersuchungen (Kroon, in Vorbereitung) zeigen, daß dies für die meisten Belastungsorte in der Zahnreihe auch zutrifft, daß es aber auch Belastungsorte gibt, die die Zugseite an den Unterrand des Kiefers verschieben. Eine Belastung auf der kontralateralen Seite und im inzisalen Bereich ist problemlos. Je mehr aber die Belastung auf die frakturierte Seite zu, d. h. im speziellen Fall kieferwinkelwärts, verschoben wird, desto weniger wirkt die Platte als Zuggurtung. Die Umkehr der Zugseite beginnt im Bereich des 1. Molaren. Wird noch weiter dorsal belastet, so resultiert schließlich ein Öffnen des Frakturspalts am Kieferwinkel (Abb. 19). Da demnach die Zugseite variabel ist, kann eine als *reine Zuggurtung konzi-*

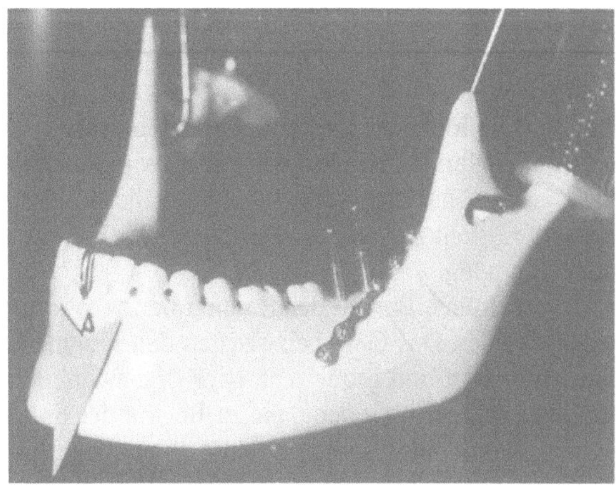

a

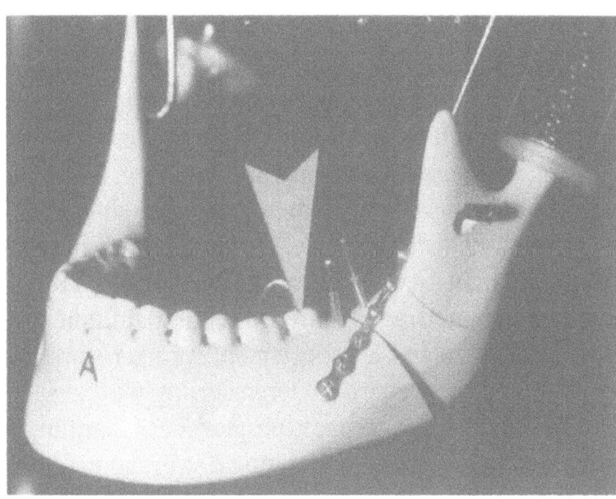

b

Abb. 19. a Modellversuch zur Stabilitätsprüfung von Miniplattenosteosynthesen am Unterkiefer. Bei Belastung im Frontzahnbereich wirkt das in der Linea obliqua angelegte Plättchen als Zuggurtung, die Kieferwinkelfraktur ist geschlossen. **b** Umkehr von Zug- und Druckseite bei frakturnaher Belastung: die Steifigkeit der Miniplatte genügt nicht, um die Reposition in allen Belastungssituationen zu erhalten. Ein ähnliches Öffnen des Frakturspalts ist auch klinisch zu beobachten. (Kroon 1986)

pierte Osteosynthese, z. B. in Form eines einfachen Miniplättchens, den vielfältigen biomechanischen Anforderungen am Unterkiefer nicht genügen. Bei einer kontaminierten Wunde ist die kritiklose Anwendung solcher Plättchen mit einem entsprechend hohen Infektionsrisiko verbunden.

3.2.5 Knochenheilung

Radiologisch läßt die Morphologie der Heilung ein breites Spektrum erkennen. Selbst ohne Behandlung zeigen Frakturen mit großer Beweglichkeit im Frakturbereich viel Kallus, bei wenig Beweglichkeit auch weniger Kallus. Nach einer Osteosynthese wird je nach Verfahren und Operationstechnik wenig bis kein Kallus gebildet. Mechanische Einflüsse scheinen die Differenzierung des reparativen Gewebes wesentlich mitzubestimmen.

3.2.5.1 Indirekte (sekundäre) Knochenheilung (vgl. 2.3.1, S. 14)

Klassischerweise ist die Frakturheilung charakterisiert durch die Bildung von periostalem Kallus, Resorption der Fragmentenden und einer Gewebsbildung über verschiedene Differenzierungsstufen (Coutelier 1969).

Bei interfragmentärer Bewegung ist die initiale Phase der Überbrükkung am schwierigsten. Anfänglich weist das Reparationsgewebe noch eine
geringe Festigkeit auf. Eine Verbreiterung des Querschnitts durch die perio-
stale Kallusbildung schafft günstigere Hebelarmverhältnisse, um den von
außen angreifenden Kräften entgegenzuwirken. Der vergrößerte Hebelarm
allein genügt aber nicht, um eine mit kortikalem Knochen vergleichbare
Gesamtfestigkeit zu ergeben. Dazu wäre ein um ein Vielfaches größerer
Hebelarm nötig.

In den frühen Phasen der Heilung bewegen sich die Fragmentenden
gegeneinander. Das Gewebe zwischen den Fragmentenden wird dadurch
dauernd gezerrt und gequetscht. Dies sind Bedingungen, die die Gewebsbildung stören. Die Gewebe, die zu Beginn der Frakturheilung gebildet
werden, zeigen eine deutlich größere Toleranz gegen Dehnung als kortikaler Knochen (Perren und Cordey 1977). Während Granulationsgewebe
noch bis zu doppelter Länge gestreckt werden kann, toleriert Knorpel nur
noch 10–20% Deformation, kortikaler Knochen nur 2%. Die schrittweise
Gewebsdifferenzierung über Granulationsgewebe, Bindegewebe, Faser-
knorpel und mineralisierten Knorpel zu Knochen bedeutet nicht nur die
Bildung von dehnungsempfindlicherem Gewebe unter dem Schutz des
Vorgängergewebes. Knochen kann von dem Moment an gebildet werden,
wo die Dehnungswerte so klein geworden sind, daß seine Existenz nicht
mehr gefährdet ist. Durch die Resorption der Fragmentenden wird die
Gewebsdehnung weiter reduziert. Wird der Frakturspalt verbreitert, so verteilt sich die interfragmentäre Bewegung auf eine größere Distanz. Damit
wird jedes einzelne Gewebeelement weniger stark auf Dehnung beansprucht, und die weitere Differenzierung wird zusätzlich erleichtert.

Die Struktur des Reparationsgewebes ist anfänglich noch ungeordnet.
Nach der knöchernen Vereinigung der Fragmentenden bildet sich der Kallus zurück.

3.2.5.2 Direkte (primäre) Knochenheilung

Durch eine stabile Osteosynthese wird die interfragmentäre Bewegung voll-
ständig ausgeschaltet. Die Abstützung in den Kontaktzonen erlaubt eine
Übertragung von Druckkräften über die Fraktur hinweg, während die
Implantate die Zugkräfte übernehmen. Damit wird eine Situation geschaffen, welche von Anfang an die Existenz und damit auch die Bildung von
kortikalem Knochen erlaubt.

Der innere Knochenumbau (Havers-Umbau) wird im Frakturbereich
intensiviert. Osteoklastengruppen bilden durch Resorption Kanäle in der
Kortikalis. Blutgefäße wachsen ein und Osteoblasten füllen sie wieder mit
neuem Knochen auf. Bei absolutem Fehlen von Relativbewegungen zwischen den Fragmentenden können die neugebildeten Osteone direkt von
einem Fragmentende ins andere gelangen (Abb. 20) (Schenk u. Willenegger
1964). Dadurch geschieht ein allmählicher Ersatz des frakturbetroffenen
Knochenareals durch neue Osteone. Der Umbau führt zu einer vorüberge-
henden Porose und damit zu einer Schwächung des Knochens. Der
Umbau dauert je nach Lokalisation mehrere Monate, in langen Röhrenknochen auch wesentlich länger. Am Femur dauert es ungefähr 2 Jahre, bis
der Knochen soweit umgebaut ist, daß die Platte entfernt werden kann.

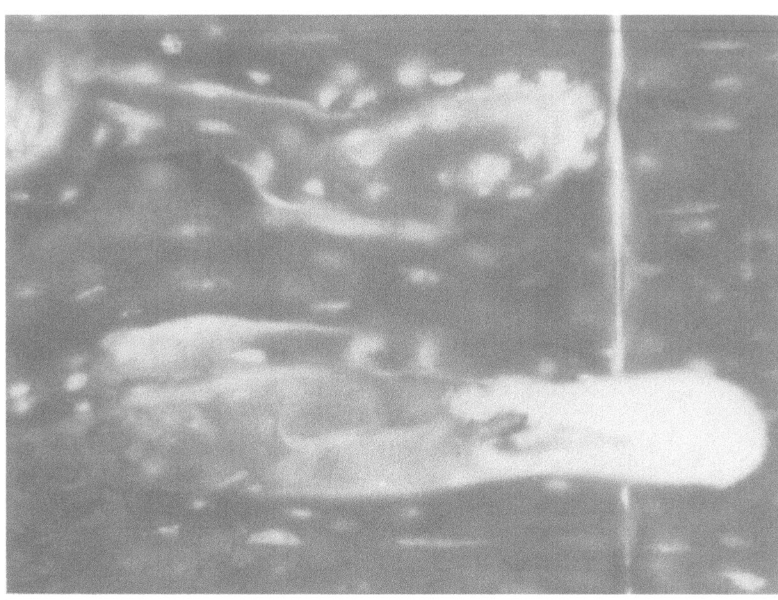

a

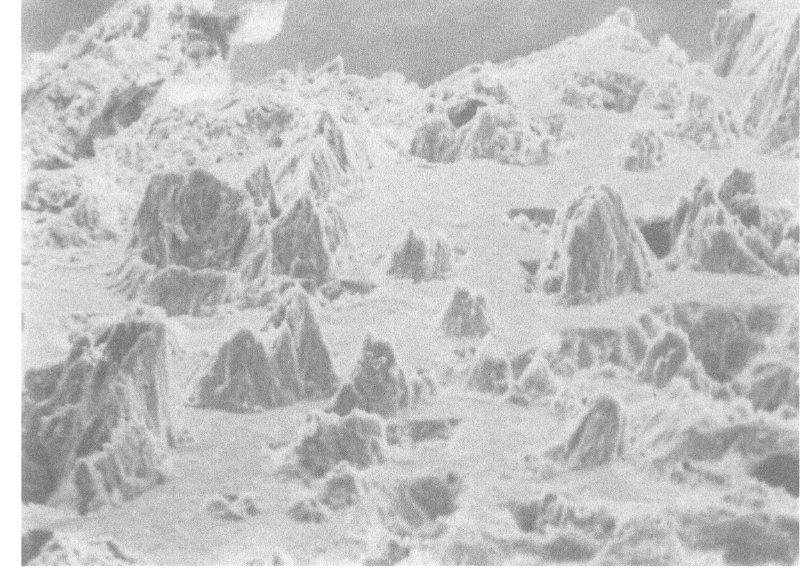

Abb. 20 a, b. Direkte Kontaktheilung unter stabiler Fixation. a Direkte Verbindung der beiden Fragmente durch das neugebildete Osteon, das sich deutlich bei Tetrazyklinmarkierung im Dünnschliff vom dunklen Untergrund abhebt (Aus Rahn 1982). b Aufsicht auf eine Frakturfläche im Rasterelektronenmikroskop (freigelegt durch einen Zugtest): die hochragenden Osteone sind die Verbindungselemente der Fragmentenden

b

Unter mikroskopischer Betrachtung ist eine absolut exakte Reposition der Fragmente kaum möglich. Neben abstützenden Kontaktzonen besteht zwischen den Fragmentenden auch ein größerer Anteil an Spaltzonen. Wenn diese ruhiggestellt sind, wird schon früh, in den ersten 2 Wochen, ein Einwachsen von Gefäßen in die Spalträume und erste Auflagerungen von lamellärem Knochen auf die Fragmentenden beobachtet (Abb. 21). Spalten bis ca. 0,5 mm Breite werden innerhalb von wenigen Wochen aufgefüllt. Schmalere Spalten werden dabei direkt durch lamellären Knochen aufge-

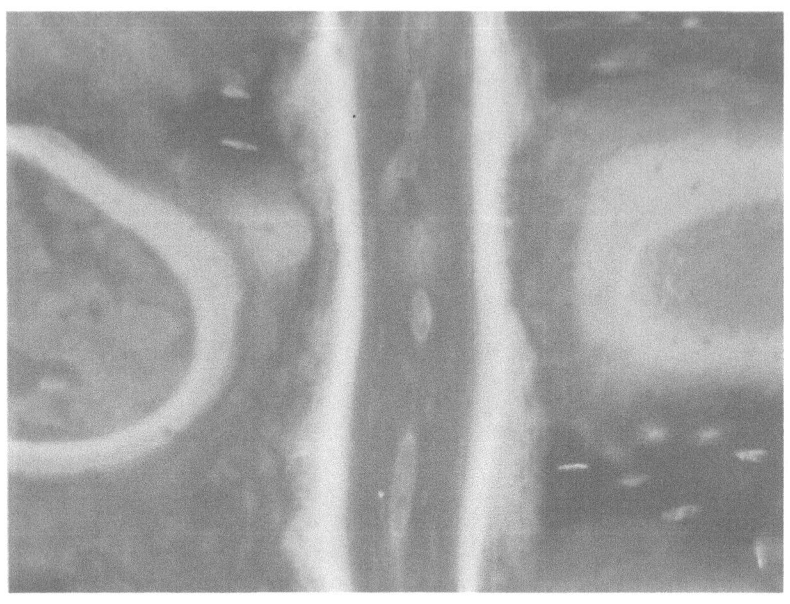

a

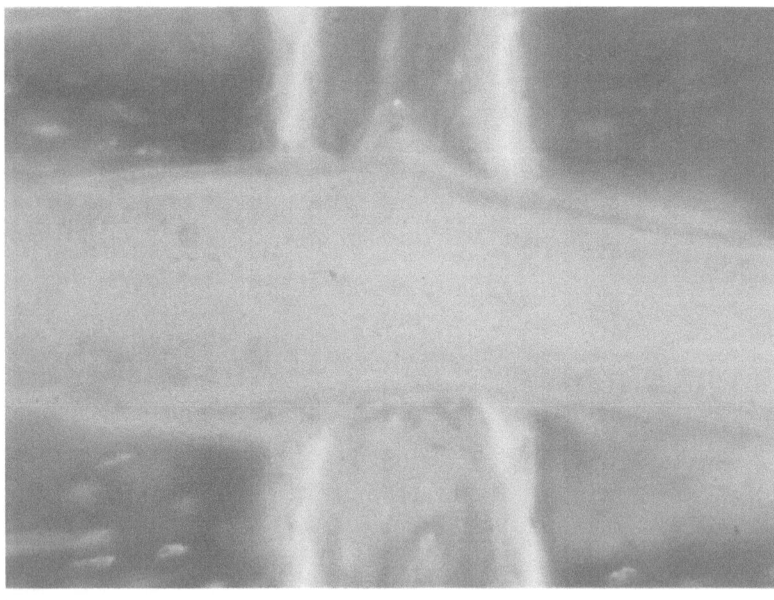

b

Abb. 21 a, b. Direkte Spaltheilung unter stabiler Fixation. a Ruhigstellung der senkrechtverlaufenden Spaltzone durch benachbarte Kontaktzonen. Dadurch wird direkte Knochenbildung im Spalt möglich, ohne daß die Gewebsdifferenzierung über verschiedene Zwischenstufen abläuft. b Die primär durch Knochen aufgefüllte, senkrecht verlaufende Spalte ist in einer zweiten Phase in den Umbau miteinbezogen. Dadurch werden die primär aufgefüllten Defektstellen so umstrukturiert, daß sie sich wieder der ursprünglichen Struktur angleichen. (Aus Rahn 1985)

füllt, breitere werden durch Faserknochenbälkchen in kleinere Kammern unterteilt, welche dann ebenfalls durch lamellären Knochen aufgefüllt werden. Auf diese Weise werden auch breitere Spalten rasch aufgefüllt. In wesentlich größeren Spalten findet man keine direkte Knochenbildung mehr. Dort findet man Regenerationsvorgänge nach dem sekundären Verlaufstyp.

Die Blutzirkulation im Knochen wird durch das Frakturtrauma unterbrochen. Je nach Frakturverlauf ist die Durchblutung der Kortikalis über einige Millimeter bis zu Zentimetern gestört (Abb. 22) (Gunst et al. 1982).

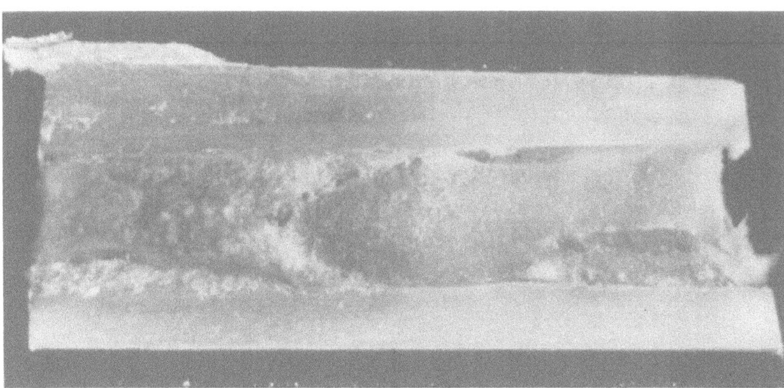

Abb. 22. Durchblutungsstörung im Fragmentende als Folge von Fraktur und Denudierung. Nachweis mit Disulfinblauvitalfärbung. (Aus Rahn 1982)

Das Denudieren des Knochens durch die Operation bedeutet ein zusätzliches Trauma. Die Operationsrisiken (Narkosebelastung, Infekt, Weichteilschaden) scheinen nur gerechtfertigt, wenn die Operation zu einer für die Heilung günstigeren Situation führt. Das Operationsziel, die absolute Stabilität im Frakturbereich, muß daher kompromißlos angestrebt werden. Eine während der gesamten Heilungsphase gehaltene perfekte anatomische Reposition und die Funktionsstabilität schaffen günstige Voraussetzungen für eine Erholung der gestörten Durchblutung. Durch die uneingeschränkte Bewegungsfähigkeit wird die Weichteilzirkulation in der Umgebung verbessert, und die vollständige Ausschaltung interfragmentärer Bewegungen erleichtert die Wiederherstellung der Gefäßverbindungen zwischen den Fragmenten. Das Risiko eines Infekts wird durch gute Zirkulationsverhältnisse eindeutig reduziert.

Eine Platte bewirkt eine Zirkulationsstörung in der darunterliegenden Kortikalis (Abb. 23) (Gunst 1980). Diese kann nicht durch eine Gefäßkompression innerhalb der Kortikalis entstehen, da diese ja nur geringfügige Deformation zuläßt. Der Grund liegt eher in einer Ausflußstörung an der Oberfläche mit retrograder Thrombosierung. Durch das Einbringen von Schrauben wird der Knochen in der näheren Umgebung ebenfalls zirkulationsgestört, wie ein Marknagel die Durchblutung zirkulär auf der endostalen Seite schädigt (Pfister et al. 1979). Die Wiederherstellung der intrakortikalen Zirkulation ist mit Umbauvorgängen verbunden. Zuerst findet ein Wiederanschluß bestehender Gefäßräume an die Zirkulation statt. Dieser geht von Zonen erhaltener Durchblutung aus. Dem Wiederanschluß folgen ein Aufweiten der Gefäßräume und anschließend ein Einbau von lamellärem Knochen, ähnlich wie beim Havers-Umbau. Die Umbauzone wandert von durchbluteten in die durchblutungsgestörten Gebiete vor.

3.2.5.3 „Stress protection"

Die Hauptfunktion einer Osteosyntheseplatte besteht im Ruhigstellen der Fraktur. Um dieses Ziel unter sämtlichen Belastungssituationen zu erreichen, muß die Platte optimale Grenzdimensionen aufweisen, da sie nicht

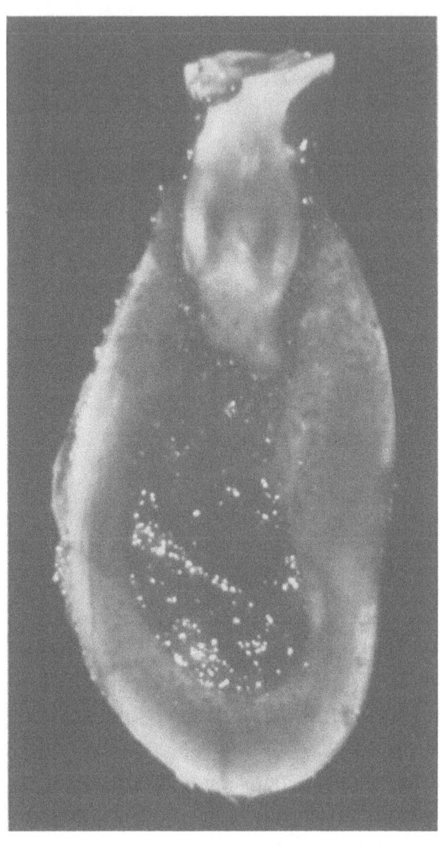

Abb. 23. Durch Osteosyntheseplatte bedingte Durchblutungsstörung am Schafskiefer. Die bukkale Kortikalis ist praktisch in ihrer ganzen Dicke betroffen. (Aus Rahn 1982)

immer nur auf Zug, sondern je nach Situation auch auf Biegung und Torsion belastet wird.

Die knochenwirksamen Kräfte werden zu einem Teil von der Platte aufgenommen. Dadurch wird der Knochen lokalisiert entlastet. Vor allem bei der Verwendung massiver Implantate und bei sonst hoher funktioneller Belastung, wie dies in den langen Röhrenknochen der Fall ist, kann eine derartige Entlastung ins Gewicht fallen. Von verschiedenen Autoren wird diese verminderte Belastung als Ursache der Porosierung der Kortikalis angesehen, welche regelmäßig unter Osteosyntheseplatten festzustellen ist. Dieses Phänomen wird allgemein als „stress protection" bezeichnet.

Die Ausdehnung der Porosierung unter Osteosyntheseplatten entspricht der Plattendimension (Matter et al. 1974). Im Experiment konnte gezeigt werden, daß diese Zone mit dem Gebiet übereinstimmt, in welchem das Anbringen der Platte die Blutzirkulation in der Kortikalis stört (Abb. 24) (Gunst 1980). Je nach Dicke der Kortikalis wird nur ein Teil oder wie z. B. in der relativ dünnen Mandibulakortikalis die ganze Kortikalisdicke betroffen. Die frühe Porose unter einer Platte zeigt einen direkten Zusammenhang mit der Zirkulationsstörung, während für die veränderte Knochenbelastung kein entsprechendes Korrelat in der Kortikalisporosierung gefunden wird (Gautier et al. 1984). Viele Befunde, die als „stress protection" beschrieben werden, können als Folge einer Zirkulationsstörung erklärt werden. Als Spätfolge von ausgesprochen massiven Implantaten ist aber eine Strukturveränderung nicht auszuschließen.

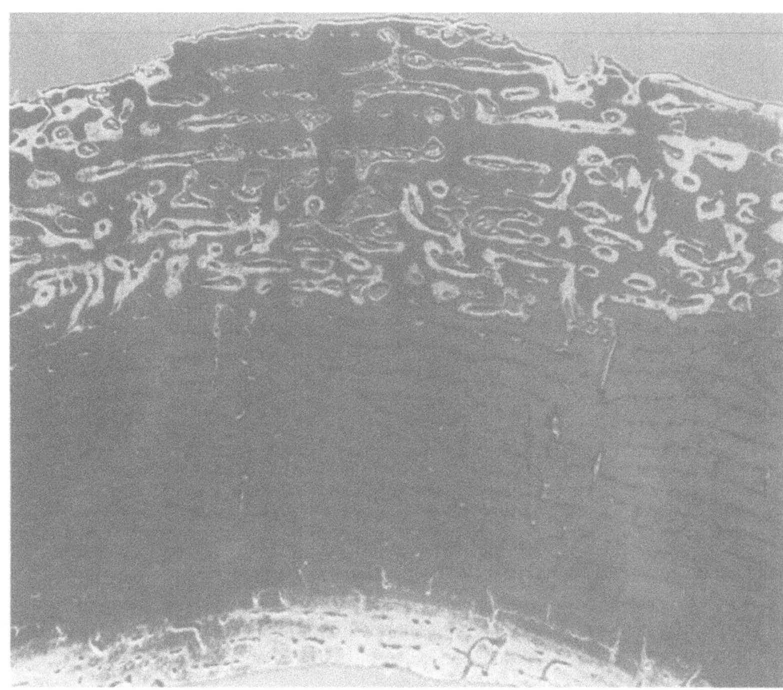

Abb. 24. Porosierung unter einer Osteosyntheseplatte. Das Umbaumuster stimmt gut mit einer lokalisierten Zirkulationsstörung überein. (Aus Matter et al. 1974)

Bei der Mandibulaosteosynthese steht ein großer Knochenquerschnitt einem wesentlich kleineren Plattenanteil gegenüber. Die einwirkenden Kräfte sind zudem viel geringer als bei Extremitätenknochen. Der Entlastungseffekt der Platte spielt daher kaum eine Rolle. Die Porose ist hier eher die Folge einer Zirkulationsstörung.

3.2.5.4 Heilungsstörungen

Ein Infekt kann den normalen Ablauf der Frakturheilung empfindlich stören. Offene Wunden sind praktisch immer kontaminiert. Das Angehen eines Infekts ist abhängig von der lokalen Abwehrsituation. Gute Zirkulationsverhältnisse bedeuten auch eine günstigere Ausgangssituation. Die intrakortikale Durchblutungsstörung als Folge des Frakturtraumas und operativen Vorgehens, kann bei absoluter Stabilität durch die verbesserte Zirkulation in den benachbarten Weichteilen teilweise kompensiert werden.

In einem Teil der initial durchblutungsgestörten Gebiete findet bei Instabilität und Kontaminierung der normale Umbau nicht statt. Statt dessen finden intensive Resorptionsvorgänge in der Grenzzone zwischen durchbluteter und nicht durchbluteter Kortikalis statt. Dies führt zu einer Sequestration dieser Kortikalisanteile (Abb. 25).

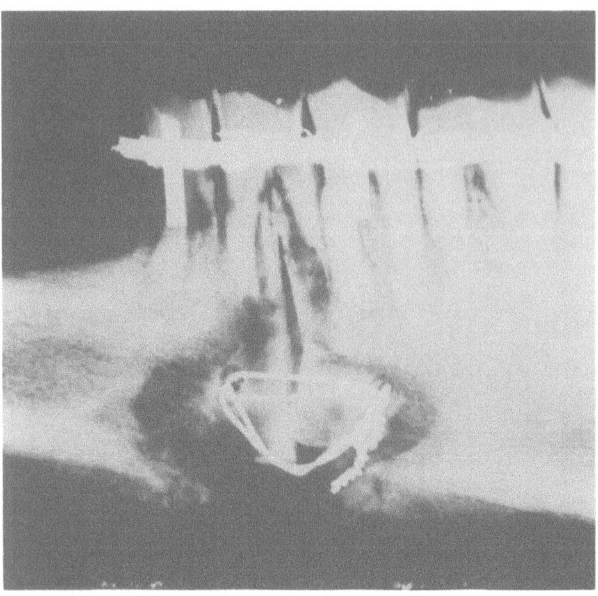

Abb. 25. Osteitis mit Sequestrierung der schlecht durchbluteten Fragmentenden und der durch Bohren und Denudieren geschädigten Kortikalisanteile bei ungenügender Stabilisierung durch Drahtnaht

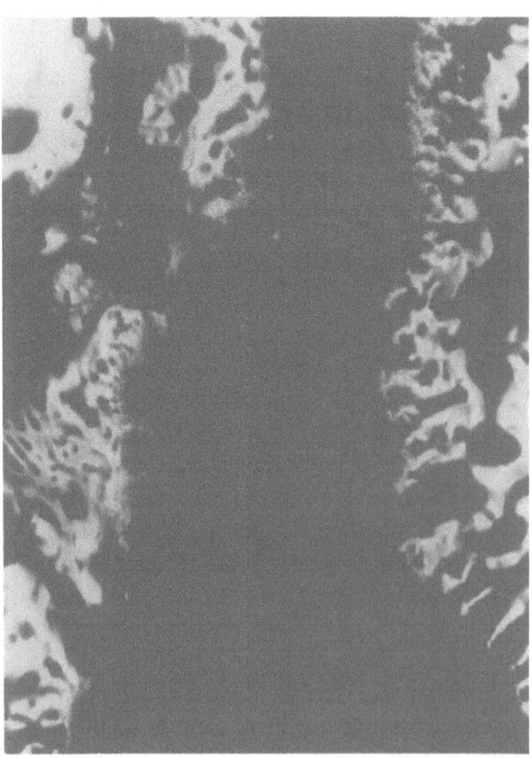

Abb. 26. Mikroradiographische Darstellung einer Pseudarthrose. In der Mitte gänzliches Fehlen der Knochenbildung als Folge des Stillstandes der Gewebedifferenzierung

Die Infektbekämpfung läßt sich unter stabilen Bedingungen viel wirksamer durchführen als in einem dauernd bewegten Frakturbereich. Unter stabilen Verhältnissen kommt es trotz Infekt zu einer knöchernen Heilung einer Fraktur (Rittmann und Perren 1974). Es ist daher sinnvoll, Implantate zu belassen, bis eine solide knöcherne Verbindung zwischen den Fragmentenden entstanden ist.

Bei der Pseudarthrose handelt es sich um einen Stillstand des Differenzierungsprozesses (Abb. 26). Häufig ist eine mechanische Ursache dieser Heilungsstörung ersichtlich. Es scheint als ob eine ungenügende Immobilisierung des Frakturbereichs die Bildung der nächsten Gewebestufe im Ablauf der Differenzierungskaskade verhindern würde, denn beim Pseudarthrosegewebe handelt es sich um Gewebetypen, die normalerweise während des Differenzierungsprozesses anzutreffen sind. Ist kein zusätzlicher Infekt vorhanden, soll dieses Gewebe nicht entfernt werden, da der Heilungsprozeß hier ja bereits im Gange ist. Zusätzliche Stabilisierung genügt in den meisten Fällen, daß sich der Differenzierungsprozeß bis zur Bildung einer knöchernen Brücke fortsetzt.

3.2.5.5 Design der Implantate

Die Haltekraft von Schrauben wird beeinflußt durch die Gewindeausladung und Anzahl der Gewindegänge pro Längeneinheit. Knochen ist mechanisch bedeutend schwächer als das Implantatmaterial. Die Konstruktion trägt diesem Umstand Rechnung, indem im Gewinde der Raumanteil für den Knochen größer gewählt wird als für das Metall. Das Vorschneiden des Gewindes im Knochen bedeutet zwar einen zusätzlichen Arbeitsgang, bietet aber mehrere Vorteile. Im Gewindeschneider sind Längszüge eingefräst, welche Raum für die anfallenden Knochenspäne bieten. Weil dadurch verhältnismäßig viel Material aufgenommen werden kann, ist auch eine weitere Ausladung des Gewindes möglich (s. Abb. 141, S. 114).

Die durch den Schneidevorgang entstehende Wärme kann durch Auswerfen von erwärmtem Material in Grenzen gehalten werden, so daß keine thermischen Schädigungen entstehen. Bei der selbstschneidenden Schraube sind die Längsrillen lediglich in der Schraubenspitze eingefräst (s. Abb. 141, S. 114). Laboruntersuchungen haben gezeigt, daß dadurch Risse in der Kortikalis entstehen können (Ansell u. Scales 1968). Wegen der begrenzten Aufnahmefähigkeit für Abraummaterial muß bei den selbstschneidenden Schrauben auch die Ausladung der Gewinde klein dimensioniert sein (vgl. Abb. 141, S. 114). Ferner ist die Implantatentfernung bei selbstschneidenden Schrauben erschwert, weil das Einwachsen von Knochen in die Rillen die Schraube in der Kortikalis blockiert. Die Implantatanpassung bedingt oft ein mehrfaches Ein- und Ausdrehen von Schrauben. Bei selbstschneidenden Schrauben besteht hier die Gefahr einer Beschädigung der knöchernen Gewindegänge mit einem Verlust an Haltekraft.

Der Innensechskant im Kopf der AO-Schraube ergibt eine gute Kraftübertragung vom Schraubenzieher auf die Schraube. Im Gegensatz zu Philips- und Schlitzschrauben ist keine axiale Kraft in der Schraubenachse nötig, um ein Drehmoment auf die Schraube zu bringen. Damit besteht auch nicht die Gefahr des Abrutschens und Beschädigens des Kopfes, was v. a. bei weicheren Metallen wie Titan die Schraubenentfernung erschweren kann.

Das Plattenmaterial muß ein perfektes Anpassen des Implantats an die Knochenkonturen erlauben. Daneben ist eine genügend große Steifigkeit nötig, um die interfragmentären Relativbewegungen auszuschalten. Eine genügende Ermüdungsfestigkeit ist ebenfalls erforderlich, damit die Zeit bis zur knöchernen Verbindung der Fragmente ohne Gefahr eines Plattenbruchs überbrückt werden kann (Pohler und Straumann 1975).

Titan ist ein für Osteosyntheseimplantate optimales Material. Neben adäquaten mechanischen Eigenschaften zeichnet es sich v. a. durch seine ausgezeichnete Gewebsverträglichkeit aus. Sein Preis ist aber deutlich höher als derjenige anderer Materialien. Stahl hat sich als guter Kompromiß erwiesen, weil er gut anpaßbar ist, eine gute Festigkeit zeigt, in den meisten Fällen keine Verträglichkeitsprobleme bietet und preislich günstig ist. Implantate aus Chrom-Kobalt-Molybdän-Legierungen haben eine hohe Festigkeit; sie sind ebenfalls anpaßbar an die Knochenkonturen und sind von der Verträglichkeit her mit Stahlimplantaten etwa vergleichbar. Sie werden in einem Gußverfahren hergestellt. Veränderungen und Verbesserungen der Implantatform sind daher weniger leicht durchführbar.

Die Dimensionen der Implantate haben einen wesentlichen Einfluß auf den Ablauf des Heilungsvorgangs. Zu dünne Platten können nur als reine Zuggurtung verwendet werden. Ansonsten bedingen sie bei wechselnder Belastungsrichtung eine Instabilität. Um unter sämtlichen physiologischen Belastungsbedingungen die Ruhigstellung der Fraktur zu garantieren, dürfen daher die Implantate eine gewisse Grenzdimension nicht unterschreiten.

Die Korrosion der Implantate stellt kein Problem dar, solange die Passivschicht - eine dichte Oxidschicht - an der Metalloberfläche intakt ist (Contzen et al. 1967). Einmalige Beschädigungen sind ohne Bedeutung, weil sich die Passivschicht nach kurzer Zeit im Elektrolytmilieu regeneriert. Jedoch reiben bei Instabilität Schraubenköpfe und Platte kontinuierlich gegeneinander. Das fortwährende Zerkratzen der Passivschicht unterhält einen kontinuierlichen Korrosionsprozeß. Bei Titan kommt es zu grauen Ablagerungen im Gewebe. Diese führen nicht zu abnormen Reaktionen; Stahl hingegen, auch rostfreier, zeigt als Folge der dauernden Zerstörung der Passivschicht eine deutliche Korrosion. Chrom-Kobalt-Molybdän-Legierungen weisen bei kontinuierlichem Abkratzen der Passivschicht ebenfalls Korrosion auf. Es entstehen farblose Korrosionsprodukte, die im Gewebe nicht so auffällig sind wie die braunroten Korrosionsprodukte des Eisens. Die Komponenten sind aber z. T. die gleichen wie beim Stahl. Eine Konzentration von Legierungskomponenten im Gewebe hat eine lokale Gewebsreaktion zur Folge (Graphik 3) (Dumbleton u. Black 1975). Einzelne Schwermetalle sind auch systemisch wirksam. So rufen offensichtlich Nikkel- und Chromionen Metallallergien hervor (Merrit und Brown 1980). Bei entsprechenden Symptomen müssen daher die Implantate entfernt werden. Ist die Frakturheilung zu diesem Zeitpunkt noch nicht abgeschlossen, so empfiehlt sich ein Ersatz durch Titanimplantate gleicher Dimensionen. An mechanisch stark belasteten Knochen ist auch die Implantation eines anderen Materials zu unterlassen.

Durch die physiologische Belastung wird auch nach Abschluß der Knochenheilung eine dauernde Bewegung zwischen Schrauben und Platten induziert. Als Folge der kontinuierlichen Reibkorrosion gelangen dauernd Korrosionsprodukte in den Organismus. Es ist nicht voraussehbar, ob jahrzehntelange Einwirkungen nicht doch das Risiko biologischer Schäden in

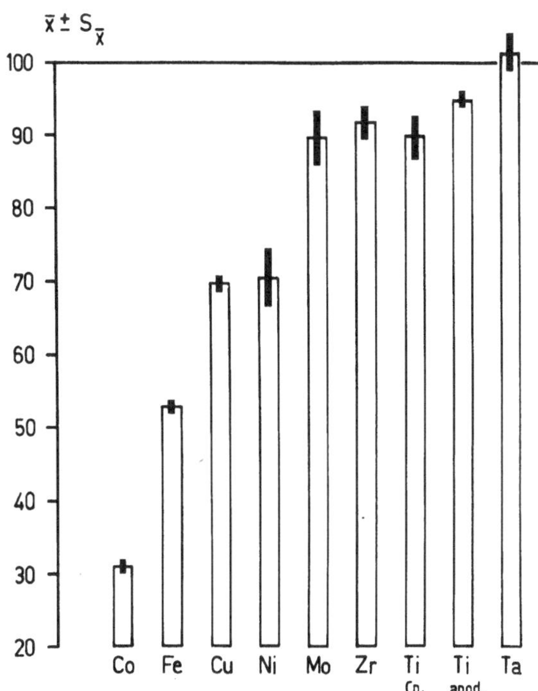

Graphik 3. Relative Wachstumshemmung bei embryonalen Rattenfemura in metall-
ionenhaltiger Nährlösung. Die in Implantatlegierungen verwendeten Metalle Kobalt,
Eisen und Nickel bewirken eine deutliche Wachstumshemmung, während Titan das
Wachstum nur wenig beeinflußt. (Aus Gerber u. Perren 1980)

sich bergen. Zum Ausschluß jeglicher Sicherheitsrisiken empfiehlt sich
daher die Regel, v. a. bei Jugendlichen, die Implantate nach Abschluß der
Frakturheilung zu entfernen. Als weitere Gründe für die Entfernung von
Implantaten kommen bei direkt unter der Haut liegenden Implantaten kos-
metische Aspekte und erhöhte Temperaturempfindlichkeit in Frage.

4 Prinzipien der AO-Technik

4.1 Interfragmentäre Kompression zum Zwecke funktionsstabiler Osteosynthese

Die nächstliegende Frage lautet: wie läßt sich am Unterkiefer das Prinzip der absoluten Stabilität anwenden? Wir können heute davon ausgehen, daß es 2 Fixationssysteme gibt: das System *mit* und das System *ohne* intermaxilläre Fixation (IMF).

Bei dem System *mit* intermaxillärer Fixation wird bekanntlich der betroffene Kiefer durch Verankerung an nicht bewegliche Abschnitte des Schädels mittels intra- und extraoraler Schienenverbände ruhiggestellt.

Das System *ohne* intermaxilläre Fixation beruht auf Stabilität im definierten Sinne. Zwei Prinzipien der Mechanik kommen hier zur Anwendung: die *interfragmentäre Kompression* und die *chirurgische Schienung*. Prinzip und Wirkung der Vorspannung haben wir kennengelernt. Die Nutzanwendung ist die interfragmentäre Kompression.

Experimentelle und klinische Erfahrungen darüber existieren seit mehr als 25 Jahren in der AO (Matter 1986). Die interfragmentäre Kompression läßt sich entweder *statisch* oder *dynamisch* verwirklichen.

4.1.1 Die statische Kompression

Zur Erzielung der statischen Kompression finden 2 mechanische Systeme Anwendung: die *selbstspannende Platte* und die *Zugschraube*.

Bevor wir auf das Instrumentelle der statischen Kompression eingehen, interessiert uns die Frage nach dem eigentlichen Zweck der Kompression: *Primärer Zweck der interfragmentären Kompression ist Erzeugung hoher Reibkräfte.*

Die erzeugte Reibkraft verhindert ein Gleiten zwischen Metall und Knochen. Dadurch wird eine rigide Fixation (Biegefestigkeit) mit geringem Materialaufwand erzielt, die größer ist als sämtliche funktionsbedingten Gegenkräfte. Besonders die Biege-, Torsions-und Scherkräfte stellen beim Kauen die wichtigsten Störfaktoren in der Frakturheilung dar. Deren totale Ausschaltung erübrigt die intermaxilläre Fixation.

Trotz sofortigem Öffnen und Bewegen des Kiefers heilt die Fraktur unter optimalen Bedingungen. Durch die interfragmentäre Kompression werden Relativbewegungen der Fragmentenden ausgeschaltet. Die Fraktur ist immobil, d.h. stabil, und heilt ohne bindegewebiges Zwischenstadium per primam. Die Begriffe „Vorspannung" und „interfragmentäre Kompression" decken sich also. Bei genügend großem interfragmentärem Druckauf-

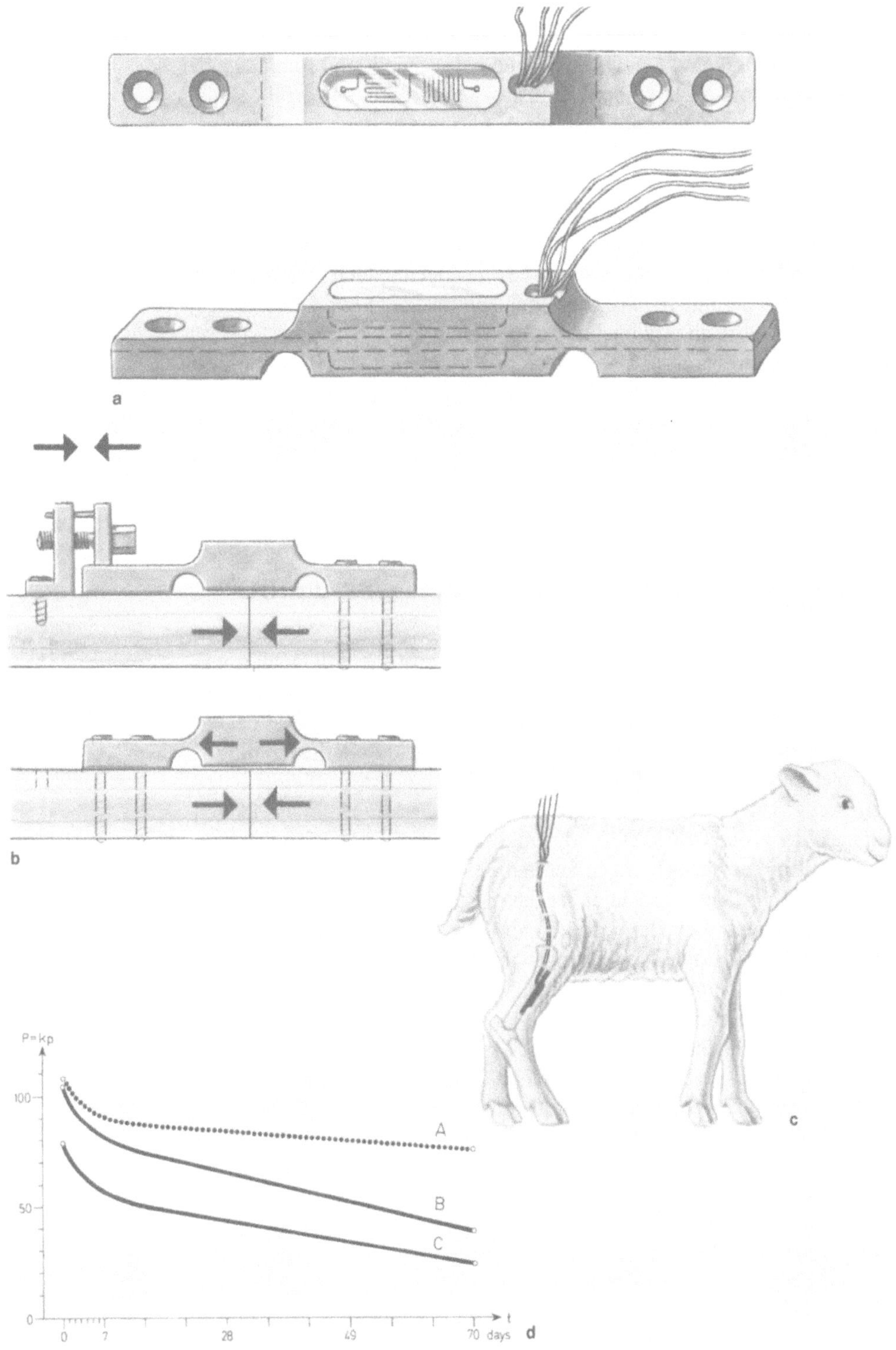

Abb. 27 a–d. Biomechanische Experimente von Perren (1971). **a** Platte mit Meß-Streifen, die auf 300 kg eine Meßgenauigkeit von 1,5 kg besitzen. **b** Eine solche Platte kann mit Hilfe eines Spannapparates unter Zug gebracht werden. Der Zug in der Platte ist dem Druck auf der Höhe der Fraktur direkt proportional. **c** Applikation auf der Tibia des Schafes. Die Ableitungsdrähte werden subkutan bis auf den Rücken gezogen. **d** Die Standardkurve, nach Dutzenden von Messungen ermittelt, zeigt einen langsamen Abfall des Druckes im Laufe von 4 Monaten. (Aus Müller et al. 1977)

bau ereignet sich *"kein Nulldurchgang"* (s. S. 10). Dieses ist das manometrisch definierte Kriterium für eine vorhandene Stabilität, welche eine Implantatlockerung und Knochenresorption ausschließt und somit eine der wichtigsten Bedingungen komplikationsloser Frakturheilung erfüllt. Auf diese Schlüsselerkenntnis baut sich das AO-Prinzip auf.

In diesem Zusammenhang stellt sich die Frage nach der Gültigkeit der traditionellen Lehrmeinung, wonach Druck Knochenresorption erzeugt. Perren et al. (1969a) konnten eindeutig nachweisen, daß der Knochen statischen Druck von mehr als 300 kp/cm^2 toleriert, ohne nekrotisch zu werden.

Für eine funktionsstabile Osteosynthese genügen jedoch initiale Druckwerte zwischen 50 und 100 kp. Diese nehmen im Laufe von 2 Monaten etwa um die Hälfte ab und bleiben dann in ziemlich konstanter Größe als „statische Kompression" während der Frakturheilung bestehen (Abb. 27). Dabei soll die interfragmentäre Druckverteilung möglichst gleichmäßig sein, was bei der Unterkieferfraktur problematisch ist, wie später zu erfahren sein wird. Vorerst aber interessiert die instrumentelle Frage des Druckaufbaus.

4.1.1.1 Statische Kompression mittels vorgespannter Platte (DCP)

Von der AO wurde eine Spann-Gleitloch-Platte konstruiert, die man wegen ihres Wirkungsmechanismus als dynamische Kompressionsplatte (DCP) benannte (Perren et al. 1969b). Zweck der vorgespannten Platte ist der Druckaufbau durch einen Gleitmechanismus, der als „spherical gliding principle" bezeichnet wird. Das Prinzip läßt sich mit dem Lauf einer Kugel in einer abgewinkelten Röhre erklären (Abb. 28). Gestaltet man das Plattenloch nach der geometrischen Grundform dieses zylindrischen Hohlkörpers und den Kopf der dazugehörigen Schraube kugelförmig, ergibt sich ein zwangsläufiger Bewegungsablauf. Wegen dieses Wirkungsmechanismus wird die Platte unter der Bezeichnung „dynamische Kompressionsplatte" (DCP) verwendet. Seitwärtsbewegungen sind unmöglich. Dadurch werden bei der Schraubenapplikation Friktionen zwischen Schraubenkopf und -loch auf ein Minimum reduziert.

Die horizontale Gleitbahn verhindert ein Sperren sowie eine ungewollte Distraktion der Fragmente. Beim Anziehen der Schraube schließt die senkrechte Bewegung des Schraubenkopfes zugleich eine horizontale Bewegung mit ein. Dabei handelt es sich um einen horizontalen Schub, durch den das zugehörige Fragment in Richtung gegenüberliegender Fragmentfläche mitgenommen und so interfragmentäre Kompression erzeugt wird (Abb. 29). Dieser Schub entspricht einem bestimmten Spannweg insofern, als die Endlage des Schraubenkopfes mit dem Schnittpunkt des horizontalen und schrägen Zylinders zusammenfällt. In dieser Stellung ist der optimale Kontakt mit dem Plattenloch und damit ein Optimum an Stabilität erreicht. Der Spannweg beträgt bei der 2,7 mm Kortikalisschraube 0,8 mm (Abb. 30). Sobald die Schraube (Endlage des Schraubenkopfes im Loch) diese Strecke zurückgelegt hat, kann durch noch so starkes Drehen der Schraube keine weitere Kompression erzeugt werden. Aus diesem Grunde ist eine präzise anatomische Reposition und standardisierte Technik (Verwendung der DCP-Bohrbüchse 0,8) erforderlich, um den Spannweg maximal für die axiale Kompression nutzbar zu machen (Abb. 31, vgl. auch Abb. 114).

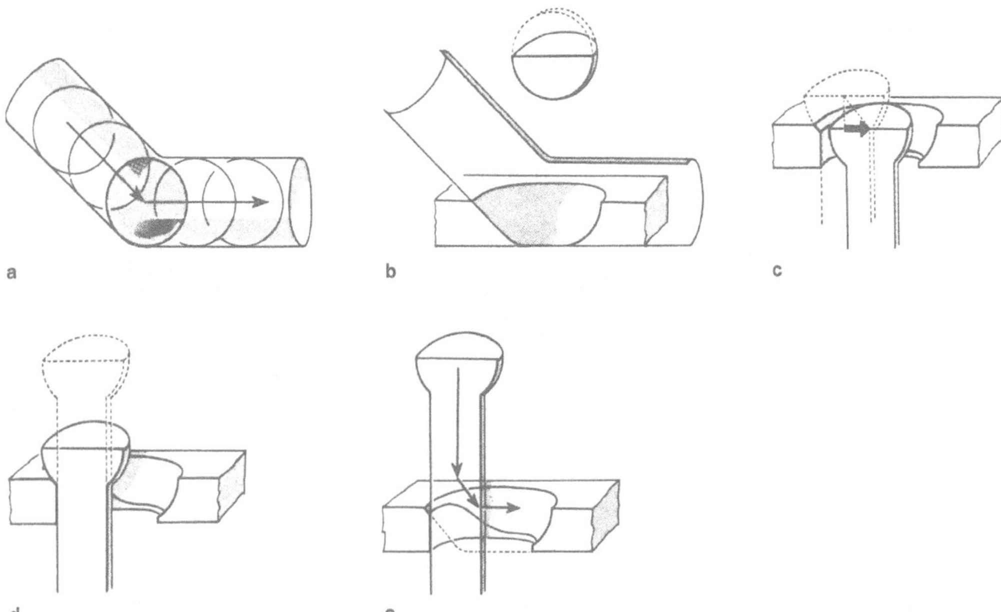

Abb. 28. Sphärisches Gleitprinzip bei der DCP nach Allgöwer, Perren und Matter **a** Lauf einer Kugel in einem abgewinkelten Zylinder. Die Abwärtsbewegung wird in eine horizontale umgewandelt. Die Richtungsänderung erfolgt im Schnittpunkt beider Zylinder. Eine Seitwärtsbewegung der Kugel ist nicht möglich. **b** Die Grundform des Schraubenlochs entspricht dem Ausschnitt des abgewinkelten Zylinders. Sphärische Gestaltung des Schraubenkopfs nach dem Prinzip der sich in horizontaler Richtung bewegenden Kugel. Beim Eindrehen der Schraube gleitet der sphärische Schraubenkopf im Abschnitt des schräg verlaufenden Zylinder (sphärisches Gleitprinzip). Dabei wird das gefaßte Fragment in horizontaler Richtung bewegt. Im horizontalen Zylinderabschnitt wird die Schraube weiter bruchspaltwärts geführt. Durch diesen 2. Bewegungsablauf wird zugleich ein Sperrungseffekt („locking action") zwischen Schraube und Platte vermieden. **c** Das effektive, aus der Kombination von 2 Hemizylindern gestaltete Schraubenloch mit dem dazu passenden Schraubenkopf und -hals. **d** Der Schraubenkopf liegt auf der Gleitebene des schrägen Hemizylinders. **e** Zurückgelegter Weg der Schraube in vertikaler und horizontaler Richtung, nachdem sie festgezogen ist. (Aus Spiessl 1976b)

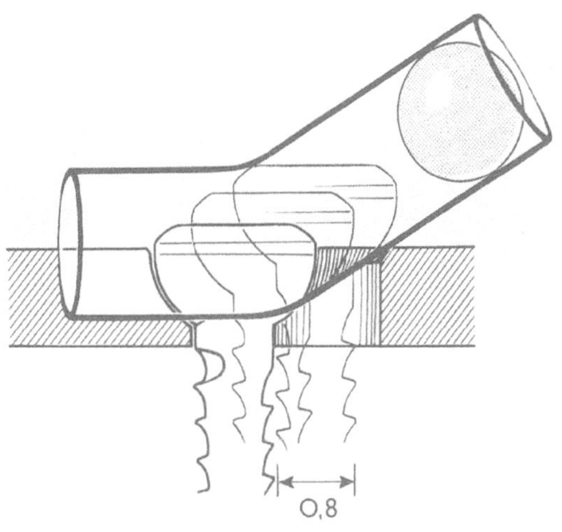

Abb. 29. Mit der Endstellung des Schraubenkopfs ist die optimale Platten-Schrauben-Stabilität erreicht nach einem Spannweg von 0,8 mm

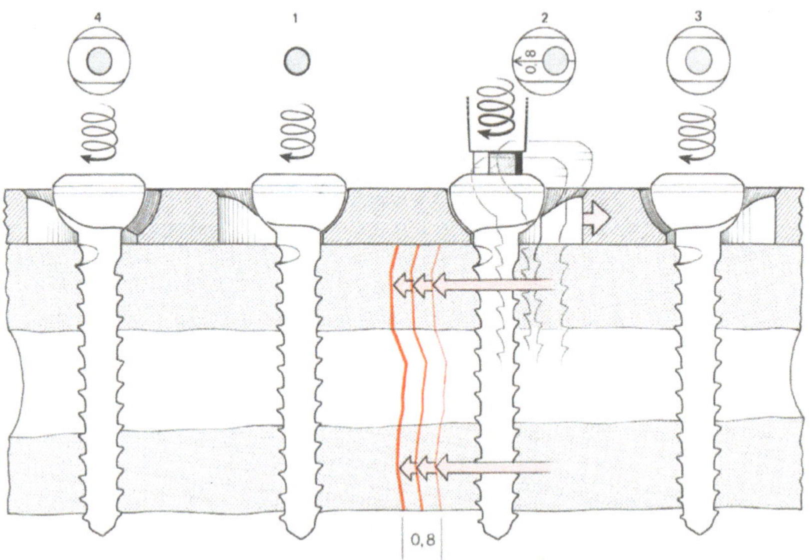

Abb. 30. Wirkungsmechanismus der vorgespannten Platte: Transformierung der Schraubkraft in eine längsgerichtete Schubkraft. Es kommt dadurch zur Verschiebung der Schraube und des von ihr gefaßten Fragments in Richtung zum anderen Fragment mit dem Ergebnis einer statisch wirksamen Kompression zwischen beiden Fragmenten (= interfragmentäre Kompression). Die Wechselbeziehung zwischen Zug auf der Metall- und Druck auf der Knochenseite ist durch *Pfeile* dargestellt. Der *Kreis* mit der Kennzahl 0,8 und dem exzentrischen Innenkreis symbolisiert die exzentrische Spannbohrbüchse-2,7 mm; 0,8 bedeutet die Erzielung des Spannweges in Millimeter durch das Spann-Gleit-Loch der Platte

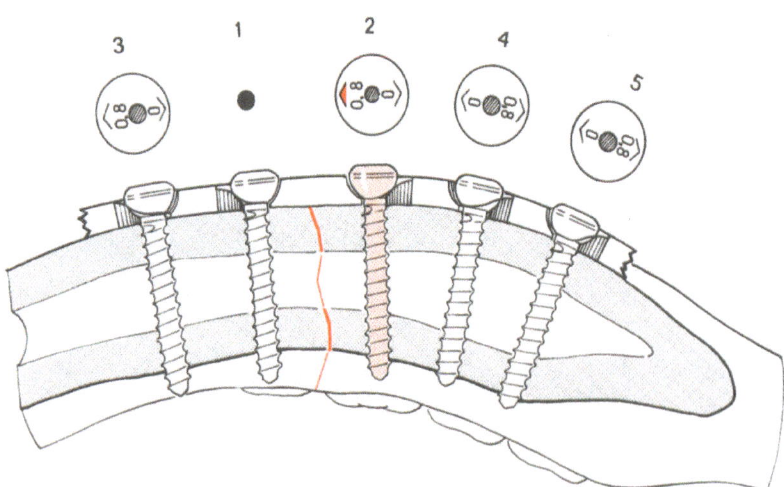

Abb. 31. Anwendung der DCP-Bohrbüchse: Nach bestmöglicher Reposition wird die angebogene Platte auf einer Frakturseite mit einer Schraube in Neutralstellung (1) so fixiert, daß Plattenmitte und Frakturlinie übereinstimmen. Die Bohrung im gegenüberliegenden Plattenloch erfolgt mit der DCP-Bohrbüchse. Der *Pfeil* mit der Kennzahl 0,8 zeigt in Richtung Bruchspalt (2). Dies ergibt bei optimaler Reposition der Fragmente eine maximale Spannkraft von 60 kp und mehr. Die restlichen Schrauben (der Reihe nach 3, 4 und 5) werden in Neutralstellung eingebracht. *(Pfeil* mit Kennzahl 0)

4.1.1.2 Exzentrische Spann-Gleitloch-Platte (EDCP) als Mittel homograder Druckverteilung oralwärts

Es ist klar, daß sich die erzeugte statische Kompression möglichst gleichmäßig auf die Bruchflächen verteilen soll. Die Voraussetzungen dafür sind beim Unterkiefer denkbar ungünstig. Zahnwurzeln und Mandibularkanal sind zu schonen, so daß als Applikationsort für die Plattenverschraubung nur die schmale untere Basalzone des Kiefers bleibt. Die randständige Plattenmontage erzeugt einen inhomogenen Druckaufbau.

In vitro-Versuche (Vogel 1984) zeigen, daß im unmittelbaren Einflußbereich der Platte der Druck am größten ist. Somit findet eine basale Zentrierung des Druckes statt. Oralwärts, d. h. in zunehmender Entfernung von der Platte, nimmt der Druck ab (Graphik 4) infolge einer mehr oder minder effektiven Distraktion. Diese stabilitätsgefährdende Situation kann prinzipiell mit der Anwendung einer EDCP vermieden werden (Schmoker und Spiessl 1973). Bei Quer- oder Schrägstellung der äußeren Spannlöcher kann auch im oralen Frakturbereich statische Kompression erzeugt werden. Die gemessenen exzentrischen Druckwerte sind bei der Vierloch-EDCP (45°) eindeutig größer als bei der Vierloch-EDCP (90°) (Graphik 5).

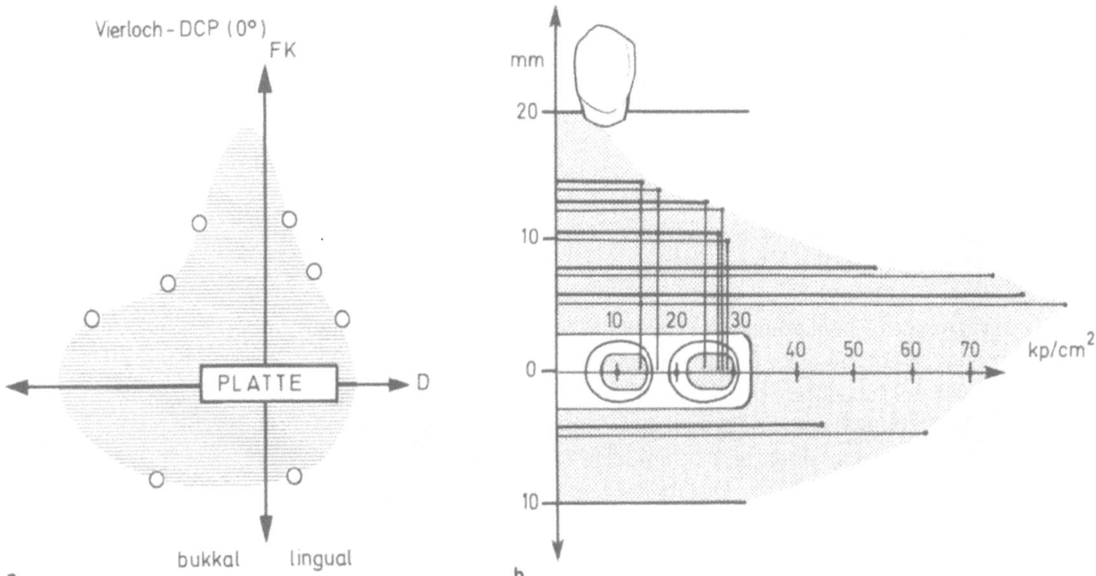

Graphik 4. a Interfragmentäre Druckverteilung oral (kranial) und basal (kaudal) sowie bukkal und lingual einer *Vierloch-DCP* (extrapolierter Kurvenverlauf). *FK* Fragmentekontakt oral und basal der Platte, *D* gemessene Druckwerte, *o* Meßpunkte. **b** Interfragmentäre Druckverteilung oral (kranial) und basal (kaudal) einer Vierloch-DCP. Die Druckwerte im unmittelbaren Wirkbereich der basal applizierten Platte sind am höchsten (zwischen 60 und 80 kp/cm²); oralwärts starker Abfall

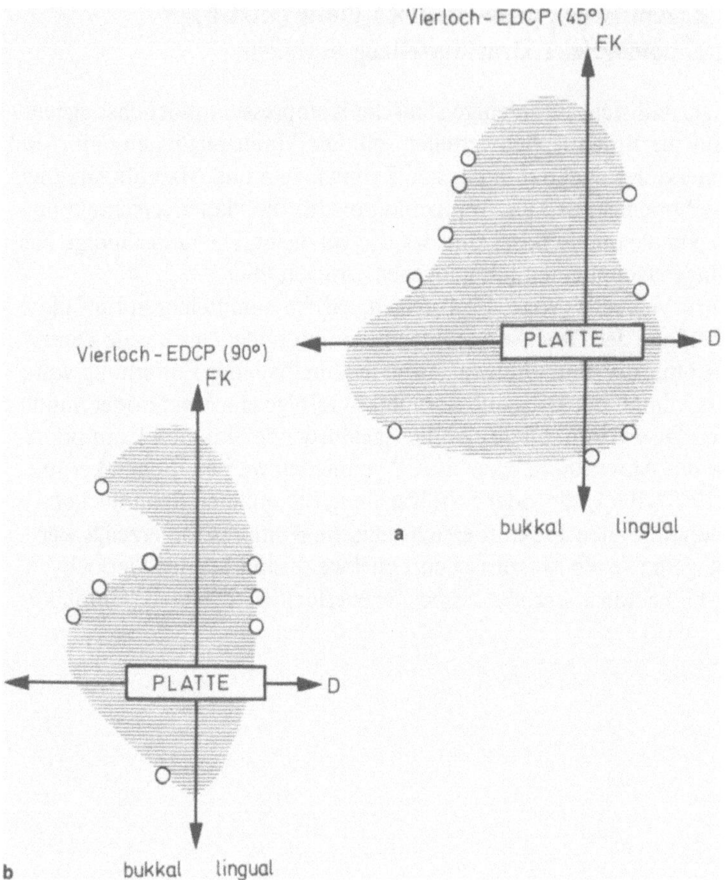

Graphik 5. **a** Interfragmentäre Druckverteilung oral (kranial) und basal (kaudal) sowie bukkal und lingual einer *Vierloch-EDCP (45°)* (extrapolierter Kurvenverlauf). **b** Interfragmentäre Druckverteilung oral (kranial) und basal (kaudal) sowie bukkal und lingual einer *Vierloch-EDCP (90°)* (extrapolierter Kurvenverlauf)

4.1.1.3 Überbiegen der Platte als Methode homograder Druckverteilung lingualwärts

Die Exzentrizität des Applikationsortes der Platte führt nicht nur oral-, sondern auch lingualwärts zu einer inhomogenen Druckverteilung (vgl. Graphik 4). Die auf der bukkalen Seite des Kiefers applizierte Kompressionsplatte bewirkt plattennah eine Spaltverengung infolge des ipsilateralen Druckaufbaus. Hingegen erfolgt plattenfern, d. h. auf der lingualen Seite, eine Spalterweiterung, die u. U. zur Instabilität und Okklusionsstörung führen kann.

Die In vitro-Messungen von Vogel (1984, s. oben) zeigen auch eindeutig, daß ein Druckzuwachs auf der bukkalen Seite eine Druckabnahme auf der lingualen Seite zur Folge hat. Eine optimale Verteilung der statischen Kompression wird aber erreicht, wenn routinemäßig die Platte 1–2 mm überbogen wird. Die Platte wirkt dann wie eine Blattfeder und komprimiert auch die linguale Kortikalis (Abb. 32).

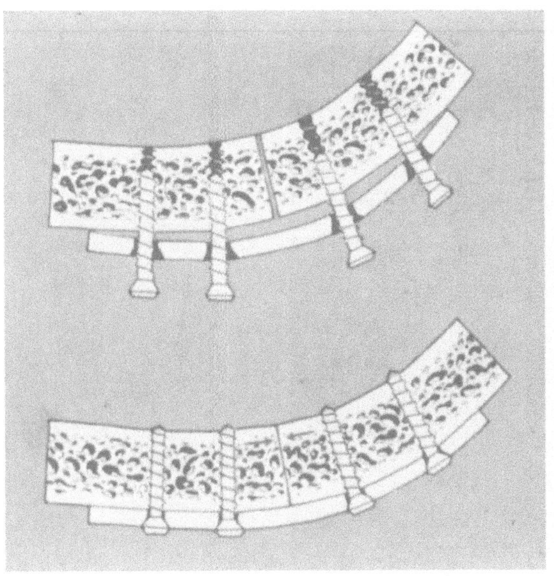

a

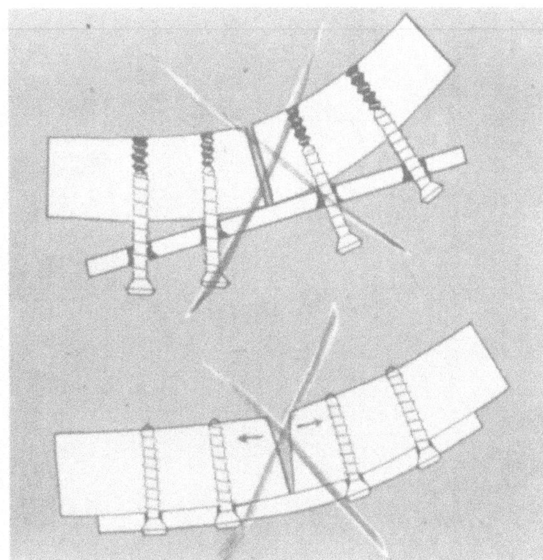

b

Abb. 32. **a** Effekt einer leicht überbogenen Platte (1–2 mm): Spaltverschluß auf der lingualen Seite.

b Effekt einer geraden Platte: Spalterweiterung auf der lingualen Seite

4.1.1.4 Statische Kompression mittels Zugschraube

Auch ohne Platte, allein mit Schrauben, kann interfragmentärer Druck erzeugt werden. Das in der Technik oft verwendete Prinzip hat Danis 1949 bei schrägfrakturierten Röhrenknochen angewandt. Wenn die Schraube gleichzeitig cisfragmentär gleitet und transfragmentär greift, wird beim Anziehen das gefaßte Fragment an das andere so fest herangezogen, daß die Fragmentflächen unter anhaltendem Druck stehen. Technisch ist also zu beachten, daß

1) Gleit- und Zugloch in gleicher Richtung liegen;
2) bei Verwendung der Kortikalisschraube (Abb. 33a) das Gleitloch dem Außendurchmesser des Gewindes (2,7 mm) entspricht und das Zugloch der Stärke des Schraubenschaftes (2 mm) (Abb. 33b), da es sonst zu einer Blockierung der Fragmente käme (Abb. 33c);
3) die Schraube möglichst in Richtung der *Winkelhalbierenden* zwischen der Senkrechten auf den Frakturspalt und der Senkrechten auf die Knochenachse einzubringen ist.

Am Unterkiefer sind die Anwendungsmöglichkeiten der Zugschraube stark begrenzt. Im Gegensatz zum Röhrenknochen ist die Mandibula ein platter Knochen mit einem intramedullären Nervverlauf zwischen den Foramina mandibulae und mentale. (In diesem Abschnitt verläuft die Mehrzahl der Frakturen quer oder schräg zur Unterkieferachse, wobei die Bruchflächen

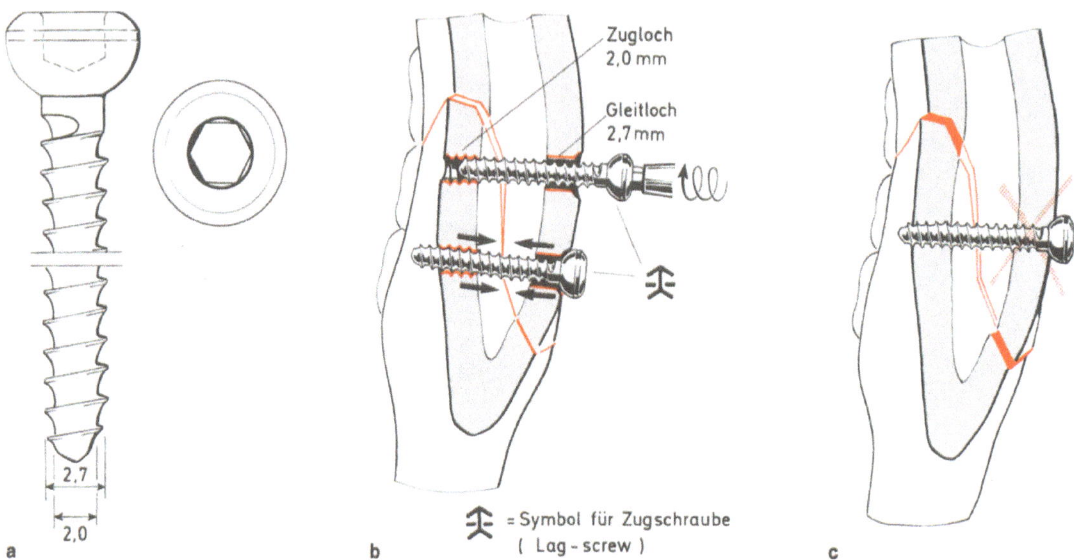

Abb. 33. a Kortikalisschraube 2,7 mm: Gewindedurchmesser 2,7 mm, Kerndurchmesser 1,9 mm, Kugelkopfdurchmesser: horizontal 5,0 mm, vertikal 2,5 mm, Innensechskant 2,7 mm, Gewindesteigung 1,0 mm. **b** *Axiom:* Nur wenn die Schraube transfragmentär greift und cisfragmentär gleitet, können beide Fragmente mit Kraft gegeneinander gepreßt werden. *Aufbau:* Gleitlochbohrung mit 2,7 mm Bohrer, Zuglochbohrung mit 2,0 mm Bohrer, Gewindeschneiden mit Gewindeschneider 2,7 mm. *Mechanismus:* interfragmentäre Kompression beim Anziehen der Schraube. Die abgerundete Spitze steht etwa 2 mm über, damit der letzte Gewindegang die gegenüberliegende Kortikalis voll faßt. Symbol für *Zugschraube* (Lag-screw). **c** Fragmenteblockierung bei Verschraubung ohne Zugloch

in frontaler Ebene liegen.) Da die richtige Anwendung des Zugschraubenprinzips mit einer gezielten Überquerung des Bruchspaltes (in einer bestimmten Richtung) verbunden ist, besteht die Gefahr einer Schädigung des Nervs und der benachbarten Zahnwurzeln. Deshalb ermöglicht nur die „Schrägflächenfraktur", bei der die Frakturflächen nicht frontal, sondern sagittal liegen, die Anwendung des Zugschraubenprinzips. Bei sagittal liegender Bruchfläche kann die Bruchspaltüberbrückung laterolateral vorgenommen werden, was die Schonung von Nerv und Zahnwurzeln erleichtert.

Für die Praxis ist folgendes von Wichtigkeit: Am Unterkiefer kann mittels Zugschrauben nur dann funktionsstabil fixiert werden, wenn die Bruchflächen so groß sind, daß im Minimum 2, nach Möglichkeit 3 Schrauben Platz finden. Die allgemeine Regel besagt, daß die Mindestlänge der Frakturfläche die Höhe des Unterkiefers betragen sollte, bei atrophischem Kiefer die 2-fache Höhe. Dies ist bei der Schrägflächenfraktur der Fall (Abb. 34a, vgl. dazu die Beispiele der Abb. 34b, c sowie Abb. 216 ff).

Bei allen anderen Schrägfrakturen kann bei vorhandenem Platz die Zugschraube als Ergänzungselement zur Plattenosteosynthese verwendet werden. Denn durch die Zugschraube nimmt die Plattenosteosynthese erheblich an Steifigkeit zu. In diesem Zusammenhang ist der Hinweis wichtig, daß bei zunehmender Schrägstellung der Fragmentflächen ein Teil der Plattenvorspannung (Vorlast) in eine längs dem Fraktuspalt wirkende

Abb. 34. **a** Regel zur Indikationsstellung:
1) Ideal bei Schräg*flächen*fraktur: a ≧ b. Mindestlänge der Frakturfläche (a) soll gleich der Unterkieferhöhe (b) oder größer sein.
2) Ideale Zahl der Zugschrauben: 3 und mehr, um in allen Richtungen die funktionellen Kräfte zu neutralisieren (im Minimum 2 Schrauben).
b Ausschnitt aus einer präoperativen a.-p.-Aufnahme, welche die Schrägfraktur erkennen läßt, die sich in der Operation als *Schrägflächen*fraktur erweist. Bei der Länge der Fraktur lassen sich 4 Zugschrauben plazieren.
c Status nach Heilung und prothetischer Rekonstruktion der Unterkieferfront

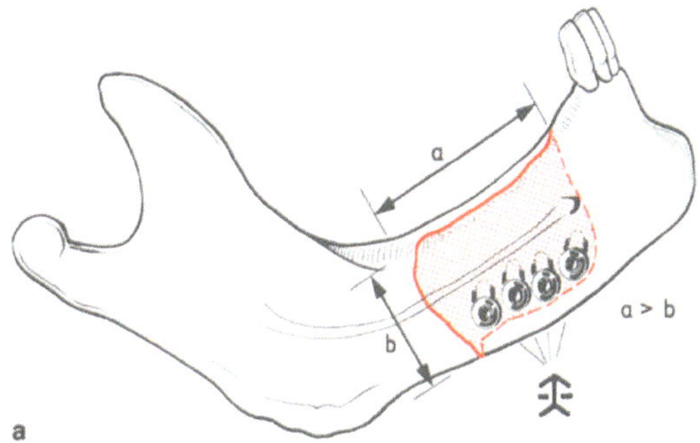

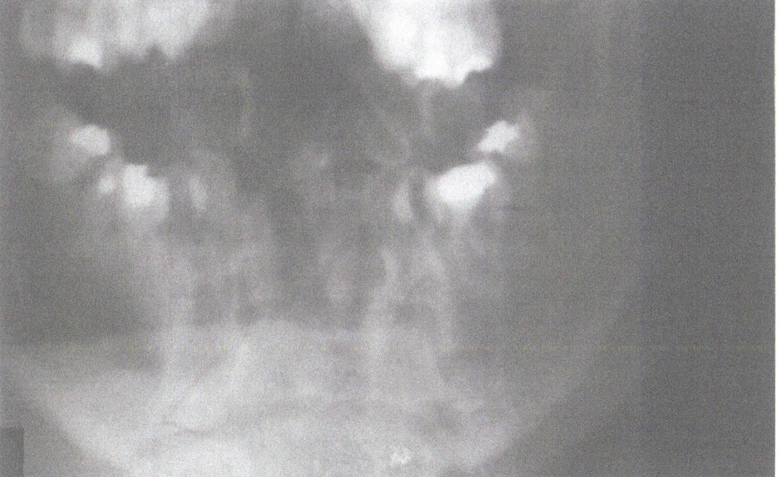

b

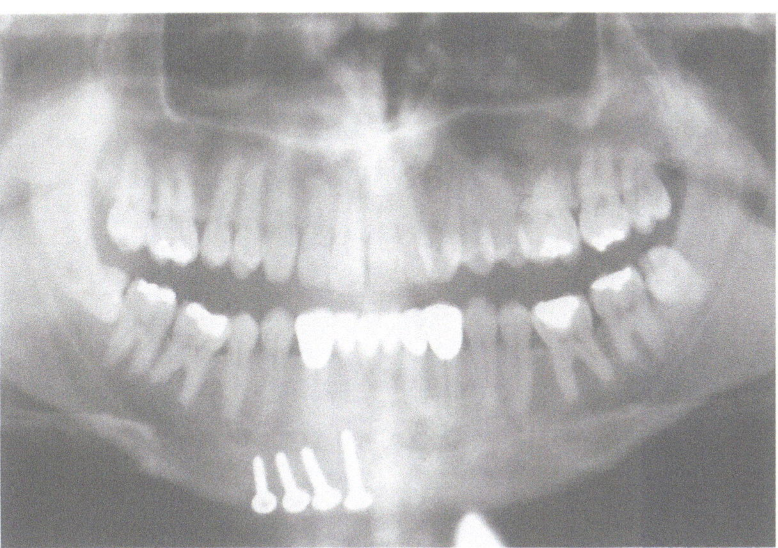

c

Scherkraft verwandelt wird. Diese Scherkraft geht nicht nur der interfragmentären Kompression verloren, sondern hat u. U. Dislokationswirkung. Bei der 45°-Schrägfraktur beträgt z. B. die Scherkraft 30% der axial aufgebauten Plattenspannung. Diese Scherkräfte werden durch die zusätzliche interfragmentäre Zugschraube aufgehoben. Darüber hinaus sorgt die Zugschraube für eine Verringerung der Scherbelastung der Platte selbst.

Die Zugschraube als Ergänzungselement der Plattenosteosynthese kann von vornherein eingeplant sein, oder es entsteht beim Anschrauben der Platte die unvorhergesehene Situation, daß eine Schraube den Bruchspalt kreuzen muß. Hier bleibt entweder der Bruchspalt frei, oder er wird überquert mit einer Zugschraube, wenn diese so schräg (axial und quer: s. S. 107) durch das Plattenloch appliziert werden kann, daß ohne Nerven- und Wurzelverletzung eine Überquerung des Bruchspaltes in optimaler Richtung möglich ist (Abb. 35).

Die Zugschraube eignet sich als Positionsschraube bei Stückfrakturen mit Schrägflächen und keilförmiger Aussprengung. Hier muß nicht selten das lose Fragment am Gleiten gehindert werden (sog. Antigleitprinzip) und so als erstes an ein Hauptfragment vorgängig dem Anlegen der Platte mit einer Zugschraube fixiert werden (Abb. 36).

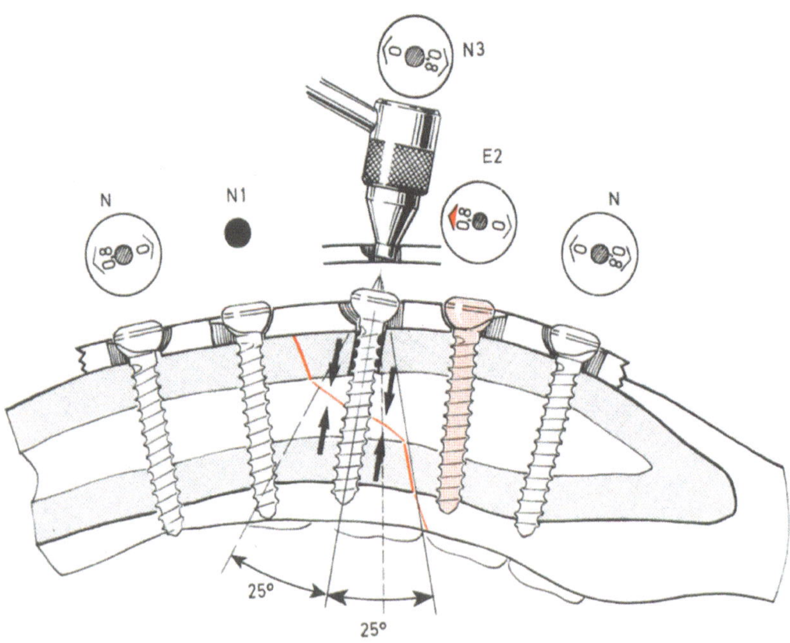

Abb. 35. Zugschraube durch schrägen Bruchspalt. Die angepaßte Platte wird mit einer Schraube *(N1)* in Neutralstellung fixiert. Die 2. Schraube *(E2)* im gegenüberliegenden Fragment wird unter Anwendung der DCP-Spannbohrbüchse (Kennzahl 0,8 in Richtung Bruchspalt) exzentrisch appliziert. Die den Bruchspalt überquerende Schraube *(N3)* wird zur Zugschraube innerhalb der Platte. Den richtigen Winkel des Bohrlochs zur Bruchspaltfläche (tunlichst 90°) ermöglicht der halbkugelige Schraubenkopf im sphärischen Gleitloch. Entsprechend schräg kann die Bohrbüchse eingesetzt werden (in Längsrichtung ± 25°, quer zur Platte ± 7°). Einbringung der restlichen Schrauben in Neutralstellung *(N)*

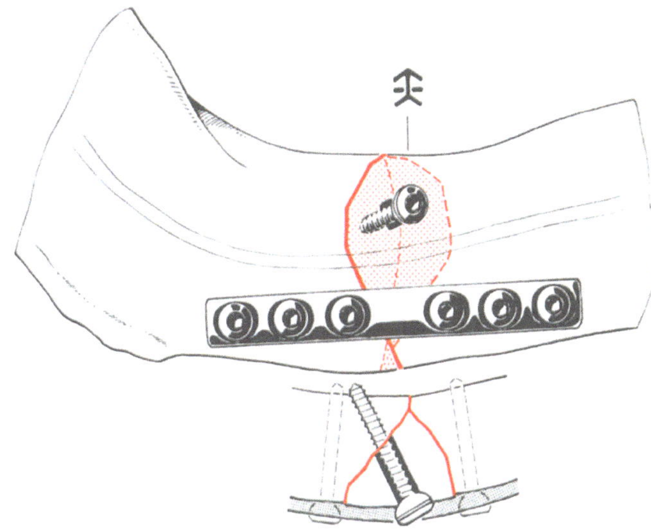

Abb. 36. Antigleitprinzip: Gleitverhinderung der Fragmente bei Anwendung axialer Kräfte zum Aufbau interfragmentärer Kompression. Die Fixation des ausgesprengten Schrägflächenkeiles mit einer Zugschraube vor Anlegen der Platte verhindert: 1) das Abgleiten des Einzelfragments, 2) das Vorbeigleiten der Hauptfragmente an der Unterkieferbasis beim Anlegen der Sechsloch-DCP

Ferner ist die Zugschraube bei temporär osteotomierten Unterkiefer als Refixationsmittel indiziert. Die Abb. 37 zeigt die Refixation nach erfolgter Exzision eines Mundbodenkarzinoms, die bei seitlich geöffnetem Unterkiefer (schräg osteotomiert) durchgeführt wurde.

Ebenso zweckmäßig hat sich die funktionsstabile Fixation der Kieferwinkelfraktur mittels einer einzigen („single") Schraube erwiesen. Dieses von Niederdellmann (1980) praktizierte Verfahren hat den Vorteil, daß es neben dem wenigen Implantatmaterial keinen extraoralen Zugang braucht. Nach Reposition der Fraktur werden Gleit- und Zugloch mit Hilfe des per-

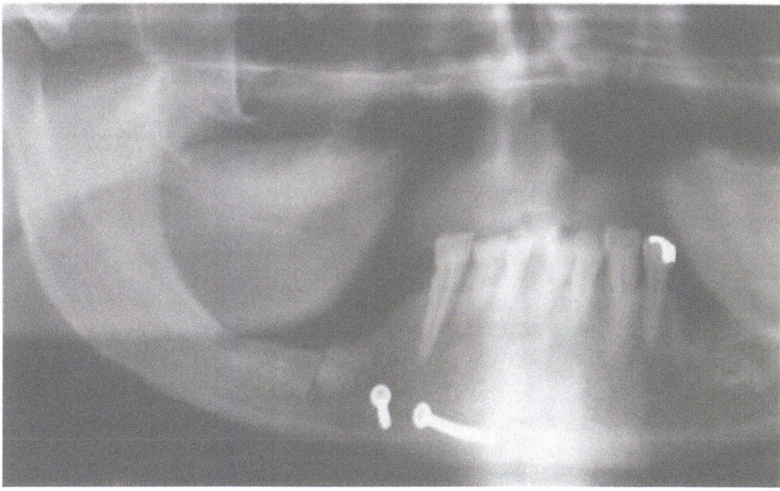

Abb. 37. Funktionsstabile Refixation des temporär schräg osteotomierten Unterkiefers nach Entfernung eines Mundbodentumors

fazialen Zielgeräts und des speziellen Kopfraumfräsers gebohrt. Auf gleichem Wege erfolgt dann die Verschraubung (Abb. 38 und 39).

Diese auf den ersten Blick bestechende Methode erfordert spezielle Erfahrung, sowohl in der Bestimmung der Bohrrichtung, als auch in der Indikationsstellung, die sich streng auf die reinen Kieferwinkelbrüche (s. S. 202) beschränken sollte.

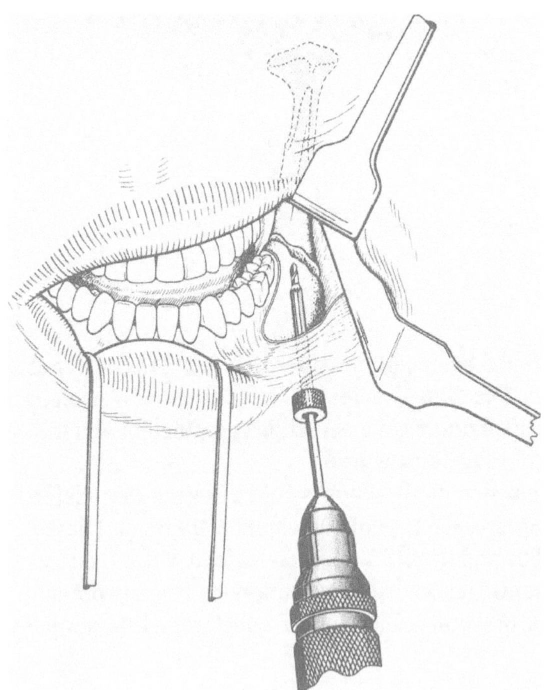

Abb. 38. Technik der Single-Zugschraubenosteosynthese. Perfaziale Bohrführung mit einer Gewebeschutzhülse (2,7 mm Bohrer für das Gleitloch und 2,0 mm Bohrer für das Zugloch). Aufsetzen der Bohrspitze auf Höhe des Weisheitszahns und der Linea obliqua (Zugseite). Die Bohrerachse bildet mit der Linea obliqua einen flachen Winkel. (Die Abbildung wurde freundlicherweise von Prof. Niederdellmann, Regensburg, zur Verfügung gestellt)

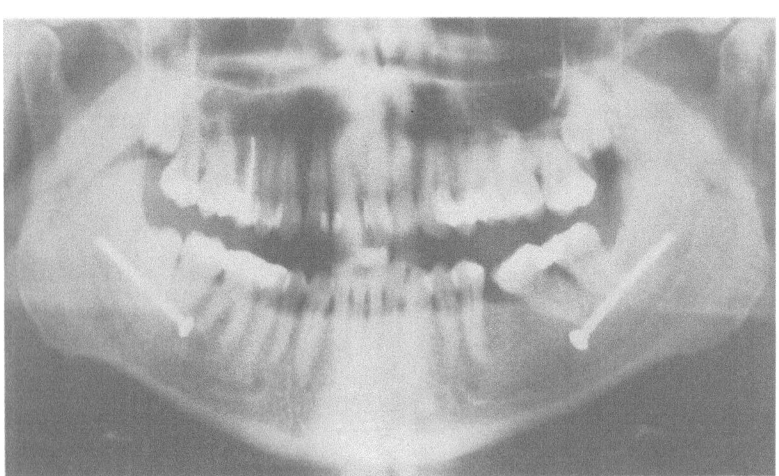

Abb. 39. Kieferwinkelosteosynthese mit Single-Zugschraube. Man beachte *rechts* die Belassung des Weisheitszahnes zwecks Vermeidung einer iatrogenen Dislokation sowie Erhaltung der knöchernen Abstützung. (Die Abbildung wurde freundlicherweise von Prof. Niederdellmann, Regensburg, zur Verfügung gestellt)

Infolge erschwerender Umstände bei der Reposition besteht die Gefahr inkorrekter Fragmenteinstellung, so daß entweder eine Okklusionsstörung resultiert oder infolge Fehlbeurteilung des Bruchspaltverlaufs die Zugschraube im falschen Winkel zur Bruchfläche steht und eine Verwerfung zustande kommt. Ereignet sich letzteres, tritt der Umstand hinzu, daß sich die Bedingungen für eine normale Osteosynthese am Kieferwinkel verschlechtert haben, weil zu der oralen Eröffnung der Fraktur die extraorale Freilegung hinzukommt, sofern man nicht den Ausweg der intermaxillären Fixation wählt.

4.1.2 Dynamische Kompression

Die Methoden der statischen Kompression allein genügen nicht, um allen Fraktursituationen gerecht zu werden. Die Biomechanik des mandibulären Bewegungsapparates wie auch dessen spezielle Anatomie erfordern die Anwendung der Zuggurtung. Das Prinzip beruht auf dem Axiom der *Aufhebung der Biegung durch Gegenbiegung.* Mit der Aufhebung der Biegebeanspruchung bezweckt man eine vielfache Reduktion der Gesamtbeanspruchung des Fixationssystems. Pauwels (1935, 1965) hat als erster dieses Prinzip in die Praxis eingeführt. Seine Schemata (Abb. 40 a-d) machen auf

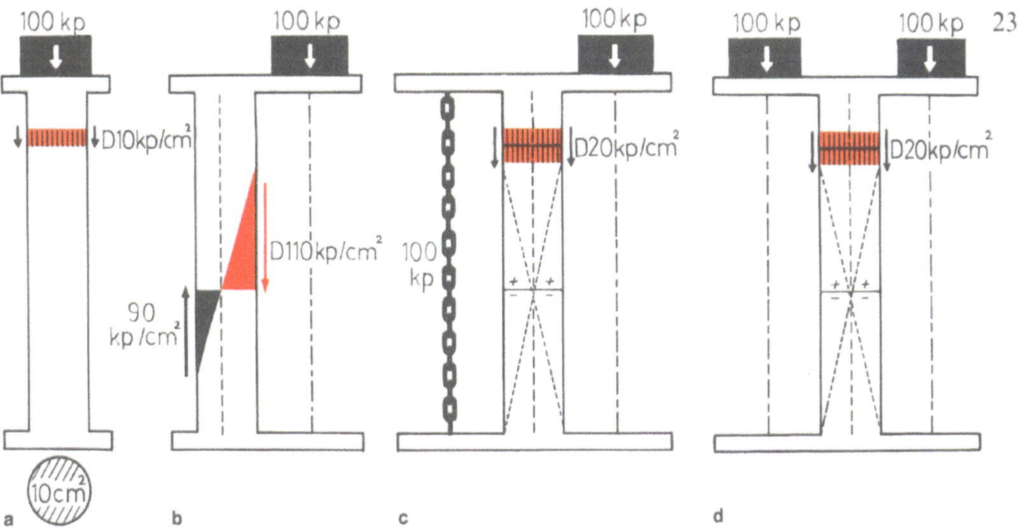

Abb. 40 a-d.   Schemata nach Pauwels, die den Unterschied von Belastung und Beanspruchung demonstrieren und die Zuggurtung bildlich darstellen. **a** Wird eine Säule mit einer Querschnittfläche von 10 cm² mit einem Gewicht von 100 kp axial belastet, so treten im Innern dieser Säule nur axiale Druckspannungen von D = 10 kp/cm² auf. **b** Liegt das Gewicht exzentrisch, so treten im Innern der Säule nicht nur die erwähnten axialen Druckspannungen, sondern zusätzliche Biege*druck*- und Biege*zug*spannungen auf. In unserem Beispiel betragen die resultierenden Druckspannungen medial D = 110 kp/cm², lateral die Zugspannungen Z = 90 kp/cm². Diese Biegespannungen können durch eine Kette (oder einen Draht), die eine *Zuggurtung* darstellt, aufgefangen werden **c**. Der einwirkende Druck entspricht dann dem Druck eines auf der Gegenseite der Säule angebrachten zweiten Gewichts **d**. Wohl nimmt dadurch die Belastung zu (200 kp), die Gesamtbeanspruchung geht jedoch durch Ausfall der Biegebeanspruchung auf 1/5 (D = 20 kp/cm²) zurück.
Wird bei der Osteosynthese das Prinzip der Zuggurtung zur Erzielung eines erhöhten interfragmentären Druckes und Ausschaltung der Biegungskräfte angewendet, so muß das Implantat (Draht oder Platte) stets dort appliziert werden, wo die Zugkräfte am größten sind, d.h. an der Stelle des Knochens, die am weitesten von der Belastungsachse entfernt ist. (Aus Müller et al. 1977)

klassische Weise deutlich, wie vorteilhaft die Zuggurtung das Verhältnis Belastung und Beanspruchung ändert.

Die Nutzanwendung des Zuggurtungsprinzips demonstriert die Technik an der Konstruktion des Turmkrans. Die am Ende des Querbalkens zu hievende Last brächte den Kran zum Einsturz (Abb. 41a), wenn nicht eine Gegenlast wirksam wäre. Diese Gegenlast erstellt die Stäbearmierung auf der Gegen- bzw. Zugseite, so daß die exzentrische Kraft axial ausgerichtet und so die senkrechten Kranstäbe nur noch auf Druck beansprucht werden (Abb. 41b). Damit sind Tragefähigkeit und Stabilität trotz geringen Materialaufwands garantiert.

Genau dies ist auf die Osteosynthese am Unterkiefer zu übertragen. Die Zugkräfte werden von der Zuggurtung aufgenommen und in Druckkräfte umgewandelt, einmal durch die Wirkung der Kompressionsrepositionszange (Abb. 42) und zum anderen durch die Muskelkräfte (Abb. 43), so daß die Fragmentenden gegeneinandergepreßt werden. Diesen Vorgang nennen wir dynamische Kompression.

Dieses Prinzip setzt 2 Dinge voraus: die knöcherne Abstützung und den geeigneten Platz für die Zuggurtung.

Die knöcherne Abstützung ist deshalb wesentlich, weil der Knochen die in Druck transformierten Funktionskräfte aufzunehmen hat; d.h. die Fragmente müssen in ihrer Festigkeit und Form so beschaffen sein, daß sie sich für ein druckaufnahmefähiges Widerlager eignen. Das ist die Voraussetzung für ein stabiles Verbundsystem Knochen-Metall. Denn der eigentliche Zweck der Kompression ist, daß das Implantat die Funktionsstabilität der Osteosynthese *sichert*, nicht aber *trägt*. Wäre letzteres der Fall, käme es zu übermäßiger Materialbeanspruchung und Anhäufung von Metallbrüchen. Die knöcherne Abstützung ist ideal gewährleistet bei allen Querbrüchen in Form von Einfach- und Mehrfachfrakturen, wenn sie anatomisch reponiert sind. Bei Trümmer- und Defektfrakturen hingegen fehlt das druckaufnah-

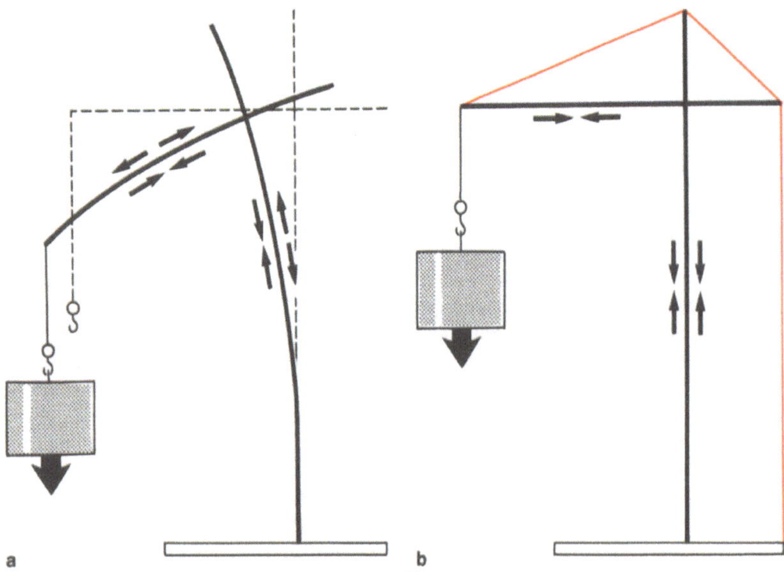

Abb. 41a, b. Nutzanwendung des Zuggurtungsprinzips

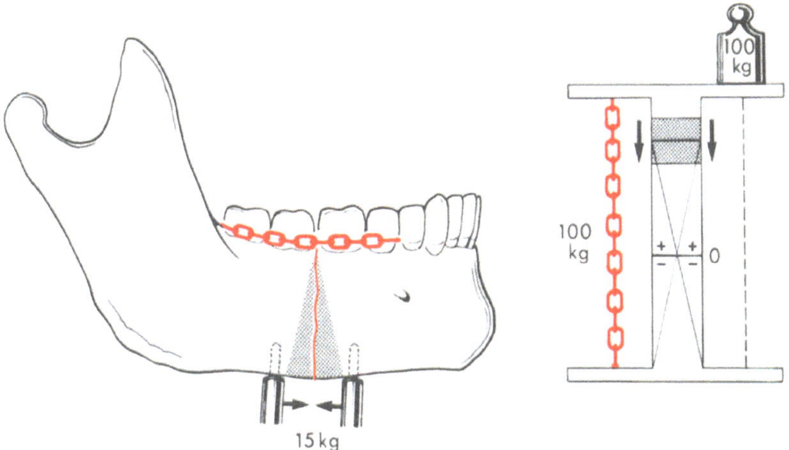

Abb. 42. Dynamische Kompression am Unterkiefer in Analogie zum Pauwels-Schema. Die Biegebeanspruchungen können durch eine Kette, am Unterkiefer z.B. durch eine dental getragene Schiene, aufgefangen oder in interfragmentären Druck umgewandelt werden, wenn die Gegenseite mit 15 kp mittels Repositionskompressionszange belastet wird. [Je steifer die Kette (Draht-Palavit-Schiene), desto günstiger die Verteilung der axialen Druckspannung]

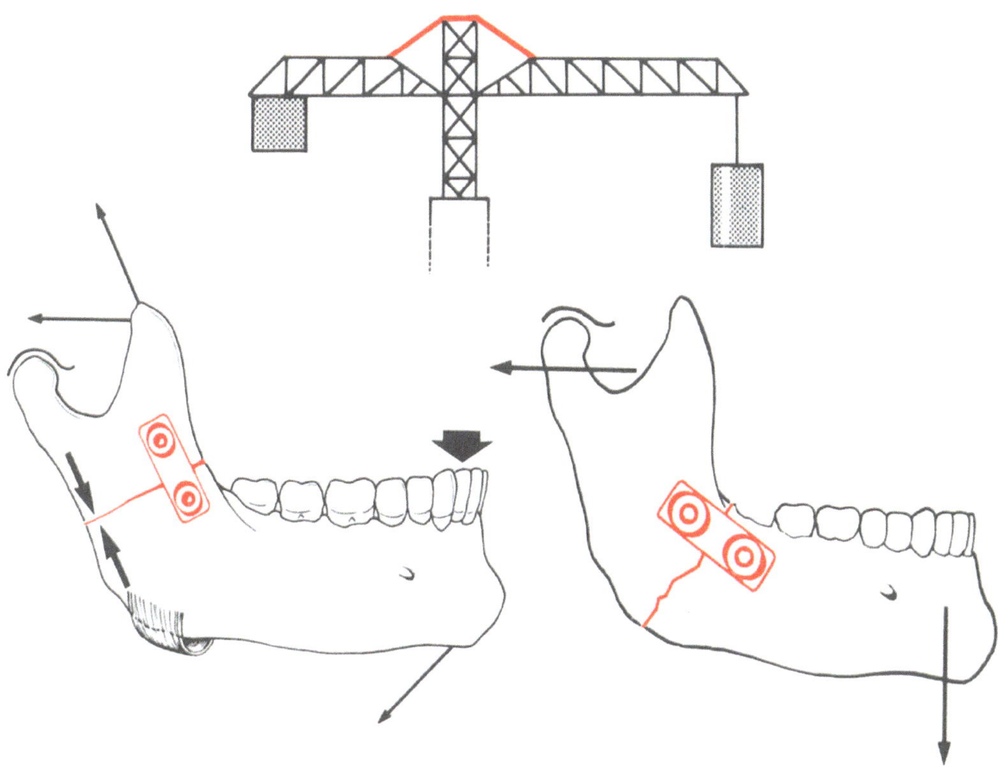

Abb. 43. *Links*: Reine Zuggurtungsosteosynthese: Aufhebung der Biegebeanspruchung. Durch die Zweiloch-DCP (Zuggurtungsplättchen), streng auf der Zugseite angebracht (= möglichst weit von der Belastungsachse entfernt), werden die Zugkräfte der Mundschließer und -öffner aufgehoben und der Knochen durch reine Druckkräfte beansprucht (= dynamische Kompression). *Rechts*: Kombinierte Zuggurtungsosteosynthese: Zuggurtungsplättchen als Bestandteil des Verspannungssystems (s. S. 58 und Abb. 50)

mefähige Widerlager. Bei solchen Befunden ist ein verstärktes Implantat zu wählen, das die funktionelle Last alleine trägt.

4.1.2.1 Anwendung des Zuggurtungsprinzips am Unterkiefer

Das Zuggurtungsprinzip läßt sich mustergültig mit einer einzigen Platte, z. B. am Femur, verwirklichen. In Anpassung an die spezielle Anatomie des Unterkiefers ist jedoch dieses Prinzip nur in bestimmten Fällen anwendbar, weil das Gros der Frakturen im Korpus- und Kieferwinkelbereich liegt, wo einer Plattenapplikation die Zähne, oder bei zahnlosem, fehlendem Alveolarfortsatz der Mandibularkanal im Wege sind. Deshalb ist eine klassische Zuggurtungsanwendung nur bei den selteneren supraangulären Frakturen möglich (s. Abb. 43, links).

4.1.2.2 Zuggurtungsplatte und -schiene

Das Prinzip der Zuggurtung besteht aber nicht *nur* in der Transformierung von Biegekräften in Druck, sondern in der Aufhebung dieser Kräfte. Darin liegt der große Nutzen bei der Stabilisierung von Unterkieferfrakturen.

Bei dem Prototyp der Unterkieferfraktur handelt es sich um eine instabile Fraktur. Sie weist je nach Ort, Stärke und Richtung der einwirkenden Kräfte sowie je nach Muskelzug verschiedene Grade abnormer Beweglichkeit und Dislokation auf.

Am einfachen Fall einer Dislocatio ad axim sei die Technik der Zuggurtung demonstriert. Bedingt durch den Zug der Mundöffner- und -schließermuskeln entstehen auf der oralen Seite des Kiefers Zug- und auf der basalen Seite Druckkräfte. Dies führt zu einem Klaffen des Bruchspaltes (Abb. 44a). Das Klaffen bzw. die Distraktion verstärkt sich um das 10- bis 65fache (Spiessl und Schroll 1972, S. 85), wenn eine DCP am häufig einzig möglichen Ort des Kiefers, nämlich am Unterrand, appliziert wird (Abb. 44b).

Hier geht es um ein grundsätzliches Problem, das ohne Berücksichtigung der Zugseite des Kiefers nicht befriedigend gelöst werden könnte. Infolgedessen erfordert die Anwendung der DCP eine Zuggurtung, die je nach Lokalisation der Fraktur und nach Zahnstatus entweder als *Zuggurtungsschiene* oder *Zuggurtungsplatte* anzulegen ist. Prinzipiell kann die Zuggurtung klein dimensioniert werden. Es genügt z. B. bei festsitzenden Zähnen eine rigide Schiene mit Verankerung im Minimum an je 2 Zähnen oder bei einer retromolaren Fraktur die Applikation einer Zweiloch-Platte (s. Abb. 131a, b). Dieses Minimum an Materialaufwand auf der Zugseite ist möglich, weil sich bei zunehmender Querschnittshöhe der Mandibula in Richtung aufsteigender Ast nicht nur der Widerstand gegen Biegekräfte im Quadrat der Vergrößerung (Küppers 1971, S. 14) erhöht, sondern auch die knöcherne Abstützung in der Vertikalen zunimmt und schließlich die Gesamtbeanspruchung durch Reduktion der Biegebeanspruchung (s. Abb. 40) abnimmt. Aus diesem Grunde genügt ein relativ schwacher Kraftträger. Dieser wird umso geringer belastet (bis zu 100 mal), je weiter von ihm entfernt der Fragmentedrehpunkt liegt (Abb. 45). Deshalb sind die Verhältnisse bei guter Bezahnung und erhaltenem Alveolarfortsatz günstig, denn die Distanz D zwischen Unterrand und Schiene bzw. Platte ist hier mit 3–4 cm am größten. Folglich ist auf der Zugseite eine kleine Schiene

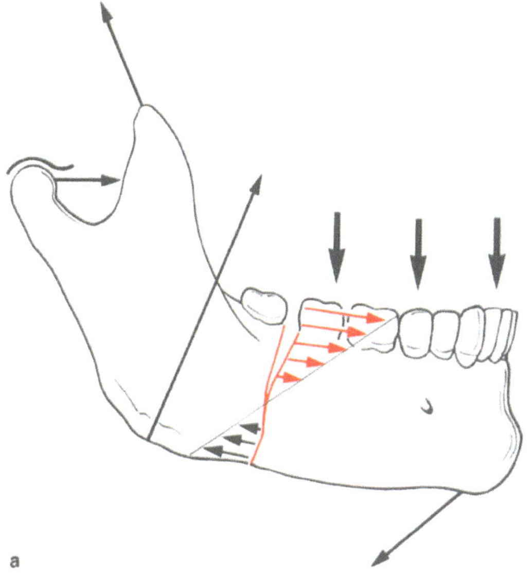

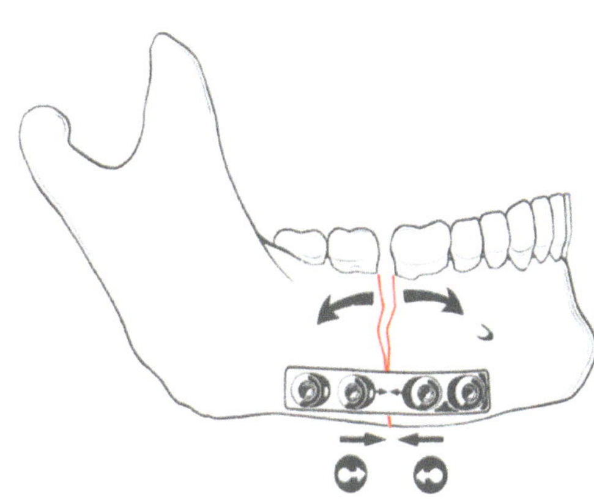

Abb. 44. **a** Prototyp der instabilen Fraktur unter dem Bild einer Dislocatio ad axim. Größte Beweglichkeit der Fragmente und Verbreiterung des Bruchspalts auf der Zug-seite. **b** Druckbedingte Verbreiterung des Bruchspalts bei basaler (exzentrischer) DCP-Applikation

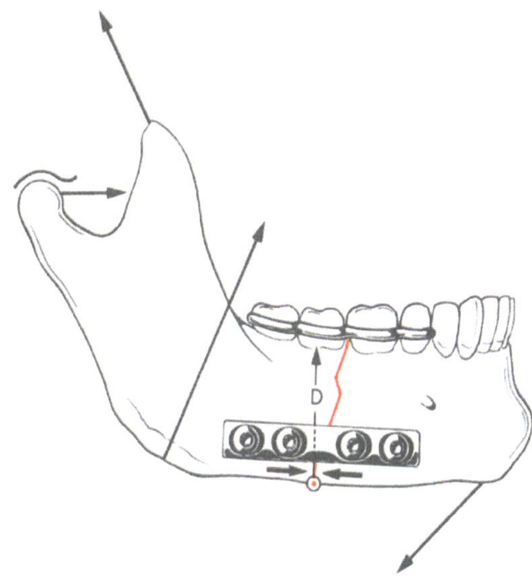

Abb. 45. Distanz *(D)* zwischen Zuggurtung und Drehpunkt. Je größer die Distanz ist, desto geringer ist die Belastung der Zuggurtung infolge Erweiterung der knöchernen Abstützung und der Gesamtbeanspruchung durch Auffangen der Biegespannungen

ausreichend. Distal der Zahnreihe ist die Distanz zwischen Trigonum retromolare und Unterrand des Kieferwinkels eher noch größer, so daß hier vice versa die Zweilochplatte genügt (vgl. Abb. 43).

4.1.2.3 Zuggurtungsschiene im Experiment

Der Zuggurtungseffekt hängt von der Rigidität der Schiene ab. Erst sie ermöglicht interfragmentären Druckaufbau durch Verhinderung der Distraktion auf der Zugseite. Im Experiment (Aebi 1985) wird die Wirkung der rigiden Drahtpalavitschiene mit der fortlaufenden Drahtligatur verglichen. Bei jeweils konstantem Druck von 245 N auf der basalen Seite der Fraktur entsteht bei der Ligaturenschiene ein meßbarer Spalt im Bereich von rund 0,2 mm auf der oralen Seite der Fraktur (Abb. 46).

Die Folge ist fehlender oder mangelhafter (punktueller statt großflächiger) Druckaufbau. Es ist klar, daß unter solchen Bedingungen die Gefahr des „Nulldurchgangs" (s. S. 11) groß ist.

Hingegen ergibt die Anwendung der rigiden Draht-Palavit-Schiene zum einen signifikant höhere Druckwerte im unmittelbaren Einflußbereich der Platte, und zum anderen eine verbesserte Druckverteilung auf der oralen Seite, was sich bei der Abstandsmessung so auswirkt, daß sich der Frakturspalt im Schnitt um 50 µm verkleinert im Sinne einer Kompression (Abb. 47). Dadurch wird dem „Nulldurchgang" bei Sofortmobilisation vorgebeugt. Ein Optimum an interfragmentärem Druckaufbau im oralen Frakturbereich ließe sich mit einer vorgespannten Zuggurtungsschiene erzielen. Zuber (1982) machte diesbezügliche Versuche am menschlichen Unterkiefer. Er verwendete frische Leichenkiefer, die sofort nach der Entnahme im Tiefkühler aufbewahrt wurden, um die physikalischen Eigenschaften des Knochens und des Zahnhalteapparates unverändert zu erhalten. Wie zu erwarten ist, kann der interfragmentäre Druckaufbau bei Vorspannen der Zuggurtungsschiene signifikant erhöht werden. Mit einer speziellen Vorspannzange ließe sich dies durchführen.

In der Praxis hat sich aber dieses Verfahren als nicht notwendig erwiesen, da der Druckaufbau auch ohne diese Vorspannungstechnik für eine stabile Osteosynthese genügt. Notwendig ist hingegen die Rigidität der Schiene. Sie bewirkt entgegen naheliegender Vorstellung keine Sperrwirkung, selbst bei Anwendung einer EDCP.

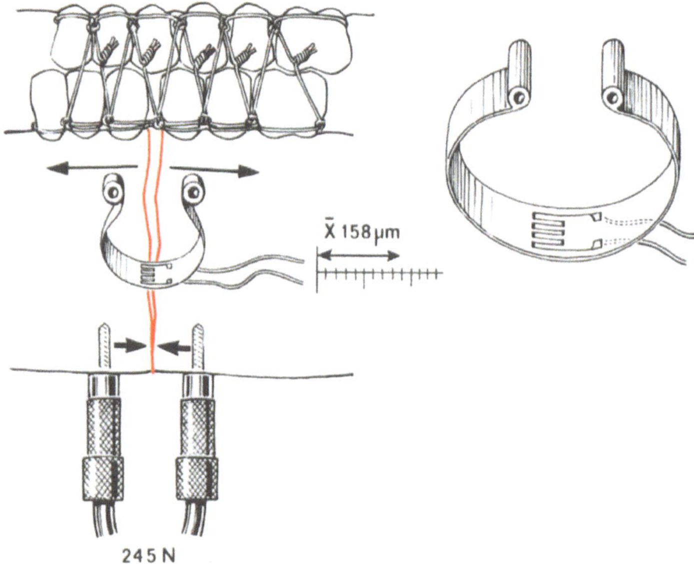

Abb. 46. Elektronische Messung der Bruchspalterweiterung bei basaler Kompression mit 245 N (2 kp). *Versuchsobjekt:* Stout-Obwegeser-Schiene. *Ergebnis:* Bruchspalterweiterung („Nulldurchgang) x̄ = + 158 µm

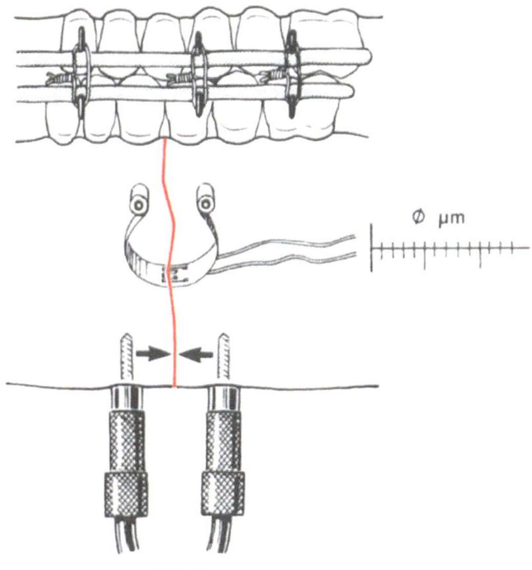

Abb. 47. Elektronische Messung der Bruchspalterweiterung bei basaler Kompression mit 245 N (2 kp). *Versuchsobjekt:* Draht-Palavit-Schiene (nach Schuchardt); *Ergebnis:* Bruchspaltverkleinerung (Kompression) $\bar{x} = -50\ \mu m$

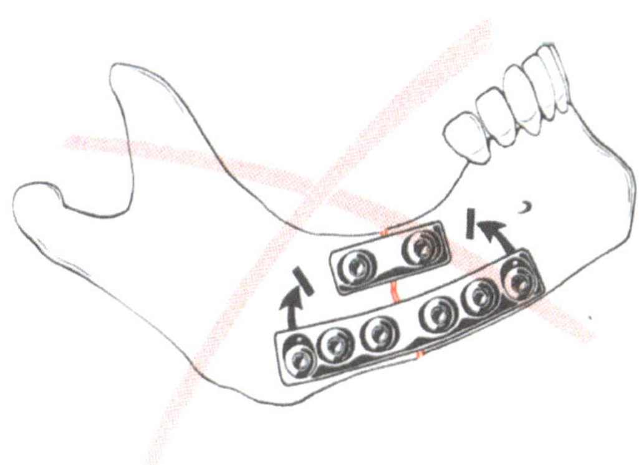

Abb. 48. Sperreffekt der Zuggurtungsplatte durch Blockierung der exzentrischen Kraftkomponente der EDCP

Schmoker (1975b), Zuber (1982), und Aebi (1985) bestätigen dies. Folglich ermöglicht in der Regel eine *Zuggurtungsschiene* bei einfachen Querbrüchen die Applikation einer Vierloch-EDCP, wenn auf jeder Bruchseite die beiden Schrauben mit maximalem Drehmoment angezogen werden können. Im Gegensatz dazu verursacht die Applikation einer Zuggurtungsplatte einen Sperreffekt bei Anwendung einer EDCP (Abb. 48).

4.1.2.4 Zuggurtungsplatte

Applikationsort und Indikation der Zuggurtungsplatte sind im besonderen Maße abhängig von den gegebenen strukturellen und biomechanischen Verhältnissen der Mandibula. Ausgesprochen berücksichtigt werden muß die kräfteneutrale Achse zwischen den beiden Haupttrajektorien, die meist identisch ist mit dem Nervkanal (s. S. 20). Diese Region kommt als Applikationsort so wenig in Betracht wie die der Zahnwurzeln. Wir nennen diese Zone „Niemandsland" (Abb. 49), um auszudrücken, daß die Vermeidung

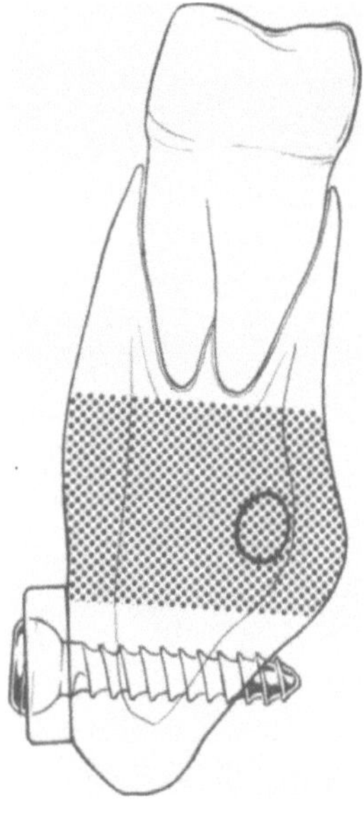

Abb. 49. Kräfteneutrale Zone *(punktiert)*, die bei der Plattenosteosynthese grundsätzlich geschont und als „Niemandsland" bezeichnet wird

iatrogener Traumatisierung Priorität hat. Als in dieser Hinsicht sichere Applikationsorte bleiben praktisch nur die retromolar beginnende Linea obliqua und der Vorderrand des aufsteigenden Astes übrig.

So bilden die Kieferwinkel- und -astfrakturen die Hauptindikation für die Zuggurtungsplatte. Entsprechend der Enge des Zugangs und des topographisch bedingten Platzmangels sind eigene Zweiloch-Zuggurtungsplatten angezeigt (s. Abb. 131), die der spezifischen Biomechanik entsprechen (vgl. S. 51 ff) und Stabilität gewährleisten.

4.1.2.5 Verspannungssystem: Zuggurtung und Stabilisationsplatte

Nachdem die Dimensionierung der Zuggurtung entsprechend den anatomischen Verhältnissen klein sein muß, ist eine angemessen starke Stabilisierung auf der Gegenseite notwendig. Der hierfür verwendete Kraftträger dient in erster Linie dem Aufbau der statischen Kompression und der damit verbundenen Neutralisation der quergerichteten Schub- (Scherkraft) und der Torsionskräfte. Diese Platte nennen wir ihrer Funktion gemäß: *Stabilisationsplatte.* Zuggurtung und Stabilisationsplatte bilden zusammen einen Verspannungsmechanismus (Abb. 50), der bei einem Minimum an Materialaufwand ein Maximum an Festigkeit bietet (vgl. Untersuchungen von Schmoker 1975b; Zuber 1982 und Aebi 1985, sowie Niederdellmann 1980). Biomechanisch ist diese Art der Fixation der Prototyp der funktionsstabilen Osteosynthese am Unterkiefer, entsprechend dem Prinzip, die Haupttrajektorien mit je einem Kraftträger zu rekonstruieren.

Das technische Vorgehen beginnt mit dem Anlegen des Zuggurtungsplättchens (Zweiloch-DCP). Die auf der Druckseite auftretende Spaltbildung wird dann kompensiert bzw. beseitigt durch die komprimierende Stabilisationsplatte, hier in Form einer Rekonstruktionsplatte. Die beiden Innenlöcher werden exzentrisch gebohrt (Abb. 51).

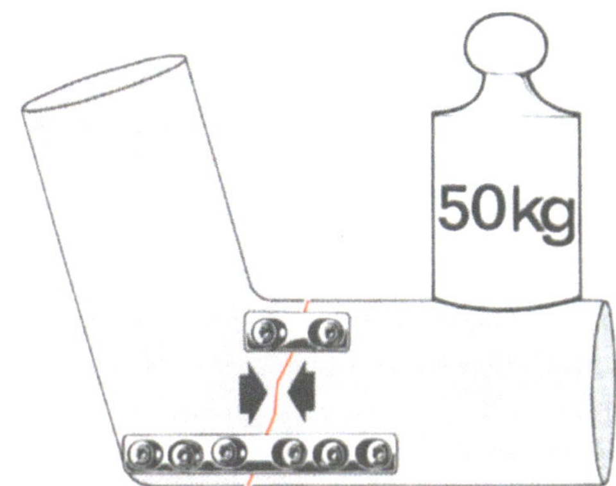

Abb.50. Axiale Kompression durch Aufbau eines Verspannungssystems aus einem Zweiloch-Zuggurtungsplättchen und einer Sechsloch-Stabilisationsplatte

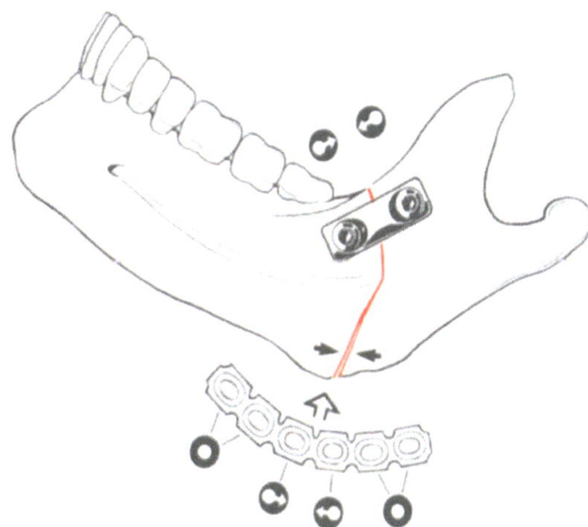

Abb.51. Bei zentraler Kieferwinkelfraktur wird grundsätzlich die Rekonstruktionsplatte zur Stabilisation gegen Scher- und Torsionskräfte gewählt

4.1.2.6 Interfragmentäre Kompression ohne Zuggurtung

Drei Faktoren schließen das Verspannungssystem aus:

- fehlender Applikationsort,
- Fehlen von Zähnen,
- Faktum der Entbehrlichkeit.

Sowohl bei zahnlosem wie bei bezahntem Kiefer und auch bei angulären Brüchen fehlt fast immer der Platz für das Anbringen einer Zuggurtungsplatte. Ferner schließt nicht selten ein lückenhaftes Gebiß bei Brüchen innerhalb der Zahnreihe eine Zuggurtungsschiene aus. Darüber hinaus gibt es eine Kategorie von Fällen, bei denen eine Zuggurtung entbehrlich ist: der gut reponible singuläre Querbruch.

Bei Vorliegen einer dieser drei Befundcharakteristika:

- Kieferwinkellokalisation,
- Zahnlosigkeit,
- singulärer Querbruch,

sind EDCP oder Rekonstruktionsplatte *ohne* Zuggurtung angezeigt.

4.1.2.7 EDCP-Anwendung

Die EDCP (Excentric dynamic compression plate) ist eine selbstspannende
Platte (s. S. 109) mit innen Längs- und außen Quer- oder Schräglöchern
(s. Abb. 135 und 136).

Bei richtiger Position des Schraubenlochs, die nur bei Verwendung der
exzentrischen Bohrbüchse garantiert ist, wird in den Längslöchern auf der
Basal- und in den Schräglöchern auf der Alveolarseite interfragmentärer
Druck erzeugt (Abb. 52). Die exzentrische Druckwirkung ersetzt die Zuggurtung. Der Ersatz ist um so vollwertiger, je mehr exzentrische Schubkraft
erzeugt werden kann. Mit Druckrollen ist dies möglich (Abb. 53), die an die
Repositionszange montiert werden. Besonders bei Querbrüchen erzielt man
damit eine ideale Reposition und interfragmentäre Druckverteilung. Ihre
Anwendung ist allerdings bei Kieferwinkelfrakturen mangels Angriffsmög-
lichkeit der distalen Rolle eingeschränkt. Als nachteilig kann auch die
damit verbundene erweiterte Freilegung der Fraktur empfunden werden.
Dennoch ist das Druckrollenprinzip ein ideales Adjuvans. Die EDCP mit
oder ohne Druckrollen ist generell angezeigt bei glattem Querbruch im Seitenzahngebiet. Eine spezifische EDCP-Indikation stellt der Querbruch des
zahnlosen Kiefers dar (Abb. 54). Ungeeignet hingegen sind die zentralen
Kieferwinkelfrakturen (Abb. 55), da distal davon der Platz für die nötige
Schraubenzahl fehlt. In solchen Fällen muß die dem Kieferwinkel kon-

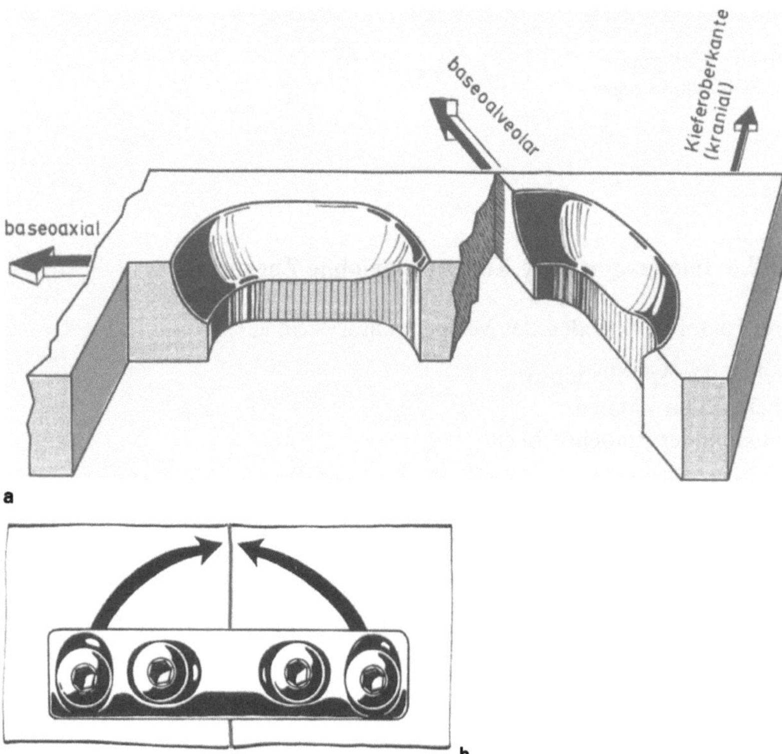

Abb. 52. a Schnitt durch die exzentrische Spann-Gleitloch-Platte (EDCP 45°). Das frakturnahe Loch ist baseoaxial, das frakturferne baseoalveolar gerichtet. **b** Oralwärts
gerichtete Kraftkomponente bei 90°-Stellung des frakturfernen Plattenlochs

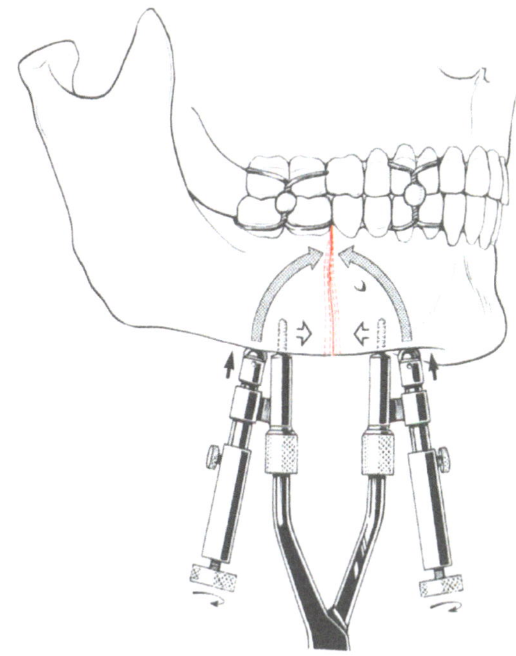

Abb. 53. Interaktion der Druckwirkung von Repositionskompressionszange mit Druckrollen: baseoaxiale und
baseoalveolare Kompression (Retention der okklusalen
Reposition mittels Ernst-Ligaturen)

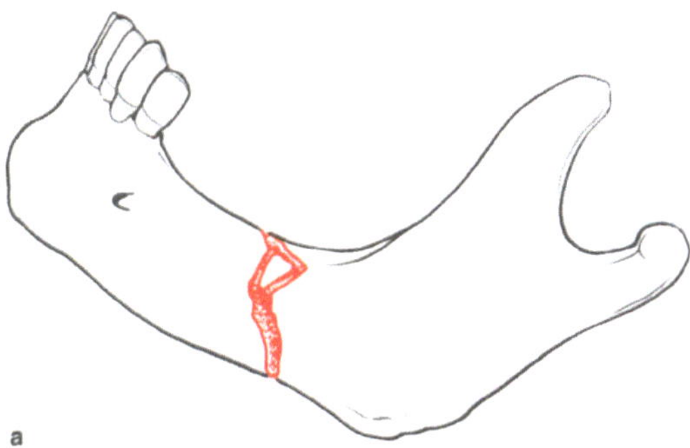

Abb. 54. a Ideale EDCP-Indikation: die Frakturlokalisation zwischen Eckzahn und Kieferwinkel bei fehlender
Möglichkeit einer Zuggurtungsschiene.

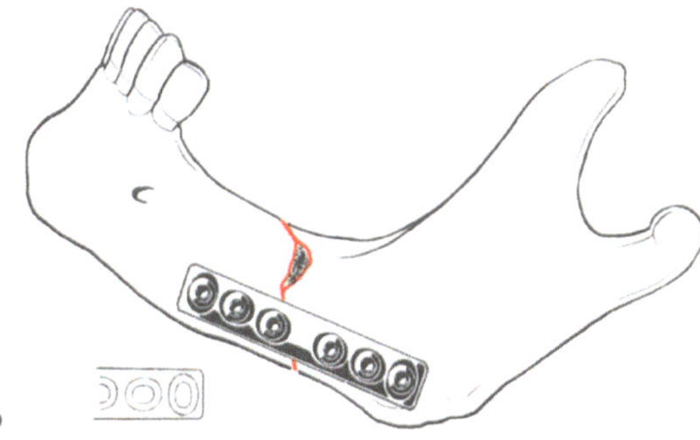

b Prinzipielle Anwendung der Sechsloch-EDCP (die Vierloch-EDCP bietet keine sichere Stabilität)

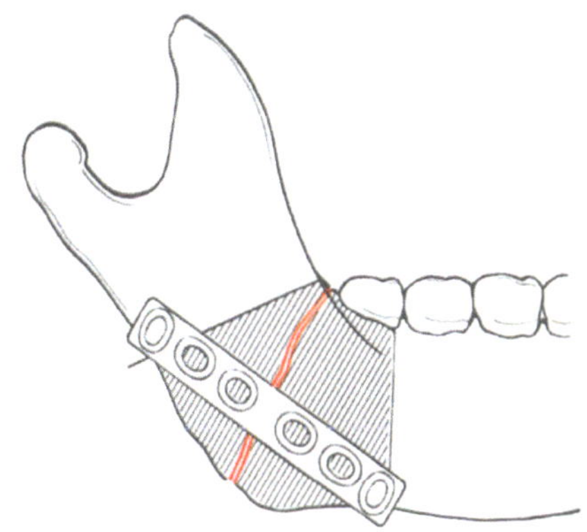

Abb. 55. Kontraindikation der EDCP bei zentralen Kieferwinkelfrakturen infolge fehlenden Platzes für die Applikation
der je *dritten* (exzentrischen) Schraube

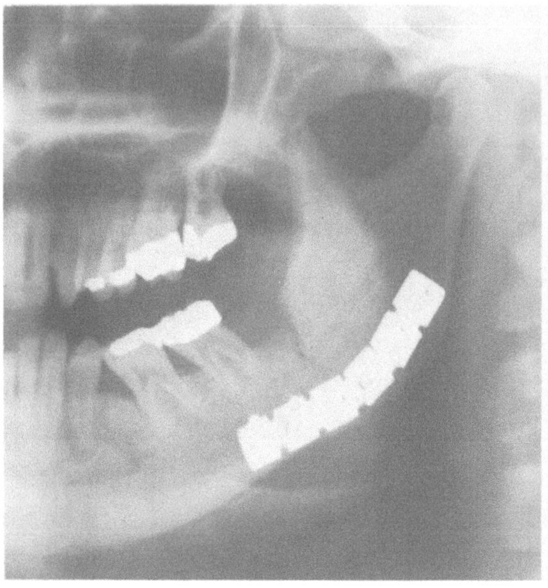

a **b**

Abb. 56. a Indikation der Rekonstruktionsplatte anstelle der EDCP bei der *zentralen* Kieferwinkelfraktur. Das individuelle Anbiegen der Platte ermöglicht die Einhaltung der Dreischrauben-Regel. **b** Mögliche EDCP-Indikation bei der Winkelrandfraktur. Bei dieser Lokalisation ist die Applikation der 3. (exzentrischen) Schraube am proximalen Fragment gesichert. Unsicher hingegen ist die exzentrische Wirkung in diesem Fragment wegen seiner Abwinkelung und Endständigkeit im Gelenk

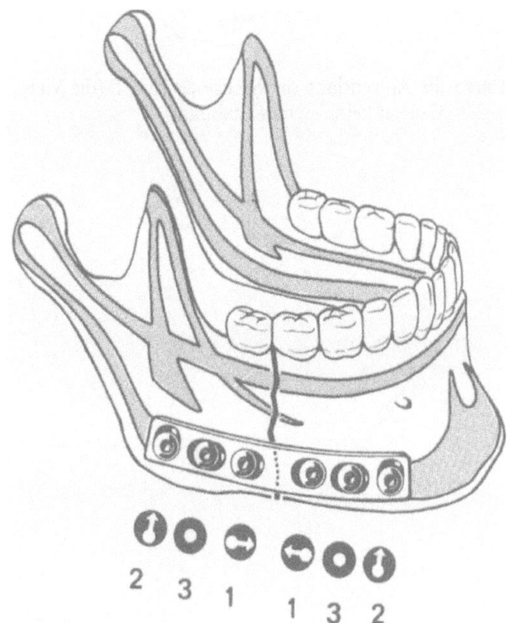

Abb. 57. Die funktionelle Rekonstruktion des Zugtrajektoriums hängt ab von der gesicherten Wirkung des Gleitmechanismus im exzentrischen Schraubenloch. Schlüsselfunktion beim Aufbau der interfragmentären Kompression haben neben den quergestellten die frakturnahen Löcher. Das „Durchdrehen" einer dieser Schrauben bedeutet häufig Instabilität und konsekutive Infektion

forme Rekonstruktionsplatte gewählt werden (Abb. 56a). Nur bei den Kieferwinkelrandfrakturen, bei denen 3–4 Schrauben auf der Kieferwinkelseite angebracht werden können, kann eine EDCP verwendet werden (Abb. 56b). Hier wie generell gilt: Bei den genannten Befundkategorien erweist sich erfahrungsgemäß die Vierloch-EDCP als zu schwach. Die EDCP-Indikation hängt von der Anwendungsmöglichkeit der Dreischraubenregel ab (Abb. 57, s. auch S. 191).

4.1.2.8 Rekonstruktionsplatte (s. Abb. 137 a–e)

Es ist noch jenen Fraktursituationen Rechnung zu tragen, die mit den bisher genannten Fixationsmitteln nicht oder nur schwer beherrscht werden können. Dies führte zur Entwicklung der Rekonstruktionsplatte aufgrund der einfachen Überlegung, daß die basale Stabilisationsplatte in ihrer Wirkung durch zusätzliche Festigkeit und Länge zu verstärken ist, wenn die Anwendung einer Zuggurtung nicht möglich ist.

Die Rekonstruktionsplatte ist doppelt so dick wie die Spann-Gleitloch-Platte (DCP und EDCP) und variiert in der Länge von 6–24 Löchern und ist auch vorgeformt für die Kieferwinkelfrakturen erhältlich. Damit die Platte dem jeweiligen Lokalbefund angepaßt werden kann, ist sie dreidimensional verformbar. Zudem ermöglichen die sphärisch gestalteten Flächen des Plattenloches in opponierter Stellung die Nutzung des Spann-Gleit-Mechanismus in beiden Richtungen (Abb. 58).

Somit ist die Rekonstruktionsplatte indiziert bei allen schwierigen Frakturen, die eine mehr dreidimensionale Verformbarkeit zur funktionsgerechten Anpassung der Platte erfordern. Differenziert angewendet sind es die angulären und supraangulären Kieferwinkel- sowie die Mehrfachfrakturen.

Bei den Scheitelfrakturen des Kieferwinkels (s. S. 191 ff.) ist darauf zu achten, daß mindestens 3 Löcher pro Fragment zur Wirkung kommen. Damit wird ein statisches Festigkeitsmaximum erzielt, das eine komplikationslose Knochenheilung gewährleistet, auch wenn interfragmentärer Druckaufbau nicht gelingen sollte. Bei Anwendung am Kieferwinkel ist die serienmäßig vorgeformte Rekonstruktionsplatte zu wählen, da eine Überbiegung der geraden Platte mit einer Verformung der Löcher einhergeht, die den sphärischen Gleitmechanismus und den Sitz des Schraubenkopfs beeinträchtigt.

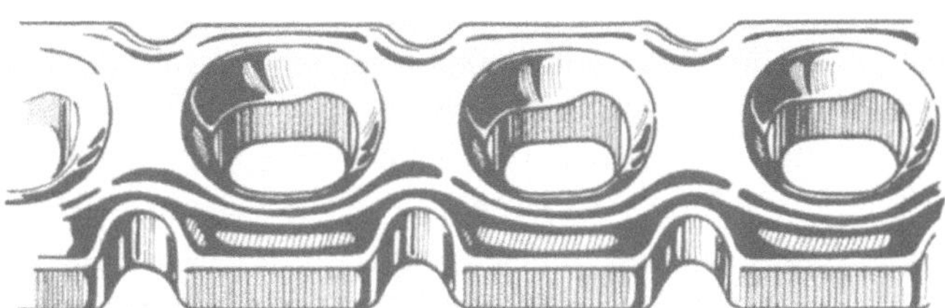

Abb. 58. Rekonstruktionsplatte. Sie zeichnet sich aus durch Löcher mit je 2 Aktivrändern in opponierter Stellung zur Anwendung des sphärischen Gleitprinzips in 2 Richtungen

4.2 Prinzip der chirurgischen Schienung

Die chirurgische Schienung ist nicht mit der dental angreifenden zu verwechseln. Erstere greift direkt am Knochen an, besteht aus rostfreiem Stahl und zeichnet sich durch hohe Festigkeit aus.

Die Festigkeit bzw. Steifigkeit ist allerdings nicht so hoch wie ein mit interfragmentärem Druck funktionierendes System (DCP und EDCP). Ziel ist aber immer, den Grad der Mikrobewegungen bis zur Nullgrenze zu minimieren. Die biologische Konsolidierung der Fraktur verläuft dann gleich gesetzmäßig, nur mit dem Unterschied, daß gelegentlich im Röntgenbild eine mehr oder weniger deutliche Kallusbildung nachweisbar ist.

Gemäß dem Osteosyntheseprinzip, wonach im Frakturbereich die funktionelle Kraft mit einer gleichwertigen Gegenkraft aufzuheben ist, muß der Schienungskörper entsprechend stärker gehalten sein als die Spann-Gleit-loch-Platte. Diese Eigenschaft erfüllt die Rekonstruktionsplatte, deren praktische Bedeutung in ihrer universellen Anwendungsmöglichkeit besteht (s. S. 110).

Es liegt auf der Hand, daß sich der interfragmentäre Druckaufbau als Konstruktionsprinzip bei Trümmer- und Defektfrakturen nicht oder nur schwer verwirklichen läßt, da der Knochen in der Regel kein festes Widerlager bietet (vgl. S. 240). Die interfragmentäre Kompression wird durch die Rekonstruktionsplatte ersetzt, welche die Fragmente gegen Verschiebung, Abknickung und Einknickung *abstützt* und zugleich die funktionellen Kräfte total aufnimmt, so daß trotz ausgedehnter Skelettfragmentation Kontinuität und sofortige Mobilisation gewährleistet sind.

Im Gegensatz zur dentalen Schienung handelt es sich um eine direkt am Knochen angreifende Versteifung der Hauptfragmente. Dieses Prinzip kann auf zweierlei Art Anwendung finden, nämlich in Form der *inneren* und *äußeren* Schienung.

4.2.1 Innere Schienung

4.2.1.1 Abstützung

Hauptfunktion der inneren Schienung ist die Abstützung großer Fragmente bei vorhandenem Trümmerfeld, das weder stabilisierende Kräfte aufnehmen noch übertragen kann. Die Hauptfragmente werden mittels der trümmerüberbrückenden Rekonstruktionsplatte (s. S. 254 ff) abgestützt, so daß die ursprüngliche Form, Länge und Festigkeit der Mandibula erhalten bleibt bzw. wieder hergestellt wird (Abb. 59 a). Nur größere, dazwischen befindliche Fragmente können mit einer Schraube gefaßt werden (Abb. 59 b). Neben dem Trümmerbruch stellt die Fraktur des völlig atrophischen Kiefers die Indikation einer Abstützung dar (Abb. 60 a). Es handelt sich, meist als Folge der Osteoporose, um Abscherungsfrakturen. Es sind Schrägbrüche, die weder mit einer DCP noch EDCP stabilisiert werden können, denn das Abgleiten der schrägen Bruchflächen vereitelt den Mechanismus der selbstspannenden Platte. Für die Anwendung von Zugschrauben (mindestens 2) fehlt es an Fragmentfläche. Durch Atrophie und Osteoporose ist überdies die Kortikalis derart dünn, daß entweder schon

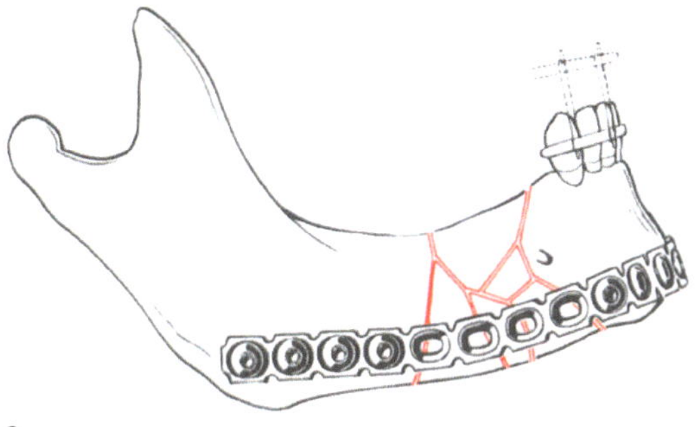

a

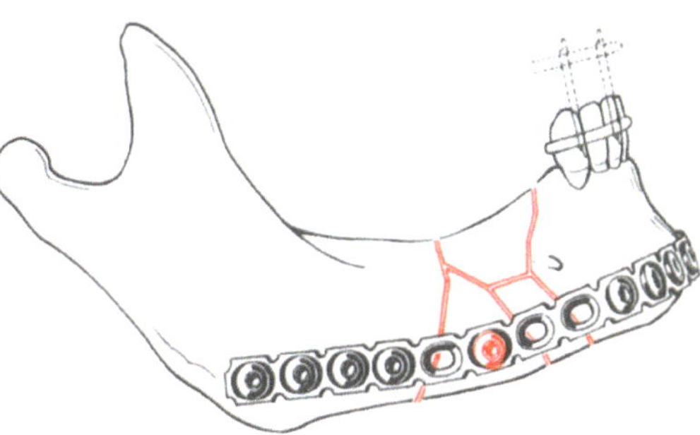

b

Abb. 59. a Prinzip der inneren Schienung: Abstützung der Trümmerzone durch stabile Überbrückung mittels Rekon-

struktionsplatte. **b** Fixation eines größeren Einzelfragments der Trümmerzone bei noch vorhandenem Perioststiel

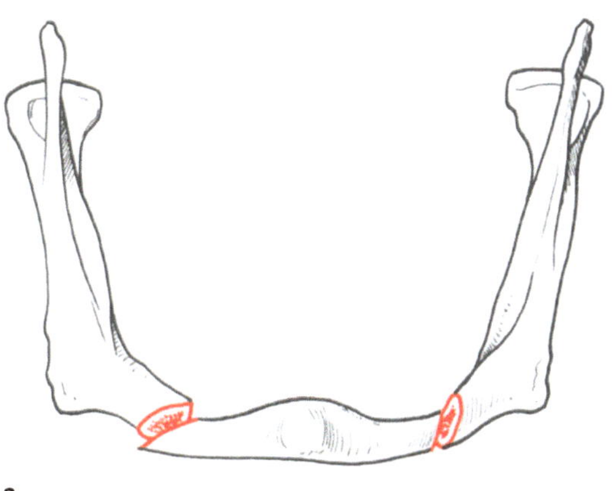

a

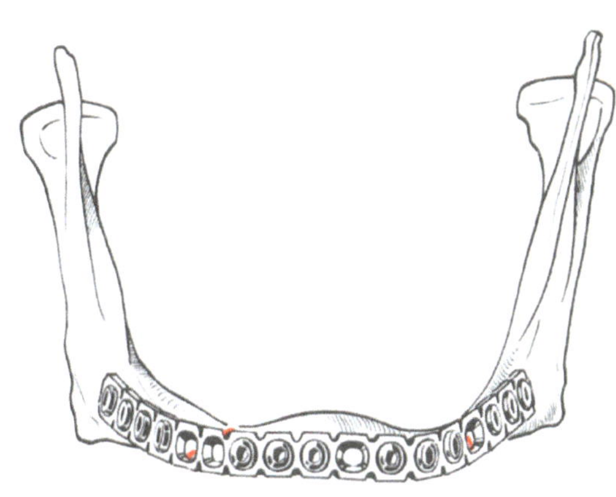

b

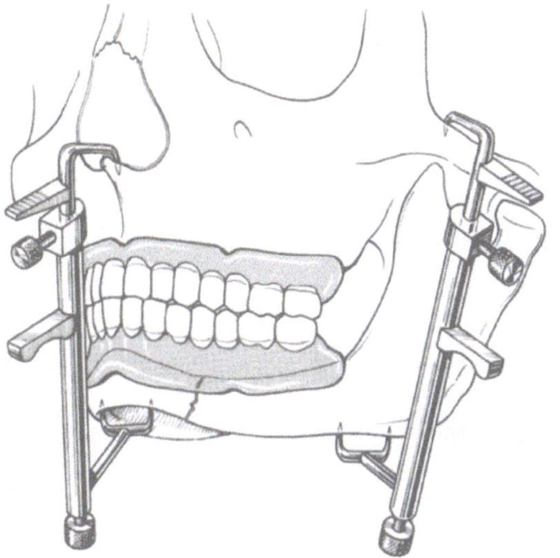

c

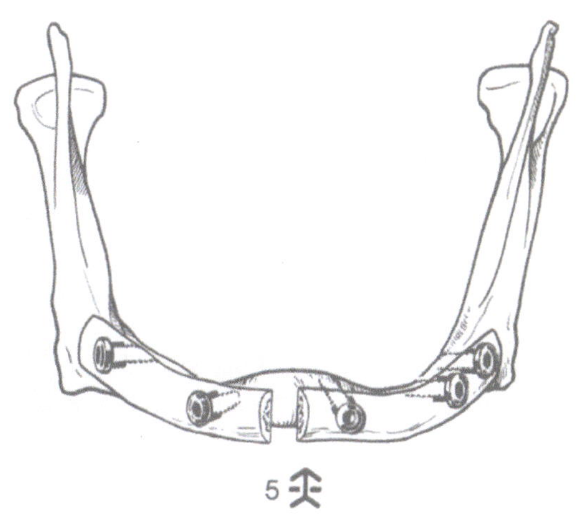

d

Abb. 60. a Häufiger Typ einer bilateralen Fraktur bei extremer Atrophie. **b** Umfassende Abstützung der Bilateralfraktur mit einer Rekonstruktionsplatte. **c** Intra- und extraorale Retention der reponierten Fragmente mittels vorhandener Prothesen und extramaxillärer Klammern. Die

Klammer greift vorne am Nasenboden via Narium und seitlich durch die Weichteile am Jochbogen an. **d** Zugschraubenfixation von autologen Rippenspänen zur Verstärkung des atrophischen Kiefers im Zuge der Plattenentfernung

bei der Bohrung der Zug- und Gleitlöcher oder bei der Verschraubung trotz vorausgegangener Kopfraumfräsung der Knochen ausbricht.

In solchen Fällen übernimmt die Rekonstruktionsplatte die breitbasige Abstützung der dünnen Fragmente (Abb. 60b). Vorhandene Prothesen erleichtern die Reposition. Die Retention der Okklusion bzw. des Unterkiefers in richtiger Stellung zum Oberkiefer erfolgt mittels intermaxillärer Klammern (Abb. 60c). Im Zuge der Plattenentfernung, z. B. ein Jahr später, kann die atrophische Mandibula durch Knochentransplantation verstärkt werden. Hierfür eignen sich Rippenspäne, fixiert mit Zugschrauben (Abb. 60d).

4.2.1.2 Überbrückung

„Überbrückung" heißt stabile Verbindung bei fehlender oder mangelhafter Knochenabstützung. Die knöcherne Abstützung fehlt bei segmentalem Defekt und Trümmerfraktur.

Ziel der Überbrückung ist die primäre Wiederherstellung des Kiefers in seiner Grundform und -funktion. Die Reststümpfe werden als erstes in richtiger Relation zum Oberkiefer intermaxillär eingestellt und temporär fixiert. Jeder noch vorhandene Zahn bildet hier eine wertvolle Hilfe. Mit einer Rekonstruktionsplatte erfolgt dann die metallische Überbrückung durch funktionsstabile Verschraubung an den Kieferstümpfen mit mindestens je 4 Schrauben (Vierschraubenregel).

Es ist klar, daß bei Anwendung solcher Methodik die Intensivpflege wesentlich erleichtert und der traumatische Spätschaden verringert wird. Später, nach beendeter Weichteilrekonstruktion, erfolgt die Knochentransplantation unter stabilen Verhältnissen, die die Überbrückungsplatte bietet.

Neben den Defekt- und Schußfrakturen bilden die Unterkieferdefekte nach Tumorresektion die Indikation für Überbrückung. Sie dient vorrangig dem Ziel, durch Frühmobilisation die Morbidität und durch primäre Weichteilrekonstruktion die Mutilation entscheidend zu verringern. Speziell bei der Deckung von äußeren Defekten der Mundhöhlenwandung dient die metallische Überbrückung dem formgerechten Konturaufbau des Gesichts (s. S. 264).

4.2.1.3 Kombination von interfragmentärer Kompression und innerer Knochenschienung

Es gibt anatomische Situationen von Schrägflächenfrakturen, die eine Plazierung von höchstens einer Zugschraube möglich machen. In solchen Fällen muß die einzige Zugschraubenfixation durch eine Platte „geschützt" werden. Die Knochenschienung in Form einer Überbrückungsplatte wirkt „neutralisierend" gegenüber Scher- und Torsionskräften. Daher auch die Bezeichnung „Schutz- oder Neutralisationsplatte" (Abb. 61).

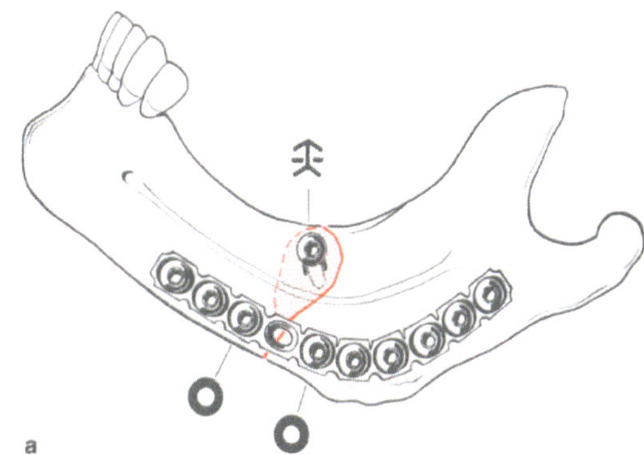

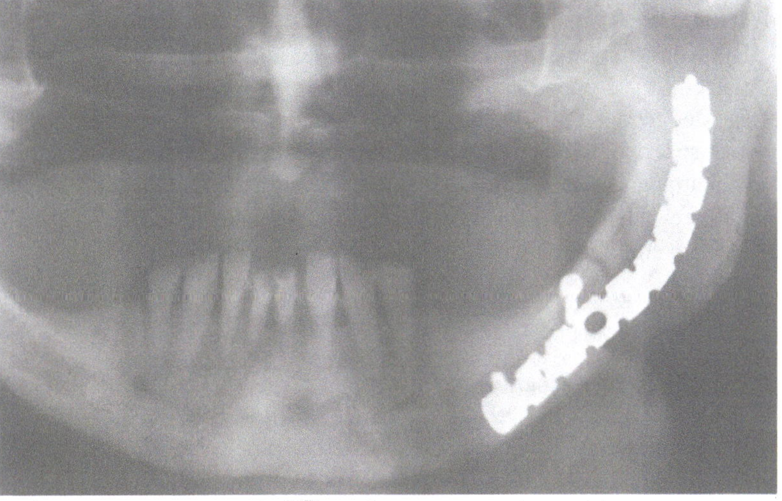

b

Abb. 61. a „Neutralisationsplatte" als „Schutz" der Zugschraube bei einer schrägen prä-angulären Randfraktur. Prinzip: Die mittels Zugschraube erzielte statische Kompression wird während der Frakturheilung erhalten, indem die funktionsbedingten Scher- und Torsionskräfte mit einer Rekonstruktionsplatte neutralisiert werden. Um den festen Sitz der Zugschraube nicht zu gefährden, müssen die Schraubenlöcher der Platte neutral gebohrt werden. *(Pfeil* mit Kennzahl 0 der exzentrischen Bohrbüchse) **b** Kasuistische Dokumentation

4.2.2 Äußere Schienung: Fixateur externe

Die beste Lösung zu jedem Frakturproblem kann nur gefunden werden, wenn die Voraussetzung dafür vorhanden ist, nämlich die Beherrschung verschiedener Behandlungsmethoden neben anderen Prämissen, wie Asepsis, Anästhesie und Instrumentarium. Jede Methode impliziert ideale und schlechte Indikationen. Es wäre absurd, im Prinzip nur mit einer einzigen Methode alle je möglichen Fraktursituationen beherrschen zu wollen. Aus diesem Grunde gilt unser besonderes Interesse einer Behandlungsart, die wegen ihrer einstigen Nachteile nicht mehr zeitgemäß war. Es ist die „äußere Schienung", die anzuwenden ist, wenn die direkte Osteosynthese von Nachteil ist. Es handelt sich um die indirekte Form der Fixation mittels des Fixateur externe (FE).

4.2.2.1 Prinzip, Aufbau und Vorteile

Der Fixateur externe findet anstelle der Abstützungs- bzw. Überbrückungsplatte als kraftübertragendes System auch an der Mandibula Anwendung.
Seinem Prinzip liegt eine apriori *biologisch* orientierte Fixation zugrunde,
dem die Deperiostierung des Knochens *verfahrensfremd* ist bei gleicher
operativer Zielsetzung, nämlich Reposition und funktionsstabile Fragmen-
teversteifung bzw. Defektüberbrückung. Der Unterschied zur Plattenosteosynthese liegt also darin, daß es sich um ein *geschlossenes* Verfahren handelt, bei dem das *nutritive Milieu des gefährdeten Knochenabschnitts
erhalten bzw. nur unwesentlich tangiert wird.* Die Konstruktion setzt sich aus
penetrierenden Fixationselementen und einem äußeren Gerüst zusammen.
Starr verbunden bilden sie eine stabile Konstruktionseinheit. Die Montage
erfolgt durch Backen.

Die Konstruktion ist ein zweidimensionaler äußerer Festhalter (Mono-
fixateur). Mit je 2 oder 3 Schanz-Schrauben pro Hauptfragment und
infolge der geringen Stützweite zwischen äußerem Gestänge und Knochen
ergeben sich optimale Stabilitätsverhältnisse bei einem Minimum an
Weichteiltraumatisierung und versenktem Fremdmaterial. Hinzu kommen
der geringe Zeitaufwand am Anfang, die Korrekturmöglichkeiten während
und die leichte Entfernbarkeit am Ende der Behandlung.

4.2.2.2 Klinische Bedeutung

Wenn trotz dieser Vorzüge der Fixateur externe keine echte Alternative zur
funktionsstabilen Osteosynthese darstellt, hat das mehrere Gründe. Zum
einen liegt es an der mangelhaften Entwicklung in der Technik und Anwendung des Fixateur externe im Bereich der Mandibula. Die Hufeisenform
des Unterkiefers zwingt dazu, die perkutanen Knochenschrauben und das
Gestänge unilateral und horizontal in einer Ebene zu montieren. Dieser
Aufbau, wie die insuffiziente Technik der Verankerung im Knochen, führten zu einer hohen Mißerfolgsquote. Zum anderen empfindet der Patient
die Apparatur beschwerlich, insbesondere infolge ihrer exponierten Lokalisation. Dies stört v.a. das Mitbewegen des Kopfes beim Gang, ferner die
freie Kopfbewegung gegenüber der Ausladung des Schultergürtels sowie
die Kopflage beim Ruhen bzw. Schlafen. Anders ist dies im Bereich der
Extremitäten: Hier beeinträchtigt die Apparatur Körpergefühl und psychi-
sche Gesamtlage weit weniger.

Entscheidend bei diesen Überlegungen ist auch, daß in der Traumatologie des Gesichtsschädels die Folgen der Weichteilschäden eine viel geringere biologische Bedeutung haben als in der Extremitätenchirurgie. Wunden mit Kontusion der umgebenden Haut und einer Verletzung der
darunterliegenden Muskulatur oder der Gefäße und Nerven, in der allgemeinen Traumatologie als Schweregrad II und III klassifiziert, kommen
zwar im Kopfbereich auch vor, sind aber lokal weniger folgenschwer.
(Denken wir an den Verlust einer ganzen Extremität allein durch die
Schwere des Weichteilschadens). Aus diesem Grunde hat der FE in der allgemeinen Traumatologie und Orthopädie größere Bedeutung. Dort
gewinnt die Anwendung zweier Prinzipien zunehmendes Interesse: einerseits der Ringfixateur nach Wittmoser u. Ilisarov (Schewior und Schewior

1984; Hierholzer et al. 1985) und andererseits Konstruktionen wie der unilaterale Klammer-, Rahmen- und räumliche (polygonale) Fixateur. Dort besteht seine *erste Behandlungsaufgabe in der Lösung des Weichteilproblems in der unmittelbaren posttraumatischen oder postoperativen Phase.*

Der Fixateur externe wird jedoch bei gewissen Problemfällen auch in der Kieferchirurgie einen festen Platz finden. Hier steht er nicht in Konkurrenz zur inneren Fixation, sondern ergänzt das Behandlungsrepertoire und wird bei besserer Beherrschung der Technik zum 3. Behandlungsprinzip mit eigenen Indikationen. Seine Konstruktion muß möglichst einfach und in ihrem äußeren Ausmaß für den Patienten zumutbar sein. Seine Rigidität ist implizite verbunden mit einer gewissen „Instabilität". Dazu muß angeführt werden, daß das Behandlungsziel beim Fixateur externe von vornherein nur die sekundäre Heilung unter Bildung eines Fixationskallus sein kann. Die nicht absolute Ruhigstellung im Vergleich zur funktionsstabilen Osteosynthese führt zum Irritationskallus, der unter dem Diktat der Funktion im Zuge des Remodelling umgebaut wird, ein für die Knochenheilung normaler Prozeß. Gerade darin liegt aber der Vorteil des Fixateur externe: Schon nach 6–8 Wochen erreicht der Irritationskallus eine Festigkeit, die nach dieser Zeit die Entfernung des externen Schienenapparats zuläßt, während bekanntlich bei der primären Knochenheilung Platte und Schrauben durchschnittlich 1 Jahr belassen werden müssen. Eine so lange Schutzfunktion braucht aber auch der Fixateur externe nicht zu übernehmen, wenn nicht besondere Knochenerkrankungen vorliegen, wie z. B. die radiogene Osteomyelitis (s. S. 88).

Somit steht in seiner biologischen Effektivität (Kallusbildung) der Fixateur externe der konservativen Frakturbehandlung näher, ermöglicht aber im Gegensatz zu dieser, analog der funktionsstabilen Osteosynthese, *die sofortige Mundöffnung.* Diese ist mit einer „Übungsstabilität" vergleichbar, so daß sich schon in den ersten 2 Wochen die Verordnung von Breikost empfiehlt.

4.2.2.3 Indikation

Aus dieser Sicht beschränkt sich die Indikation des Fixateur externe auf ein enges Anwendungsgebiet, wie

- die *infizierten* offenen Trümmer-, Defekt- und Schußfrakturen (Schweregrad IV und V),
- die offene Fraktur beim Polytraumatisierten,
- die pathologische Fraktur,
- die Osteomyelitis bei instabiler Osteosynthese,
- die präliminare Fixation bei Kieferresektionen,
- Repositionierung des aufsteigenden Astes nach sagittaler Spaltung als außerordentliches Verfahren.

Bei diesen Befundkategorien stellt der Fixateur externe eine echte Alternative zur internen Osteosynthese dar. Die Plattenapplikation hat immer einen gewissen vaskulären Insult zur Folge. Mit ihm verbunden ist notwendigerweise eine initiale Abwehrschwäche im Frakturbereich speziell auf der Seite der Implantatoberfläche. Die intraoperative Revision bei Frühinfekten zeigt häufig den Aspekt einer avaskulären, reaktionslosen Kortikalisoberfläche. Ebenso hat die Frakturheilung aufgrund der kortikalen Vitalitätsstörung in den ersten Wochen eine kritische Phase.

Deshalb ist das Einbringen eines Implantats bei offener Fraktur immer risikoreich, gleichgültig ob schon Infektionszeichen vorhanden sind oder nicht. Andererseits sprechen experimentelle und klinische Erfahrung für die Notwendigkeit zur operativen Stabilisierung von Problemfrakturen mit drohender oder vorhandener Komplikation. Denn erst die Ruhigstellung der Läsion schafft die Bedingungen für eine rasche Revaskularisierung und zielgerichtete Differenzierung der pluripotenten Mesenchymzelle im Bruchspalt, womit erfahrungsgemäß die Heilung trotz der kritischen Anfangsphase in großer Regelmäßigkeit gewährleistet ist.

Zusammengefaßt besteht der eigentliche Zweck der operativen Fragmentstabilisation in der Vorbeugung durch Schutz der Abwehrvorgänge und Knochenheilung. Diesen Zweck erfüllt im besonderen der Fixateur externe durch Überbrückung und Aussparung des gefährdeten Läsionsbezirks.

4.2.2.4 Zur Geschichte des Fixateur externe

Lambotte (1913) und Anderson (1936, zitiert nach Rowe und Killey 1955) führten in die Frakturbehandlung die Anwendung von perkutanen Schrauben ein. Converse und Warnitz (1942) übertrugen diese Methode auf die Kieferbruchbehandlung. Die Autoren bezeichneten ihre modifizierte Technik als Frac-Sure-Appliance.

Üblich wurde dann die Bezeichnung Pinfixation. Schon Converse sieht die Methode nicht als „everyday surgery for everybody". Hauptprobleme waren Infektion, aseptische Knochennekrose, sowie Instabilität, Größe und Gewicht des Fixateurs. Als externes Gerüst fanden entweder verbindende Metallstäbe oder Kunststoffverblockung Anwendung.

Eine Reihe von Autoren (Mathis 1956; Ullik 1953; Lorenz 1953; Schüle 1957; Harnisch und Gabka 1962, Frenkel 1961) bevorzugten die Pinfixation mit der Begründung, daß mit einem geringeren operativen Aufwand eine Verschraubung der Unterkieferfraktur erzielt werden kann, die es dem Patienten erlaubt, während der Frakturheilung den Kiefer zu bewegen.

Die Indikation erstreckte sich hauptsächlich auf dislozierte Brüche des zahnlosen Unterkiefers und auf Defekt- und Trümmerfrakturen. Als weitere Indikation nannte Schüle die infizierte Fraktur.

Das Universalbesteck von Anderson wurde von Converse und Warnitz (1942) und später von Schüle (1957) technisch weiterentwickelt. Das Besteck bestand aus Roger-Anderson-Nägeln mit einem selbstschneidenden Gewinde an der Spitze und mit einem Vierkantkopf am Ende. Als mögliche Frühkomplikation wurden Verletzungen des Fazialisastes, dystopische Fragmentstellung und Redislokation bei der Fixation am äußeren Gestänge angegeben (Birke 1972). Schließlich hat die Häufigkeit von Bruchspaltostitiden, Weichteilinfektionen und Pseudarthrosen dazu geführt, daß mehr als 2 Jahrzehnte die weltweit angewandte Pinfixation fast in Vergessenheit geraten war.

1984 erschien in den USA eine Fallbeschreibung über die Verwendung eines Mini-H-Fixators mit bikortikal fassenden Schrauben, vorgebogener Verbindungsschiene und Spannklammern (Janecka 1984).

4.2.2.5 Biomechanik des Fixateur externe

Für eine äußere Schienung ist der Unterkiefer eher ungeeignet. Die Kraftträger finden nur auf der biomechanisch ungünstigen Seite Platz. Das „Gehäuse" (Gestänge und Schrauben) sollte aber von kraftneutralisierender Stabilität und doch für den Patienten erträglich sein. Letzteres führt dazu, daß die penetrierenden und extern verbindenden Elemente nicht räumlich, sondern in einer Ebene angeordet werden. Damit ist aber wie bei einer dentalgetragenen Schiene der Unterkiefer nur marginal gefaßt. Deshalb versucht Baumann (1973) in Zusammenarbeit mit der Firma Mathys, Bettlach (Schweiz), einen dreidimensionalen Fixateur externe anzubieten. Die Verankerungsschrauben sind in einer horizontalen und vertikalen Reihe angeordnet (Abb. 62). Sie bilden zusammen mit dem Gestänge eine polygonale Rahmenkonstruktion (Abb. 63). Diese zeigte in Versuchen am Hund Stabilitätswerte, die der funktionsstabilen Plattenosteosynthese nicht

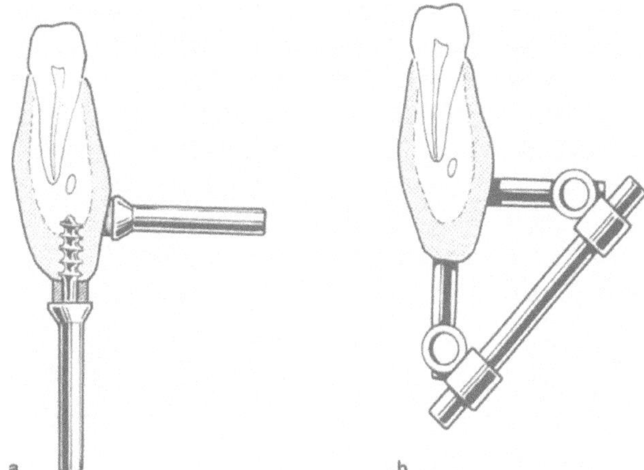

Abb. 62. **a** Abstützung beider Schanz-Schrauben mittels Schulter und Unterlagscheibe. **b** Polygonaler Fixateur externe nach Baumann (1973) (am Unterkiefer getestet)

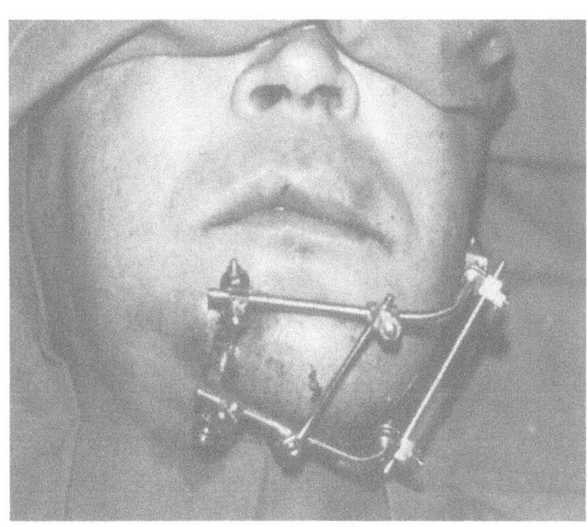

Abb. 63. Polygonaler Fixateur externe (s. Text)

nachstehen. Trotzdem konnte sich die Konstruktion wegen ihres räumlichen Umfangs und der montagebedingten Verletzungsgefahr des N. mandibularis nicht durchsetzen.

Ohne passable „Humanisierung" seines Gehäuses ist der Fixateur externe eben nicht akzeptabel. Aus diesem Grunde läßt sich eine Kompromißlösung zugunsten des zweidimensionalen Systems nicht umgehen.

4.2.2.6 Klammerfixateur Typ Unterkiefer[2]

4.2.2.6.1 Drei Bauelemente

Für eine überbrückende Stabilisierung am Unterkiefer eignet sich der Klammerfixateur. Im Gegensatz zu anderen Konstruktionen besteht er lediglich aus 3 Bauelementen.

Erstes Bauelement ist eine der Unterkieferform angepaßte und vorgeformte 4 mm dicke Metallstange. Sie besteht adäquat zum Frakturbefund je aus einem Stück eines Voll-, Dreiviertel- oder Halbbogens (Abb.64), was zur Verkleinerung und besseren Handhabung des Gestänges wesentlich beiträgt. Insbesondere sind Anbringen und Entfernen der drehbaren Bakken erleichtert. Dadurch bietet sich die zusätzliche Anwendung eines *Zielsystems* als Mittel zur Erleichterung der Schraubenmontage in einer Ebene an. Wichtig ist die knickfreie Nachkorrektur der vorgebogenen Stange mit dem speziellen Amboß der Plattenbiegezange (s. Abb.126c).

---

[2] Bei dessen Entwicklung leisteten mir wertvolle Hilfe Herr Dr. Winter (1987), Herr Dr. C. Eicke, Zahnärztl. Institut Basel, und das Institut Straumann AG, Waldenburg.

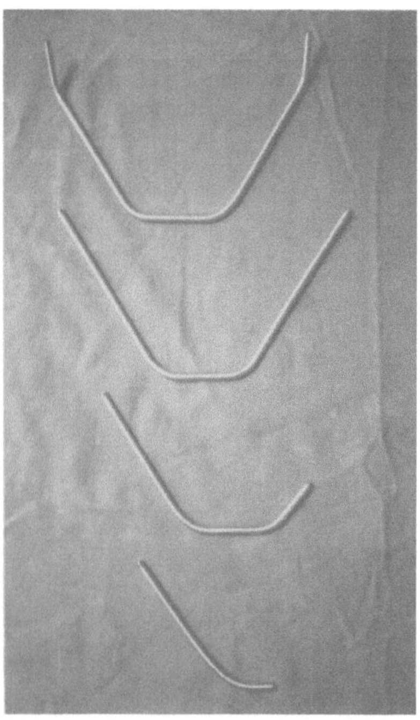

Abb. 64. Vorgeformte Stangen für den Klammerfixateur Typ Unterkiefer. Von *oben* nach *unten*: Vollbogen mit und ohne aufsteigenden Ast, Dreiviertel- und Halbbogen

Folgende *Biegetechnik* empfiehlt sich: Ist z. B. aus einem geraden Stück eine individuell angepaßte Stange zu formen, fängt man an einem Ende mit dem Biegen an. Dadurch kommt nur, wenn überhaupt, am anderen Ende eine Überlänge zustande, die dann zu kürzen ist.

Jede größere Biegung setzt sich aus vielen kleineren Einzelbiegungen zusammen. Je enger die Biegeakte aufeinanderfolgen, desto enger wird der Bogen. Kleinere Biegungen schwächen auch weniger das Material. Wenn möglich, werden die Biegespuren glatt poliert, damit die aufgesetzten Bakken leichter zu verschieben sind.

Zweites Bauelement ist die Schanz-Schraube mit „Kurzgewinde" (Abb. 65). Das Kurzgewinde beinhaltet ein neues technisches Prinzip, das die Stabilität zwischen Knochen und Schraube bedeutend erhöht. Séquin (1985, zitiert in Hierholzer, Allgöwer, Rüedi) konnte nachweisen, daß Schanz-Schrauben, die mit einem Kurzgewinde in der Transkortikalis greifen, sich mit einer signifikant größeren Steifigkeit auszeichnen als Schrauben gleichen Typs mit bikortikaler Verankerung. Voraussetzung dazu ist der satte Sitz des als Stab geformten Schraubenschaftes im gewindefreien Bohrloch der Ciskortikalis (Abb. 66), wobei der Schaft um 1,5 mm stärker ist als der 2,0 mm dicke Kern des Kurzgewindes. Neben der sich daraus ergebenden Zunahme an Biegesteifigkeit und Torsionsstabilität erlaubt dieses Prinzip die Verwendung der standardisierten AO-Bohrer (2,0/3,5 mm) beim Einbringen der Schanz-Schrauben (s. Abb. 69).

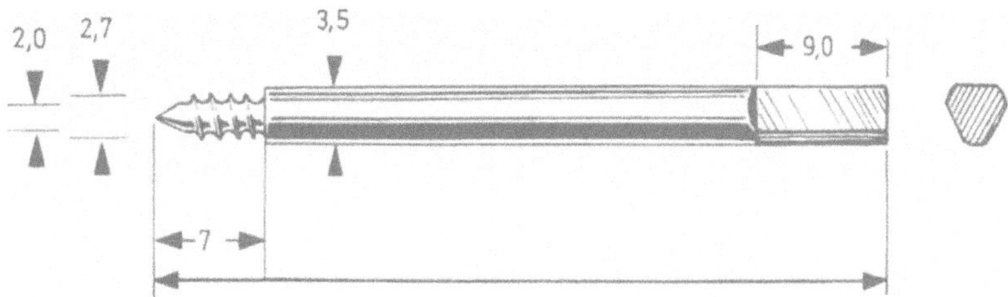

Abb. 65. Schanz-Schraube für Klammerfixateur Typ Unterkiefer: Unter Berücksichtigung verschieden ausgeprägter Weichteilschwellungen in folgenden Längen vorrätig: 70, 60 und 50 mm

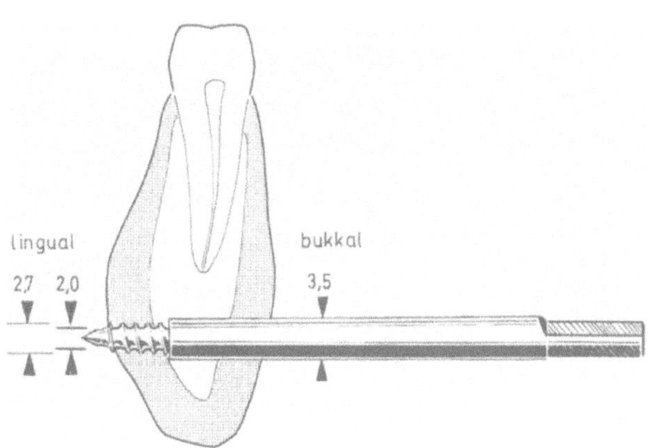

Abb. 66. Vergrößerung der Steifigkeit durch Gewindeverankerung in der Trans- und Schaftverankerung in der Ciskortikalis (s. Text)

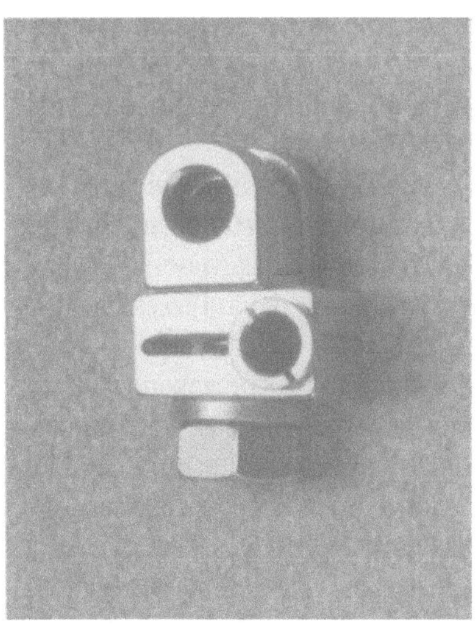

◁ **Abb. 67.** Drehbare *geschlossene* Backe für die Befestigung der Schanz-
Schraube an der Metallstange. Durch die Stangenbacke *(oben)* geht die
Metallstange; die Schraubenbacke *(unten)* mit geschlitzter Tülle dient zur
Befestigung der Schanzschraube

▽ **Abb. 68.** *Links:* Drehbare *offene* Backe zum Einhaken an beliebiger
Stelle der montierten Stange. *Mitte:* Zielbacke, die als Teil des Zielgeräts
mit der Schraubenbacke ausgetauscht werden kann. *Rechts:* Drehbare
offene Backe mit ausgetauschter Zielbacke zum Festhalten der „Troika"

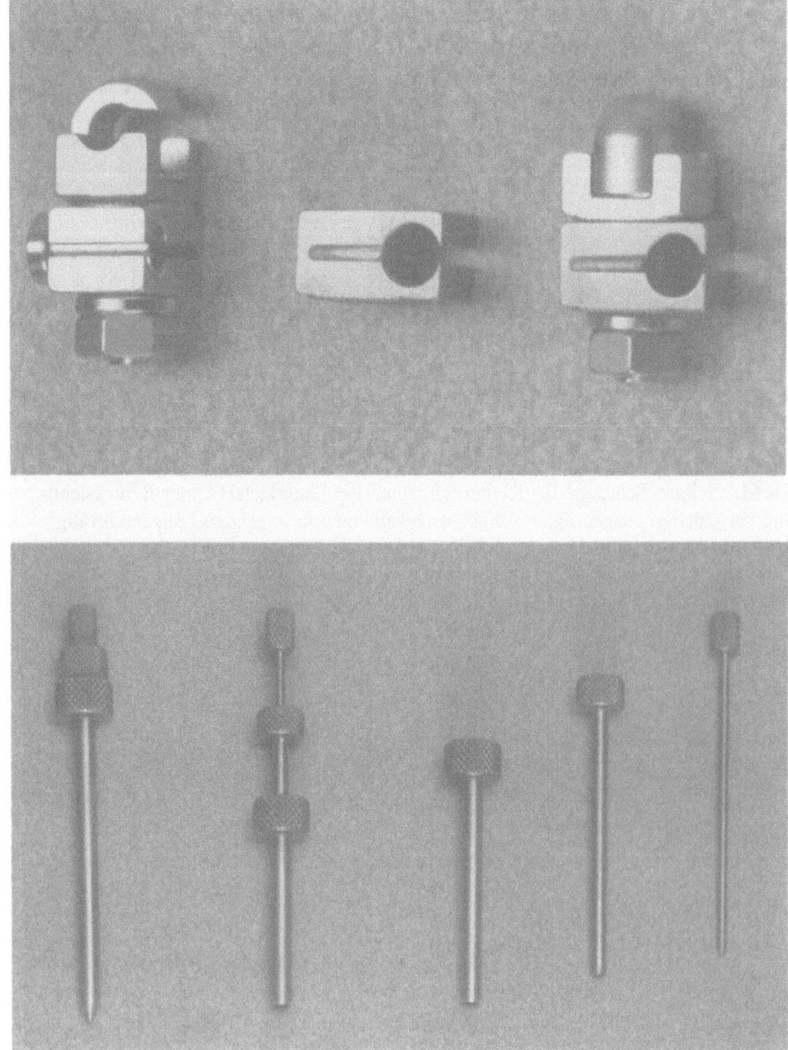

Abb. 69. Legende s. S. 75

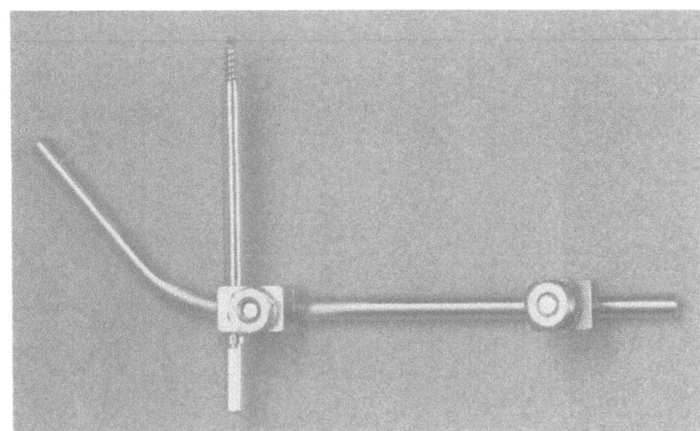

Abb. 70. Gestänge bestehend aus abgewinkelter Stange, an der fixiert sind: *links:* montierte Backe; in der Schraubenbacke festgeklemmt die SchanzSchraube; *rechts:* montierte Backe mit Zielbacke (Ansicht von oben)

Drittes Bauelement ist die drehbare *geschlossene* (Abb. 67) und *offene* Backe[3] (Abb. 68) als Verbindungsstück zwischen Schanz-Schraube und Stange. Die offene erlaubt selbst am gekrümmten Teil der Stange ein müheloses Einhaken.

Als weiteren Vorteil bietet sie das nachträgliche Anbringen weiterer Backen. Hinzu kommt, daß die offene Backe eine größere Klemmstabilität aufweist als die geschlossene. Schließlich dienen beide Backen zur Aufnahme der „Troika" (dreiteiliges Trokartsteckbohrbüchsensystem) als Zielvorrichtung für die parallele Verankerung weiterer Schanz-Schrauben (Abb. 69).

Die zusammengesetzten 3 Elemente bilden ein Gestänge (Abb. 70), dessen Stärke zur Aufnahme und Übertragung von Kräften so bemessen ist, daß es belastbar stabil ist (sofortige Breikosternährung) .

---

[3] Geschlossene Backe 4.0/4.0 mm (Best. Nr. 395.57);
  offene Backe   4.0/4.0 mm (Best. Nr. 395.55);
  dazu Steckschlüssel (Best. Nr. 395.36) und
  Gabelschlüssel   (Best. Nr. 395.35).

◁ **Abb. 69.** „*Troika*" (dreiteiliges Trokar-Bohrbüchsen-System). In die auswechselbare Zielbacke (s. Abb. 68 Mitte und rechts) eingesteckt dient sie als Zielgerät für paralleles Bohren von Schraubenlöchern längs der Mandibulabasis. Das System besteht aus *Gewebeschutz-Steckbohrbüchse und Trokar.* Die Gewebeschutzhülse ist in 3 verschiedenen Längen vorhanden: 6, 5 und 4 cm, die den verschiedenen Längen der Schanz-Schrauben entsprechen. *Links:* Die 3 Teile teleskopartig ineinandergeschoben bilden vorne eine glatte Spitze. *Mitte:* die 3 Teile auseinandergezogen, *rechts:* nebeneinander gereiht: 1) *Gewebeschutzhülse* (Länge 5 cm), die gleichzeitig als Bohrbüchse für den 3,5 mm Bohrer und beim Gewindeschneiden (2,7 cm) als Führung dient. 2) *Steckbohrbüchse* für den 2,0 mm Bohrer. 3) *Trokar*

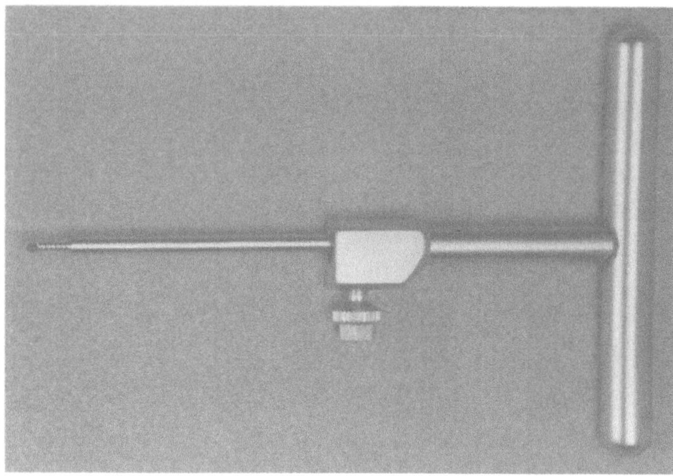

Abb. 71. Handfutter mit Schanz-Schraube

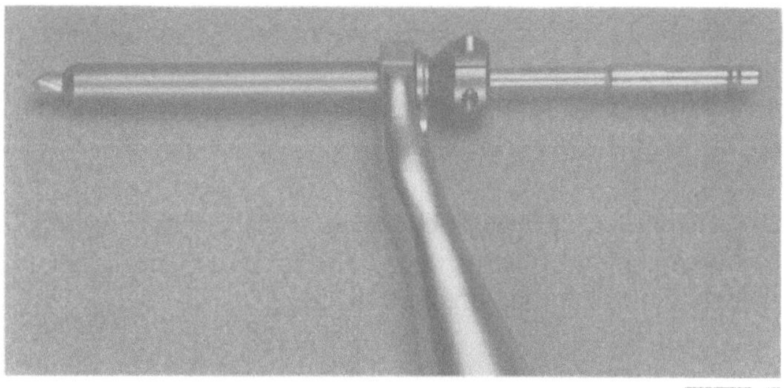

a

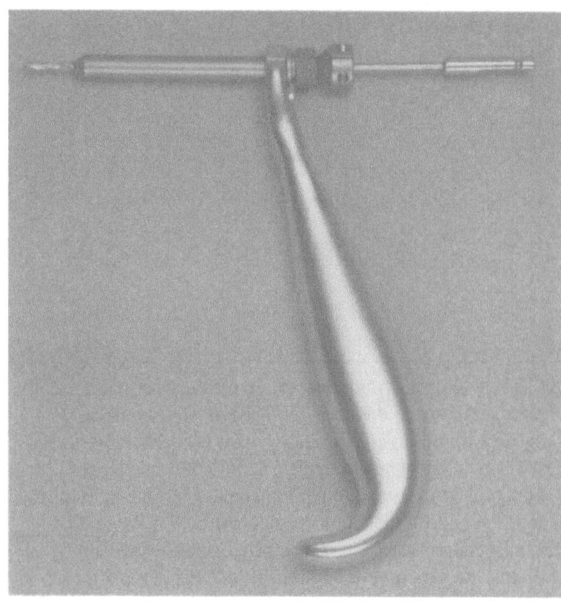

b

Abb. 72. a Transbukkale Bohrbüchse 3,5 mm, die zugleich als Gewebeschutzhülse dient. In situ der 3,5 mm-Bohrer mit am Schaft verstellbarer Schelle zum Einstellen der gewünschten Bohrlochtiefe (auf 4 mm eingestellt für die Ciskortikalisbohrung). **b** Transbukkale Bohrbüchse mit Handgriff („Türfalle"); in situ eingeführt die Steckbohrbüchse 2,0 mm. Darin befindet sich der 2,0 Bohrer mit eingestellter Schelle für eine Bohrtiefe von 16 mm

4.2.2.6.2 Hilfsinstrumente

- Handfutter (Abb. 71),
- Transbukkale Bohrbüchse (Abb. 72 a und b).

4.2.2.6.3 Montageprinzipien

4.2.2.6.3.1 Grundregeln

Die mit dem Klammerfixateur zu erzielende Stabilität am Unterkiefer
genügt für den speziellen Indikationsbereich, wenn folgende Grundregeln
beachtet werden:
1) Möglichst große Distanz zwischen den Schanz-Schrauben
   im Einzelfragment.
2) Möglichst kleine Distanz zwischen Stange und Knochen.
3) Die ersten 2 Schrauben endständig applizieren, d. h. möglichst weit vom
   Bruchspalt entfernt die *erste* in das distale und die *zweite* in das proximale Fragment setzen (vgl. Abb. 75 und 77).
4) Befestigung der vorbereiteten formgerechten Stange an die endständig
   applizierten Schrauben mit je einer Backe.
5) Die zweite Schraube im Hauptfragment so frakturnah wie möglich ver-
   ankern. Dazu offene drehbare Backe mit Zielbacke verwenden
   (s. Abb. 68).
6) Evtl. manuelles Vorspannen der frakturnahen Schrauben gegeneinander,
   damit sich die Tendenz der horizontalen Auslenkung der Fragmentenden
   verringert.
7) Stabilität im Bedarfsfalle durch zusätzliche Schanz-Schraube erhöhen.

4.2.2.6.3.2 Erläuterungen

Biomechanik
Nach einer Fixateur externe-Osteosynthese ist die Fragmentdistraktion auf
der Zugseite unter Belastungsbedingungen ein wichtiger Parameter für die
Beurteilung der erzielten Stabilität. Diesbezügliche Stabilitätsmessungen
(Winter 1987) zeigen die Distraktionswerte auf der Zugseite der Fraktur
unter dem Aspekt des Frakturverlaufs, der Frakturlokalisation und Fragmentezahl: Erst ab 5 und 10 kp Zug beginnt der Bruchspalt sich auf der
Zugseite zu öffnen (Abb. 73).
   Unter der exzentrischen Belastung des Unterkiefers, die der physiologischen Belastung auf der Zugseite entspricht, entsteht am jeweiligen Hauptfragment ein Drehmoment. Die Fragmentenden erfahren dabei eine fast
ausschließliche vertikale Auslenkung. Bei einer je im Hauptfragment
befindlichen Schanz-Schraube bildet sie eine Drehachse. Bei 2 Schrauben
pro Fragment liegt die Drehachse in der Mitte zwischen beiden. Wird das
Fragment belastet, entsteht ein Gegenmoment, das sich mit zunehmendem
Abstand der beiden Schrauben vergrößert. *Deshalb sollte der Abstand der
beiden Schrauben in jedem Fragment möglichst groß sein,* wobei die eine
Schraube so frakturnah eingebracht wird, wie der Lokalbefund es gerade
noch zuläßt (in der Regel 8–10 mm).

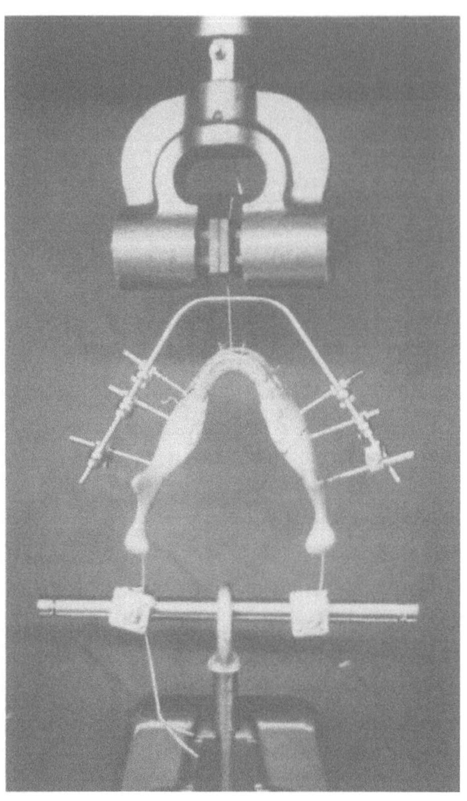

Abb. 73. Sagittaler Distraktionsversuch in Höhe der Okklusionsebene bei mit Fixateur externe versorgter doppelter Unterkieferfraktur. (Freie Meßlänge 150 mm, Abstand der beiden oberen Zugdrähte zueinander 90 mm). S. Text

Ferner hängt die Stabilität des Fixateur externe von der freien Biegelänge der Schanz-Schraube ab. Je kürzer diese Strecke ist, um so geringer ist die Auslenkung der Fragmentenden. *Deshalb sollte die Montage der Fixationsstange so knochennah wie möglich erfolgen.*

Konzept

Die elementaren Schritte der Montage werden am Unterkiefermodell bei einer caninen Querfraktur gezeigt (Abb. 74–83). Nach folgendem Konzept wird vorgegangen:

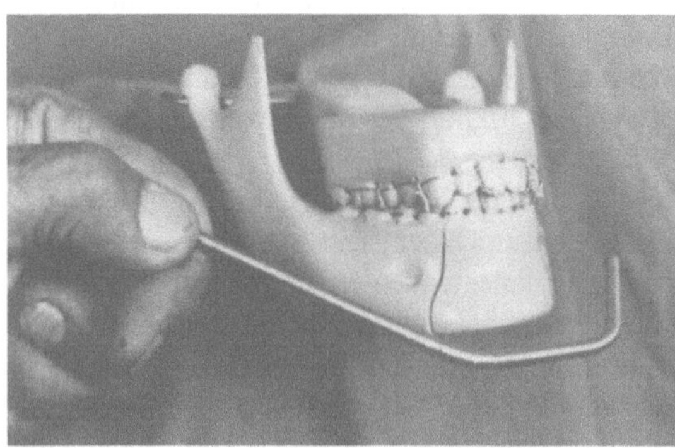

Abb. 74. 1) Intermaxilläre Retention der Okklusion mit Ernst-Ligaturen. 2) Anpassen der vorgeformten Dreivierteltgerstange. 3) Markierung der Stichinzisionen auf der Haut beim Patienten

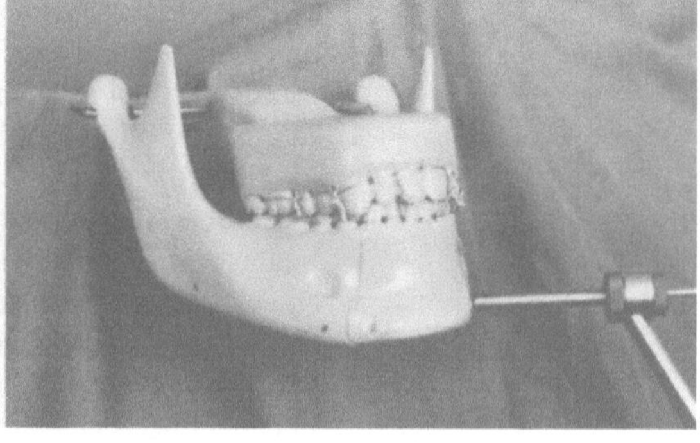

Abb. 75. *Erste* Bohrung auf der gesunden Seite: *bruchspaltfern*, parallel zur Tangentialebene des Kieferunterrandes und orthogonal zur Knochenoberfläche

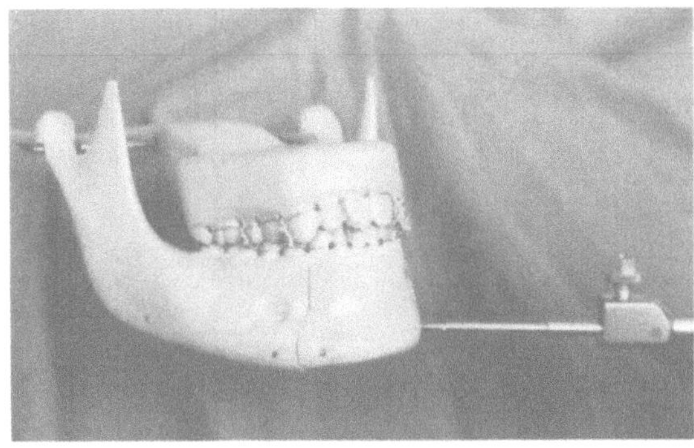

Abb. 76. Eindrehen der Schanz-Schraube

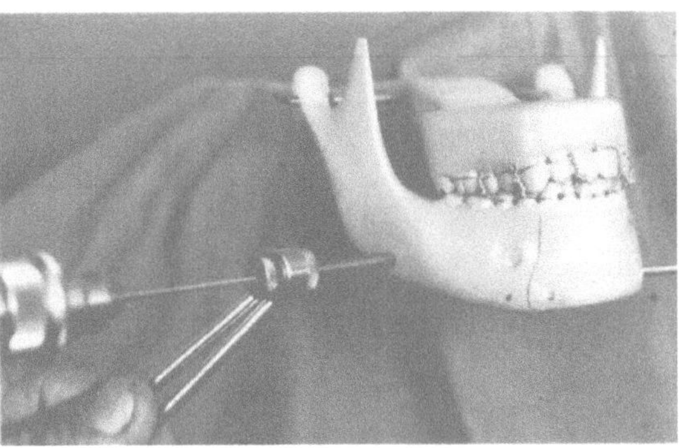

Abb. 77. *Zweite* Bohrung auf der Frakturseite: *bruchspaltfern* für die kontralaterale Schanz-Schraube

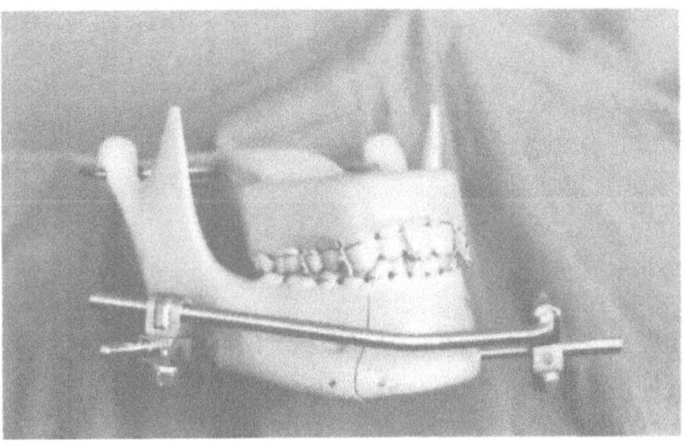

Abb. 78. Lockere Montage des Dreiviertelbogens mittels der vorher aufgesetzten geschlossenen Backen. Die Schraubenbacken, die die Schanz-Schrauben fixieren, sind leicht angezogen

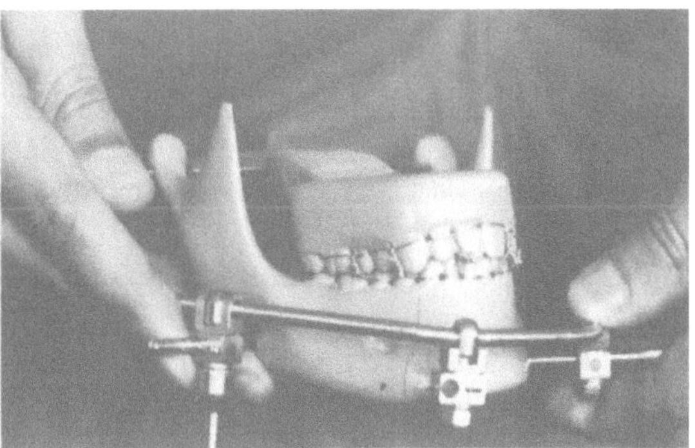

Abb. 79. Basale Reposition und manuelle Retention mit Hilfe der beiden fest sitzenden Schanz-Schrauben und gleichzeitiges Festziehen der Muttern mit dem Steckschlüssel.
Die 3. Backe *(offen)* mit *Ziel*backe rechts vom Bruchspalt angehängt

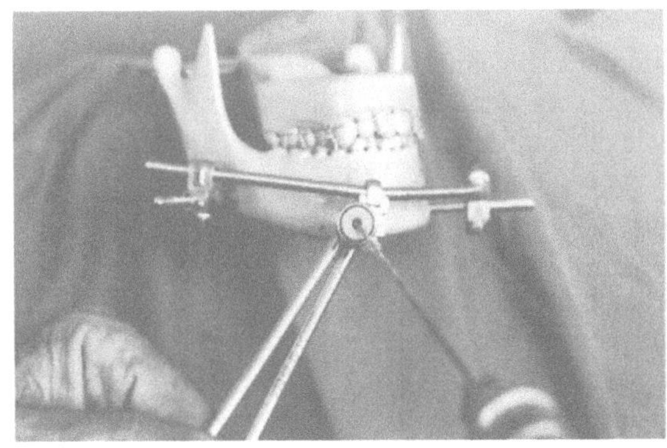

Abb. 80. Bohrung des 1. bruchspaltnahen Lochs durch die Zielvorrichtung „Troika", die in die Zielbacke eingesteckt ist

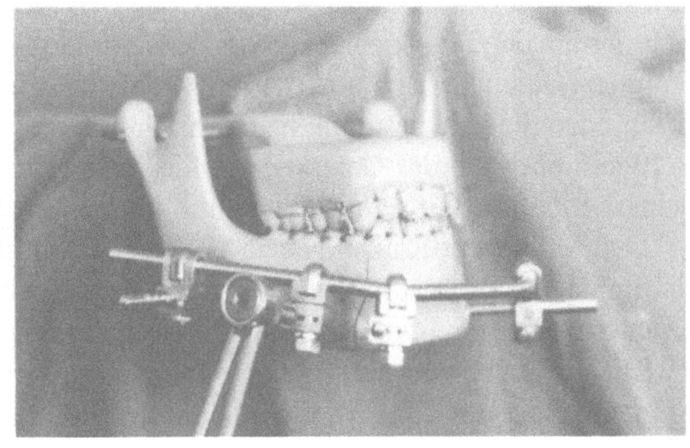

Abb. 81. Nach provisorischer Justierung der 3. Schanz-Schraube Einhängen der 2. offenen Backe als Zielvorrichtung mit „Troika" für die 2. bruchspaltnahe Bohrung

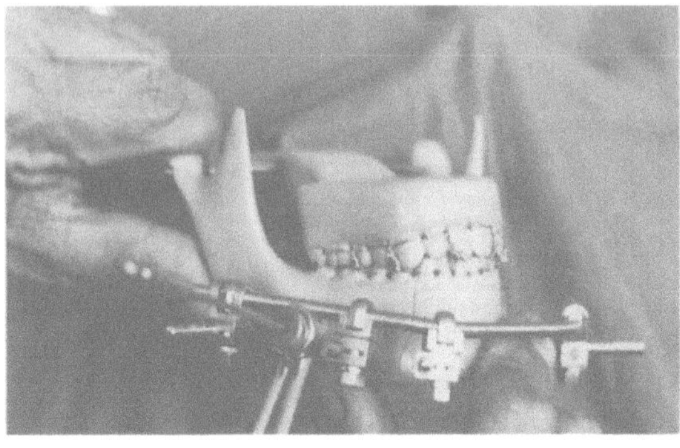

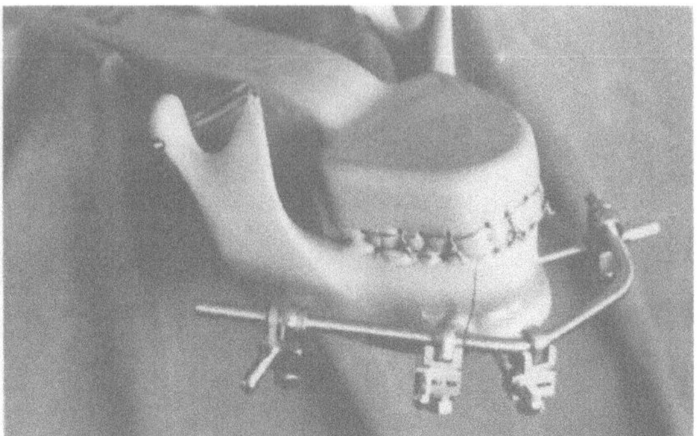

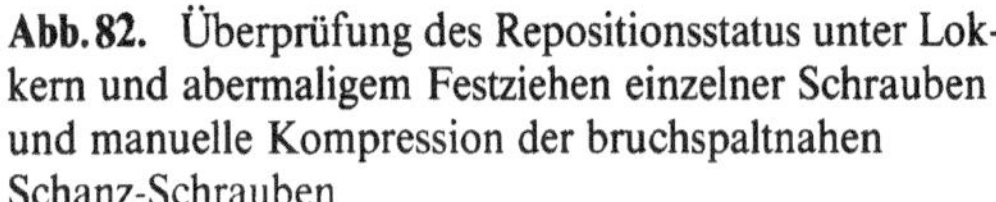

Abb. 82. Überprüfung des Repositionsstatus unter Lokkern und abermaligem Festziehen einzelner Schrauben und manuelle Kompression der bruchspaltnahen Schanz-Schrauben

Abb. 83. Fixateur externe in situ

1) Okklusale Reposition und Retention;
2) frakturferne Applikation einer Schraube beidseits der Fraktur;
3) lockere Verbindung der beiden Schrauben in einer Ebene mittels Stange;
4) Nachkorrektur der basalen Reposition mit lockerer Backenverschraubung;
5) Festziehen der Backenschrauben bei definitiver Schanz-Schraubenstellung;
6) frakturnahe Schanz-Schraubenapplikation mittels „Troika";
7) Überprüfung der Reposition, Festziehen der einzelnen Backenschrauben bei gleichzeitiger manueller Kompression der bruchspaltnahen Schanz-Schrauben.

Praktische Details

Intraorales Vorgehen
Die manuelle Reposition und Rententation der Okklusion mittels Ernst-Ligaturen und Schuchardt-Schiene erleichtert und erhöht zugleich die perkutane Stabilisation.

Extraorales Vorgehen
Markierung der Tangentialebene des Kieferunterrandes mit 2 Kirschner-Drähten (Durchmesser 1 mm) (Abb. 84 a, b). Sie erleichtert dem weniger Erfahrenen die Lagebestimmung der Stichinzision sowie des Bohrlochs 8–10 mm oberhalb des Unterkieferrandes und die spätere Reihung der Schanz-Schrauben in gerader Linie und im rechten Abstand.

Den Montageprinzipien gemäß (s. S. 77 ff.) bestimmen wir die beiden Endpunkte des Fixateurs anhand des Röntgen- und Lokalbefunds. Die bruchspaltfernen Schrauben erfahren eine Positionierung, die ein Optimum an Knochendicke und *intra*fragmentärem Schraubenabstand zulassen. Im Modellfall läge der distale Endpunkt auf der intakten Kieferhälfte kurz vor dem Foramen mentale und der proximale auf der Frakturseite knapp vor dem Kieferwinkel (s. Abb. 75 und 77). Die passende Stange dazu ist ein vorgeformter Dreiviertelbogen (s. Abb. 67 und 74). Endständig (bruchspaltfern) an beiden Kieferhälften verankert, bildet er die feste Basis bzw. Fixations-

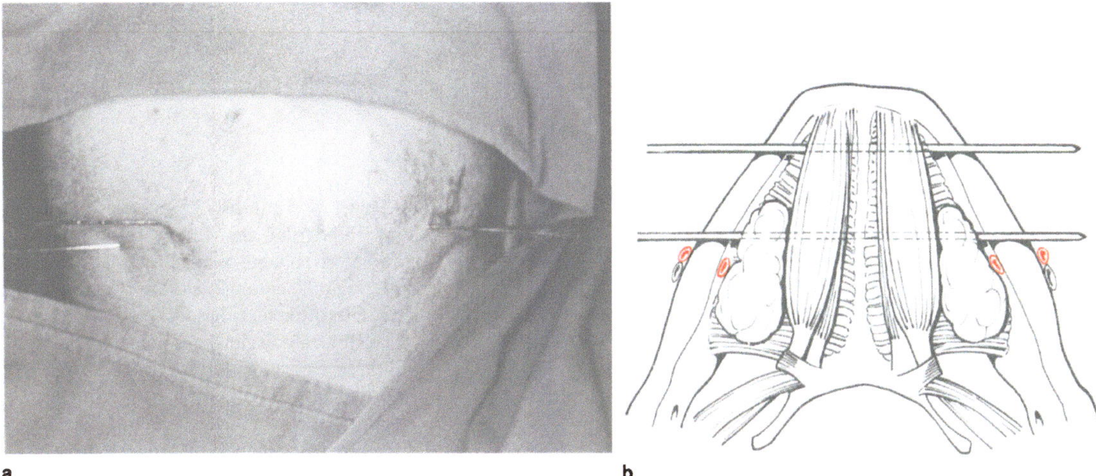

a

b

Abb. 84. **a** Markierung des Kieferunterrandes mit Kirschner-Drähten (Durchmesser 1 mm) als Hilfsmittel für die anatomisch richtige Bohrlochbestimmung. **b** Topographische Skizze zu Abb. 84 a

ebene für die restlichen Schanz-Schrauben. Vier solche Schrauben (50 mm lang) sind für eine stabile Montage bei einer Einfachfraktur mit geringer Weichteilschwellung ausreichend.

Bevor die Montage fortgesetzt wird, erfolgt bei *zahnlosem* Kiefer die manuelle Überprüfung der Fragmentstellung, wenn nicht anhand vorhandener Prothesen und intermaxillärer Klammern die Reposition gesichert ist. Solche notfallbedingten Situationen sind eher die Regel als die Ausnahme.

Bei *bezahntem* Kiefer bietet hingegen die rigide intermaxilläre Fixation Gewähr für eine genügend stabile Fragmentlage, zumal in solchen Fällen eine breite knöcherne Abstützung besteht, so daß sich eine intraorale Überprüfung der Reposition erübrigt. Das ist auch ein Vorteil im Hinblick auf die Beibehaltung der sterilen Erstabdeckung, so daß gleich die 3. und 4. Schanz-Schraube gesetzt werden können.

Die zuvor auf die Stange aufgeschobenen Backen oder die nachträglich aufgehängten offenen Backen dienen der „Troika"-Anwendung. Beim Festklemmen der 3,5 mm Bohrbüchse in der Zielbacke (durch dunkle Tönung gekennzeichnet) sollte wegen der Gefahr einer Deformierung die Schraube nicht zu stark angezogen werden.

Technik und künftige Möglichkeit
Die Re-Positionierung des aufsteigenden Astes nach sagittaler Spaltung (s. S. 335) ist eine weitere Möglichkeit der Fix ex-Anwendung. Die hierzu verwendete Technik im Detail gilt generell. Zur Veranschaulichung der prinzipiellen Handhabe des „Türfallen-" und „Troika"-Systems sei die Repositionierung des aufsteigenden Astes nach sagittaler Spaltung simuliert, das Mastoid als Fixpunkt gewählt (Abb. 85–92).

Die Repositionierung ist ein immer wiederkehrendes Problem. In der Resektionsbehandlung des tumorbefallenen Unterkiefers besteht eine Lösung dieses Problems in der präliminären Montage der Rekonstruktions-

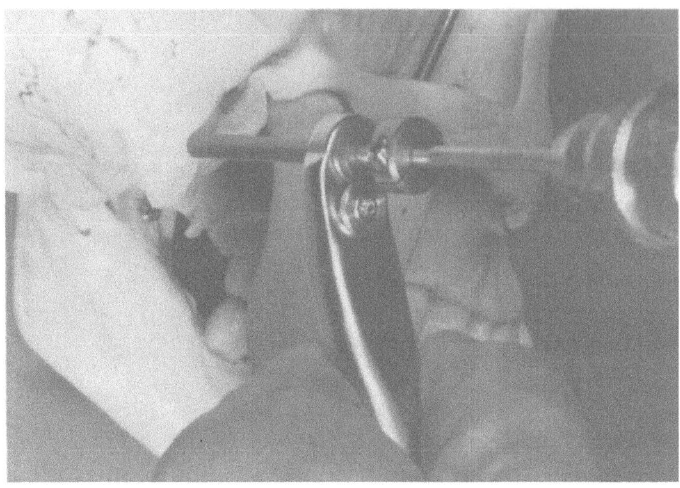

Abb. 85. " Türfalle" (3,5 mm-Bohrhülse mit Handgriff), am Mastoid orthogonal aufgesetzt, bleibt so lange lokostabil, bis die Schanz-Schraube mit ihrem Schaft in der Ciskortikalis eingesteckt ist.
Die Bohrung beginnt mit dem 3,5 mm-Bohrer. Dessen Eindringtiefe in die Ciskortikalis wird vorher mit der verstellbaren Schelle am Bohrerschaft festgelegt. Je nach geschätzter Kortikalisdicke beträgt die Eindringtiefe 2–5 mm

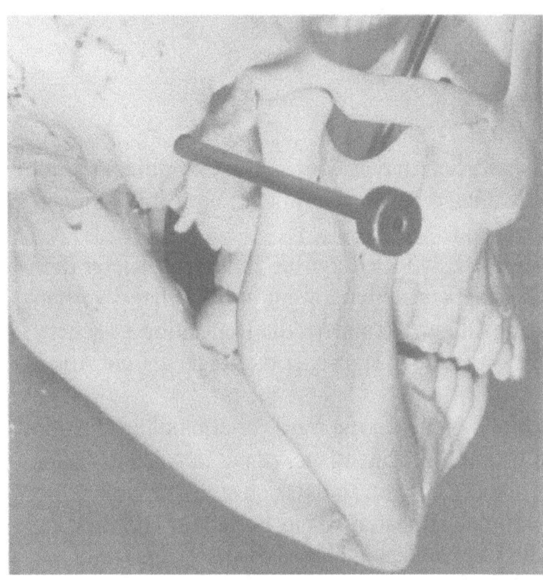

Abb. 86. Aus Demonstrationsgründen separat die 2,0-Steckbohrbüchse - konisch verjüngt - in das 3,5 mm-Ciskortikalisloch eingesteckt

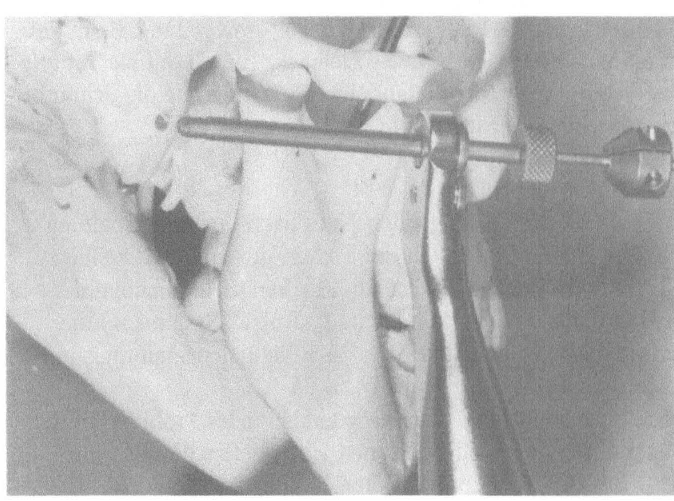

Abb. 87. Im eigentlichen Arbeitsgang erfolgt das Durchbohren der Transkortikalis mit der „Türfalle" via 2,0-Steckbohrbüchse. Der 2,0-mm-Bohrer auf entsprechende Bohrtiefe eingestellt (6 mm)

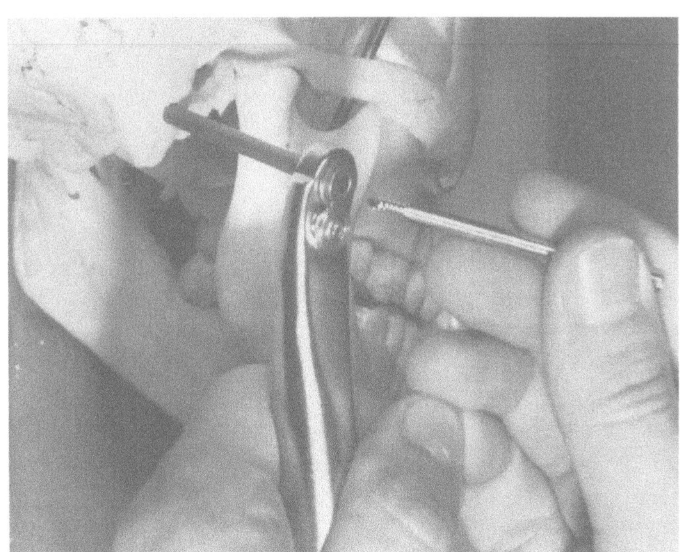

Abb. 88. Nach Entfernung der 2,0-Steckbohrbüchse manuelle Einführung der Schanz-Schraube via lokostabiler „Türfalle", bis der Schaft im ciskortikalen Loch festen Halt findet

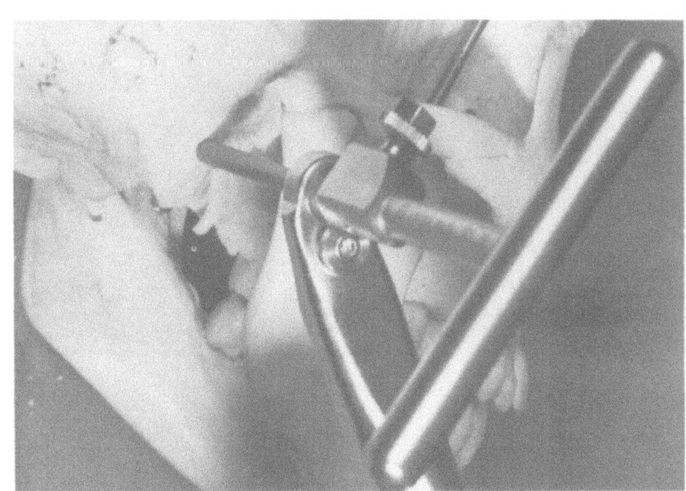

Abb. 89. Erst jetzt Aufsetzen des Handfutters und Verankerung des selbstschneidenden Gewindes (2,7 mm) der Schanz-Schraube im 2-mm-Bohrloch der Transkortikalis

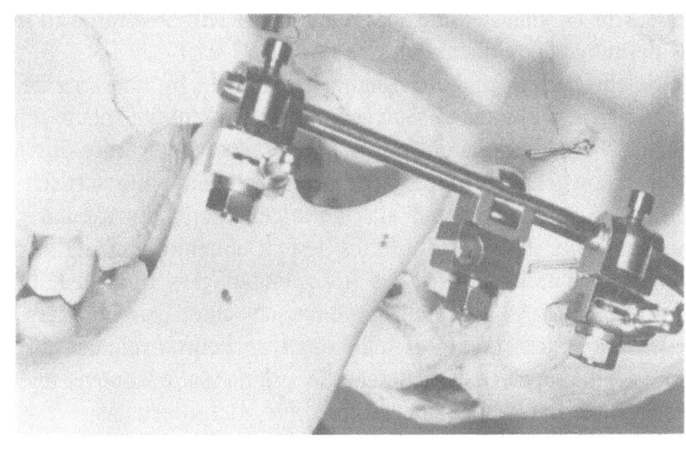

Abb. 90. Eingehängte offene Backe mit Zielbacke für die Anwendung der „Troika" zur Justierung des 3. Bohrloches. (Die 2. Schanz-Schraube in der Basis des Processus muscularis verankert)

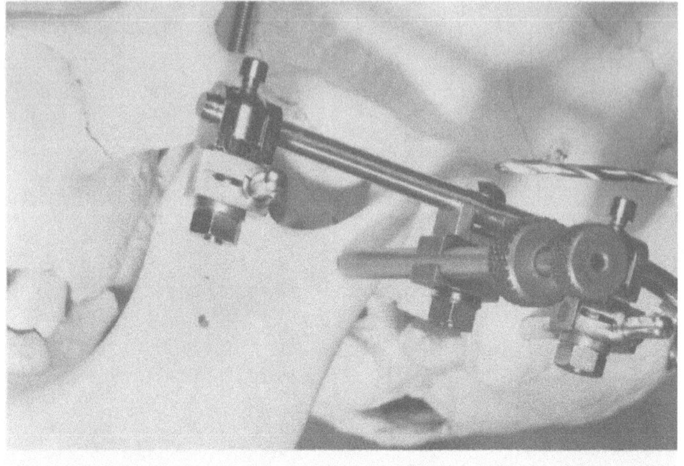

Abb. 91. Parallel zu den beiden Schanz-Schrauben die „Troika" mittels Zielbacke in lokostabiler Stellung montiert. Der Trokar entfernt, die 2,0 mm Steckbohrbüchse eingeführt, nachdem vorher das 3,5-mm-Ciskortikalisloch gebohrt wurde. Die Justierung der 2,0 mm-Bohrung in die Transkortikalis und somit die der 3. Schraube ist gewährleistet

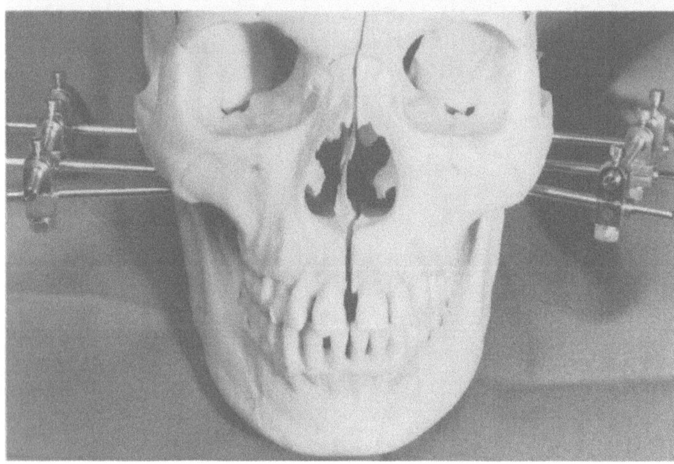

Abb. 92. Die Trägerstangen inkl. der festeingestellten Fixationsbacken (mit Stellschrauben) sind in einem Stück abnehmbar. Remontiert dienen sie der Re-Positionierung des aufsteigenden Astes nach der sagittalen Spaltung. Fixpunkt bei diesem System ist die im Mastoid verankerte Schanz-Schraube

platte (s. S. 292). Eine andere Möglichkeit bietet der Fixateur externe. Vor allem bei Resektionen des mittleren Segments kann es zweckmäßig sein, vorher mit je 2 Schanz-Schrauben und einer über das Gesicht gebogenen Stange die Originalstellung der erhaltbaren Kieferabschnitte zu sichern und als definitive Fixation zu belassen (s. Abb. 93 a, b).

Solche Behelfe sind angezeigt bei tumoröser Intumeszenz der Mandibula, die ein präliminares Anlegen der Rekonstruktionsplatte unmöglich macht. Diese Methode dürfte v. a. aktuell werden, wenn es durch Immunsuppression gelingen sollte, ganze Kieferabschnitte alloplastisch zu ersetzen unter der Vorbedingung allseitig ungehinderter Revaskularisation des Transplantates. Dieses Erfordernis besteht ohnehin bei jeder verminderten Revaskularisationsfähigkeit des Transplantatlagers. In allen Fällen mit strahlenbelastetem Weichteillager oder schlechter Durchblutung eines gedeckten Weichteildefektes sollte das Knochentransplantat allseitig frei sein, um die reduziert vorhandene Revaskularisationspotenz nicht noch zusätzlich durch Platten einzuschränken. Unter diesem Aspekt wird künftig der FE auch die gefäßgestielte Knochentransplantationstechnik erleichtern.

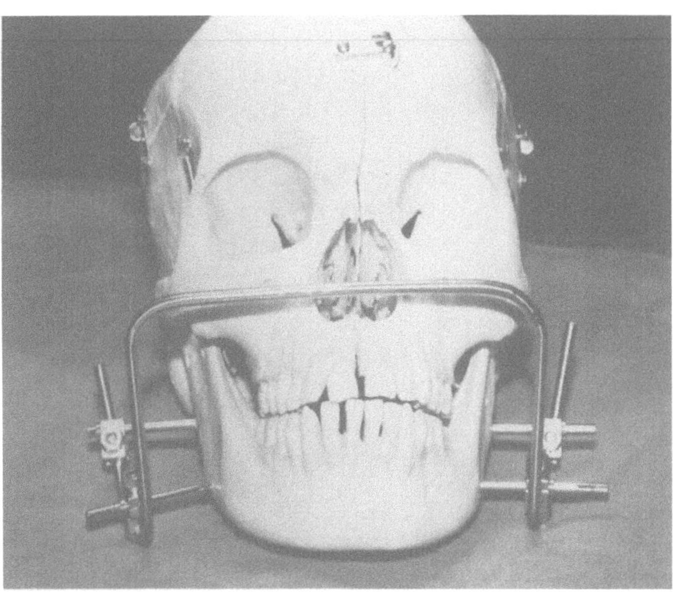

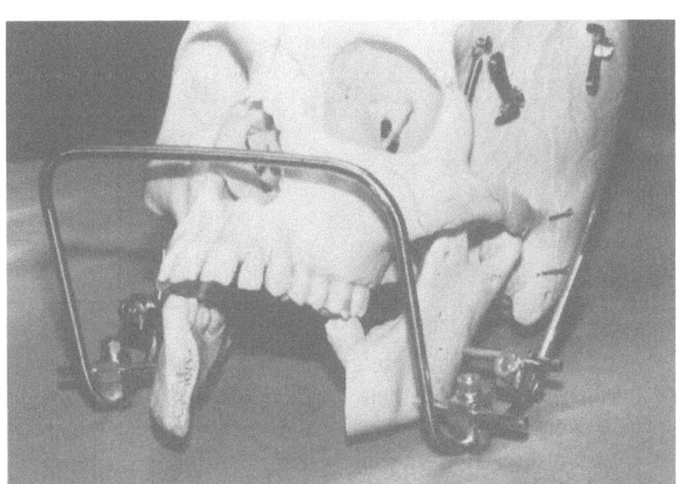

Abb. 93. a Fixateur externe mit *perifazialer* Stange als Haltevorrichtung vor und nach der Kontinuitätsdurchtrennung. **b** Resektionsstümpfe in ihrer Originalposition nach entferntem Resektat

4.2.2.7 Zur Indikation des Fixateur externe

4.2.2.7.1 Perkutane Stabilisation als Mittel zur Simultanversorgung des Polytraumatisierten

Beim Polytrauma sind Zeitpunkt der Reanimation, Einschätzung des Schweregrades der Einzelverletzung und Daten der Verlaufskontrolle die indikationsbestimmenden Parameter. Der danach festgelegte Stufenplan unterscheidet unaufschiebbare lebensrettende Eingriffe von aufschiebbaren, die erst in der „Stabilisierungsphase" (s. S. 161) durchzuführen sind. Bei letzteren handelt es sich vielfach um begleitende Extremitätenfrakturen, denen wiederum Behandlungspriorität gegenüber Gesichtsschädelverletzungen einzuräumen ist.

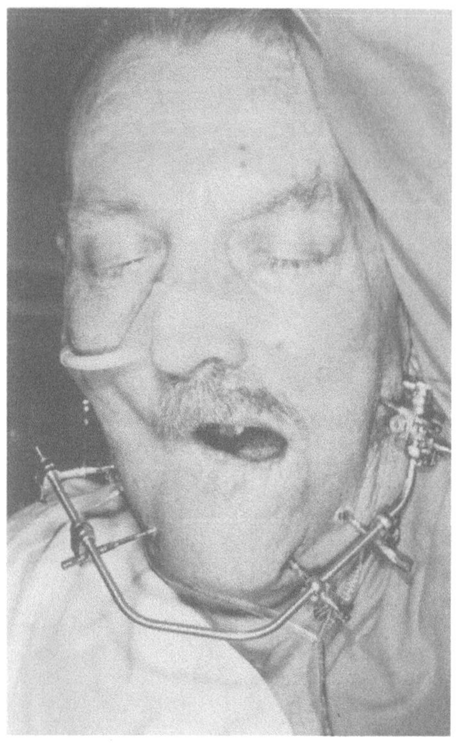

Abb. 94. Fixateur externe simultan appliziert während der Versorgung einer unteren Extremität

Dies führt gelegentlich infolge einer verzögerten Unterkieferversorgung zu einer beginnenden Weichteil- und Knocheninfektion, die anfänglich schwer von reparativen Vorgängen zu unterscheiden ist. Solche Situation entsteht bei offener Fraktur leicht, auch wenn notfallmäßig provisorische Ruhigstellung und Weichteilnaht erfolgten. In diesen Fällen ist die Anwendung des Fixateur externe als sofortige und definitive Maßnahme indiziert, denn sein Anbringen tangiert kaum das tätige Operationsteam an der Extremität. Die Versorgung eines bewußtlosen Polytraumatisierten (s. Abb. 94) ist ein Beispiel dafür, bei dem es sich um additionale Frakturen am Kieferwinkel links und postcanin rechts handelt.

Dem Diktum, aus der notfallmäßigen eine definitive Versorgung zu machen, ist damit am besten gedient, indem ohne zusätzliche Devastation des traumatisierten Gewebes und Mehraufwand an Zeit eine mechanische Stabilität aufgebaut wird, die eine sofortige Mundöffnung mit all den damit verbundenen Vorteilen erlaubt.

4.2.2.7.2 Pathologische Fraktur

Zwei Arten von pathologischen Frakturen stellen eine Indikation für den Fixateur externe dar: die eitrige sequestrierende Osteomyelitis und die Radionekrose.

4.2.2.7.2.1 Osteomyelitis

Die Destruktion (Sequestrierung) als spezifisches Merkmal der klassischen Osteomyelitis führt nicht selten zur Spontanfraktur, wenn nicht vorbeugend geschient wird, wie im vorliegenden Fall (s. Abb. 95a). Üblich ist die intermaxilläre Ruhigstellung. Sie kann durch den Fixateur externe ersetzt werden. Denn mit geringstem operativen Aufwand ist ohne Schädigung der periostalen Durchblutung der Herd stabil überbrückbar. Bei der Patientin kam trotz konventioneller Ruhigstellung, täglicher Spülungen durch die Fistel, Antibiotikagaben und Sequestrotomie die Eiterung nicht zum Stillstand. Erst die mechanische Ruhe durch den Fixateur externe bewirkte rasche Besserung und Ausheilung (Abb. 95b, c).

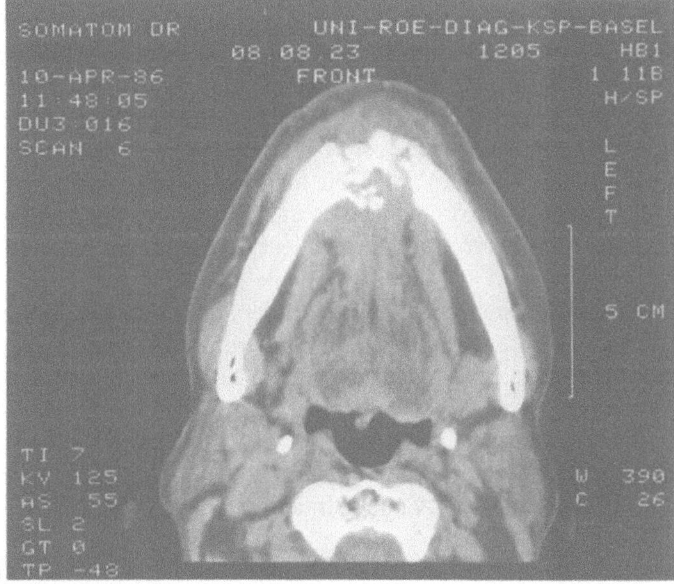

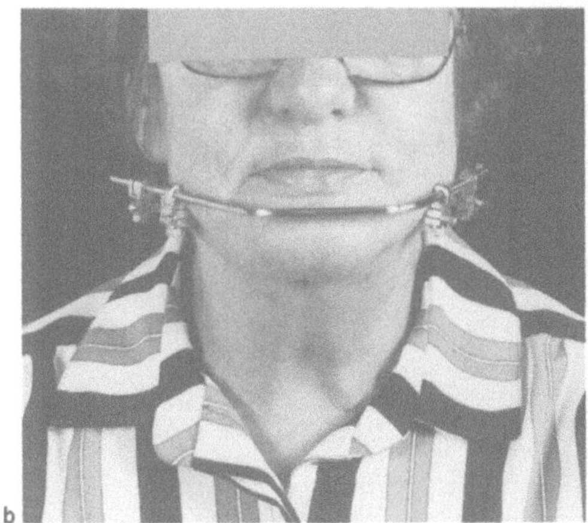

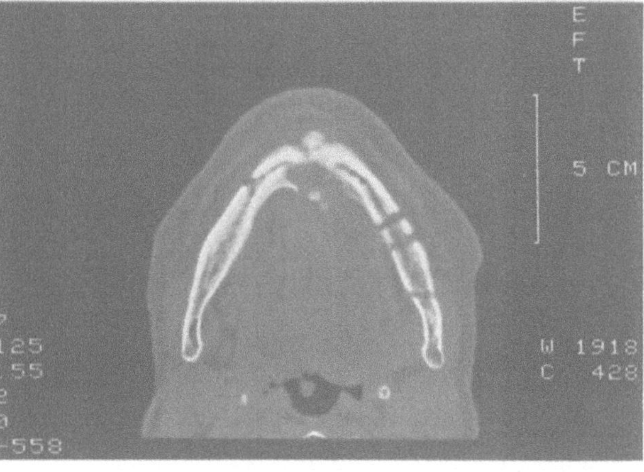

Abb. 95. **a** Computertomographische Darstellung der Spontanfraktur und Sequester einer sekundär chronischen Osteomyelitis; **b** Fixateur externe - Aspekt bei der Patientin mit dem in Abb. 95a dargestellten Befund; **c** computertomographischer Befund nach Entfernung des Fixateur externe. (Es wurde die Schichtebene der Schraubenlöcher gewählt, um sichtbar zu machen, daß in diesem Bereich trotz 6wöchiger Bewegungsfunktion der Mandibula keine Zeichen von Osteolyse vorhanden sind. Nach Sequestrotomie und Clindamycinmedikation trat Konsolidierung und spontaner Fistelverschluß ein)

4.2.2.7.2.2 *Radionekrose und radiogene Osteomyelitis*

Trotz taktischer und technischer Perfektionierung der Strahlentherapie im
Kopf- und Hals-Bereich und prophylaktischer Sanierung der Mundhöhle
kommen vereinzelte Fälle von strahlenbedingter Osteonekrose vor. Sie
manifestieren sich entweder als Frühnekrose infolge intensivster Bestrahlung oder als Spätnekrose, bei der Sekundärinfektion oder Trauma die aus-
lösenden Momente sind.

Die resultierende Osteomyelitis, deren Hauptsymptome Neuritis und
Spontanfraktur sind, bildet die klassische Indikation für einen Fixateur
externe. Periodische Röntgenkontrollen weisen frühzeitig auf die Gefahr
einer Spontanfraktur hin. Zu diesem Zeitpunkt sollte der Fixateur externe
bereits *prophylaktisch* zur Anwendung kommen. Unter seinem stabilisierenden Schutz wird der Läsionsbereich nicht tangiert und gegebenenfalls schonend, ohne Frakturrisiko, die Sequestrotomie durchgeführt.

In einem Fall war bereits eine Fraktur vorhanden. Der Patient wurde
wegen eines seit Tagen anhaltenden brutalen Trigeminusschmerzes notfallmäßig eingewiesen. Es erfolgte neben der perkutanen Herdüberbrückung
zusätzliche Ruhigstellung des mandibulären Bewegungsapparates mittels
Kraniofixateur, um auch die geringste Möglichkeit mechanischer Irritation
auszuschalten (Abb. 96 a). Mit Hilfe lokaler Analgesie durch perbukkale
Dauertropfinfusion von Lidocain in das Spatium pterygomandibulare
(s. Katheter in Abb. 96 a) konnte die Neuritis rasch beeinflußt und der Halo
entfernt werden.

Da sich trotz monatelanger hyperbarer Sauerstoffbehandlung kaum
radiologische Anzeichen einer Frakturüberbrückung zeigten und Sequester
abstießen, mußte der Fixateur externe 1,5 Jahre belassen werden
(Abb. 96 b).

Hier bewährte sich der Fixateur externe wegen seines dauerhaften stabilen Sitzes auf dieselbe Weise wie im Fall der Abb. 96 c, bei dem es sich
um eine Spätnekrose mit Spontanfraktur handelte (Abb. 96 d, e).

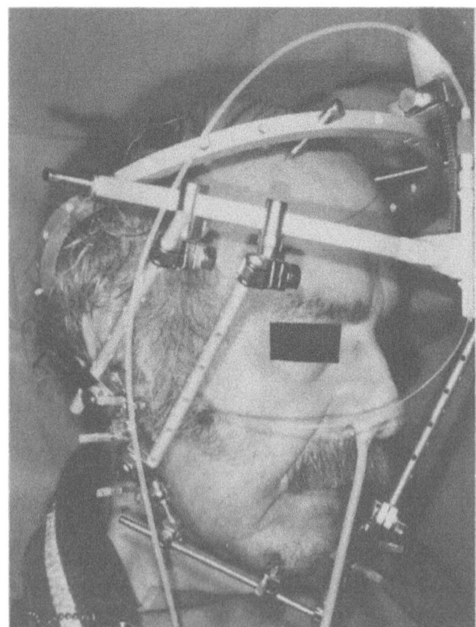
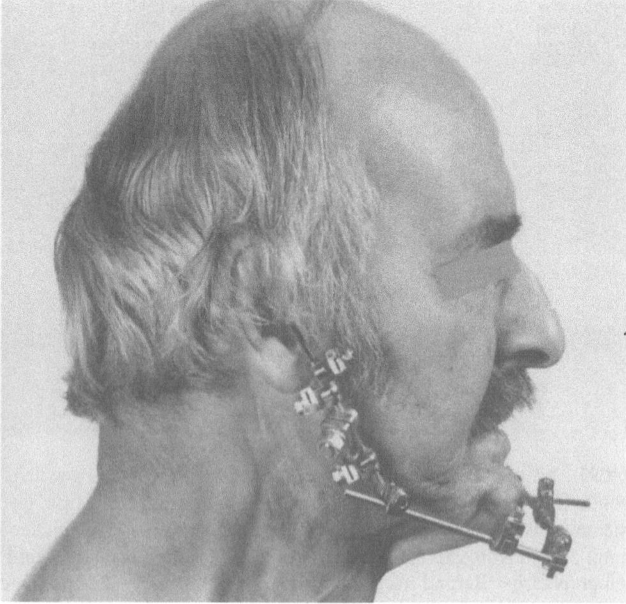

a

b

Abb. 96. **a** Fixateur externe Typ Unterkiefer der 1. Entwicklungsphase. Starre Verbindung mit dem Halo zur absoluten Ruhigstellung des Unterkiefers als Schmerzbehandlung in Verbindung mit der perbukkalen Lidocaininfusion (s. Venenkatheter). **b** Der gleiche Fix ex nach 1,5 Jahren. Grund der langen Liegedauer war der torpide Verlauf der Knochen- und Ulcusheilung. Während dieser Zeit keine Anzeichen einer Lockerung der Schrauben. **c** Fixateur externe zur Stabilisierung der Spontanfraktur und raschen Behebung des Schmerzes. **d** Spontanfraktur auf der linken Seite. Die Bestrahlung erfolgte vor 12 Jahren mit Cobalt (6500 rad) wegen eines Zungenrandkarzinoms. **e** Kontrollbefund nach 3 Monaten. Trotz ausgedehnter Nekroseareale, Osteoporose und Dekalzifizierung finden die Schanzschrauben durch ihre Gewinde-Schaft-Verankerung genügend Halt für eine stabile Überbrückung der Fraktur. Sie bewirkte sofortige Schmerzfreiheit und Lösung der Mundöffnungshemmung

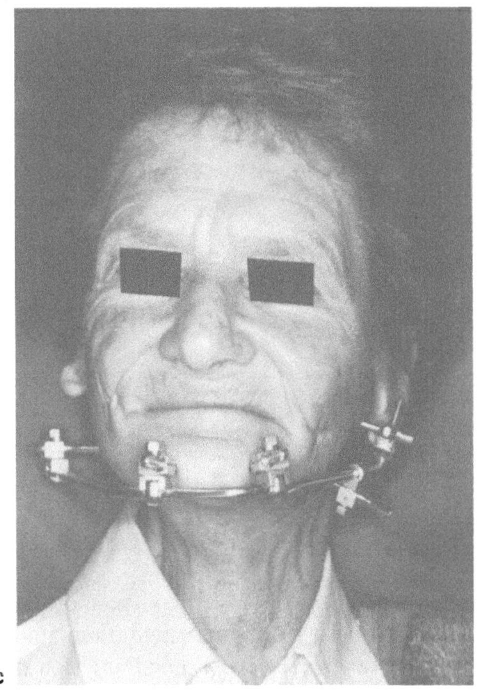

c

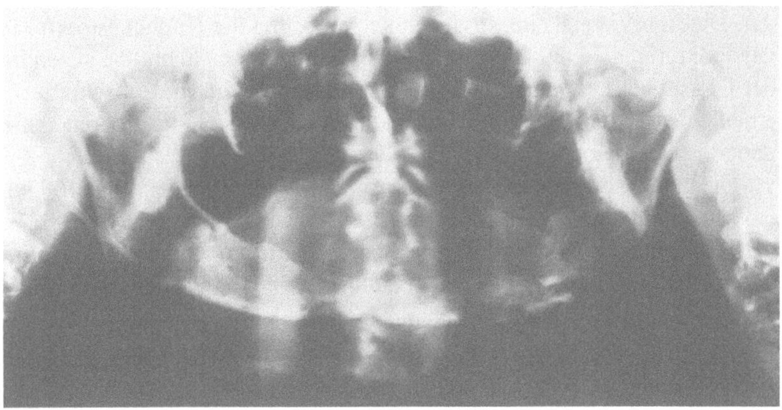

d

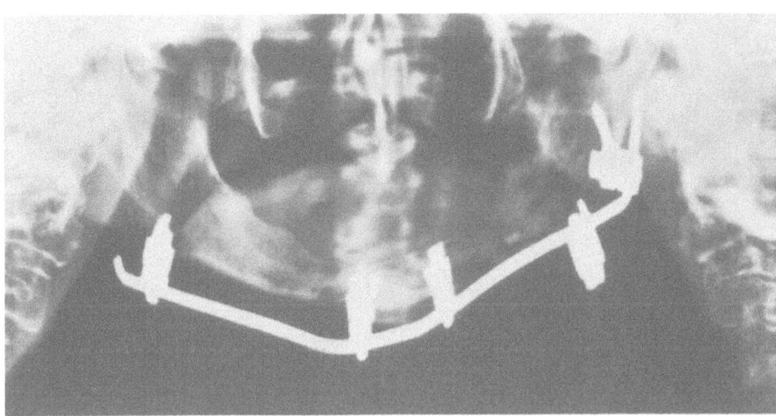

e

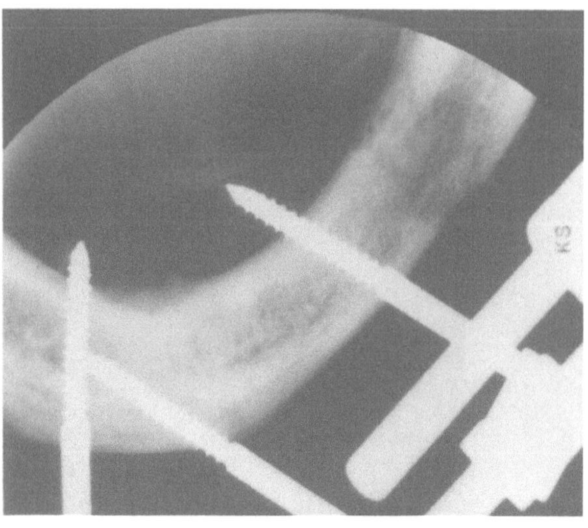

Abb. 97. Osteomyelitis mit Demarkierung eines Kortikalissequesters als Folge einer verschleppten Behandlung der Querfraktur eines atrophischen Unterkiefers. Trotz des schlechten Sitzes der 2. Schraube erfolgte unter dem Einfluß der mechanischen Ruhe rasche Heilung. (Der Gewindeteil der neuen Schanz-Schraube ist kürzer)

4.2.2.7.2.3 Klinisch manifeste Bruchspaltinfektion

Die senile Atrophie des Unterkiefers, oft gefördert durch postklimakterische Osteoporose, wird zu einem traumatologischen Problem, wenn z. B. bei verschleppter Frakturbehandlung sich eine Bruchspaltostitis entwickelt hat. In solchen Fällen stellt die perkutane Stabilisation als Methode geringster Beeinträchtigung der Knochenvaskularisation eine ideale Indikation dar. Die Abb. 97 zeigt eine ausgedehnte Auflösung der Knochenstruktur in der Frakturumgebung. Die glatten Schäfte der Schanz-Schraube sitzen in der Ciskortikalis eng anliegend; ebenso weisen die Gewindeabschnitte einen guten Sitz im übrigen Knochenquerschnitt auf. So resultieren keine deperiostierten Kortikalisabschnitte.

Die andere Indikation stellt eine primär infizierte Kieferwinkelfraktur bei zufällig bestehender Dentitio difficilis dar, wie im Fall der Abb. 98 a, bei dem es sich noch zusätzlich um eine Schrägfraktur im Kinnbereich handelt. In solchen Fällen ermöglicht der Fixateur externe die primäre Stabilisierung beider Frakturen am Aufnahmetag in die Klinik (Abb. 98 b, c). Unter Erhaltung der Vaskularisation und Stabilisation erhält man eine primäre Frakturheilung trotz der Infektion (Abb. 98 d).

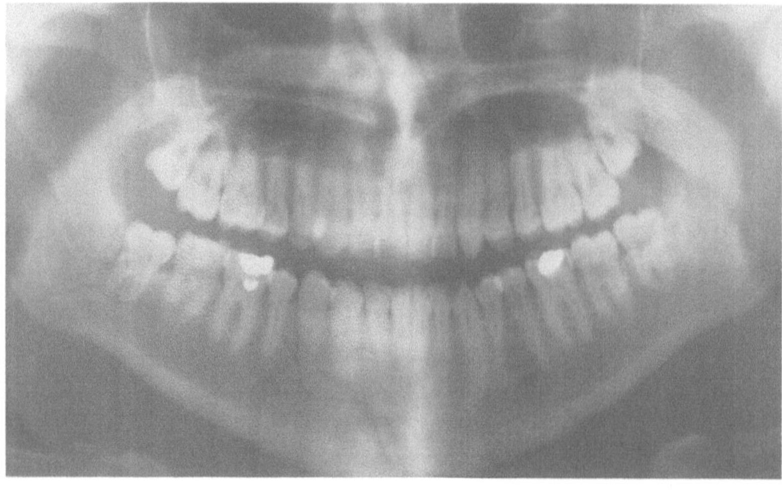

Abb. 98 a

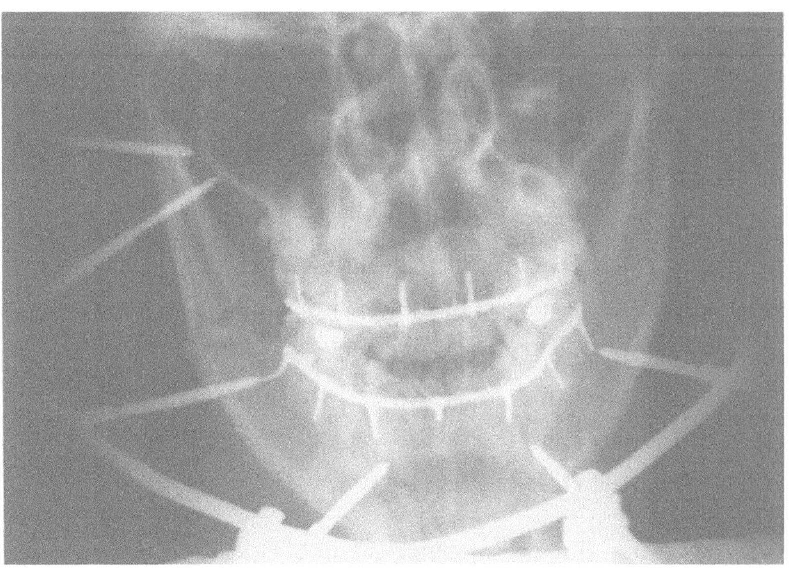

b

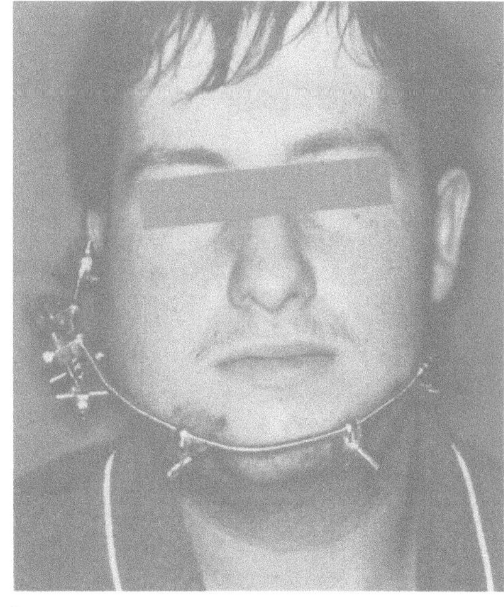

c

Abb. 98. **a** Primär infizierte Kieferwinkelfraktur bei zufällig bestehender Dentitio difficilis; daneben präcanine Fraktur. **b** Ohne vorausgehende Behandlung der Infektion Sofortversorgung des Falles der Abb. 98a mit Fixateur externe, bei gleichzeitiger Beseitigung der Infektionsursache. **c** Fixateur-externe-Aspekt unmittelbar nach Versorgung beider Frakturen. **d** Status nach Entfernung des Fixateur externe

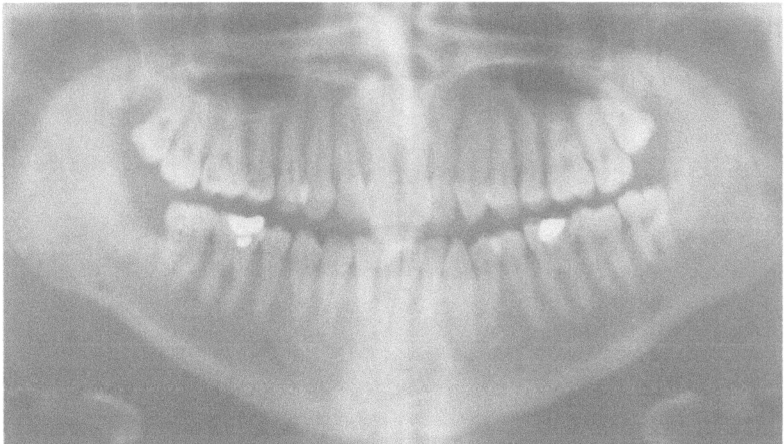

d

4.2.2.7.3 Prophylaktische Anwendung des Fixateur externe

Ein weiteres Problem bei atrophischen bzw. zahnlosen Kiefern sind impaktierte Zähne. In einem Fall (Abb. 99 a) handelt es sich um eine derartige Situation, bei der sich eine vorbeugende Kontinuitätssicherung mit einem Fix ex empfiehlt (Abb. 99 b).

Spontanfrakturen und Spontanverformungen, die sich in seltenen Fällen bei einer Hemiatrophia faciei progressiva, fibrösen Dysplasie, eosinophilem Granulom, oder ganz gelegentlich bei Zysten ereignen, können weder konservativ noch operativ ideal ruhiggestellt werden. Als Ausweg bietet sich auch hier der Fixateur externe an.

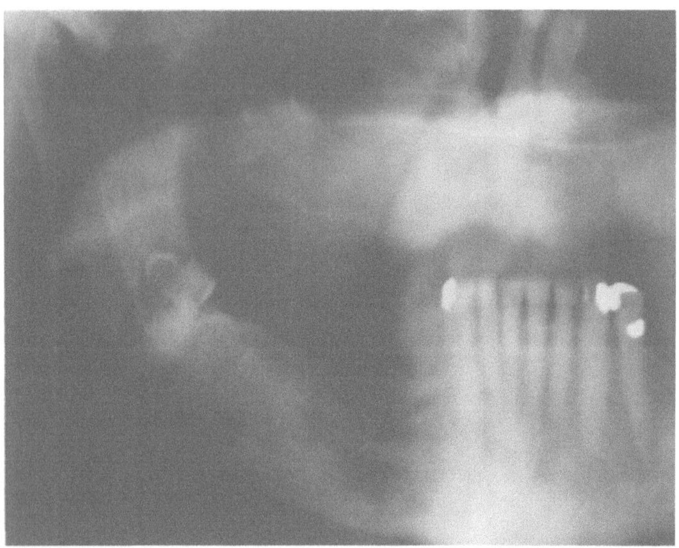

a

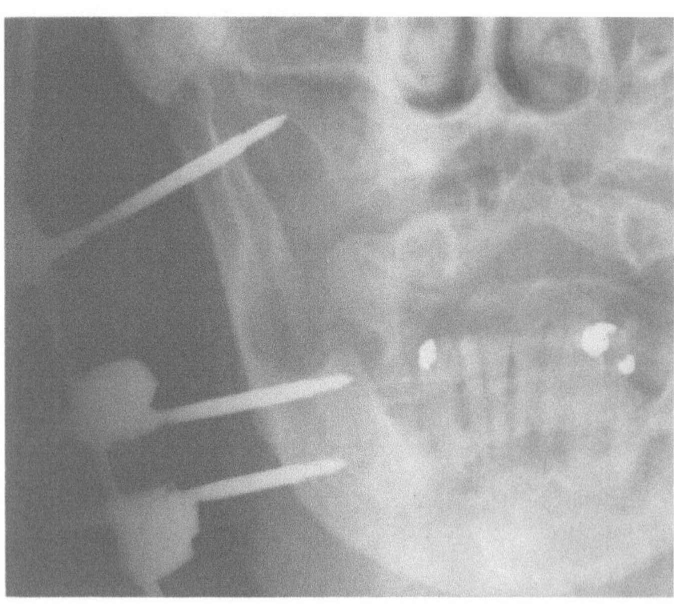

b

Abb. 99. **a** Typischer Befund für potentielle Frakturgefahr. **b** Zahnextraktion erfolgte unter dem Schutze des Fixateur externe

5 AO-Instrumentarium

Die funktionsstabile Fixation ist ein anspruchsvolles Operationsziel. Sie erfordert ein Instrumentarium, das sich durch 4 Eigenschaften auszeichnet:

- Spezifität bei der Vielfalt der Frakturbefunde;
- Einfachheit in der Handhabung;
- Überschaubarkeit auf dem Operationstisch;
- Einheitlichkeit und Normierung im Gebrauch.

Durch die Institutionalisierung von technischen Kommissionen, z. B. „Kiefer-TK", bestehend aus Vertretern der Klinik, Forschung und Herstellung, ist nach sorgfältiger Erprobung ein Instrumentarium besonderer Güte entstanden. Die Nachahmung ist deshalb weitverbreitet. Die Original-AO-Instrumente und -Implantate sind aber am eingeätzten Zeichen zu erkennen. Zur Orientierung über Art und Aufbau des Instrumentariums sind die Monographie *Das AO-Instrumentarium* von Séquin und Texhammar (1980), sowie das Manual für Operationspersonal *Funktionsstabile maxillofaziale Osteosynthesen* von Texhammar und Schmoker (1984) unentbehrlich.

5.1 Aufbau

Nach dem Prinzip des Baukastensystems zusammengestellt, genügt eine relativ kleine und somit übersichtliche Anzahl von instrumentellen Grundelementen für sämtliche knochenchirurgischen Eingriffe am Viszeralskelett des Schädels. Im vorliegenden Fall beschränken wir uns auf den mandibulären Bewegungsapparat. Hierfür existieren ein Grundinstrumentarium für die maxillofaziale Knochenchirurgie (Abb. 100) mit einer dazugehörigen Implantatkassette und das Osteotomieset für die sagittale Spaltung (Abb. 101).

Das Grundinstrumentarium ist so zusammengesetzt, daß mit ihm praktisch jede Fraktur versorgt werden kann. Auf Vollzähligkeit der Einzelinstrumente wie der Implantat- und Schraubensätze ist daher zu achten.

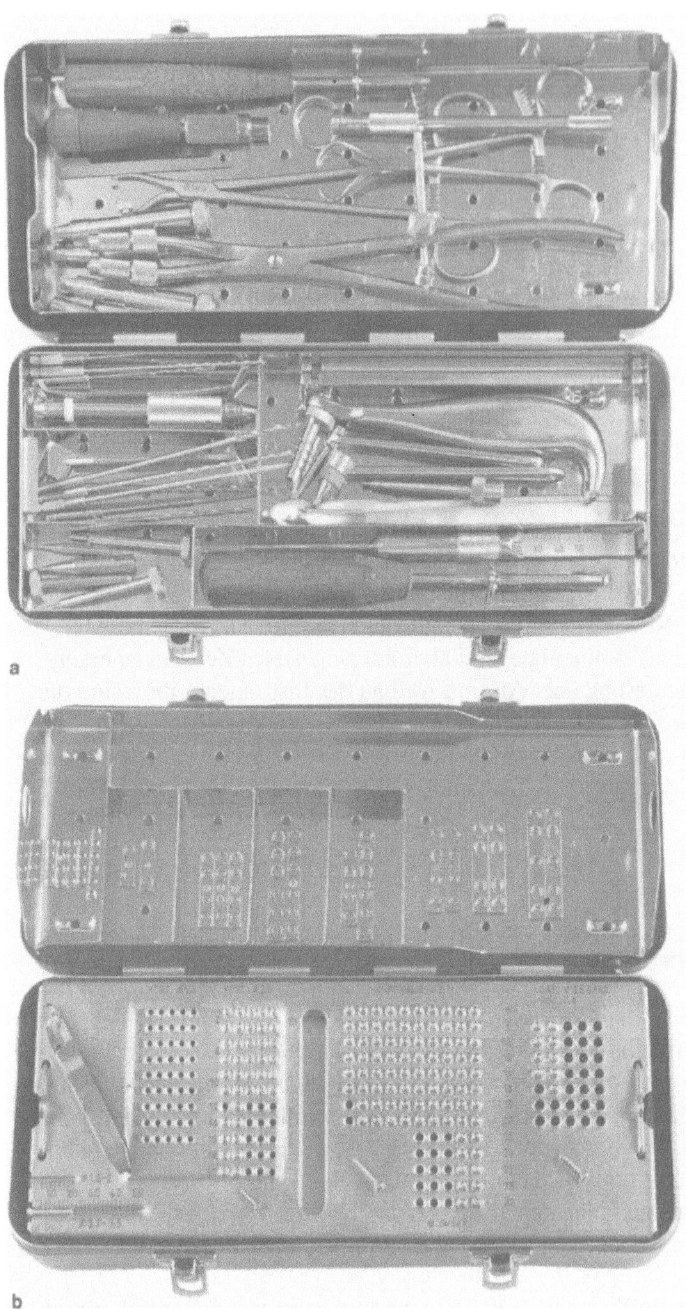

Abb. 100. **a** Instrumentarium für Unterkieferosteosynthese. **b** Implantatesatz für Unterkieferosteosynthese

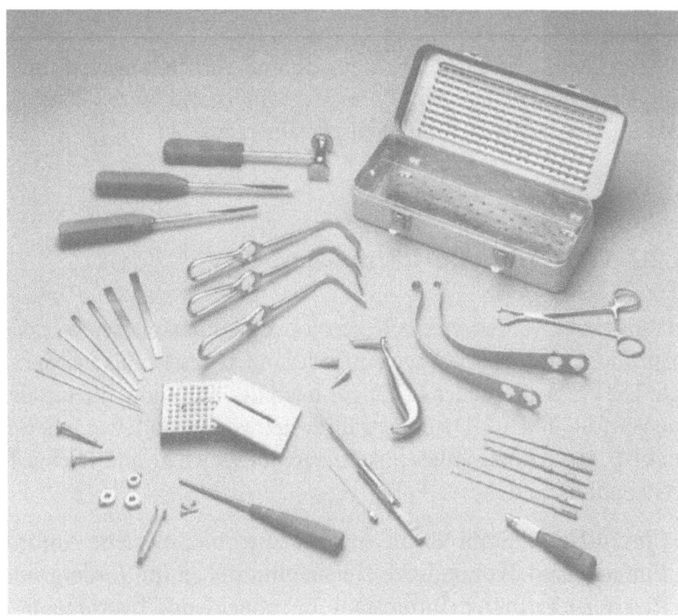

Abb. 101. Kombiniertes Set für sagittale Spaltung und perfaziale Zugschrauben-osteosynthese. *Links oben*: Meißel und Osteotome; *links unten*: Bohrbüchsen und Schrauben; *Mitte*: Spezielle Retraktoren und transbukkales Zielgerät (mit „Türfalle"); *Mitte unten*: Schraubenmeß-gerät (extra lang); *rechts*: Bohrer 2,7 und 2,0 mm (extra lang)

5.2 Verwendete Werkstoffe

5.2.1 Werkstoffe für Kieferimplantate

Die Platten und Schrauben werden nach nationalen und internationalen Normen hergestellt. Als Werkstoff für Implantate verwendet die AO rostfreien Stahl und Titan. Der rostfreie Stahl setzt sich zusammen aus 18% Chrom, 14% Nickel, 3% Molybdän, 1,5% Mangan und Silizium, ferner weniger als 0,03% Kohlenstoff und Eisen (AI American Norm: AISI 316 L). Zudem werden besondere Schmelzverfahren angewendet, die dem Metall in seinem Kristallgefüge höchste Reinheit verleihen (Steinemann 1968). Der rostfreie Stahl, aus dem die AO-Implantate hergestellt werden, entspricht somit einer ungeschmolzenen Stahlqualität mit niedrigem Kohlenstoffgehalt und hat eine eigene Spezifikation zur Optimierung der Korrosionsresistenz, liegt aber gleichzeitig innerhalb der maßgeblichen nationalen und internationalen Normen für rostfreien Stahl für chirurgische Implantate.

Einem Beschluß der Kiefer-TK (1986) gemäß werden die Kieferimplantate aus Titan hergestellt.

Beim Titan für AO-Implantate handelt es sich um das kommerziell reine Metall, das für die meisten Implantattypen durch Umarbeitungsprozesse auf eine bestimmte Festigkeit und Duktilität gebracht worden ist. Die goldgelbe Farbe wird durch eine definierte Oxidschicht hervorgerufen, die durch ein spezielles Oberflächenbehandlungsverfahren erzeugt wird. Leichte Veränderungen dieses Farbtons haben keine Bedeutung, sie zeigen lediglich an, daß die Dicke der Oxidschicht etwas zugenommen hat, was

durch Sterilisation, Lagerung oder während der Verweilzeit im Körper
möglich ist.

Die chemische Zusammensetzung und Herstellungsverfahren sind also
festgelegt, die genügenden Korrosionswiderstand, gute Gewebeverträglich-
keit und mechanische Festigkeit gewährleisten.

5.2.2 Werkstoffe für Instrumente

Naturgemäß werden an die Korrosionsbeständigkeit der Werkstoffe für
Instrumente weniger strenge Anforderungen gestellt als bei den Implantaten. Die Auswahl richtet sich mehr nach der Funktion, die mit dem Instrument erfüllt und auf Dauer gewährleistet werden soll, wie z. B. Schneidefä-
higkeit, Abnutzungsbeständigkeit, leichtes Gewicht und leichte Pflege.
Verwendung finden:

- Chrom-Nickel-Stahl für die Instrumente ohne spezielle Anforderung.
  Einfache und ökonomische Herstellung stehen im Vordergrund.
- Rostfreier härtbarer Chromstahl für schneidende Instrumente, wie Boh-
  rer, Gewindeschneider, Meißel.
- Rostfreier vergütbarer Chromstahl für Zangen, Knochenhebel, u.ä.

Die beiden letzten Gruppen sind nicht absolut rostbeständig. Sie erfordern
gute Pflege wegen Korrosionsanfälligkeit. Die Kunststoffe und Gummisor-
ten, die für Instrumentengriffe, Lagerteile, Dichtungen und Schläuche Verwendung finden, können im Autoklaven bei 140 °C sterilisiert werden.

5.3 Unterkieferinstrumente

5.3.1 Repositions- und Vorspanninstrumente

1. Die *Repositionskompressionszange* (Abb. 102) ohne Druckrollen dient der
   Distraktion zwecks Befreiung des Frakturspalts von eingeklemmten
   Weichteilen, sowie der präzisen Adaptation der Bruchflächen und dem
   Aufbau einer manuellen Vorspannung von 10–15 kp (Zangenvorspan-
   nung). Mittels zweier 8 mm Kortikalischrauben werden die Branchen-
   enden (geschlitzte Röhren mit verschiebbarer Muffe) der Repositionszange am Unterkieferrand fixiert (s. Abb. 157). Dazu verwenden wir speziell die Ziel- und Plattenbohrbüchse 2 mm (Abb. 103, s. auch Abb. 112).
   Ist die Positionierung von Druckrollen möglich (Abb. 104), empfiehlt
   sich grundsätzlich deren Montage für eine homograde Druckverteilung
   zwischen den Fragmenten (Druckrollenvorspannung).
2. Die *Repositionszange mit extra langen Spitzen* ist eine atraumatische Faß-
   zange. Bei kortikaler Verankerung (Abb. 105) kann die reponierte Fraktur unter Druck zusammengehalten werden.

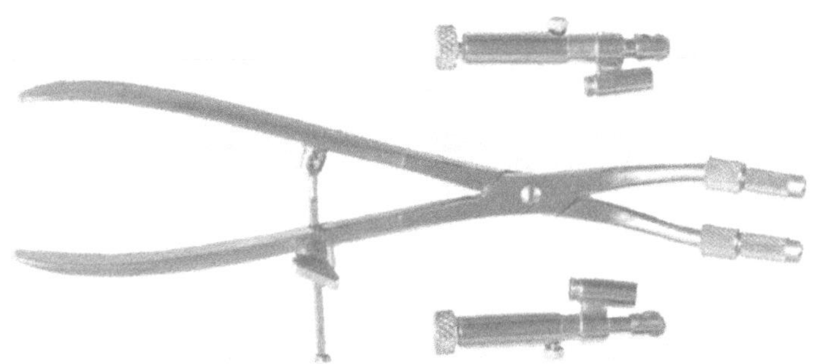

Abb. 102. Repositionskompressionszange mit montierbaren Druckrollen

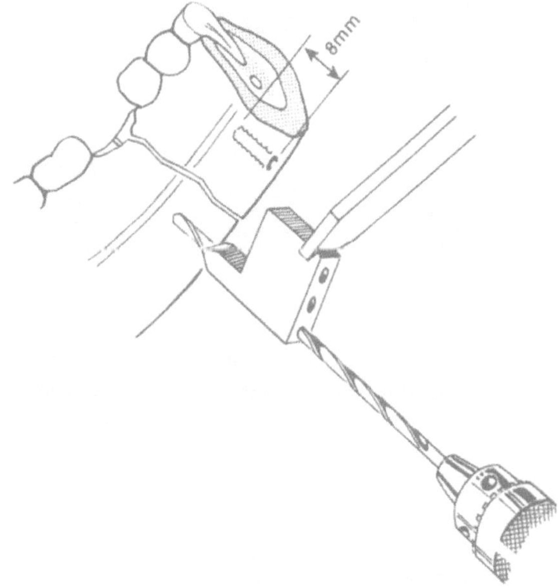

Abb. 103. Zweck der Zielbohrbüchse (2,0 mm): exakte Boh-
rerführung am Scheitel des Kieferunterrandes für die Schraubenverankerung der Repositionskompressionszange. Stereotype Tiefe des Bohrlochs: 8 mm

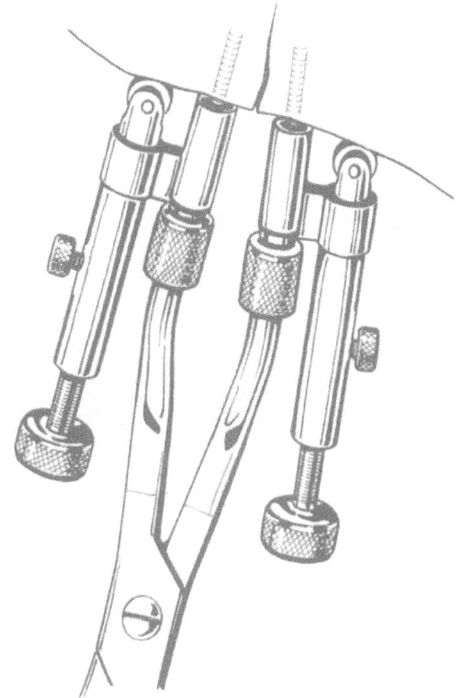

Abb. 104. Zweck des Druckrollenmechanismus: Konvergenz
der Druckkräfte (Druckrollenvorspannung)

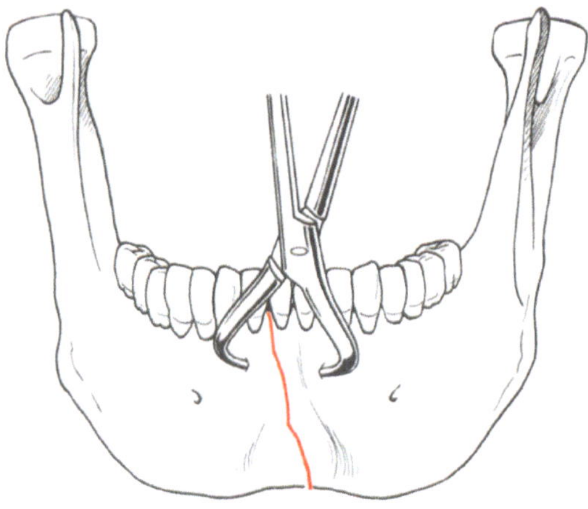

Abb. 105. Repositionszange mit besonders langen Spitzen
(dient bei bilateraler Verankerung in der Kortikalis auch zum
Vorspannen auf der Zugseite)

5.3.2 Instrumente für die Schraubenapplikation (s. Abb. 106–113)

5.3.2.1 Instrumente für die direkte Schraubenapplikation
(s. Abb. 114–118)

Anmerkung zur Verwendung der Spann-Bohrbüchse:
1) Der Pfeil muß in Richtung der Fraktur zeigen.
2) Der Durchmesser der Bohrbüchse ist kleiner als der Plattenlochdurch-
   messer, damit bei stark gebogener Platte im deformierten Plattenloch die
   Bohrbüchse noch plaziert werden kann. Der gegebene Spielraum erlaubt
   ferner ein stark oder schwach exzentrisches Bohren.
3) Bohrung *stark* (total) exzentrisch: fraktur*ferner* Bohrbüchsenanschlag im
   Plattenloch (Spannweg 0,8 mm).
4) Bohrung *schwach* (partiell) exzentrisch: fraktur*naher* Bohrbüchsenanschlag im Plattenloch (Spannweg < 0,8 mm).

Stark exzentrische Bohrung im Quer- oder Schrägloch der EDCP ist angezeigt bei Normalhöhe des Kiefers, hingegen schwach exzentrische Bohrung
bei zahnlosem atrophischem Kiefer.

Abb. 106. Spiralbohrer, Durchmesser 2,0 mm, für das Gewindeloch der 2,7-mm-Kortikalisschraube

Abb. 107. Spiralbohrer, Durchmesser 2,7 mm, für das Gleitloch der 2,7-mm-Kortikalisschraube als Zugschraube

Abb. 108. Gewindeschneider, Durchmesser 2,7 mm, mit Schnellkupplungsende für das Handstück zum Schneiden des Gewindes für 2,7 mm-Kortikalisschrauben

Abb. 109. Handstück mit Schnellkupplung

Abb. 110. Schraubenmeßgerät zur Bestimmung der Schraubenlänge

Abb. 111. Sechskantschraubenzieher SW 2,5 mm für 2,7-mm-Kortikalisschraube

Abb. 112. Ziel- und Plattenbohrbüchse, Durchmesser 2,0 mm; gezähntes Ende am Unterrand zur Verhinderung eines Abgleitens der Bohrerspitze

Abb. 113. Gewebeschutzhülse, Durchmesser 3,5 mm; sie dient als Gewebeschutz bei Anwendung des Gewindeschneiders 2,7 mm

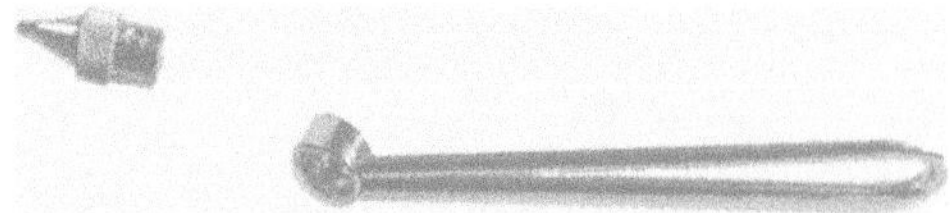

Abb. 114. DCP-Bohrbüchse mit Handstück. Durchmesser 2,0 mm mit 2 Einstellmöglichkeiten unter der Kennzahl: 0 und 0,8. Bei „0" zentriert die Büchse bei frakturfernem
Anschlag das 2,0-Gewindeloch genau in die Mitte des DCP-Lochs. Die Schraube
gelangt in die *Neutralposition.* Bei „- 0,8" plaziert die Büchse das 2,0-Gewindeloch
exzentrisch im Plattenloch. Die Schraube funktioniert als Spannschraube (vgl. Abb. 31)

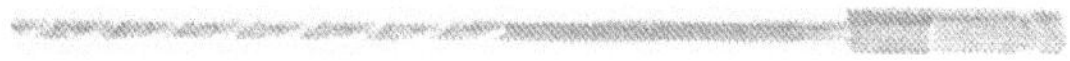

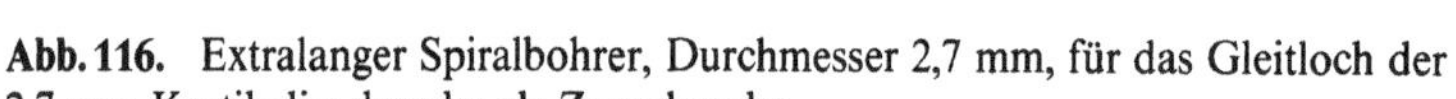

Abb. 115. Extralanger Spiralbohrer, Durchmesser 2,0 mm

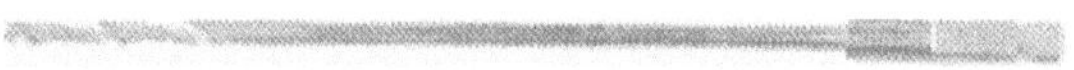

Abb. 116. Extralanger Spiralbohrer, Durchmesser 2,7 mm, für das Gleitloch der
2,7-mm-Kortikalisschraube als Zugschraube

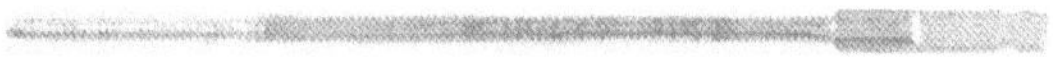

Abb. 117. Extralanger Gewindeschneider

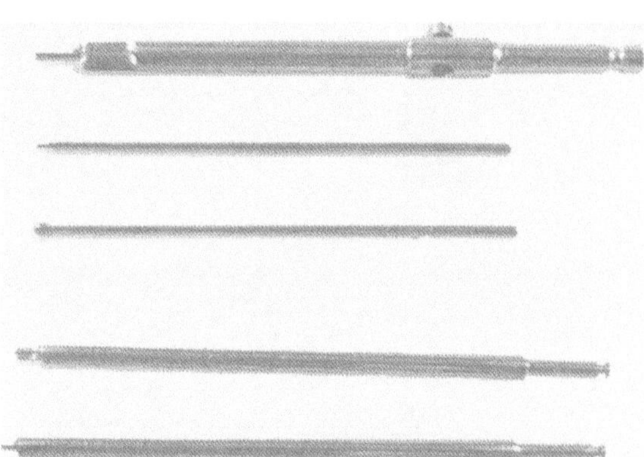

Abb. 118. Langer Kopfraumfräser mit auswechselbarer Zentrierhülse für 2,7-mm- und
2,0-mm-Schrauben; dient zum Ansenken des Schraubenlocheingangs, damit der
Schraubenkopf eine axial gerichtete Auflagefläche erhält

5.3.2.2 Instrumente für die transbukkale Schraubenapplikation
(s. Abb. 119–123, mit Abb. 111)

5.3.2.3 Kleine Preßluftbohrmaschine mit Schnellkupplung (Abb. 124)

Vorteile: Preßluft ist leicht zu beschaffen und erlaubt die Konstruktion von leicht sterilisierbaren Maschinen. Diese lassen sich dank der kleinen rotierenden Masse bei Bedarf sofort anhalten. Die Geschwindigkeitsregulierung ist einfach, wie auch die Handhabung aufgrund des geringen Gesamtgewichts.

Diese Standardmaschine dient zum Bohren von Löchern bis 5 mm Durchmesser, zum Gewindeschneiden sowie zum Eindrehen und Entfernen von Schrauben.

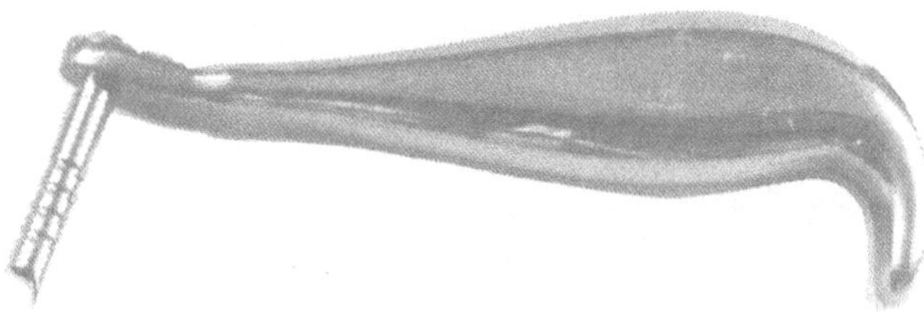

Abb. 119. Transbukkales Zielgerät („Türfalle") mit Gewebeschutzhülse

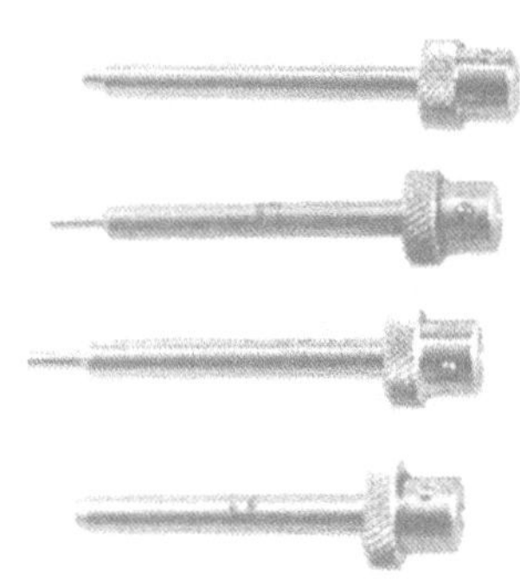

Abb. 120. 4 Einsätze für das Zielgerät: 2 für Zugschraubenosteosynthese und 2 DCP-Spezialbüchsen, lang

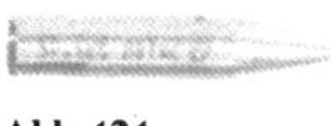

Abb. 121

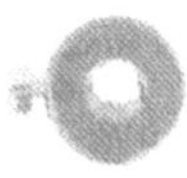

Abb. 122

Abb. 121. Abnehmbare Trokarspitze

Abb. 122. Ringförmiger Wangenretraktor; wird intraoral nach Entfernung der Trokarspitze auf das Zielgerät aufgesetzt

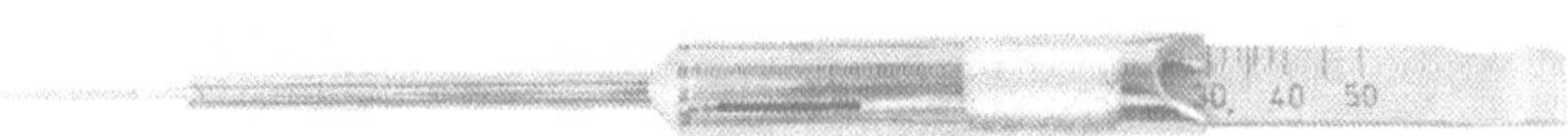

Abb. 123. Schraubenmeßgerät, extra lang, für 2,7-mm-Kortikalisschraube

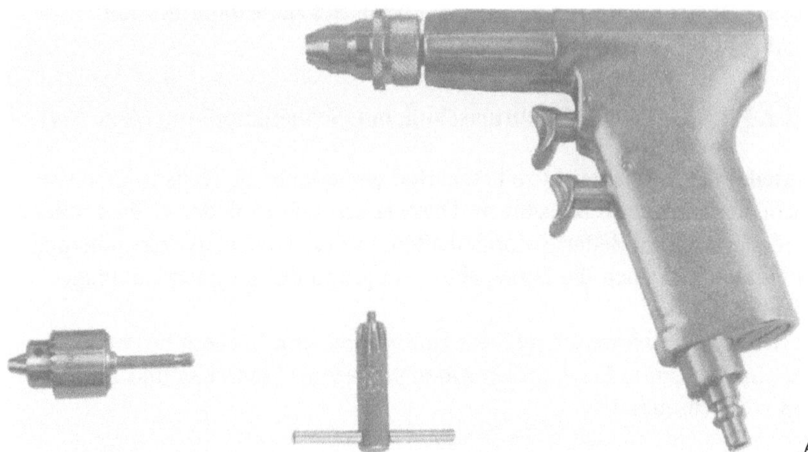

Abb. 124. Kleine Preßluftbohrmaschine

Technische Daten: 2 Varianten sind erhältlich: für Doppelschlauch und für
Einfachschlauch, vor- und rückwärtslaufend, stufenlos regulierbare Dreh-
zahl bis ca. 600 U/min., Schnellkupplung für Instrumente mit speziellem
Ende, benötigter Luftdruck 6 bar (600 kPa), Luftverbrauch ca. 250 l/min.
Gewicht ca. 600 g, sterilisierbar im Autoklaven bis 140 °C.

Funktionen: Mit dem unteren Drücker (Mittelfinger) wird die Geschwin-
digkeit reguliert. Durch zusätzliches Betätigen des oberen Drückers (Zeige-
finger) wird die Maschine während der Arbeit sofort auf Linkslauf (Rück-
wärtslauf) umgeschaltet.

Schnellkupplung und Instrumente: Instrumente mit einem entsprechenden
Ansatz (Ende) lassen sich schnell und einfach in der Schnellkupplung der
Maschine einsetzen.

Einsetzen der Instrumente: Kupplungshülse nach vorne schieben. Instrument in die Kupplung einstecken und drehen bis Fläche einrastet, danach
ganz hineindrücken und Kupplungshülse loslassen.

Instrumente lösen: Kupplungshülse nach vorne schieben und zugleich
Instrument herausziehen. Ein Schlüsselbohrfutter mit Dentalkupplung
steht auch zur Verfügung.

Anwendung der Maschine (Bohren): Normale Verwendung im Rechtslauf, in
Ausnahmefällen - evtl. zum Rückzug des Bohrers - Linkslauf einschalten.

Benötigtes Zubehör: Schlüsselbohrfutter für Spickdrähte. Reduzierventile,
Filter, Schläuche, Tropföler und evtl. Zwischenstück zum Ölen werden je
nach Maschinentyp und je nach Installation der Preßluftzufuhr zusätzlich
benötigt.
Als zusätzliches Instrument verfügbar ist die Preßluftminimaschine
(Abb. 125), mit der gebohrt, gesägt und gespickt (Kirschnerdrähte) werden
kann.

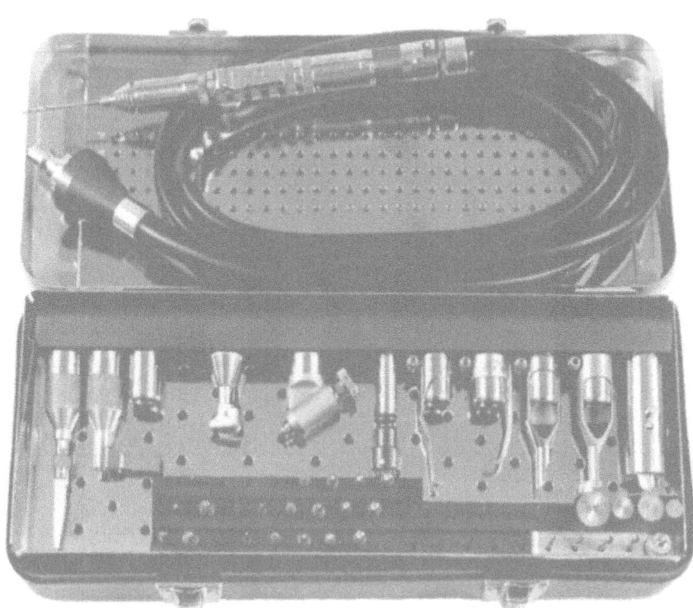

Abb. 125. Preßluftminibohrgerät, geeignet für Bohren, Sägen und Spickdrahtapplikation

5.3.2.4 Biege- und Schränkinstrumente

Wir unterscheiden streng das Biegen vom Schränken. Das Anbiegen der
Platte erfolgt ausschließlich mit der dafür konstruierten Zange (Abb. 126a).
Durch Ein- oder Ausdrehen der hinteren Schraube läßt sich die Platte entsprechend ihrer Dicke einspannen und festhalten. Der speziell für Kieferplatten konstruierte auswechselbare Amboß (Abb. 126b) garantiert, daß
knickfreie Biegungen zustande kommen (Abb. 126c). Die Biegung hat
grundsätzlich zwischen den Löchern zu erfolgen.

Form und Außenfläche des Unterkiefers erfordern oft ein Verwinden
der Platte mit einem zusätzlichen Schränkeisen (Abb. 127). Für diesen
Zweck gibt es 2 Schränkeisen (Abb. 128), die lange Hebel darstellen, mit
denen die Platte an ganz bestimmten Stellen tordiert werden kann.

Schwierige Formgebungen sollten anhand eines Modells erfolgen, das
mit einer eigenen Biegeschablone (Abb. 129) durch Anmodellieren an den
Knochen erstellt wird.

Das dreidimensionale Biegen der Rekonstruktionsplatte geschieht mit
den 2 Nachbiegezangen (Abb. 130a), die ein Biegen über die Fläche und
Kante, sowie ein Verwinden und Zurückbiegen ermöglichen. Für zusätzliche Korrekturen stehen 2 spezielle Schränkeisen zur Verfügung
(Abb. 130b).

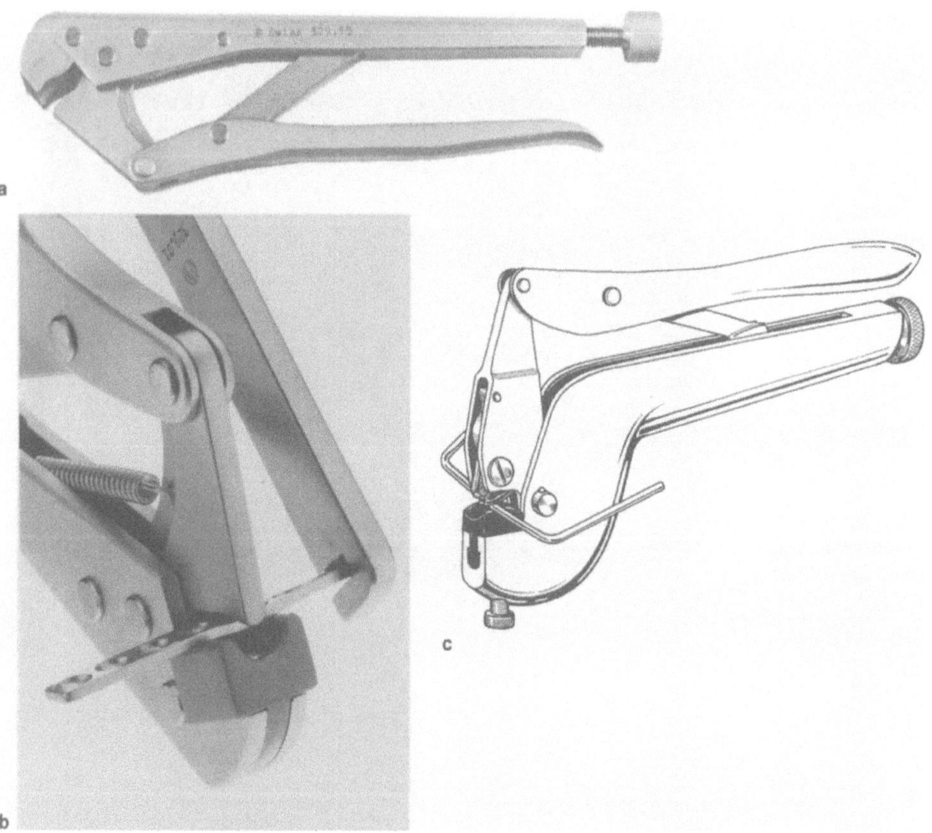

Abb. 126. a Plattenbiegezange; b Biegung einer Achtlochplatte mit passendem Amboß
(auswechselbar); c Plattenbiegezange mit auswechselbarem Amboß für knickfreies
Biegen der Fixateur-externe-Stange

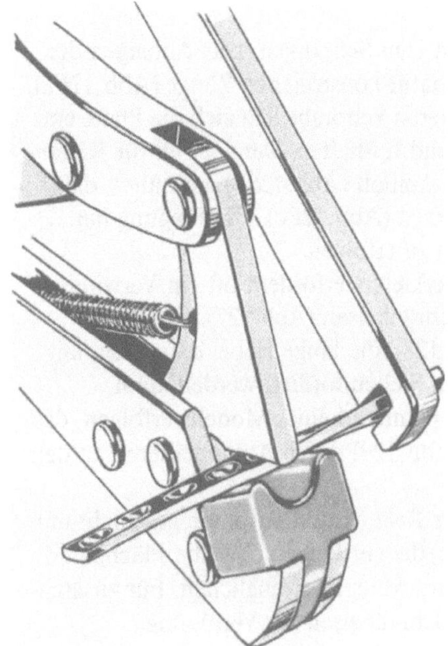

Abb. 127. Verschränken der
Platte an einem Ende unter
Festhalten mit der Plattenbie-
gezange

Abb. 128. Schränkeisen

Abb. 129. Biegeschablonen

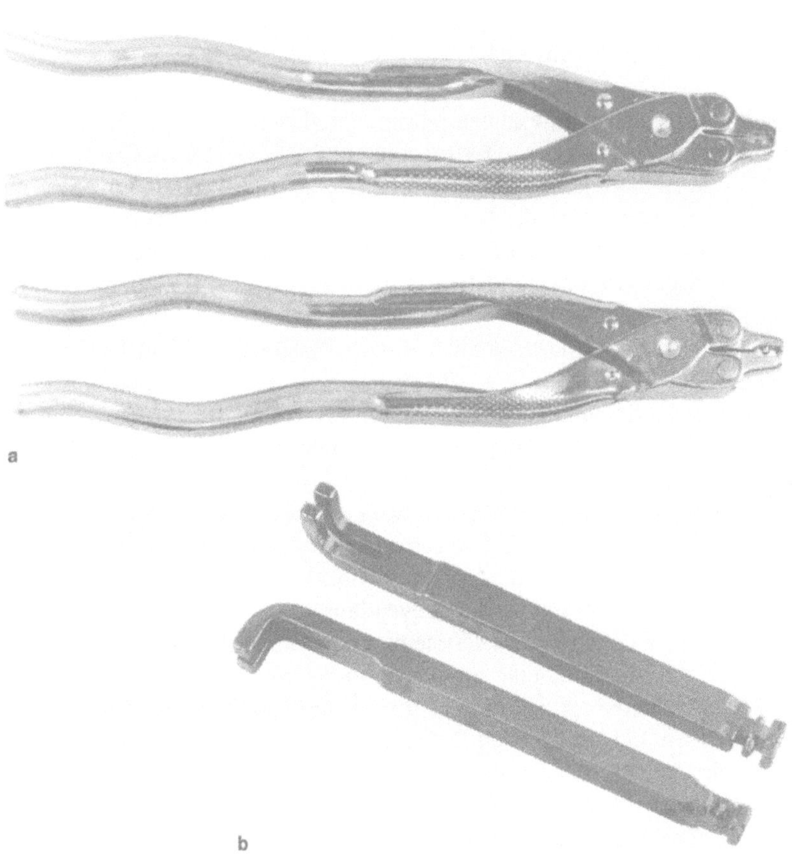

Abb. 130. **a** Nachbiegezangen für Rekonstruktionsplatte; **b** Schränkeisen für Rekonstruktionsplatte

5.4 Unterkieferimplantate

Die in den Körper temporär eingebrachten Kraftträger in Gestalt von Platten und Schrauben werden als Osteosyntheseimplantate bezeichnet. Sie sind in einer Aluminiumkassette als „Implantatsatz für Kieferchirurgie" erhältlich. Die darin befindliche Auswahl genügt für die Versorgung der häufigsten Frakturen. Der Standardplattensatz umfaßt Platten und Schrauben.

5.4.1 Unterkieferplatten

Die Platte hat Biegekräfte zu neutralisieren und ist deshalb primär auf Zugbeanspruchung konstruiert. Die Torsions- und Scherkräfte sind entweder durch den Aufbau bestimmter Fixationssysteme (z. B. Verspannungssystem s. S. 21 u. 59) oder durch die Wahl festerer Implantate (Rekonstruktionsplatte) auszugleichen. Dadurch kann die Platte entsprechend den anatomischen Verhältnissen des mandibulären Bewegungsapparats klein dimensioniert werden.

Die Nomenklatur unterscheidet je nach Funktion die Kompressions-, Neutralisations-, Abstützungs-, Überbrückungs- und Rekonstruktionsplatte. Gemäß der anatomischen Form und funktionellen Beanspruchung des Unterkiefers sind 2 Plattensysteme verfügbar: das *lineare* und das *universelle.*

Platten des linearen Systems werden geradlinig angelegt und lassen sich nur in 2 Richtungen einer Ebene verformen. Trotz dieser Einschränkung besitzen sie gegenüber Plattentypen mit winkel- oder U-förmigem Profil den größten Freiheitsgrad in der Anwendung.

Die Platten des *universellen* Systems sind wegen ihrer dreidimensionalen Verformbarkeit ubiquitär applikabel und eignen sich wegen ihrer zusätzlichen Stärke speziell für Abstützung und Überbrückung bei Trümmerfrakturen und segmentalen Defekten.

Beide Plattensysteme zeichnen sich durch ausreichende Festigkeit und Elastizität aus. Sie weisen eine Kaltverformbarkeit (Duktilität) auf, die eine individuelle Anpassung durch Biegen ermöglicht.

5.4.1.1 Lineares System: DCP und EDCP (s. Abb. 131–134 und 135–136)

Die DCP bietet folgende Vorteile:

1) die axiale (interfragmentäre) Kompression.
2) Das schiefe Einsetzen der Schraube ohne Friktion (Verwindung): quer zur Platte $+7°$ und axial $+25°$. Dies erleichtert das distanzgerechte Unterbringen einer Schraube in nächster Bruchspaltnähe (Abb. 132a) und ermöglicht bei einer Lochlage über einer schrägen Bruchfläche die Anwendung einer Zugschraube als zusätzliches Stabilisationselement (Abb. 132b), ferner die Schonung nächstgelegener wichtiger anatomischer Substrate, wie Nerv oder Zahnwurzel (Abb. 132c). Von dieser Möglichkeit des schiefen Einsetzens ist gezielt Gebrauch zu machen, denn nicht die Zahl der Schrauben ist für die Stabilität

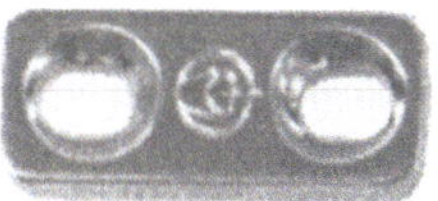

a

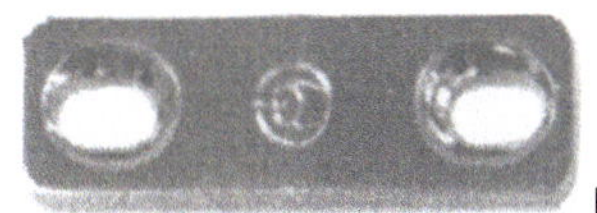

b

Abb. 131a, b. DCP 2,7 (Spann-Gleitloch-Platten für die 2,7-mm-Schrauben): mit 2 Löchern, kleinem oder großem Mittelabstand als Zuggurtungsplatte am Kieferwinkel, mit 4 und 6 Löchern als Stabilisations- bzw. Neutralisationsplatte ohne oder mit zusätzlicher Zuggurtung

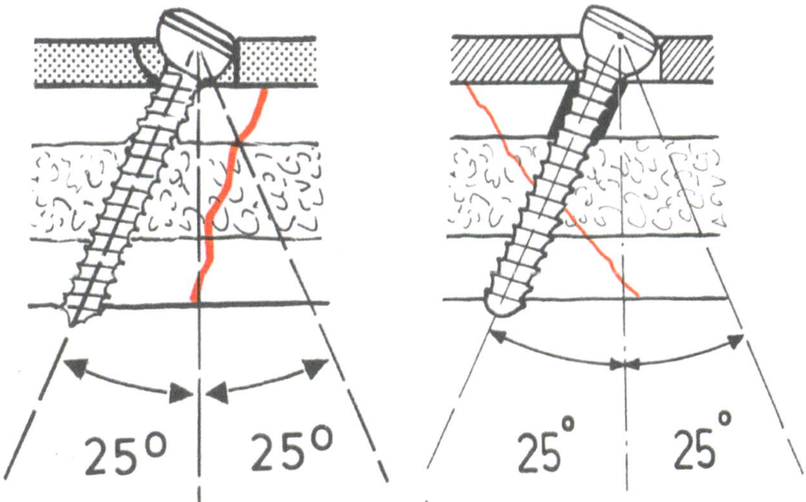

Abb. 132a–c. Vorteile der halbkugeligen Gestaltung des Schraubenkopfes. **a** Bruchspaltnahe Plazierung der Schraube im Notfall durch schiefes Einsetzen der Schraube in Längsrichtung (± 25°); **b** zusätzliche Stabilisierung durch Anwendung des Zugschraubenprinzips; **c** Schonung anatomischer Strukturen durch schiefes Einsetzen quer zur Platte (± 7°)

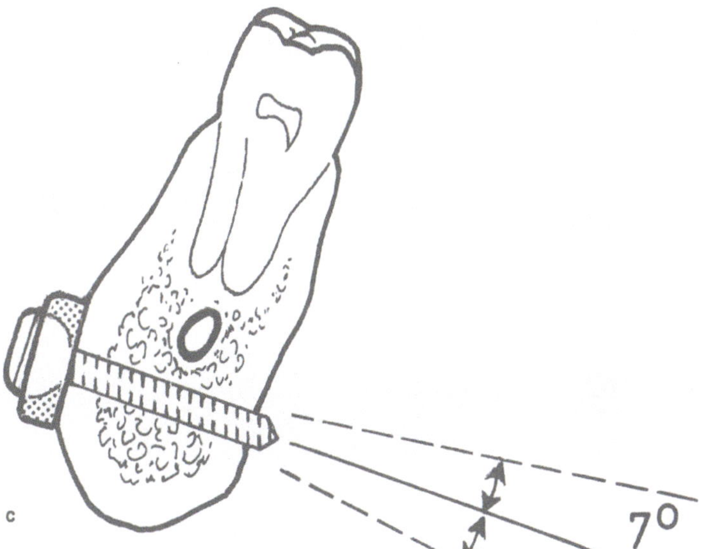

maßgeblich, *sondern die bruchspaltnahe Plazierung der ersten beiden Schrauben. Diese Schrauben, bikortikal fest verankert, haben statische Schlüsselfunktion.*

3) Plattenfixation am Knochen ohne Distraktionsgefahr bei Anwendung der DCP-Bohrbüchse in Neutralstellung.

4) Fragmentadaptation (Nachspannen) bei noch nicht ganz idealer Reposition durch Nutzung des Spann-Gleit-Weges von 0,8 mm. (2. Schraube in Spannstellung mit stark (total) exzentrisch eingesetzter (gelber) DCP-Bohrbüchse (Abb. 133, vgl. auch Anmerkung S. 98).

5) Reihenkompression bei Mehrfachfrakturen oder interfragmentäre Kompression zwischen Knochentransplantat und Kieferstumpf bei Defektüberbrückung mit Knochenspan (Abb. 134).

Die exzentrische Kompressionsplatte (EDCP, Abb. 135 und 136) bezweckt Konvergenz der Druckkräfte mittels zentrischer (axialer) und exzentrischer Anordnung der Plattenlöcher (s. S. 60).

Anmerkung: Beim Anlegen der EDCP 90° ist auf die Lage des Querlochs zu achten. Der *schief* gefräste Rand (Aktivrand) muß kaudal am Unterrand des Kiefers liegen (Abb. 136 c). Ab 1987 gibt es nur noch die EDCP 75°.

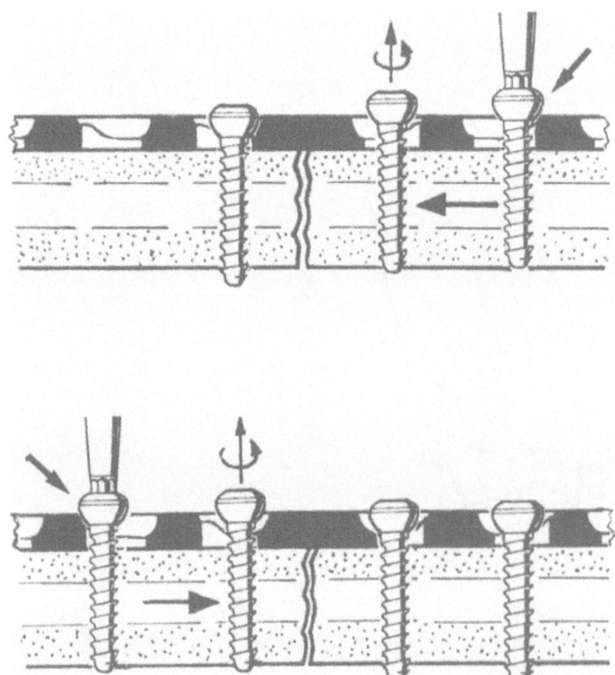

Abb. 133. Adaptation der Fragmente durch bilaterale Nutzung des Spannweges. *Frakturnah:* Lockern der Schraube, *frakturfern:* exzentrische Applikation der Schraube

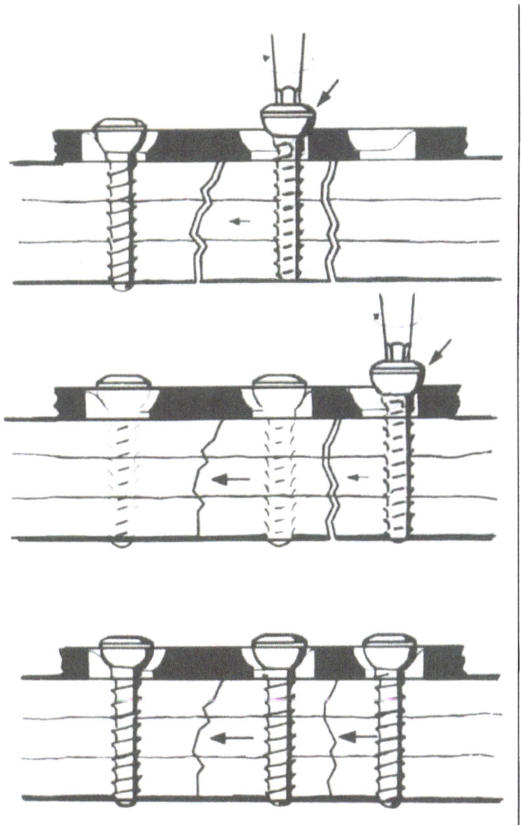

Abb. 134. Reihenkompression bei Mehrfachfrakturen

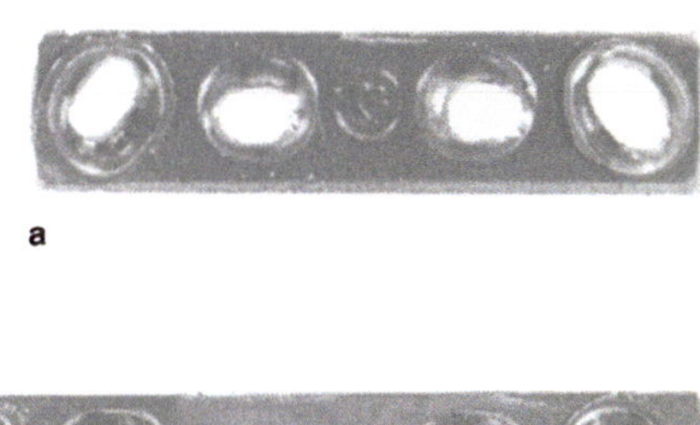

a

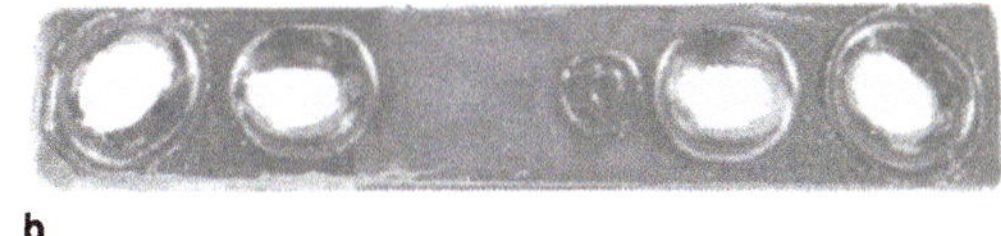

b

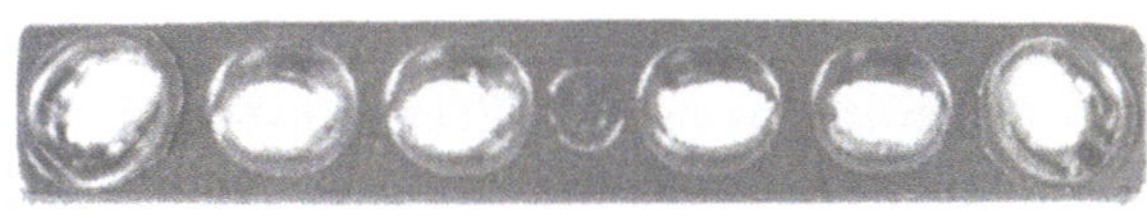

c

Abb. 135 a–c. EDCP 2,7 (exzentrische Spann-Gleitloch-Platten) für die 2,7-mm-Schrauben: davon als **a** Schräglochkieferplättchen 4 Löcher, Außenlöcher 45°; **b** Schräglochkieferplättchen 4 Löcher, großer Mittelabstand, Außenlöcher 45°; **c** Schräglochkieferplättchen 6 Löcher, Außenlöcher 45°

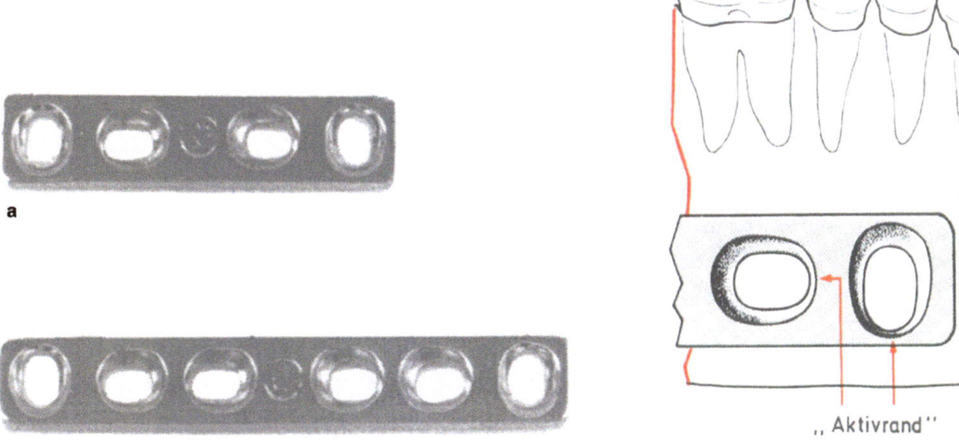

a

b

c

Abb. 136 a–c. Schräglochkieferplättchen 90°, 4 und 6 Löcher mit Außenlöchern quer 90°; **c** *schief* gefräster Rand (Aktivrand)

5.4.1.2 Universelles Plattensystem (Abb. 137)

Wie oben erwähnt, wird mit der universellen *Rekonstruktionsplatte* in erster
Linie Abstützung und Überbrückung bezweckt. Zwei Hauptbedingungen
müssen hierfür erfüllt sein:

1) belastbare stabile Retention der Kieferstümpfe bzw. -fragmente in anatomisch korrekter Stellung,
2) mechanische Ruhe und Freiraum für eine ungestörte Revaskularisation
bei einer Interpositionsplastik.

Eine Literaturübersicht von 1945–1978 (Schmoker 1986) zeigt eine Breite
der Entwicklung von technischen Mitteln zur Defektüberbrückung – 33
Methoden während 33 Jahren – aus der deutlich das Problem der Mandi-
bularekonstruktion hervorgeht.

Die Entwicklung einer AO-Rekonstruktionsplatte begann 1973 in Basel.
Auf der Grundlage positiver klinischer Erfahrungen (in Basel, Bern, Freiburg, Toronto, Buffalo und Syracuse) und der umfangreichen experimentellen Untersuchungen, die Schmoker (1986) an 44 Minipigs durchführte,
ist der jetzige Plattentyp entstanden. Die Platte ist 2,7 × 7,8 mm stark, im
Querschnitt gewölbt und am Rand eingekerbt; sie weist im Abstand von
8 mm Spann-Gleit-Löcher auf, passend für die 2,7 mm Kortikalisschraube.
Das Spann-Gleit-Prinzip kann opponierend in beiden Richtungen angewandt werden. Die Einkerbungen, die bei einer Knochentransplantation
den Freiraum für die Revaskularisation vergrößern, ermöglichen das Biegen über die Kante und erleichtern das Verwinden. Wegen der Bruch- und
Deformierungsgefahr sollte aber die Biegung über die Kante höchstens 15°
betragen. Bei Scheitelfrakturen des Kieferwinkels empfehlen wir deshalb
die serienmäßig vorgebogenen Platten (s. Abb. 137 b). Trotz stärkeren Bie-
gens verlieren die Platten ihre biotechnischen Eigenschaften nicht. Dennoch empfehlen wir dringend das spezielle Instrumentarium: Biegen mit
der Plattenbiegezange, Verwinden mit Schränkeisen und/oder Nachbiege-

Abb. 137 a, b

Abb. 137 a–e.   Universelles Plattensystem.
a Gerade Rekonstruktionsplatte, schmal, 6–24 Löcher;
b abgewinkelte Rekonstruktionsplatte, links und rechts,
20–24 Löcher;
c Kieferrekonstruktionsplatte (Corpusersatz); klein: 26
Löcher, mittel: 28 Löcher, groß: 32 Löcher;
d abgewinkelte Rekonstruktionsplatte mit Gelenkkopf,
links und rechts, je 3 Längen

zangen (Abb. 138 a und b). Die Bildung scharfer Winkel oder das Biegen im
Plattenlochbereich ist unbedingt zu vermeiden. Biegen und Zurückbiegen
belasten das Metall, verändern seine Oberfläche, fördern die Korrosion
und den Implantatbruch. Wiederholt gebogene und verschränkte Implantate sind auszutauschen. Dementsprechend sind Implantate nach Metallentfernung nicht wieder zu verwenden.

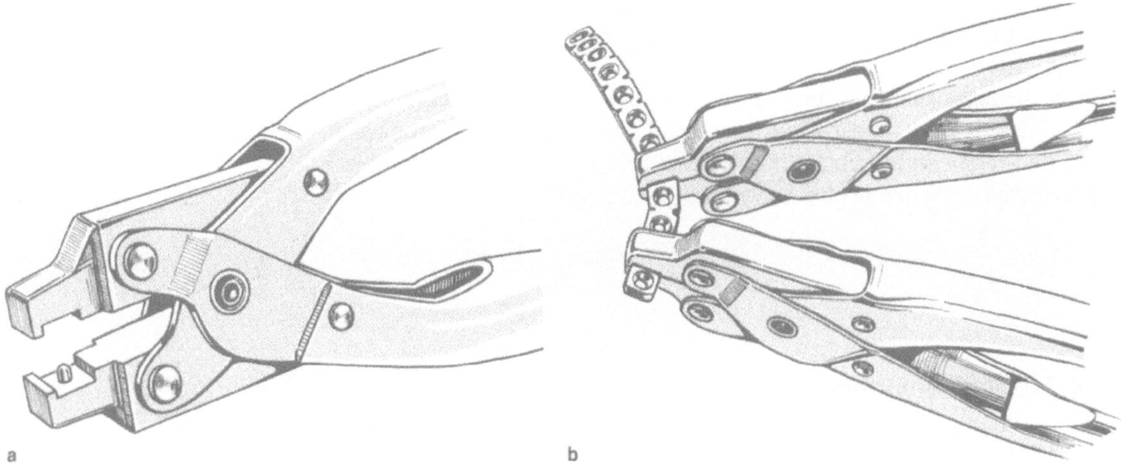

Abb. 138.   **a** Kastenförmiges Maul mit Conus im Zentrum
zum Festhalten der Rekonstruktionsplatte beim Biegen

sowohl über die Kante wie auch beim Schränken;   **b** Biegen über der Kante mit 2 Biegezangen

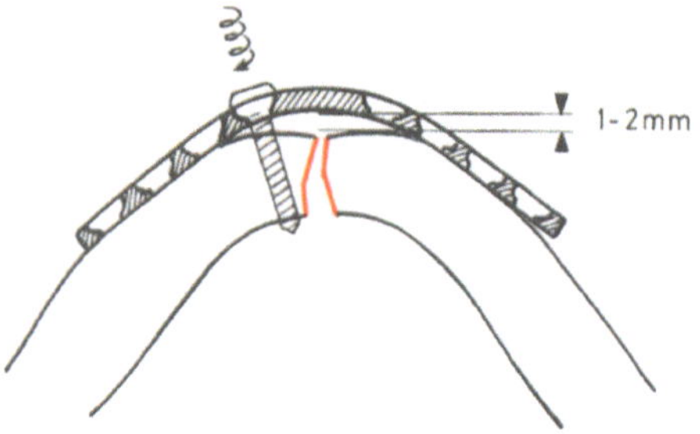

Abb. 139. Blattfedermechanismus durch Ueberbiegen der Platte: Vorspannung und Druckverteilung. Erst nachdem durch die mittleren 2 Schrauben die Platte dem Knochen plan anliegt, werden die übrigen Schrauben eingedreht

5.4.1.3 Plattenbiegungsprinzip

Das Anpassen der Platte ist ein wichtiger Teil kunstgerechter Osteosynthese. Es besteht aus dem *Anbiegen* und *Überbiegen.* Im ersten Schritt wird die Platte am Applikationsort formgerecht der Knochenoberfläche angepaßt. Dies geschieht mit oder ohne Biegeschablone. Es folgt dann das Überbiegen. Mittels Biegezange verleiht man der Platte eine leichte Bogenform dergestalt, daß die Mitte der Platte in Übereinstimmung mit der Frakturlinie 1-2 mm vom Knochen absteht (Abb. 139). Durch diese Formdifferenz zwischen Platte und Knochen wird die interfragmentäre Kompression erhöht und besser verteilt, insbesondere auf der lingualen Frakturseite (vgl. Abb. 32a, b). Dieser Mechanismus kommt zustande, wenn das erste Schraubenpaar nächst der Frakturlinie gesetzt und die Platte vom Zentrum zur Peripherie verschraubt wird. Die basale Außenfläche der Mandibula ist konvex bis plan. Die über der Knochenfläche gewölbte Platte ist länger als der dazugehörige Knochenabschnitt und wirkt daher als Blattfeder bei zentrischer Verschraubung. Erst nachdem durch die mittleren 2 Schrauben die Platte dem Knochen plan anliegt, werden die übrigen Schrauben eingedreht.

Nicht ganz nach dem gleichen Schema wird die EDCP verschraubt: bei ihr erfolgt als erstes in der *Mitte* (horizontal bzw. axial) und als zweites an den *Enden* (quer oder schräg) die Verschraubung. Dann erst werden die dazwischen liegenden Löcher von zentral nach peripher besetzt (s. Abb. 57).

5.4.2 Unterkieferschrauben

Die AO-Schraube bildet das wichtigste Hilfsmittel für die Erzeugung interfragmentärer Kompression: entweder einzeln als *Zugschraube* oder in Verbindung mit einer Platte als *Fixationsschraube.*

5.4.2.1 Kortikalisschraube

Im Unterkiefer wird die Kortikalisschraube 2,7 mm universell als *Zug-* und *Fixationsschraube* verwendet. Sie zeichnet sich durch ein *auf der ganzen Länge durchlaufendes Gewinde* aus. Als Zugschraube erzeugt ihr Gewindemechanismus interfragmentäre Kompression, die quer oder schräg zur Längsachse wirkt. In ihrer Funktion als Fixationsschraube stellt sie das Bauelement eines Mechanismus dar, der im Zusammenwirken mit der Spann-Gleitloch-Platte (DCP) gleichzeitig eine Querkompression und axiale Fragmentekompression erzeugt. Von der Größe der Querkompression hängt die Qualität der Plattenfixation ab, die sich proportional zu der Anzahl der in der Kortikalis greifenden Gewindezüge verhält. Die Schraube gleitet im Plattenloch und preßt hierdurch die Platte gegen die Knochenoberfläche. Das Zustandekommen der axialen Fragmentkompression beruht in der Interdependenz von Kugel und Zylinder auf dem sphärischen Gleitprinzip.

5.4.2.1.1 Gewinde

Der Durchmesser dieses Gewindes ist gleichbleibend vom Schraubenkopf bis zur Spitze (Abb. 140a), damit auch der letzte Gewindegang Halt bietet. Der Halt auf der ganzen Länge kommt durch das sägeartige Profil zustande, das eine rechtwinklige, druckaufnehmende Fläche aufweist (Abb. 140b). Diese ideale Konstruktion wird voll ausgenützt, wenn das Gewinde vorgeschnitten wird. Die dabei anfallenden Knochenspäne sammeln sich in den Nuten (Abb. 140c) und werden beim Herausdrehen des Schneideinstruments mitentfernt. Die Säuberung des Knochengewindes

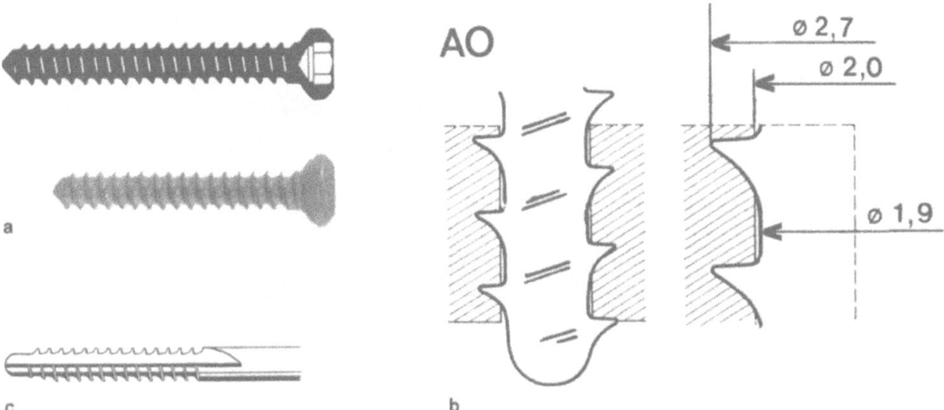

Abb. 140a–c. Technisches Prinzip der AO-Schraube: **a** Gewinde mit gleichbleibendem Durchmesser vom Kopf bis zur Spitze, damit auch der letzte Gewindegang einwandfreien Halt bietet; **b** sägeartiges Profil des Gewindes mit rechtwinkeligen Druckflächen. Keine Nute wie bei selbstschneidender Schraube eingeschliffen! **c** Eingeschliffene Nute des Gewindeschneiders für Aufnahme und Abtransport der sich ansammelnden Knochenspäne

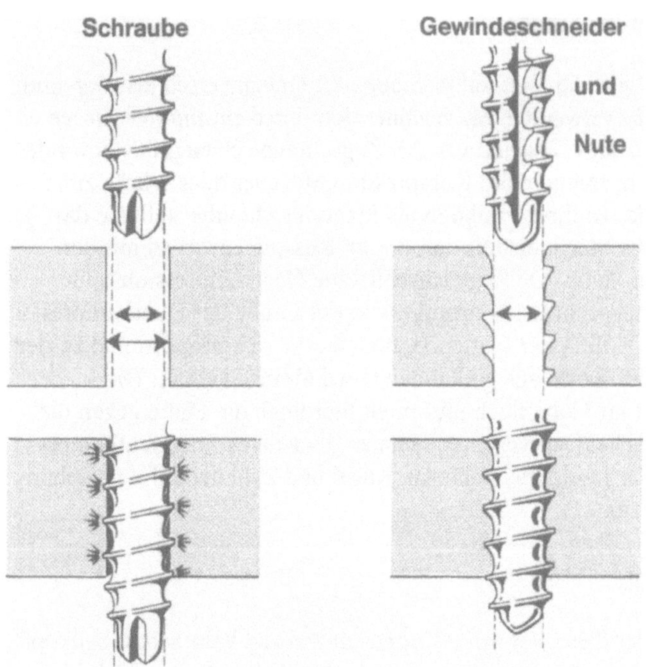

Abb. 141. Vergleich „Sherman" mit „AO". *Links*: Sherman-Prinzip. Nachteile: *Verringerter Halt,* weil: 1) das Bohrloch weiter sein muß als der Kerndurchmesser der Schraube (fast so groß wie der Außendurchmesser des Gewindes); 2) nur die Gewindespitzen im Knochen Halt finden; 3) die Gewindezüge im Knochen bei Belastungsspitzen leicht ausreißen.
Rechts: AO-Prinzip. Vorteile: *Optimaler Halt,* weil: 1) Bohrloch fast gleich groß ist wie Kern der Schraube, denn das Gewinde wird auf der ganzen Länge sauber vorgeschnitten, und die Knochenspäne werden in den Nuten des Gewindeschneiders angesammelt und abtransportiert; 2) die geschnittenen Gewindezüge im Knochen tiefer und weiter sind; 3) die rechtwinkeligen Flächen der Gewindegänge maximalen Druck aufnehmen können; ferner 4) nach temporärer Explantation findet die Schraube gleich guten Halt (z.B. präliminäre Montage einer Rekonstruktionsplatte vor Resektion des Kiefers)

führt zu einem entscheidenden Vorteil gegenüber der selbstschneidenden Schraube: das Bohrloch braucht nur wenig größer zu sein als der Kern der Schraube, so daß die Gewindegänge in ihrer vollen Breite die Kortikalis fassen (vgl. Abb. 140b).

Bei einer selbstschneidenden Schraube füllt sich die in ihr eingeschliffene Nute um so rascher mit Knochenmaterial aus, je enger das Bohrloch ist. Aus diesem Grunde muß das Bohrloch entsprechend groß angelegt werden, was den Nachteil mit sich bringt, daß nur die Spitzen des runden und engen Gewindes die Kortikalis greifen können. Der propagierte Vorteil einer universell anwendbaren selbstschneidenden Schraube erweist sich daher als Nachteil [Abb. 141: Vergleich einer „selbstschneidenden" Schraube (Sherman) mit der AO-Schraube, bei der das Gewinde vorgeschnitten wird].

5.4.2.1.2 Kugelkopf

Die Entwicklung der Spann-Gleitloch-Platten (DCP) bedingte die sphärische Gestaltung des Schraubenkopfes (s. S. 41). Hinzu kommt der Mechanismus des Innensechskants. Durch ihn ist weder beim Eindrehen noch beim Lösen der Schraube axiale Druckanwendung erforderlich. Damit die Kräfte gut übertragen und Kantenschädigungen vermieden werden, ist es notwendig, daß der Schraubenzieher in Achsenrichtung der Schraube eingesetzt wird.

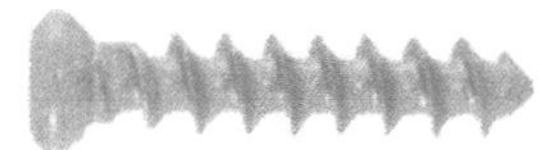

Abb. 142. Emergencyschraube als Austauschmöglichkeit für eine „durchgedrehte" Kortikalisschraube

5.4.2.2 Emergencyschraube

Durch fehlerhafte Technik, z.B. Bohren ohne Bohrbüchse oder Gewindeschneiden mit der Maschine bei porösem Knochen, entsteht leicht ein defektes Gewindeloch, in dem die Kortikalisschraube keinen festen Halt findet. Das zeigt sich im „Durchdrehen" der Schraube. Diese Situation kann u.U. mit einer Emergencyschraube beherrscht werden. Ihr Gewindeprofil entspricht dem einer 3,5 mm- Spongiosaschraube, bei der sich auf der ganzen Länge ein tiefes Gewinde mit großer Steigung befindet (Abb. 142). In der bereits angeschnittenen Kortikalis bahnt sich das speziell vertiefte Gewinde seinen Weg selber und findet entsprechenden Halt.

5.4.2.3 Technik der Verschraubung

Jede Schraubenapplikation besteht aus einer bestimmten Reihenfolge von Einzelaktionen, wie Bohren, Längenmessung, Gewindeschneiden, Einsetzen und Festziehen der Schrauben.

5.4.2.3.1 Bohren des Schraubenlochs

Bei der Zugschraubenosteosynthese erfolgt das Bohren in 2 Dimensionen, die mit der Normierung des Gleitloch- und Gewindelochbohrers gegeben sind. Der eine entspricht dem Durchmesser des Gewindes (Abb. 143) und der andere dem des Kerns der Schraube (Abb. 144).

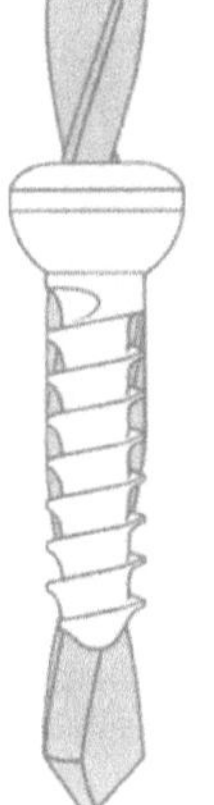

◁ **Abb. 143.** Gleitloch identisch mit dem Durchmesser der 2,7-mm-Schraube

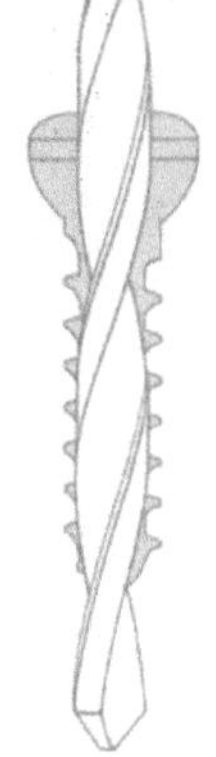

Abb. 144. Zugloch identisch mit dem Kern der ▷ Schraube (1,9 bzw. 2,0 mm Durchmesser). (Aus Brinker et al. 1984)

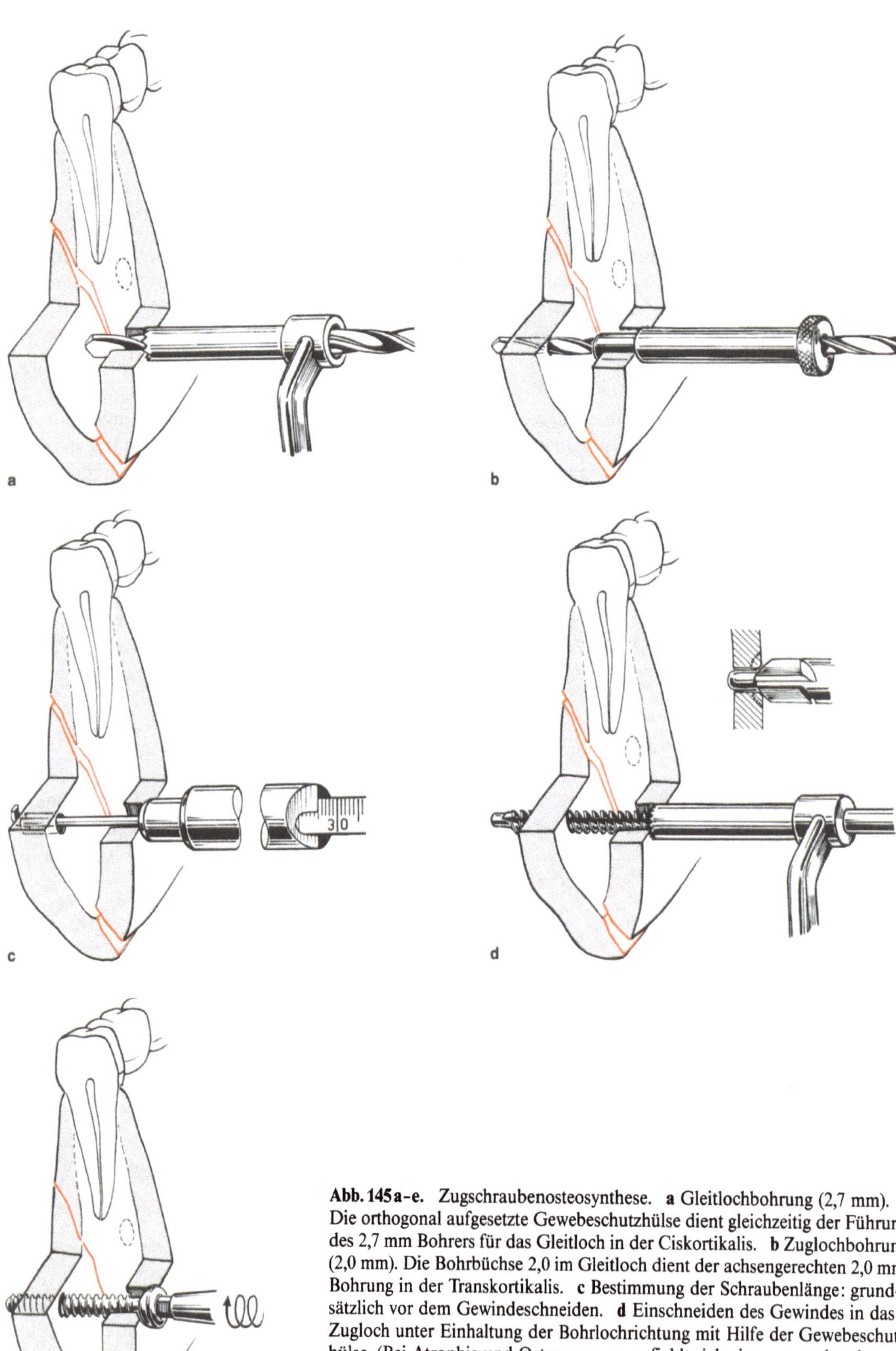

Abb. 145a–e. Zugschraubenosteosynthese. **a** Gleitlochbohrung (2,7 mm).
Die orthogonal aufgesetzte Gewebeschutzhülse dient gleichzeitig der Führung
des 2,7 mm Bohrers für das Gleitloch in der Ciskortikalis. **b** Zuglochbohrung
(2,0 mm). Die Bohrbüchse 2,0 im Gleitloch dient der achsengerechten 2,0 mm-
Bohrung in der Transkortikalis. **c** Bestimmung der Schraubenlänge: grundsätzlich vor dem Gewindeschneiden. **d** Einschneiden des Gewindes in das
Zugloch unter Einhaltung der Bohrlochrichtung mit Hilfe der Gewebeschutzhülse. (Bei Atrophie und Osteoporose empfiehlt sich ein vorausgehendes
Ansenken der geschwächten Kortikalis mit der Kopfraumfräse). **e** Greifen
der Gewindegänge im Zugloch

Ohne systematische Anwendung der Bohrbüchse besteht die Gefahr

– der Weichteilschädigung und Bohrkanalausweitung durch den Bohrerschaft,
– des Abrutschens der Bohrerspitze auf der Gegenkortikalis.

Richtige Technik: Demonstriert am Beispiel einer Bohrlochgestaltung für die Zugschraube s. Abb. 145 a–e.

Ferner wurde folgende Praktik eingeführt:

1) Wenn der Bohrer sich der transkortikalen Austrittsstelle nähert, wird die Drehgeschwindigkeit herabgesetzt, um ein Ausbrechen des Knochens und Perforieren der Weichteile zu vermeiden.
2) Beim Zurückziehen des Bohrers läßt man die Maschine rechtsdrehend weiterlaufen, damit die Knochenspäne aus dem Loch mitentfernt werden (bei Linksdrehen erfolgt Ablagerung).
3) Kein Bohren ohne Kühlung mit Ringer-Lösung!
4) Keinen Bohrer mit anhaftendem Knochenmaterial benutzen!
5) Stumpfe Bohrer rechtzeitig ausscheiden.

Erhöhter Druck ersetzt nicht die Schärfe des Bohrers, sondern erhöht die Gefahr der Knochennekrose trotz Kühlung und weitet das Bohrloch infolge Ausbiegung des Bohrerschafts.

5.4.2.3.2 Messen der Schraubenlänge

Grundsätzlich wird *vor* dem Gewindeschneiden die Länge des Bohrlochs bestimmt. Dabei erfolgt das Messen *einhändig*, weil dadurch das Kontaktgefühl verfeinert ist und Verletzungen des Bohrlochrandes v.a. auf der Gegenseite vermieden werden. Die Schraubenlänge schließt die Höhe des Schraubenkopfs ein. Die definitive Länge beträgt 2 Skalenstriche mehr, damit sicher ist, daß auch in der Gegenkortikalis das ganze Gewindeprofil durchlaufend greift. Folglich muß das sich verjüngende Ende der Schraube um 1–2 mm überstehen (Abb. 146).

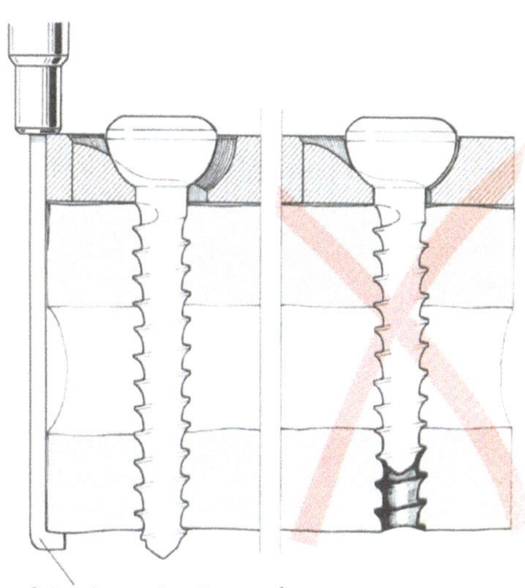

Abb. 146a, b. Die Eichung des Schraubenmeßgerätes schließt die Höhe des Schraubenkopfs mit ein. Zur gemessenen Schraubenlänge werden 2 Skalenstriche hinzugezählt

5.4.2.3.3 Versenken des Schraubenkopfes bei der Zugschraubenosteosynthese

Damit bei der Zugschraubenosteosynthese der Kopf der Schraube nicht
wie ein Keil wirken kann, wird er teilversenkt. Das Ansenken erfolgt mit
einem passenden Kopfraumfräser. Das Anfräsen der Kortikalis ist unum-
gänglich bei der Singlezugschraubenosteosynthese am Kieferwinkel, v.a.
schon wegen der flachen Lage der Schraube zur Knochenoberfläche
(s.S.50) und der Schraubenführung in Richtung Zugloch.

Auch bei der Verschraubung nach der sagittalen Spaltung empfiehlt
sich je nach Kortikalisdicke ein leichtes Anfräsen. Mit Ausnahme der
erwähnten Indikation erübrigt sich das Ansenken wegen der ausgesprochen festen Kompakta, die der Mandibula eigen ist. Nur bei starker Atrophie und Osteoporose besteht die Gefahr, daß im Moment des Festziehens
der Schraube der Knochen einbricht. In solcher Situation ist die Unterlagscheibe ein probates Mittel günstiger Druckverteilung.

5.4.2.3.4 Gewindeschneiden (s. Abb. 145 d)

Die Herstellung eines perfekten intraossären Gewindes ist davon abhängig,
ob die Handhabung des Gewindeschneiders in Einklang zu bringen ist mit
der vorgegebenen Bohrrichtung. Aus diesem Grunde ist die Gewebeschutzhülse als Zielgerät unerläßlich. Sie wird in der mutmaßlichen Richtung eingestellt, so daß eine gute Führung des Schneideinstruments gewährleistet
ist. Deshalb ziehen wir auch eine manuelle Betätigung des Gewindeschneiders einer maschinellen vor. Der Gewindeschneider wird langsam im Uhr-
zeigersinn gedreht, wobei die Verwendung eines Handstücks mit Schnellkupplung (s. Abb. 109) die achsengerechte Führung erleichtert. Der spür-
bare Abfall des Drehwiderstands gibt an, daß die Spitze des Gewindeschneiders die 2. Kortikalis passiert hat. Ohne Gewebeschutzhülse besteht
die Gefahr des Abgleitens der Spitze (Abb. 147).

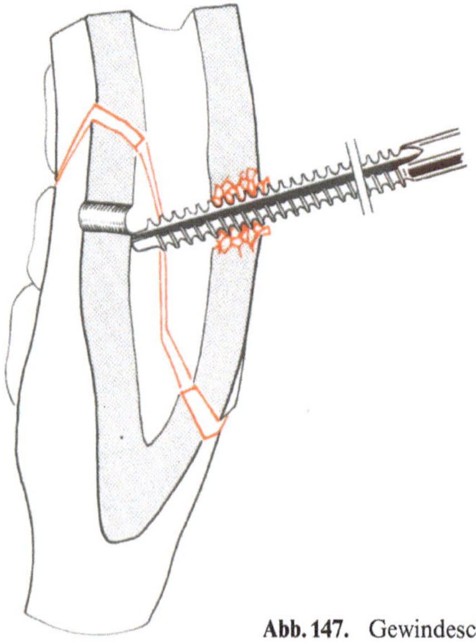

Abb. 147. Gewindeschneiden *ohne* Gewebeschutzhülse

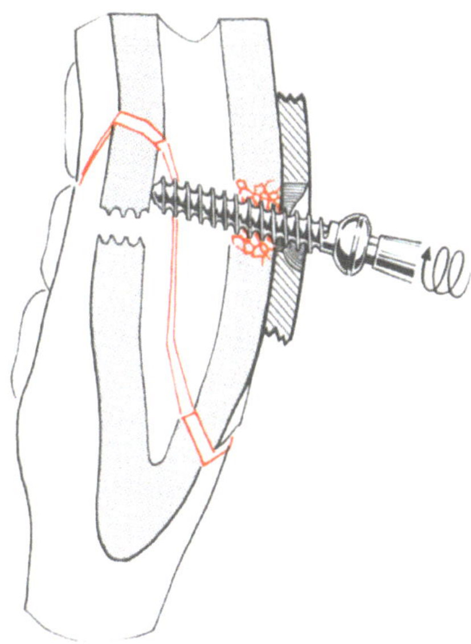

Abb. 148. Gewaltsames Überwinden eines Widerstands beim Eindrehen der Schraube. Stattdessen: Zurückdrehen der Schraube und überprüfen der verfolgten Fluchtlinie

Ein mißlungenes Gewinde zeigt sich außerdem im Durchdrehen der Schraube. Sollte in einem solchen Falle auch die Emergencyschraube nicht weiterhelfen, muß das Schraubenloch frei bleiben. Da solche Situationen immer vorkommen können, empfiehlt sich, aus der *„Dreischraubenregel"* ein Prinzip zu machen. In diesem Zusammenhang erinnern wir an das Axiom: *Die beiden bruchspaltnahen Schrauben, bikortikal fest verankert, haben die Schlüsselfunktion beim Aufbau der Stabilität.* Voraussetzung dazu ist das perfekte Gewinde.

5.4.2.3.5 Einsetzen und Anziehen der Schraube

Es versteht sich von selbst, daß die Schraube sorgsam in der gleichen Richtung, in der zuvor gebohrt und das Gewinde geschnitten worden ist, einzusetzen ist. Dadurch vermeidet man das Ausbrechen des Gewindes in der Ciskortikalis (Abb. 148), das Verfehlen des Lochausgangs auf der Gegenseite und Abgleiten entlang der Innenfläche der Transkortikalis.

Das richtige Anziehen der Schraube bis zur Erreichung der angemessenen Kompression, also bis zu jenem Punkt, wo das „Durchdrehen" beginnt, wird i. allg. schnell erlernt. Es ist aber immer wieder beeindruckend, mit wieviel Kraft die Schraube angezogen werden kann, wenn das Gewinde sauber geschnitten ist.

5.4.3 Draht als Fixationsmittel

In der operativen Traumatologie und Orthopädie werden feste (Kirschner-Draht) und flexible Drähte (z. B. Drahtnaht) benützt. Die Drähte werden wegen ihres seltenen Gebrauchs gesondert steril verpackt. Kirschner-

Drähte am Unterkiefer sind kaum gefragt. Auch Drahtnaht und Cerclage-
drähte sind zweitrangige Fixationsmittel am Unterkiefer. Am meisten werden sie noch in der Frakturbehandlung bei Kindern verwendet (s. S. 266).

Gelegentlich dienen sie der Fixation eines Transplantats, falls die
Applikation einer Platte nicht möglich ist (s. Abb. 335). Bei abgestützter
Trümmerfraktur liegt es manchmal nahe, ein Zwischenfragment mit einfa-
chem Draht an der Rekonstruktionsplatte zu befestigen (Abb. 149).

Das technische Problem, das eine Schrägfraktur (z. B. Entenschnabel)
bei einem zahnlosen, völlig atrophischen Kiefer bieten kann, läßt sich mit
einer Doppelcerclage auf einfache Weise lösen (Abb. 150). Wichtig dabei ist
das Spannen des Drahtes. Die AO verwendet dafür das in der Industrie seit
langem bekannte Drahtüberbiegungsprinzip. Nachdem man den Draht um
den Unterkiefer geschlungen hat, wird das Drahtende durch die Drahtöse,
das ovale Loch des Drahtspanners und durch das Loch im herausgenom-
menen Wirbel gezogen (Abb. 151).

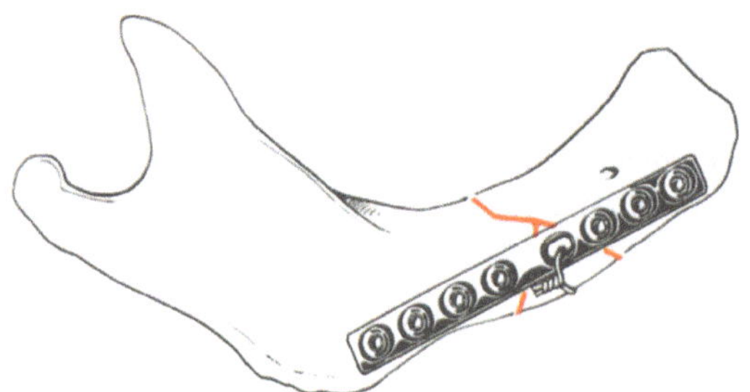

Abb. 149. Drahtfixation bei voraussehbarer Instabilität
einer Schraube

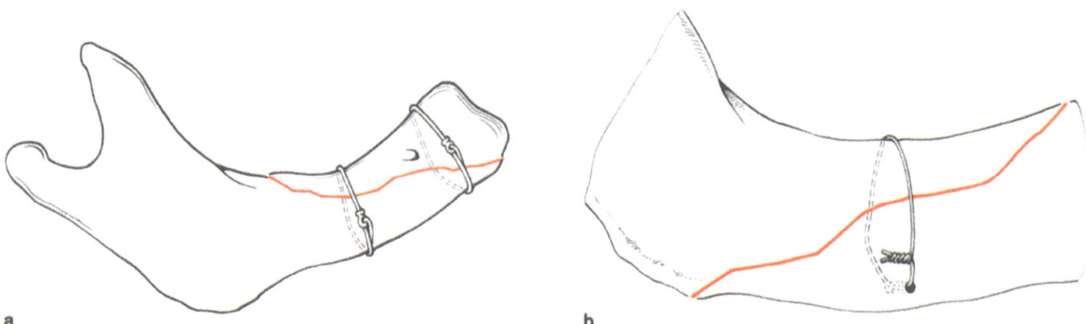

Abb. 150. a Doppelcerclage; **b** einfache Cerclage mit Sicherung ihrer Lokostabilität mittels Bohrlochführung

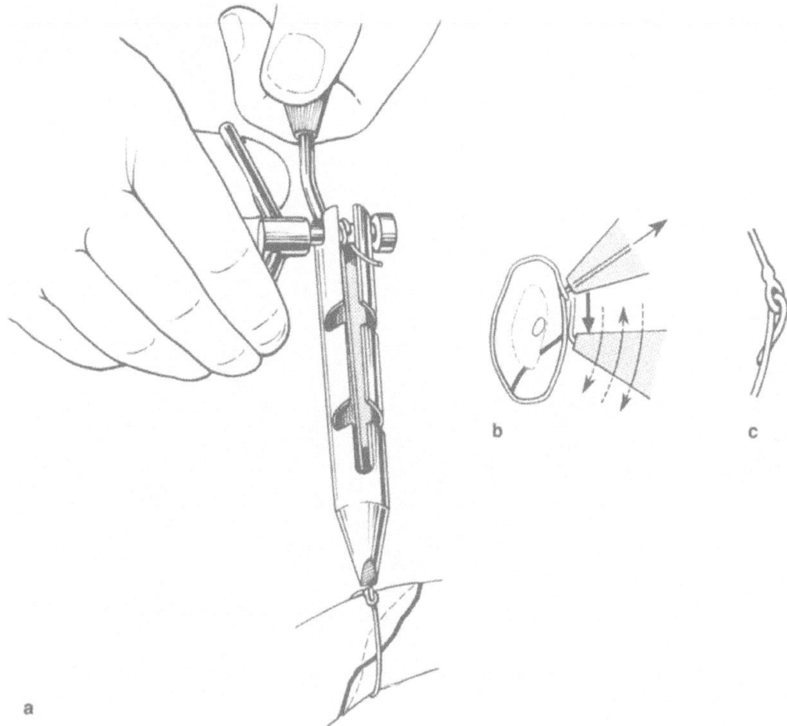

Abb. 151 a–c. Drahtüberbiegungsprinzip. **a** Der Draht wird langsam in Zugrichtung angespannt durch Drehen des Wirbels gegen den Schlitz; **b** Sobald der Draht beginnt, sich zu verlängern, wird der Spanner um 90° gekippt und dann gelöst; **c** wenn sich die Spitze des Drahtspanners 1 cm weit weg von der Biegungsstelle befindet, wird der Draht abgeschnitten und sein Ende versenkt

5.5 Draht-Palavit-Schiene (Schuchardt-Schiene)

5.5.1 Funktion: Reposition, Retention, Zuggurtung

Die Draht-Palavit-Schiene dient sowohl der Reposition wie der Retention und im speziellen als Zuggurtung. Bei der Reposition bedient man sich entweder der geteilten Schiene oder des intermaxillären Zuges, wenn die Schiene noch nicht mit Acrylat versteift ist.

5.5.2 Material und Instrumentarium

Das Schienungsmaterial (Abb. 152) besteht aus einem konfektionierten Schienenkörper mit Querstäbchen, ferner aus Ligaturendraht und selbsthärtendem Kunststoff. Bei dem Schienenkörper handelt es sich um einen 2 mm starken, halbrunden, weichgeglühten Randolf- oder Silberdraht. Die Länge des einzelnen Drahtbogens entspricht einem durchschnittlich großen

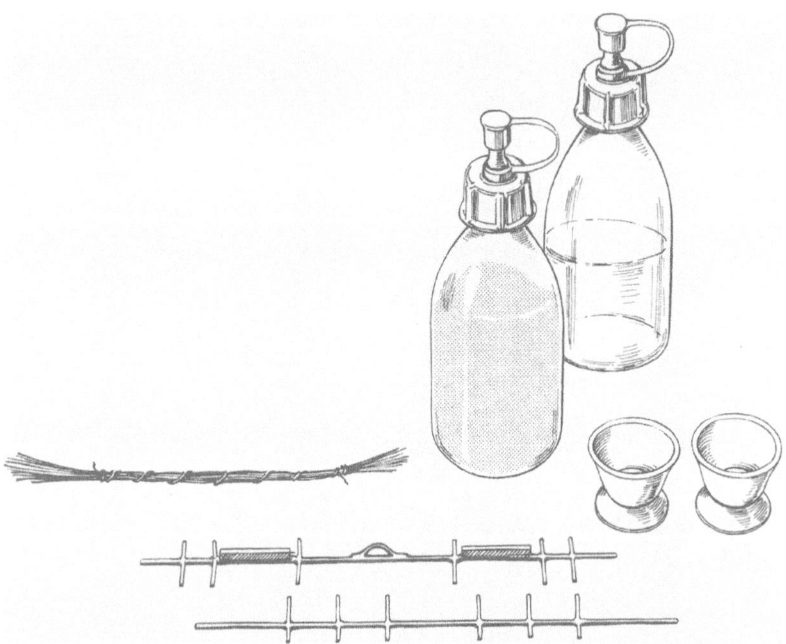

Abb. 152. Vorfabrizierte Schienenkörper mit zurechtgeschnittenem Ligaturendraht und selbsthärtendem Acrylat

Kieferbogen. Jeder Bogen trägt sechs 1,4 mm starke Drahtsprossen. Für die Behandlung von Oberkieferfrakturen ist der Drahtbogen seitlich mit je einer Vierkantkanüle zur Aufnahme der extraoralen Bügel, in der Mitte mit einer Öse für die Befestigung einer sagittalen Zugvorrichtung ausgerüstet. Bei vorgesehener kraniofazialer Aufhängung verwenden wir den Drahtbogen mit seitlich angelöteten Drahtösen.

Für die Fixation des Drahtbogens an den Zähnen eignet sich der 0,35 mm starke V2A-Stahldraht am besten. Der so hergestellte Schienenverband kann durch Sättel oder Aufbißwälle mit einer Gaumenplatte ergänzt werden. Diese werden in der Regel mit freier Hand angebracht. Als selbsthärtenden Kunststoff verwenden wir das Palavit.

5.5.3 Schienungstechnik

Beim Schienen wird als erstes die sog. Hilfsschiene am nicht frakturierten Kiefer eingebunden. Sind beide Kiefer frakturiert, beginnt man in der Regel im Oberkiefer.

5.5.3.1 Anlegen der Schiene

Vor dem Anpassen der Schiene an die Zähne werden die okklusalen Enden der Querstäbchen in Höhe der Molaren und Incisivi kauflächenwärts umgebogen (Abb. 153a). Der Schienenkörper wird freihändig (Abb. 153b)

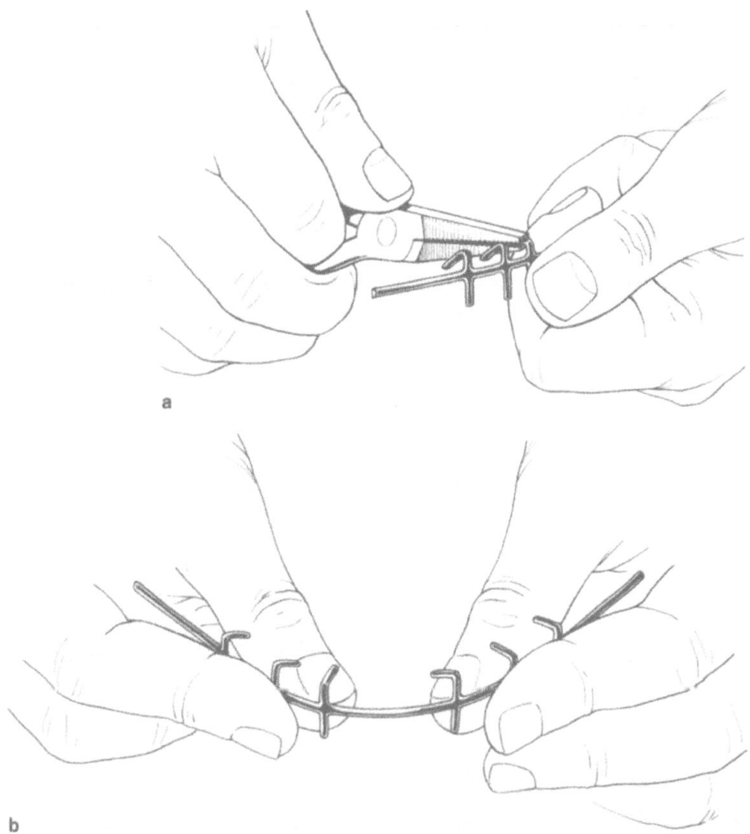

Abb. 153. a Biegen der Querstäbchen. **b** Anpassen der Schienenkörper (s. Text)

dem Zahnbogen angepaßt. Der Drahtbogen liegt genau zwischen Zahnkante und Gingivasaum. Ein Abrutschen des Schienenkörpers während des Einbindens ist nicht möglich. Die okklusalen Häkchen werden am Schluß der Schienung nach Applikation des Kunststoffs abgeschnitten.

5.5.3.2 Einbinden der Schiene

Wir verwenden in der Regel die *einfache Ligatur:* Ein Schenkel wird gingival und der andere okklusal (Abb. 154a) durch den Interdentalraum gezogen.

Die Schiene wird zuerst an beiden Prämolaren links und rechts fixiert. Beim Zusammendrehen der Ligatur hält man den Draht mit der Fingerkuppe in leichter Spannung. Dadurch läßt sich besser feststellen, wann die Grenze der Zerreißfestigkeit erreicht ist. Beim Anlegen der Ligatur am letzten Molaren fassen wir distal des Zahnes mit einem geeigneten Instrument den freien Ligaturenschenkel und fixieren ihn so lange, bis er unterhalb des umgebogenen Schienenendes am Zahnhals fest anliegt. Die Drähte werden auf 5 mm Länge gekürzt (Abb. 154b). Mittels einer Flachzange drehen wir die Drahtenden nach und legen diese an die Schiene an.

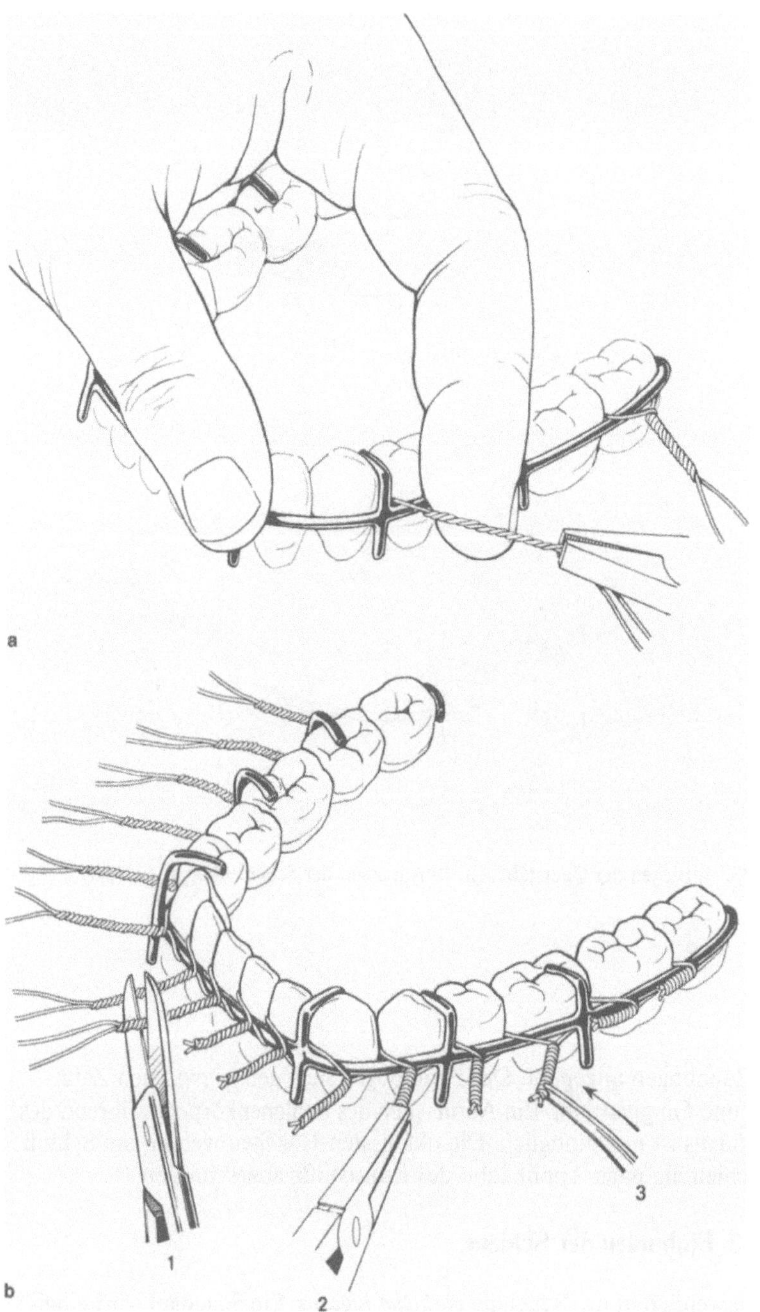

Abb. 154. **a** Einbinden der Schiene; **b** Kürzung der Drähte

5.5.3.3 Versteifen der Schiene

Vor dem Anrühren des Kunststoffs erfolgt eine gründliche Spülung der Mundhöhle mit Kochsalzlösung. Die Flüssigkeit wird abgesaugt und Zahnreihe sowie Schiene mit einem Luftgebläse getrocknet. Der dickflüssige Kunststoff wird abschnittweise aufgetragen (Abb. 155a). Die Glättung des Kunststoffüberzugs erfolgt mit flüssigem Monomer. Die okklusalen Häkchen werden mit dem Seitenschneider abgeschnitten und mit einem Schleifstein geglättet (Abb. 155b).

Die dem Vestibulum zugekehrten Querstäbchen dienen später als Retentionshäkchen für intermaxilläre Fixation während der Osteosynthese (Abb. 155c).

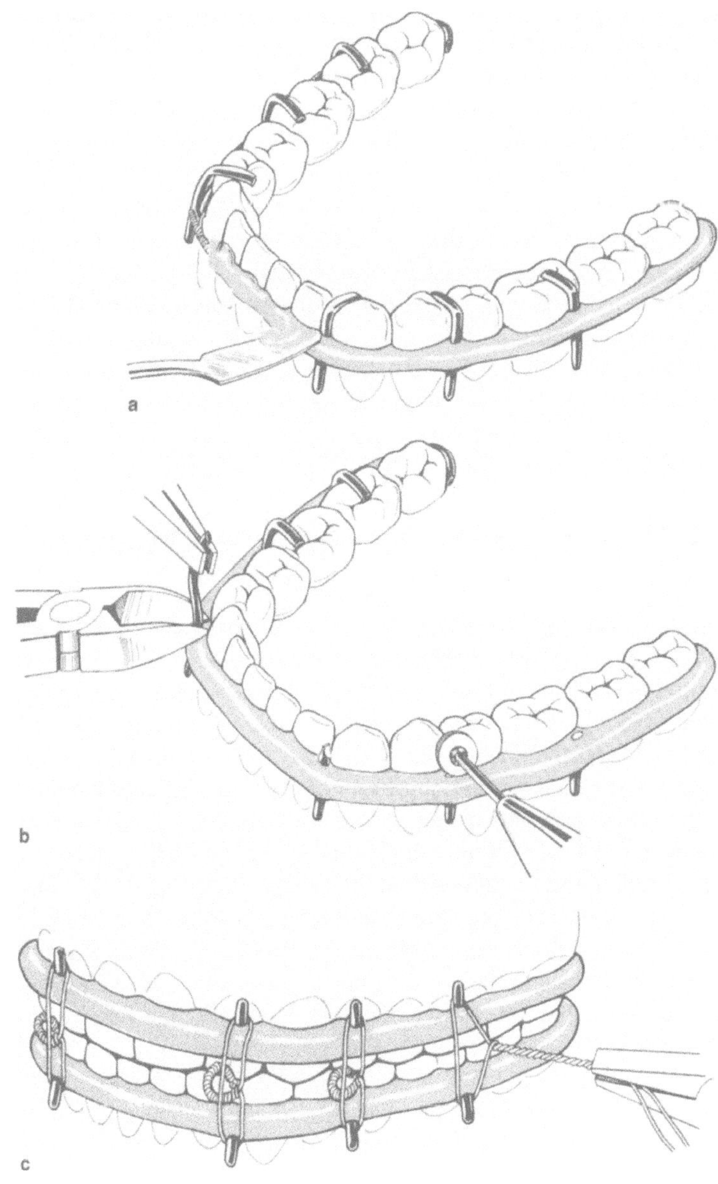

Abb. 155a-c. Versteifung der Schiene, Entfernung der okklusalen Häckchen und intermaxilläre Fixation

6 Präoperative, operative und postoperative Richtlinien

6.1 Organisatorische Voraussetzungen

Oberstes Gebot in der Knochenchirurgie ist die Asepsis. Ihre strikte Befolgung hängt mehr von der Ausbildung und Disziplin der Ärzte, Schwestern und Pfleger ab als von irgendwelchen technischen Rafinessen. Gradmesser der Asepsis ist die Infektionsrate, die bei Wahleingriffen und geschlossenen Verletzungen nicht über 2% liegen sollte, unabhängig davon, ob der Eingriff intra- oder von extraoral durchgeführt wird.

Bei der Osteosynthese zentriert sich das chirurgische Handeln auf die Stabilität der Fraktur, die ein hohes Maß an Präzision und technischem Aufwand erfordert. Daher versteht es sich von selbst, daß der Operationssaal über eine adäquate instrumentelle Ausrüstung verfügen sollte, die zusammengesetzt ist aus den spezifischen Osteosynthesesets und dem Sieb mit den allgemeinchirurgischen Instrumenten. Hier bewährt sich die Einheitlichkeit einer Schule, die auch Garantie für das routinemäßige Vorhandensein eines vollständigen und gepflegten Instrumentariums ist.

Die in Abb. 156 dargestellte Position des Operationsteams sowie Plazierung der Instrumententische und Anaesthesiegeräte hat sich bewährt.

6.2 Prioritäten bei der Versorgung von Polytraumatisierten

Border (1984) hat eine aufschlußreiche Therapiestudie über das Polytrauma durchgeführt. Alternierend wurde die eine Hälfte der Patienten konservativ, die andere sofort operativ („operative reduction internal fixation") versorgt. Beide Kollektive hatten die gleiche Intensivbehandlung und bei Körperhöhlenbeteiligung die gleiche diesbezügliche operative Versorgung. Die Zahl der Tage am Respirator wie die Gesamtdauer der Intensivbehandlung einschl. metabolischer Störungen war bei der immediat und definitiv operierten Gruppe signifikant geringer als bei der konservativ behandelten. Die Gesamtanalyse der gewonnenen Daten läßt eindeutig den Schluß zu - in einer ähnlichen Studie von Johnson et al. (1985) bestätigt -, daß beim Polytraumatisierten eine Reihe von Komplikationen nicht durch das Initialtrauma bedingt sind, sondern durch Modalitäten konservativer Behandlung. Diese wurden vom Autor mit dem Begriff „crucification position" zusammengefaßt. Hier eingeschlossen sind auch unsere intermaxillären Verschnürungsmaßnahmen bei begleitenden Unterkieferfrakturen. Die Studie bestätigt die Vorteile eines „aggressive trauma treatment", welches prinzipiell die Frühversorgung sämtlicher Frakturen einschließt.

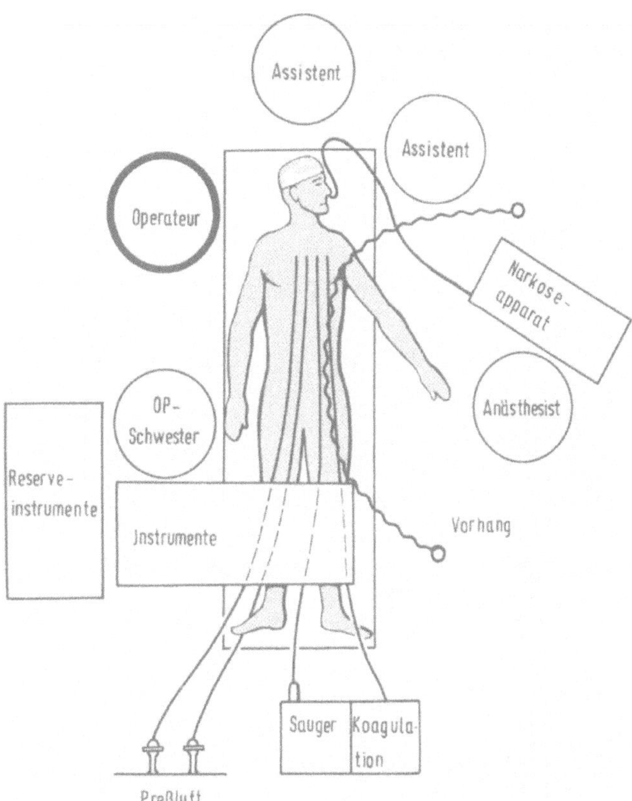

Abb. 156. Position des Operationsteams

De facto können auch die meisten Polytraumatisierten mit Gesichts-schädelverletzungen in der 1. Woche definitiv versorgt werden, wie Graphik 6 zeigt. Die Verwirklichung dieser frühfunktionellen Behandlung setzt 2 Dinge voraus:

1) eine integrative Behandlungstaktik,
2) die kompromißlose Anwendung der Prinzipien stabiler Fixation.

Die Integration aller Spezialdienste ermöglicht die phasengerechte Ganzheitsversorgung (Wolff et al. 1978). Nur äußerst selten müssen wir nach der Reanimation akut in Form einer operativen Blutstillung eingreifen. In der Regel kann durch die aggressive intensivmedizinische Behandlung schon während oder am Ende der Stabilisierungsphase (Restabilisierung der vitalen Funktionen) kieferchirurgisch definitiv versorgt werden. Zeitpunkt der Dekanülierung und Operationstermin werden gemeinsam mit dem Neurochirurgen und Intensivmediziner abgestimmt. Durch dieses koordinierte Vorgehen haben sich die Spätfolgen erheblich verringert. Im eigenen Krankengut sind Fälle wie Hypertelorismus, Augentiefstand und Dish face nurmehr die Folge außergewöhnlicher Umstände und Verletzungsschwere.

Die Frage der Priorität beim Polytraumatisierten ist Sache der interdisziplinären Absprache unter Leitung des verantwortlichen Notfallarztes. Die Entscheidung über eine primäre oder postprimäre Versorgung hängt konkret von der Vitalgefährdung durch Blutverlust und dem Verletzungsgrad der betroffenen Schädel-, Thorax- und Abdominalorgane ab. Hier wiederum steht die Prophylaxe der sog. Traumalunge so lange im Vordergrund, bis sich die Werte der Blutgasanalyse genügend normalisiert haben.

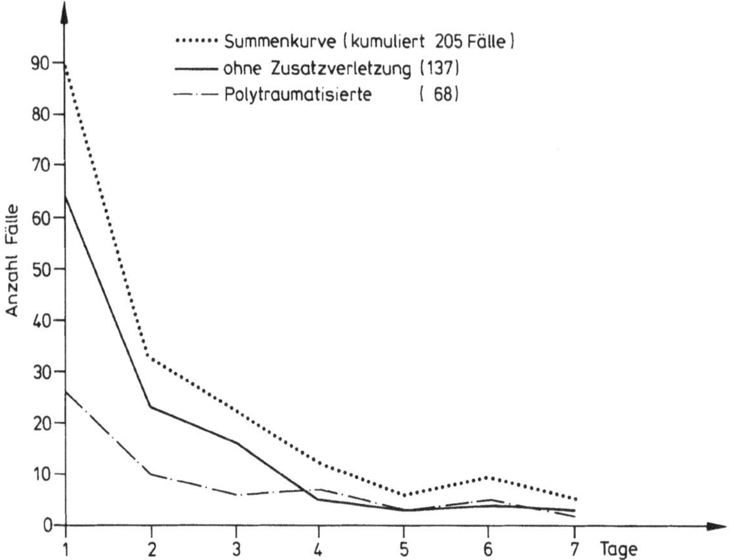

Graphik 6. Zeitintervall zwischen Unfall und Osteosynthese bei 205 in Basel versorgten Unterkieferbrüchen (von 1976–1982)

Die postprimäre Versorgung besteht dann im Bedarfsfalle in der operativen Stillung einer lebensbedrohlichen Blutung, z. B. aus der A. maxillaris, simultan mit anderen vitalen Eingriffen am Hirnschädel, Thorax und Abdomen.

In Basel hat sich gezeigt, daß die Intensivpflege beim Polytraumatisierten mit Frakturen der langen Röhrenknochen wesentlich erleichtert ist, wenn diese sofort und definitiv versorgt werden. Analoges gilt auch in bezug auf die schwere Unterkieferverletzung. Allerdings ist simultan eine unbehinderte Osteosynthese nur möglich, wenn das 2. Operationsteam am Unterschenkel die Versorgung durchführt.

6.3 Zeitpunkt der Operation

Wert und Nutzen des Prinzips der Sofort- bzw. Frühversorgung sind unbestritten (Allgöwer und Border 1983). Kann die Fraktur vor Einsetzen der Schwellung nicht versorgt werden, gilt als Regel, die Abschwellung abzuwarten. Diese Regel hat bei Unterkieferfrakturen nicht den Gültigkeitswert wie bei der Versorgung von Extremitätenfrakturen. Selbst nach 2 oder mehreren Tagen kann die Fraktur, ob offen oder geschlossen, versorgt werden, auch bei Anzeichen einer beginnenden oder manifesten Infektion. Ausschlaggebend ist die Möglichkeit einer absolut stabilen Versorgung der Fraktur (s. Indikation des Fixateur externe, S. 69).

6.3.1 Planung der Operation

Grundlagen der Operationsplanung sind klinischer und röntgenologischer Befund. Dabei sollte auf die Klassifikation des Frakturbefundes, die Erhebung der Frakturformel und Bestimmung des Schweregrades Wert gelegt werden. Bei schwierigen Frakturen (Schweregrad III und IV) ist eine palpatorische Orientierung unmittelbar nach erfolgter Intubation ratsam, weil dies mit der nötigen Gründlichkeit erst in Anästhesie möglich ist. Wichtig bei der manuellen Untersuchung sind die sterilen Handschuhe. Anhand des so ermittelten Lokalbefundes und der selektionierten Röntgenbilder wird der Osteosyntheseplan mit dem Operationsteam besprochen. Das Personal schätzt genaue Anleitung zur Vorbereitung der erforderlichen Instrumente für die Retention der Okklusion, Osteoplastik, eventueller Zahnextraktion und Osteosynthese.

6.3.2 Vorbereitung des Operationsfeldes

Ein Teil der Vorbereitung betrifft die Verhütung zusätzlicher Infektion. Kommt der Verletzte von der Notfallstation direkt in den Operationstrakt, werden Wundverbände erst nach erfolgter Anaesthesieeinleitung unter sterilen Kautelen entfernt.

Unter den gleichen Bedingungen wird auch die Schienung bei offener Fraktur durchgeführt. Ein ausgedehntes Rasieren ist nicht nur unnötig, sondern schädlich. Soll unbedingt langes Barthaar entfernt werden, genügt die Rasur an der genau geplanten Inzision. In diesem Zusammenhang sei erwähnt, daß auch bei Wahleingriffen nicht am Tage vorher, sondern erst beim unmittelbaren Operationsbeginn rasiert und die Haut gereinigt und desinfiziert wird.

Prinzipiell erfolgt die Reinigung von „innen nach außen" und selbstredend im Vorbereitungsraum, wo die Narkose durchgeführt wird. Bei der Reinigung spielt das Spray die Hauptrolle, wobei Ringer- und Wasserstoffspray vorherrschen sollen. Natürlich ist gegen die Anwendung von Desinfizienzien, wie Betadin- oder Hexachlorophen-Spray, nichts einzuwenden. Fremdkörpereinsprengungen in Wunden müssen heraus*gebürstet* werden.

Vor der sterilen Abdeckung wird der Kopf dorsalflektiert. Topographische Leitpunkte oder -linien erleichtern die richtige Inzision (s. S. 170).

6.4 Nachbehandlung

Die genähte Wunde bleibt bei uns grundsätzlich unbedeckt. Sie wird 2 mal am Tag mit einem Wattestäbchen desinfiziert, nachdem jeweils die Mundhöhle gründlich mit Kochsalzlösung ausgesprayt wurde. Das Pflegepersonal ist angeleitet, nach jeder Mahlzeit für Mundhygiene zu sorgen, wobei Zähnebürsten wichtiger ist als bloßes Spülen. Die Lippen sind mit Bepanthensalbe oder Vaseline einzufetten, besonders wenn sich Schienen im Mund befinden. Um das Abschwellen und Entspannen der Weichteile zu beschleunigen, sind kontinuierlich feuchtkalte Umschläge zu machen.

Die Flaschen der Vakuumdrainage werden täglich zweimal gewechselt.
Zur Sicherung der Sekretableitung kann zusätzlich bei jedem Flaschen-
wechsel abgesaugt werden. Die Drainage wird nach 2–3 Tagen entfernt,
wenn weniger als 5 cm^3 Serom gemessen werden.

Die Röntgenkontrolle ist spätestens einen Tag vor der Entlassung
durchzuführen.

Bei einer Unterkieferfraktur allein dauert die stationäre Behandlung
zwischen 4 und 7 Tagen. Während dieser Zeit bekommt der Patient Breikost.

6.5 Atraumatisches Operieren

6.5.1 Weichteilbehandlung

Zielorgan der Osteosynthese ist der Knochen. Dessen Freilegung erfordert
eine anatomisch exakte wie präparatorisch subtile Durchtrennung der
Weichteile. Nur so sind komplikationslose Heilung, ideale Narbenbildung
und Erhaltung wichtiger Nervenfunktionen gewährleistet.

6.5.1.1 Zweckmäßigkeit der Skalpelltechnik

Die Art der Weichteilbehandlung bestimmt in hohem Maße den Heilungsverlauf. Sie ist das Ergebnis intensiver chirurgischer Schulung. Ziel der
Ausbildung sollte die Skalpelltechnik sein. Sie ermöglicht *ohne Druck* die
stufenweise Durchtrennung dünner Gewebsschichten, so daß sich die
Mehrzahl der kleinen Gefäße unverletzt darstellen und mit der Splitterpinzette koagulieren läßt. Blutende Gefäße werden zur Wahrung der Übersicht
und Freilegung des Operationsfeldes sofort koaguliert. Grundsätzlich sollte
das Operationsfeld frei von liegenden Klemmen sein. Das Durchtrennen
von Gewebe mit der Schere bewirkt eine erheblich größere Schädigung von
Gewebe und Zellen als das Schneiden mit der scharfen Klinge. Jede opera-
tionsbedingte Vermehrung an nekrotischem Gewebe fördert Ödem und
Entzündung.

Auswechselbare Klinge, Splitterpinzette und Wundhäkchen (statt chirurgischer Pinzette) sind die beherrschenden Instrumente atraumatischer
Weichteilbehandlung.

6.5.2 Infektionsprophylaxe

Das Wundbett wird etwa alle 15 min. mit isotoner Ringer-Lösung zum
Schutze des Gewebes vor Infektion und Austrocknung gespült. Hervorzu-
heben ist, daß Blut und Gewebsflüssigkeit abgesaugt und nur ausnahmsweise abgetupft werden.

Der Bildung von Hämatomen und der Entwicklung posttraumatischer
Infektion wird durch sorgfältige Blutstillung und regelmäßig angewandte
Vakuumdrainage nach beendetem Wundverschluß vorgebeugt.

6.5.3 Knochenbehandlung

Der Knochen als bradytrophes Gewebe verfügt bei plötzlicher Störung der Durchblutung nur über träge Kompensationsmechanismen. Diese Erkenntnis bestimmt die Behandlungsweise des Knochens.

Die Rücksichtnahme auf die lebenserhaltende Gefäßversorgung erfordert bei der Freilegung der Fraktur:

- scharfes Durchtrennen der Knochenhaut;
- Deperiostierung mit Abhebelungstechnik statt Abschaben (glatt abgelöste, nicht verletzte Periostflächen sind Zeichen atraumatischer Operation);
- Beschränkung auf die Darstellung des basalen Frakturabschnitts (der alveolare Teil der Fraktur ist bereits durch die vorausgegangene intermaxilläre Fixation in reponierter Stellung retiniert);
- Respektierung der intakten lingualen Knochenfläche;
- Vermeidung überdimensionierter Deperiostierung, indem im voraus das spezifische Osteosyntheseverfahren geplant und die Lochzahl bei indizierter Plattenverschraubung bestimmt wird.

Nichtbeachtung dieser Forderungen kann zur Folge haben, daß eine anfänglich erzielte Stabilität verlorengeht, weil durch die beeinträchtigte Blutversorgung und den damit verbundenen konsekutiven Festigkeitsverlust des Knochens eine allmähliche Implantatlockerung eintritt. Die Ursache dieser als „sekundäre Instabilität der Osteosynthese" bezeichneten Komplikation ist zwar im Einzelfall schwerlich nachweisbar, hat aber durch die Untersuchungen von Hörster (1985) eine plausible Erklärung gefunden (s. S. 141 ff.). Der besonderen Schonung der Vaskularität dient die Repositionskompressionszange (Abb. 157), die eine streng plattenbezogene

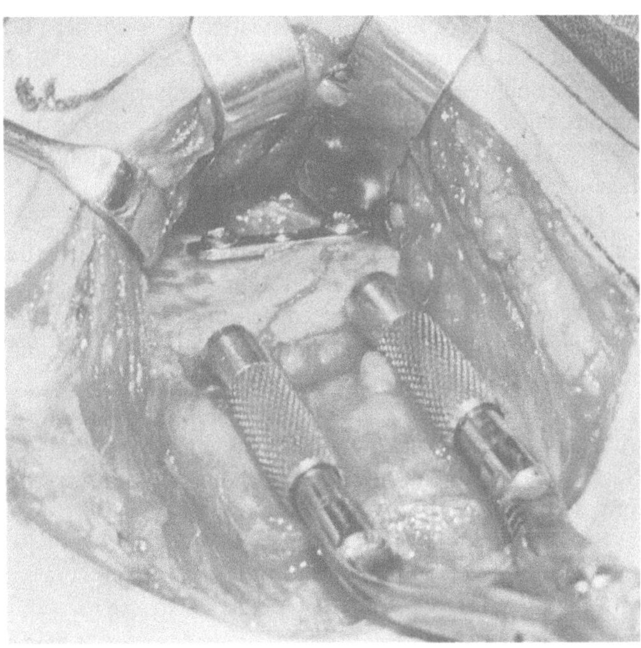

Abb. 157. Beweglich festgeschraubte Repositionskompressionszange am Unterrand des Kiefers. *Vorteile:* Vereinfachung der Reposition, Handhabe der Fragmente auf engstem Raume, leichte Inspektion und Säuberung des Bruchspalts durch Distraktion, Vorspannung durch Kompression

Dimensionierung der Frakturfreilegung ermöglicht und die Deperiostierung auf der lingualen Kieferseite unnötig macht. Unterstützend helfen bei schwierigen Repositionen die selbstzentrierende Knochenzange (s. Abb. 105) und der Einzinkerhaken.

6.6 Antibiotikaprophylaxe (generell)

In der Mundhöhle sind immer fakultativ pathogene Keime vorhanden, die eitrige Infektionen hervorrufen können, zumal Staphylococcus aureus die anderen Begleitkeime, wie Actinomyces, Streptococcus (viridans) und Candida überwiegt. Bei geschlossenen Frakturen, die intraoral versorgt werden, besteht demnach die erhöhte Gefahr endogener Infektion aus dem patienteneigenen Keimreservoir der Mundhöhle. Akut wird die Gefahr bei Abwehrschwäche, die physiologisch im Senium oder erworben bei Diabetes, Leukose oder Drogensucht besteht. Wie hoch der Prozentsatz solcher „opportunistischer Infektionen" bei intraoral offener Versorgung ist, läßt sich nicht eruieren. In solchen Fällen ist aber auch die Antibiotikaprophylaxe klar indiziert, sofern die bestehenden Lücken in der Körperabwehr präoperativ festgestellt werden können. Jaques hat in unserer Klinik 1976 die Frage der Antibiotikaprophylaxe bei elektiven maxillofazialen Eingriffen untersucht und ist zu dem Schluß gekommen, daß präventive Chemotherapie in solchen Fällen nicht sinnvoll ist. Die AO lehnt seit Jahren die Routineprophylaxe bei der Frakturbehandlung wegen der Gefahr der Selektion und Resistenz ab. Diese ablehnende Haltung stützt sich auf die niedrige Infektionsquote von 2%.

Der Begriffsinhalt von „Antibiotikaprophylaxe" hat sich seit den Untersuchungen von Burke (1963) grundlegend geändert. Zuvor wurde unter Prophylaxe intra- oder/und postoperative Antibiotikaverabreichung verstanden. Burkes Tierversuche zeigten, daß eine essentielle prophylaktische Infektionsverhütung nur dann zu erwarten ist, wenn der „Wirkspiegel" im Blut und Gewebe unmittelbar vor der Operation schon vorhanden ist. Um die gerade notwendige minimale Hemmkonzentration („minimal inhibitory concentration") zu erreichen, gibt man *vor* und *während* des Eingriffs, in Abhängigkeit von der Dauer der Operation, eine erhöhte Initial- und Tagesdosis im Interesse einer „Therapiesicherheit".

Dieses Prophylaxeschema wenden wir routinemäßig an, wenn die Osteosynthese als schwierig eingeschätzt und vermutlich von langer Dauer sein wird (mehr als 2 h); ferner bei Zähnen im Bruchspalt, die extrahiert werden müssen, und bei sonstigen Befunden mit der Potentialität einer endogenen Infektion (z. B. vorhandene apikale oder marginale Herde in unmittelbarer Bruchspaltnähe).

Zur Zeit werden vorzugsweise Cephalosporinpräparate angewendet, wobei entweder am Vortag der Operation oder dann i. v. mit Einleitung der Narkose die Verabreichung mit 2 g beginnt und alle 2 h während 2 Tagen fortgesetzt wird.

Spezielle Antibiotikaprophylaxe s. S. 245 ff.

6.7 Wechselwirkung zwischen Implantat und Gewebe[4]

Naturgemäß kann es bei der Osteosynthese zu *biomechanischen* und *biochemischen* Wechselwirkungen zwischen Implantat und Gewebe kommen. Bei der Interpretation von physiologischen Reaktionen wird oft nicht zwischen diesen beiden Aspekten unterschieden, was jedoch für die Erkennung der Ursache der Reaktionen und deren mögliche Behandlung und Eliminierung von Wichtigkeit ist.

6.7.1 Mechanische Wechselwirkungen

a) Weichteilgewebe und Haut können durch Relativbewegungen gegenüber dem Implantat und infolge von Druckwirkung gereizt werden. Dies wird gelegentlich bei besonders dünnem Integument beobachtet.

b) Relativbewegungen zwischen Implantat und Knochen führen ab einer kritischen Größenordnung zu Knochenresorption, was Schraubenlockerung und zunehmende Instabilität der Osteosynthese zur Folge hat (Perren et al. 1972).

Primäre Instabilität der Osteosynthese mit verzögerter Heilung, oder sekundäre Instabilität im Falle von Knochenresorption bzw. Infektion ist häufig Ursache der zyklischen Wechselbelastung des Implantats. Falls die Dauer der Belastung entsprechend lang und die Intensität der Spannungen verhältnismäßig groß sind, ist das Risiko eines langsam fortschreitenden Ermüdungsbruchs des Implantats gegeben (s. S. 299).

c) Durch Relativbewegungen zwischen Implantatkomponenten wie Plattenbohrungen und Schraubenköpfen (Fretting) kann an den Kontaktstellen mechanischer Materialabrieb entstehen. Dieser Debris imprägniert das Gewebe und kann u. U. physiologische Reaktionen auslösen. Wie Untersuchungen ergeben haben, entstehen beim Fretting von Titanimplantaten außerordentlich feine Partikel.

Bei Implantaten aus rostfreiem Stahl kann an Kontaktstellen örtlich neben mechanischem Abrieb Reibkorrosion auftreten. Die Reibkorrosion ist i. allg. so schwach, daß sie nur mit dem Rasterelektronenmikroskop identifiziert werden kann. Typischerweise ist Fretting und Frettingkorrosion hauptsächlich an Platten-Schrauben-Verbindungen festzustellen, die sich im Bereich von Trümmerfrakturen, einzeln fixierten Fragmenten oder an Plattenenden befanden, d. h. an Stellen, wo schon der Röntgenbefund auf eine mögliche Relativbeweglichkeit hinweist (Pohler 1983).

---

[4] Frau Ph. D. Prof. G. Pohler sei herzlich gedankt für die Bearbeitung dieses Punktes, der stets Anlaß zu lebhafter Diskussion bei den AO-Kursen ist.

6.7.2 Chemisch-physiologische Wechselwirkungen

Prinzipiell können die Metalle von Implantaten durch verschiedene Mechanismen ins Gewebe gelangen.

a) Durch die oben erwähnten Reib- oder Reibkorrosionsmechanismen können lokal relativ größere Metallmengen freigesetzt werden als bei den nachstehend unter b) und c) erwähnten Mechanismen.

Die feinen Titanabriebspartikel sind im Moment ihrer Entstehung an der Oberfläche aktiv, wo sie umgehend mit dem Sauerstoff reagieren und ein stabiles Titanoxid (TiO_2) bilden. Diese Partikel verhalten sich chemisch inert und werden lokal entweder phagozytiert oder extrazellulär abgelagert.

Die Abriebsprodukte des Stahls können passivieren und werden in der Umgebung des Implantats deponiert. Die Degradation von Korrosionsprodukten erfolgt teilweise selektiv. Nickel wird meist nicht im Gewebe in der Nähe von Implantaten gefunden, woraus zu schließen ist, daß es in Lösung geht, was aufgrund der Löslichkeit seiner Korrosionsprodukte verständlich ist. Chrom imprägniert das Gewebe in der Umgebung des Implantats, offenbar als stabiles Chromoxid, während das Eisen z. T. gelöst und wegtransportiert, und zum Teil intra- und extrazellulär im benachbarten Gewebe des Implantats abgelagert wird.

Aus histologischen Untersuchungen exidierten Gewebes, das in Kontakt mit klinischen Implantaten gestanden hat, und aus Biokompatibilitätsversuchen geht hervor, daß die Abriebs- bzw. Korrosionsprodukte von rostfreiem Stahl und Titan normalerweise reizlos im Gewebe liegen. Bei Titanimplantaten findet man im Kontaktbereich angrenzenden Gewebes allerdings meist eine größere Menge von Blutgefäßen und eine höhere Population von Fibrozyten als im Kontakt mit Implantaten aus rostfreiem Stahl.

Gelegentlich findet man lokale Reaktionen mit Rötung und Schwellung über Implantaten aus rostfreiem Stahl, die sich nach Testung als nicht infiziert erweisen. Diese Symptome können z. T. in Verbindung mit Instabilität gefunden werden und lassen durch Ruhigstellung nach. Sie beeinträchtigen die Knochenheilung nicht und verschwinden nach Implantatentfernung gänzlich. Diese Beobachtungen macht man besonders bei Osteosynthesen an der distalen Tibia, wo der Weichteilmantel dünn, der Knochen elastisch und die Zirkulation oft schlecht ist. Im Bereich der Mandibula wurden derartige Erscheinungen bei Osteosynthese mit dem AO-System nicht beobachtet.

b) Rostfreier Stahl und Titan erhalten ihre hohe Korrosionsresistenz durch eine sich spontan bildende schützende Oberflächenschicht. Diese sog. Passivschicht ist nur einige Atomlagen dick und besitzt die Eigenschaft, nach mechanischer Verletzung sehr schnell zu regenerieren. Deshalb findet bei diesem Werkstoff an der allgemeinen Oberfläche der Implantate keine Korrosion statt. (Beim rostfreien Stahl kann sich allerdings die Passivschicht unter konstanten Reibebedingungen nicht immer schnell genug regenerieren, so daß es zur lokalen Reibkorrosion kommen kann).

Elektrochemisch gesehen können die Implantatoberflächen zur Quelle von extrem kleinen Mengen von Metallionen werden, und zwar einmal, wenn das Implantat in den Körper eingebracht wird und sich eine Passivschicht bildet, die im Gleichgewicht mit dem Milieu ist, und

dann, wenn das Implantat im Körper liegt und die Passivschicht auf-
rechterhalten wird. Diese freigesetzten Metallmengen sind verschwindend klein, z. B. im Vergleich zu den per os täglich mit der Nahrung auf-
genommenen Quantitäten, und können auch mit modernen Analyseme-
thoden kaum im Gewebe nachgewiesen werden.

c) Selten kommt es vor, daß Patienten eine generalisierte Allergie gegenüber Metallen aufweisen. Am bekanntesten ist die Nickelallergie. Möglicherweise können gewisse andere Metalle als Allergen substituiert werden, wenn ein Patient gegenüber einem Metall sensibilisiert ist. Um
allergische Reaktionen auszulösen, genügt der Kontakt mit dem entsprechenden Metall, ohne daß Korrosion stattfindet. Für Titan sind bisher
keine Allergien bekannt geworden. Das Austauschen gegen ein Titanimplantat bei den wenigen Allergiefällen mit Stahlimplantaten erbrachte
prompte Symptomfreiheit. Bei potentieller Infektionsgefahr, z. B. bei
intraoral offener Wunde oder Verdacht auf Avitalität des Knochens
haben sich gleichfalls Titanimplantate bewährt.

6.7.3 Beobachtungen an Kieferimplantaten

Verglichen mit den gewichtstragenden Implantaten der unteren Extremitäten sind die Implantate im Kiefer- und Gesichtsbereich bedeutend weniger
belastet. Aus diesem Grunde sind in der Schädeltraumatologie keine Brüche von AO-Platten bekannt. Lediglich Ermüdungsbrüche von langen Rekonstruktionsplatten wurden dem Institut Straumann AG im Laufe von
20 Jahren bekannt. Es handelte sich ausschließlich um Defektüberbrückun-
gen ohne knöcherne Abstützung – meistens über die Mittellinie hinaus –
nach Belastungszeiten von mehr als 5 Jahren.

Der im vorangegangenen Abschnitt diskutierte Reib- oder Reibkorrosionsangriff zwischen Schraubenköpfen und Plattenbohrungen ist bei den
Kiefer- und Gesichtsimplantaten außerordentlich gering. Dies ist wiederum
auf die verhältnismäßig kleinen wirksamen Kräfte zurückzuführen sowie
darauf, daß die Heilung in den in Frage stehenden Bereichen relativ
schnell erfolgt, so daß die Phase der Instabilität kurzfristig ist. Auch an aus-
gebauten Resektionsplatten, die z. B. während 6 Jahren am Kiefer gelegen
hatten, sind kaum angegriffene Kontaktstellen, und wie bei allen anderen
AO-Platten keine Korrosionserscheinungen an der übrigen Implantatoberfläche zu finden. Die Abb. 158a zeigt Reibkorrosionsangriff im Plattenloch
einer Rekonstruktionsplatte aus rostfreiem Stahl nach 6-jähriger Tragzeit
nach Kieferresektion. In der Abbildung ist der Übergang zwischen flachem
Korrosionsangriff, Reibspuren und nicht angegriffener Oberfläche raster-
elektronenmikroskopisch dargestellt. Im histologischen Schnitt (Abb. 158b)
findet man Korrosionsprodukte des rostfreien Stahls als Granula in Zellen
des Bindegewebes phagozytiert. Ein Beispiel für eine Kontaktstelle einer
Schrauben-Platten-Verbindung von Titanimplantaten ist in Abb. 158c gegeben. Die Kontaktstelle im Schraubenloch einer Kieferrekonstruktionsplatte
läßt Reibflächen und sehr feine Abriebspartikel erkennen.

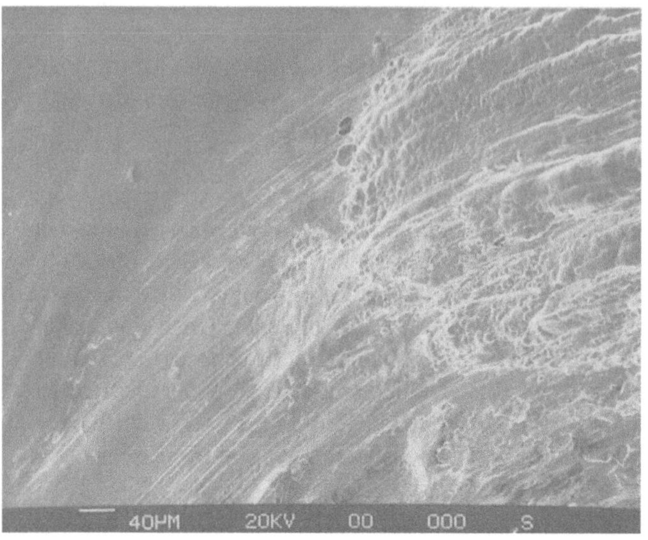

a

b

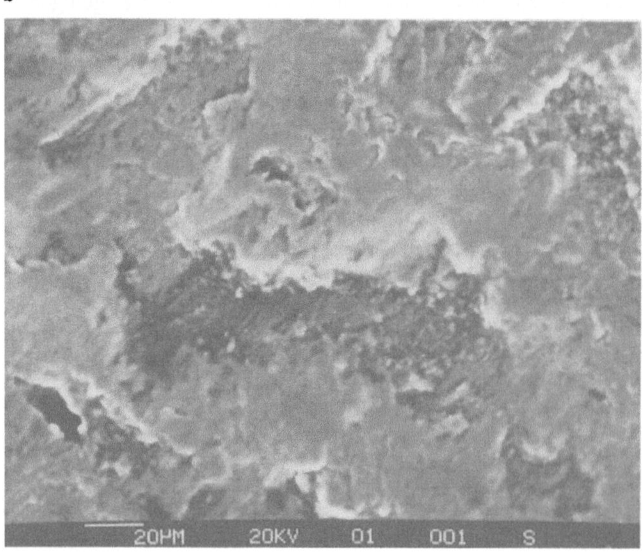

c

Abb. 158. a Plattenbohrung einer Kieferrekonstruktionsplatte aus rostfreiem Stahl nach 6 Jahren Tragzeit in einer freitragenden Überbrückungssituation. Übergang zwischen flacher Reibkorrosion, Reibspuren und unverletzter Plattenoberfläche. **b** Histologischer Schnitt durch Bindegewebezone, die in Kontakt mit einer rostfreien Stahlplatte gestanden hatte. Feine Partikel von Korrosionsprodukten sind in den Bindegewebezellen phagozytiert. **c** Kontaktstelle mit Schraubenkopf an einer Kieferrekonstruktionsplatte aus Titan mit Reibflächen und feinen Abriebspartikeln

6.7.4 Implantatentfernung

Nach Ansicht der AO sind prinzipiell die Implantate nach der Heilung zu entfernen. Es gibt weder biologisch noch medizinisch eine plausible Erklärung, einen größeren Fremdkörper im Organismus zu belassen, wenn keine Notwendigkeit dafür besteht. Selbstverständliche Ausnahmen von der Metallentfernungsregel sind bei Patienten gegeben, bei denen ein nochmaliger chirurgischer Eingriff ein besonderes Risiko darstellt, z. B. bei älteren Patienten, oder wenn das Implantat eine kritische Position hat oder wenn es eine Dauerfunktion hat wie bei Defektüberbrückung nach Resektion.

Falls möglicherweise aus legalen Gründen die Metallentfernung nicht in Frage kommt, weil in diesem Eingriff ein prinzipielles Risiko gesehen wird, wie dies heute in einigen Ländern der Fall ist, sollte dem Patienten routinemäßig erklärt werden, daß bei jeglicher Art von Beschwerden mit dem Implantat eine sofortige Wiedervorstellung notwendig ist. Lokale Reizung, Beschwerden und Kälteempfindlichkeit sind in jedem Falle Indikationen für die Implantatentfernung.

In diesem Zusammenhang sei angemerkt, daß Titanimplantate noch am ehesten geeignet sind, im Körper belassen zu werden. Durch das geringere Elastizitätsmodul des Titans ist die Flexibilität dieser Implantate größer, so daß dieses Metall den Eigenschaften des Knochens entgegenkommt. Es übertrifft zudem die Gewebefreundlichkeit des rostfreien Stahles. Diese Tatsachen sind allgemein bekannt und veranlassen uns gegenüber solchen Firmen kritisch zu sein, die expressis verbis propagieren, die Güte ihres Materials würde eine Metallbelassung erlauben, womit sie bewußt vorspiegeln, daß den Implantaten anderer Firmen dieser Vorzug fehle.

6.7.5 Zeitpunkt der Implantatentfernung

Es hat sich gezeigt, daß die mit Vorlast applizierte Platte während der Knochenheilung an Spannung verliert. Der damit verbundene Druckabfall bewirkt ein Mehr an physiologischer Beanspruchung des Knochens, die das Remodelling unterstützt. Der Umbau bis zur vollständigen Homogenisierung des Kieferknochens benötigt ungefähr 1 Jahr. Ab diesem Zeitpunkt ist die Indikation zur Metallentfernung gegeben.

6.7.6 Technik der Metallentfernung

Die Zahl der verwendeten Schrauben ist Richtmaß für die Wahl des Zugangs und der Anästhesie. Bei durchgeführter Zugschrauben- oder Plattenosteosynthese mit maximal 6 Schrauben erfolgt die extra-intraorale Explantation mit Hilfe des transbukkal verwendeten Schraubenziehers (Abb. 159). Der Eingriff, der die vestibuläre Freilegung der Osteosynthesestelle in ihrem *ganzen Umfange* erfordert, kann ambulant sowohl in Lokal- wie Allgemeinanästhesie erfolgen.

Bei einer Osteosynthese mit mehr als 6 Schrauben wird die Außennarbe in ihrer ganzen Länge inzidiert bzw. bei Hyperplasie exzidiert. Von da aus wird, wie üblich, die Platte freigelegt und entfernt. Dieser Eingriff erfolgt in

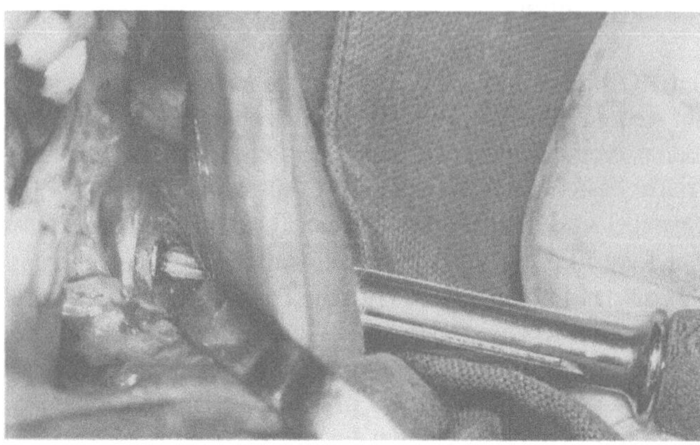

Abb. 159. Transbukkale Explantation durch eine extraorale Stichinzision bei intraoral freigelegtem Implantat

der Regel in Allgemeinanästhesie in Form einer One-day-surgery. Wichtig ist, daß bei diesen Kleineingriffen eine Saugdrainage für 24 h angelegt wird, da prinzipiell die Infektionsgefahr genauso groß ist wie beim Ersteingriff.

6.8 Komplikationen

6.8.1 Posttraumatische Knocheninfektion

Die posttraumatische Bruchspaltosteomyelitis - ein von Wassmund (1935) geprägter Begriff - belastet den Gültigkeitsanspruch der konservativen Frakturbehandlung erheblich, denn auch ohne operativen Eingriff ist die Infektrate relativ hoch. Der Kiefer als Schleimhautknochen ist bei einer Fraktur prädestiniert für eine Infektion mit Keimen der Standardflora (residente Flora).

Dabei spielen Quantität und Artenreichtum eine wichtige Rolle. In der Mundhöhle befinden sich bis zu 10^9 Keime/ml Speichel. Zudem überwiegen im Verhältnis 30:1 die Anaerobier (Knothe und Dette 1984). Sobald die fakultativ pathogenen Keime ihr angestammtes Biotop verlassen und Zutritt zum normalerweise schleimhautbedeckten Kiefer erlangen, außerdem Lücken in der Körperabwehr vorhanden sind bzw. die Abwehr durch Fragmentbewegung behindert wird, ist die opportunistische Knocheninfektion ein Gesetz.

Ist bei einem solchen Ereignis die Osteosynthese nicht kontraindiziert? Als Antwort ein typisches Fallbeispiel, das darlegen soll, daß die postprimäre Osteosynthese bei einem klinisch manifesten Bruchspaltinfekt eine zweckmäßige Therapieform ist. Dabei handelt es sich um eine notfallmäßige Einweisung eines unbehandelten Patienten mit einem perimandibulären Abszeß im Frakturbereich Kieferwinkel links, eine Woche nach dem Unfall (Abb. 160a).

Die Erstversorgung besteht in der Abzessinzision und Drainage unter Antibiotikaschutz, sowie Extraktion des im Bruchspalt befindlichen Molaren (Abb. 160b) und Ruhigstellung des Unterkiefers.

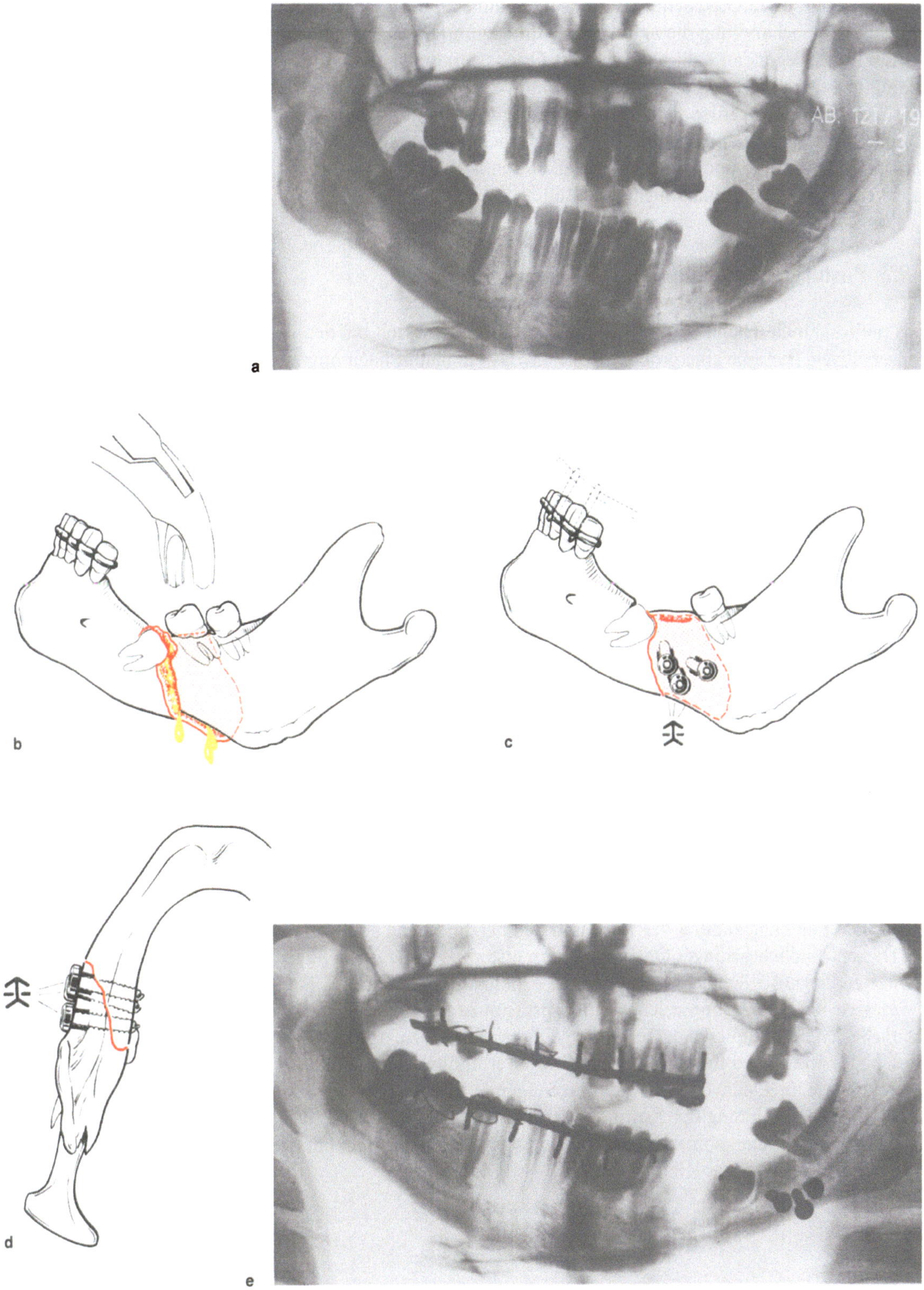

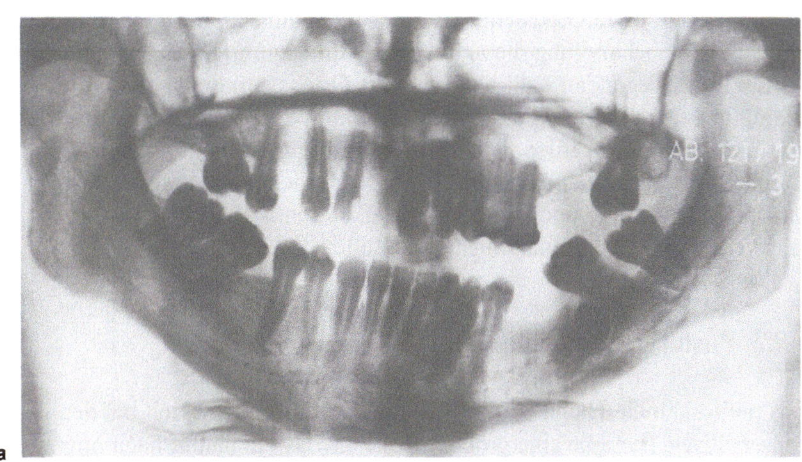

Abb. 160. **a** Infizierte nichtbehandelte Schrägflächenfraktur im Bereich des inkludierten Molaren; **b** Infektbehandlung: Inzision, Drainage, Extraktion des im Bruchspalt befindlichen Zahnes und intermaxilläre Ruhigstellung; **c, d** postprimäre Zugschraubenosteosynthese; **e** Status nach ausgeheiltem Infekt: Aufhebung der intermaxillären Ruhigstellung und Frühmobilisation

Eine postprimäre Osteosynthese wird angeschlossen, nachdem durch 2wöchige Spülbehandlung die akute Entzündung zum Abklingen gebracht wurde. Im vorliegenden Fall bietet sich die Osteosynthese an, denn die Schrägflächenfraktur kann mit einem Minimum an Osteosynthesematerial maximal stabilisiert werden. Nach Curettage des Granulationsgewebes Kompression der Bruchflächen mit 3 Zugschrauben (Abb. 160 c, d). Primärverschluß der Wunde und Einlegen zweier Redondrains. Die Frakturheilung verlief ohne Komplikationen (Abb. 160 e).

6.8.2 Postoperatives Hämatom

Das perifrakturelle Hämatom als bakterieller Nährboden spielt bei der konservativen Therapie eine größere Rolle als das Hämatom nach operativer Frakturversorgung. Postoperative Hämatome sind eine seltene Komplikation. Der Grund liegt in der sorgfältigen Blutstillung und Vakuumdrainage. Sollte ein Hämatom auftreten, genügt meist die Umwegspunktion.

Anders ist das bei einer evidenten Nachblutung, die zu einer bedrohlichen Hautspannung führt. Hier ist die Wunde großzügig zu öffnen und nach gründlichem Absaugen und Ausspülen des Hämatoms wieder primär zu schließen.

6.8.3 Postoperative Schmerzen und entzündliches Ödem

Stabil versorgte Unterkieferbrüche sind nach 24 h praktisch schmerzfrei. Bestehende Schmerzen nach dieser Zeitspanne sind weichteilbedingt; die Ursache liegt entweder in einer ödematösen oder infektiösen Schwellung. Das rein traumatisch bedingte Ödem nimmt in den ersten postoperativen Tagen sichtbar ab, wenn Frühversorgung und Weichteilschonung stattfanden. Daher sind zunehmende Ödembildung und Schmerzen sowohl die Folgen einer verzögerten Versorgung als auch einer traumatisierenden Frakturexposition. Nur in solchen Fällen sind abschwellende Medikamente in Kombination mit Analgetika angezeigt, während sonst feuchte Umschläge zur Entspannung der Haut und Schmerzlinderung genügen.

Das entzündlich bedingte Ödem ist in den ersten postoperativen Tagen schwer zu diagnostizieren. Es erfordert eine exakte Verlaufskontrolle, um die klassischen Entzündungszeichen möglichst früh zu erkennen. Ein leichtes Fieber und erhöhte Leukozytenwerte gehören meist dazu.

Über 3–4 Tage sind Breitbandantibiotika in Verbindung mit intermaxillärer Ruhigstellung sinnvoll. Wenn dann genügende Stabilität und funktionsfähige Durchblutung der Kortikalis existent sind, besteht die beste Voraussetzung für ein spontanes Abklingen des Infektes ohne Rückfall bei erneuter Mobilisation des Kiefers.

6.8.4 Postoperative Osteitis

6.8.4.1 Definition und Pathogenese

Die Osteitis ist eine im Frakturbereich lokalisierte bzw. limitierte Osteomyelitis. Als manifeste Panostitis (infolge Beteiligung von Knochenhaut, Mark und Rinde) unterscheidet sie sich von der klassischen Osteomyelitis des Kiefers dadurch, daß ihr die invasive Komponente der fortschreitenden Markphlegmone und somit der typische Verlauf vom primär akuten zum sekundär chronischen Stadium fehlt. Das schließt nicht aus, daß die Klinik der postoperativen Osteitis meist mit einem paragenetischen Weichteilabszeß beginnt, dessen häufige Ursache der devitale und beherdete oder im Bruchspalt liegende Zahn ist. Der eigentliche ossäre Entzündungsprozeß ist aber durch die Infektion nekrotischer Kortikalisareale bedingt. Die „infizierte Nekrose" ist der „Bestandteil des (primär) chronischen Verlaufes", wie Hörster (1985) auf Grund der Ergebnisse seiner morphologischen Studien bei 100 posttraumatischen Knocheninfektionen formuliert. Die infizierte Nekrose beginnt in der „allerersten postoperativen Phase" *als Folge der Deperiostierung während der Osteosynthese.* Die Verletzung von nutritiven Gefäßen an der Oberfläche wie innerhalb des Havers-Systems führt bereits in den ersten Tagen zu resorptivem Abbau im Bereich der Sekundärosteone. Je nach Ausmaß der intrakortikalen Blutumlaufstörung sind Sequestrierungen möglich. Dazwischen bilden sich Granulationen, die auch die Fragmentenden resorbieren und auflockern, bis nicht mehr genügend Substanz zum Abbau verfügbar ist. Die „verzögerte Heilung" ist eine Variante dieses Prozesses. Die Meinung, der Kiefer mache darin eine Ausnahme, wäre naiv. Die Erkenntnis, daß ein entscheidendes Agens dieser rarefizierenden Entzündung die infizierte Kortikalisnekrose ist, führt zur logischen Konsequenz der Infektminderung durch periost- und weichteilschonendes Operieren.

Natürlich hängt die Infektion auch vom Schweregrad der Fraktur ab und kann *exogen* und/oder *endogen* entstehen. Daher finden sich bei der bakteriologischen Analyse nicht selten Anaerobier mit Aerobiern vergesellschaftet.

Folgende synergistische Mechanismen sind bei der postoperativen Osteitis wirksam:

1) traumatogene und iatrogene Störung der Oberflächendurchblutung des Knochens;
2) traumatogene Zirkulationsdefekte der Fragmentendzone
3) Infektion mit Keimen des äußeren und inneren Milieus (Verschmutzung, Hospitalismus, residente Flora);
4) avitale Knochentrümmer;
5) Präsenz von Osteosyntheseplatte und Schrauben als Devaskularisationsagens und Revaskularisationsbarriere im allgemeinen und von instabilem Implantatmaterial im besonderen;
6) Instabilität der Fraktur.

6.8.4.2 Frühinfekt

Ein innerhalb der ersten postoperativen Wochen auftretender Abszeß oder Infiltrat (Abb. 161 a) wird als manifester Frühinfekt bezeichnet. Lassen sich in einem solchen Falle Überwärmung, Rötung und Druckdolenz nicht aufhalten, ist die *Frührevision* angezeigt. Ihr Prinzip ist

- die Beseitigung von Störfaktoren der extrakortikalen Weichteildurchblutung,
- ggf. die Restabilisierung der Fraktur.

So umfaßt die Revision nach Eröffnung der gesamten Operationswunde die Probeentnahme für den Keimnachweis und die sorgfältige Ausräumung des potentiell infizierten Hämatoms sowie die Entfernung nekrotischen Gewebes. Dabei wird ausgiebig mit warmer Ringer-Lösung gespült, um das Ausmaß der Durchblutungsstörung besser abschätzen zu können. Entscheidend ist dann die richtige Beurteilung der Stabilität durch Festigkeitsprüfung der Osteosynthese. Erweist sich die Stabilität als evident, beläßt man das Implantat, wie beim Fall der Abb. 161 a. Bei diesem handelte es sich um eine Fraktur durch die Alveole des verlagerten Weisheitszahns (Abb. 161 b), die mit einer Vierloch-EDCP versorgt wurde (Abb. 161 c). Die stabilere Versorgung wäre mit einer Sechslochrekonstruktionsplatte erfolgt. Die Revision ergab jedoch keine Evidenz für Instabilität, so daß kein Grund für eine Reosteosynthese bestand. Anstelle der Saugdrainage wurde ein Gummirohr eingelegt, durch das täglich 1- bis 2mal gespült wurde. Der Infekt heilte in 2 Wochen aus (Abb. 161 d) und es erfolgte eine ungestörte Konsolidierung. Die Abb. 161 e zeigt den Status nach Metallentfernung.

Bei evidenter Instabilität ist die *Entfernung des Implantatmaterials* angezeigt, wie im vorliegenden Fall einer Doppelfraktur (Abb. 162 a) mit einem auf der rechten Seite defizienten Osteosynthesemodus; in den ersten 3 Wochen verläuft alles komplikationslos, dann wird eine ziemlich akut einsetzende Schwellung am Unterkiefer mit allen typischen Zeichen eines

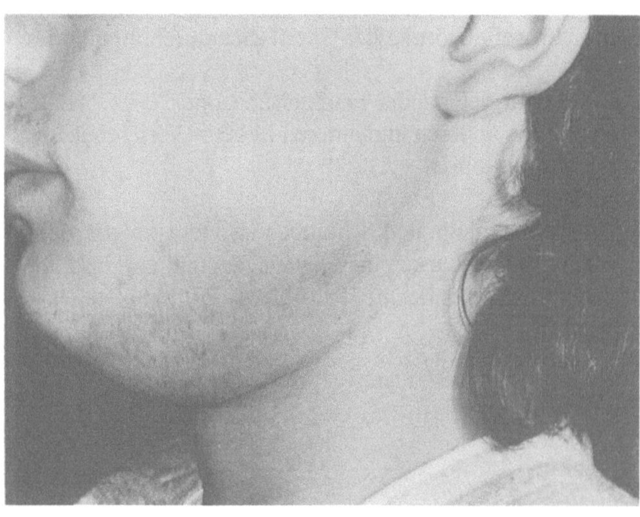

a

Abb. 161. **a** Klassisches Entzündungszeichen eines Frühinfekts; **b** Kieferwinkelfraktur durch die Alveole des Weisheitszahns; **c** Versorgt mit einer Vierloch-EDCP; **d** ausgeheilter Infekt nach zweiwöchiger Krankenhausbehandlung; **e** Status nach Metallentfernung

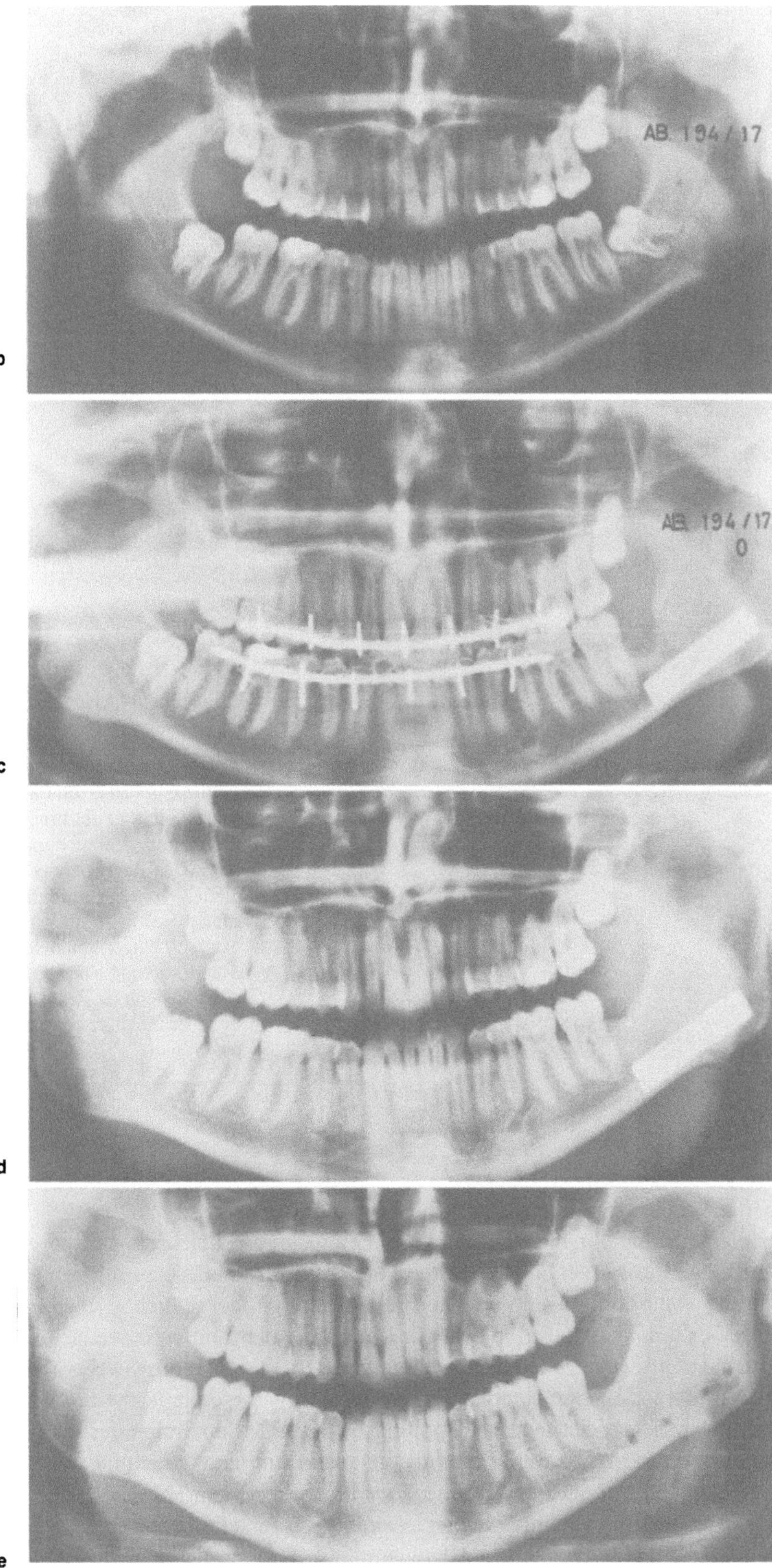

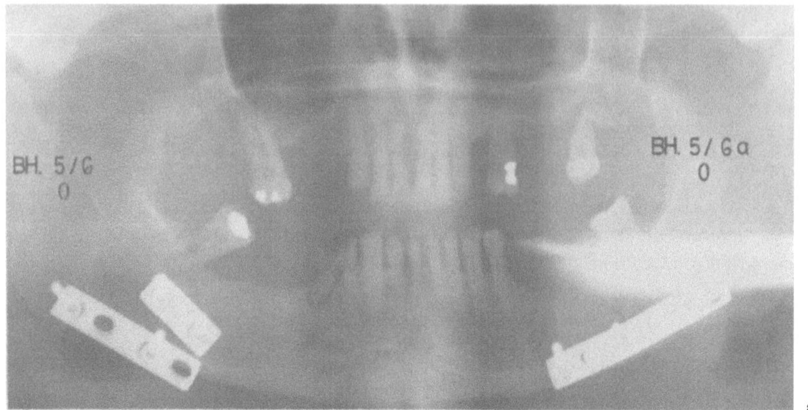

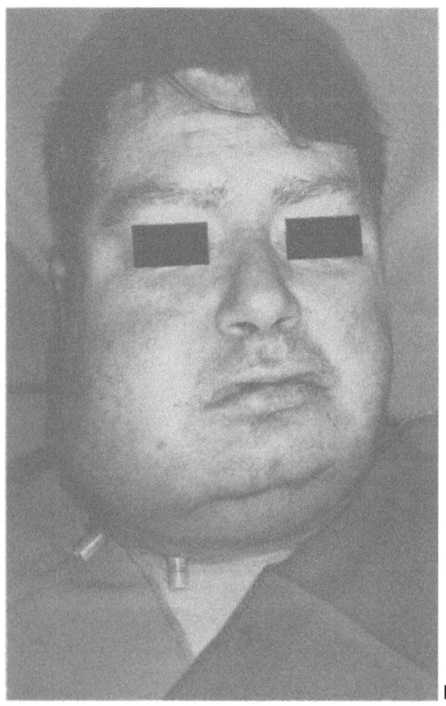

Abb. 162. a Fehlerhafter Aufbau einer Verspannungsosteosynthese bei einer zentralen Kieferwinkelfraktur. Die Defizienz besteht in der bruchspaltdurchquerenden distalen Zuggurtungsschraube und der Nichtbeachtung der Dreischrauben-Regel bei der Applikation der Stabilisationsplatte. **b** Perimandibulärer Abszeß als Folge des Bruchspaltinfekts bei primär instabiler Osteosynthese. **c** Status nach 4wöchiger Spülbehandlung: ausgeheilter Infekt und Manifestierung einer non union. **d** Reosteosynthese mit einer Siebenloch-Rekonstruktionsplatte. **e** Konsolidierung unter dem Schutz der Rekonstruktionsplatte, ein Jahr später

perimandibulären Abzesses am Kieferwinkel festgestellt (Abb. 162b). Es erfolgt eine notfallmäßige Öffnung und Drainage; die gleichzeitig vorgenommene Revision ergibt 4 gelockerte Schrauben, so daß sie zusammen mit der Platte entfernt werden. Die Fraktur steht gut bei seitlich geringgradiger Kallusbildung aus fibrösem Gewebe. Am Unterrand befinden sich aber mehrere Sequester, umgeben von infiziertem Granulationsgewebe. Bei diesem Befund ist statt einer sofortigen Reosteosynthese die *intermaxilläre Fixation* indiziert. Antiseptische Spülungen (z. B. mit Chloramin oder Betadine) sind im Erfolg zuverlässiger als die lokale Antibiotikatherapie. Gewöhnlich kann nach 3–4 Wochen, wie im vorliegenden Fall, die Reosteosynthese zur Verhinderung einer *manifesten* Pseudarthrose durchgeführt werden (Abb. 162c und d). Gleichzeitig wurde auf der geheilten lin-

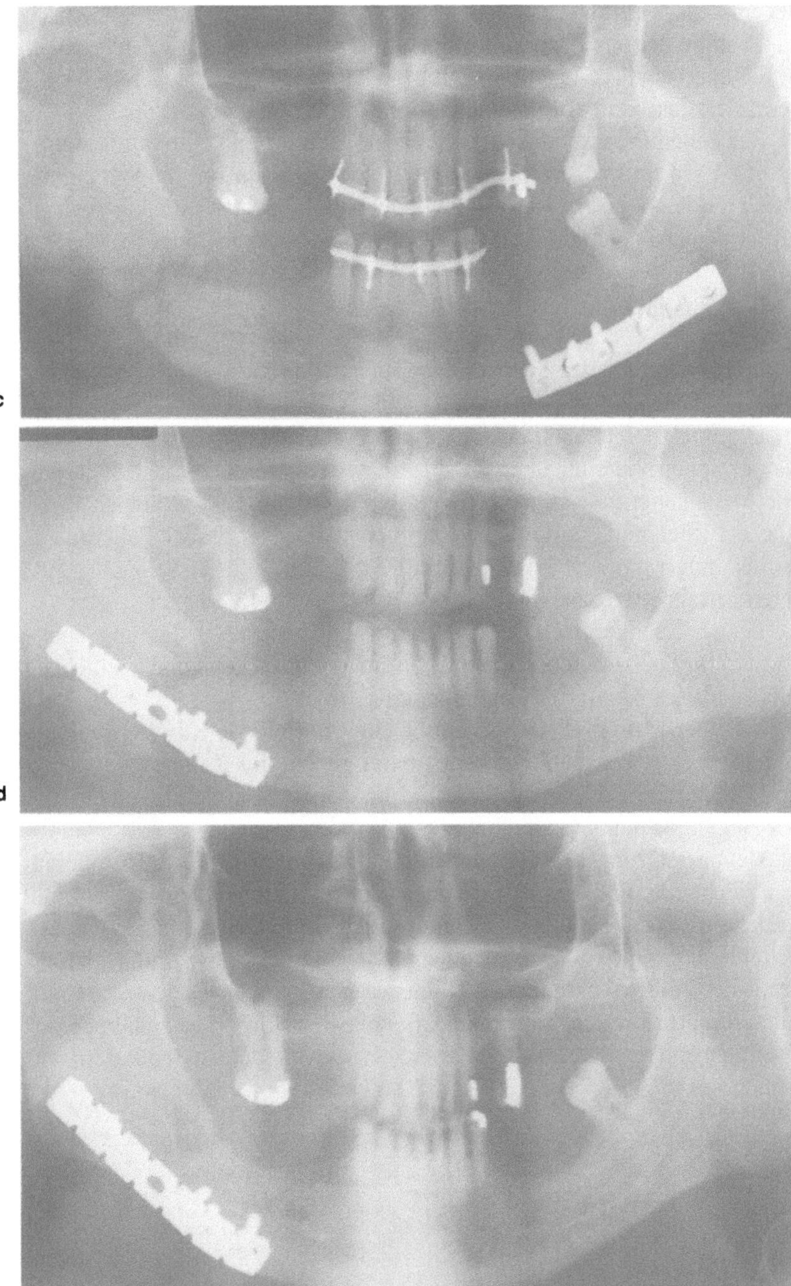

ken Seite das Metall entfernt. Die Röntgenaufnahme 1 Jahr später (Abb. 162 e) zeigt trotz der infizierten Erstosteosynthese die ossäre Überbrückung unter dem Schutz der Rekonstruktionsplatte.

Die Implantatentfernung kann gelegentlich umgangen werden, wenn der Ersatz einer oder zweier lockerer Kortikalisschrauben durch *Emergencyschrauben* (s. S. 115) eine Restabilisierung auf überzeugende Weise erbringt.

Schwieriger ist die Entscheidung für eine *konsekutive Reosteosynthese*.
Bei einfacher Fraktur ist oft der Austausch gegen eine längere Platte durch
die Position der alten Schraubenlöcher in Frage gestellt. In solchen Fällen
ist die intermaxilläre Fixation nach Metallentfernung der sicherste Weg,
den Infekt rasch zur Ausheilung zu bringen.

Bei Trümmerfrakturen sollte aber ohne Kompromiß eine mindest um
2 Löcher pro Frakturseite *längere Rekonstruktionsplatte* an die Stelle der
instabilen Platte gesetzt werden, wobei nach erfolgter Abstützung auch die
Entfernung avitalverdächtiger Fragmente unbedingt angezeigt ist.

6.8.4.3 Spätinfekt

Kennzeichnend für den Spätinfekt ist ein entzündungsfreies Intervall von
mehr als einem Monat post operationem.

Die Infektpotentialität der versorgten Fraktur verlangt, den Patienten
bei der Spitalentlassung über Bruchform, Osteosynthese, Nachbehandlung
und Metallentfernung zu informieren. Die Intervalle der anfänglich
wöchentlichen und dann monatlichen Nachkontrollen in der Poliklinik
werden immer größer, so daß genügend Selbstkontrolle von seiten des Patienten gewährleistet sein sollte.

Bei der Nachkontrolle hat das Röntgenbild zentrale Bedeutung, auch
wenn es für die Beurteilung der Frakturheilung am Kieferknochen nicht so
aufschlußreich ist wie am Röhrenknochen.

Bei einer anatomisch und technisch einwandfreien Kieferosteosynthese
bildet sich kein röntgenologisch sichtbarer periossärer Kallus. Dennoch
sind Röntgenkontrollen nach 6, 12 und 18 Monaten für die Dokumentation
des Heilungsverlaufs unerläßlich.

Heilungsstörungen zeigen sich erst eindeutig nach der 7.–8. postoperativen Woche. Die Frakturlinie wird unscharf, tritt aber deutlicher hervor und
verbreitet sich infolge der vor sich gehenden Osteolyse (Abb. 163a). Diese
Veränderungen gehen meist mit einer Rötung, Druckdolenz und beginnen-
der Fistel (Abb. 163b) einher. Sie bilden den Ausschlag für den Entschluß
zur sofortigen Revision der Fraktur. Bei der Revision findet sich neben
interfragmentärem Kallus Granulationsgewebe mit kleinen Sequestern, v. a.

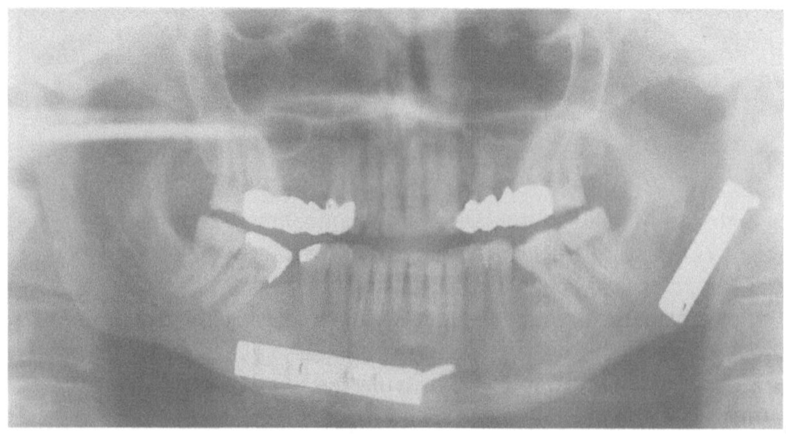

a   Abb. 163a

Abb. 163. **a** Osteolytische Verbreiterung des caninen Bruchspalts am Kieferunterrand, korrespondierend mit der Plattenmitte; **b** entzündliche Veränderung der reizlosen Narbe durch Rötung und granulierende Fistelbildung; **c** Revisionsbefund: fibröses Kallus- und Granulationsgewebe im Bruchspalt, demarkierter Sequester am Rand; **d** Kontrollbefund nach Plattenentfernung: verbreiterte Bruchlinie bis zur Wurzelspitze des Eckzahns und osteolytische Aufhellung im Bezirk der mittleren Schraubenlöcher; **e** Status nach Metallentfernung

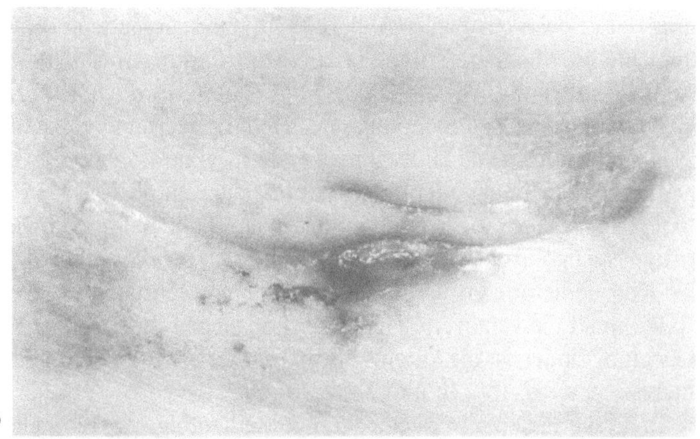

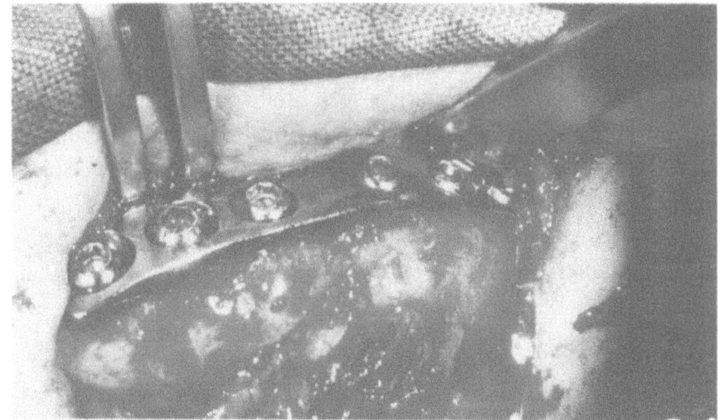

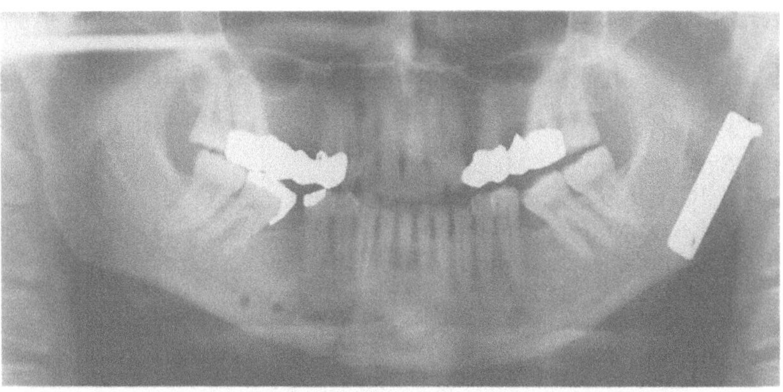

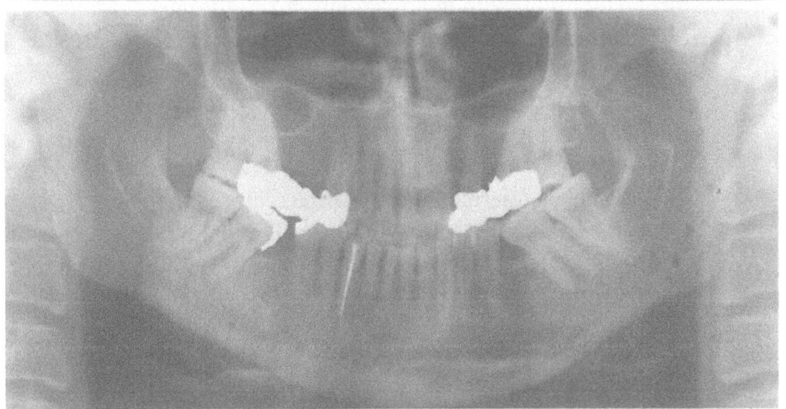

am Unterrand, das entfernt werden muß. Anschließend erfolgt die Entfernung der gelockerten Platte (Abb. 163 c, d). Ohne irgendeine Fixation erbrachte die Metallentfernung raschen Entzündungsrückgang mit knöcherner Ausheilung. Die Abb. 163 e zeigt den Status nach 2 Jahren.

Die radiologischen Symptome der Heilungsstörung beobachtet man gelegentlich auch ohne klinisch manifeste Infektion. Liegt die Osteosynthese schon 4 Monate oder länger zurück, dann handelt es sich um eine *verzögerte Heilung* („delayed union"). Solche Fälle benötigen wieder kurzfristige Nachkontrollen. Breikost empfiehlt sich für die ersten 2–3 Wochen. Die Konsolidierung erfolgt in der Regel ohne intermaxilläre Fixation.

Während die verzögerte Heilung schon wegen ihrer Seltenheit kaum Beachtung findet, ist die Osteitis als manifester Spätinfekt von besonderem Interesse (s. auch Abb. 2 b und 3 a, S. 7 u. 8).

In diesen Fällen gibt es eine strenge Reihenfolge des Vorgehens:

- Ausräumung der erkrankten Knochenpartien bis ins gesunde Gewebe;
- Entfernung sämtlicher Sequester;
- exakte Exzision der infizierten Weichteile einschl. Fistelexzision;
- Entfernung des instabilen Materials und Reosteosynthese (bei segmentalem Defekt oder infizierter Pseudarthrose wird mit der Osteosynthese eine Spongiosaplastik verbunden);
- kontinuierliches Oberflächendébridement durch zweimalige Spülungen pro Tag durch das Drain.

6.8.4.4 Behandlungsprinzipien zusammengefaßt

Für die Revision der Osteosynthese bei postoperativer Osteitis gelten folgende Prinzipien:

I. Kontinuierliches Débridement durch Drainage und Spülung bis zur Ausheilung des Infekts,
II. Stabilitätsprüfung,
III. Stabilitätsbezogene Maßnahmen
   1. Bei evidenter Immobilität: Implantatbelassung.
   2. Bei evidenter Mobilität sind 3 Ausgangssituationen kennzeichnend
     für die Restabilisierung:
   a) Partikuläre Schraubenlockerung:
     Restabilisierung mit Emergencyschrauben.
   b) Defiziente Osteosynthese und Frühinfekt:
     - Metallentfernung und intermaxilläre Fixation; *oder*
     - Metallentfernung und primäre Reosteosynthese (bei makroskopisch intakter Kortikalis);
     - Metallentfernung und sekundäre Reosteosynthese (Wochen später nach Ausheilung des Infekts).
   c) Defiziente Osteosynthese und Spätinfekt bzw. Torpidität:
     1. Phase: Metallentfernung und intermaxilläre Fixation;
     2. Phase: Sekundäre Reosteosynthese (z. B. bei ausgedehnten Resorptionsarealen oder segmentalen Defekten oder infizierter Pseudarthrose) und in der Regel Spongiosaplastik.

Teil II

Osteosynthese der frischen Frakturen

1 Einleitung

Die 25jährige AO-Praxis lehrt: Die Osteosynthese führt regelmäßig zum
Erfolg, wenn die Prinzipien der Biomechanik und Technik *richtig* angewandt und die Regeln der Asepsis beachtet werden. Deren praktische
Anwendung soll anhand des Einzelfalls vermittelt werden. Die entsprechende Kasuistik ist dem täglich anfallenden Krankengut einer Chirurgischen Klinik entnommen, in der die Traumatologie in ihrer Gesamtheit
integriert ist. Daraus geht hervor, daß mit den zur Verfügung stehenden
Implantaten und Instrumenten alle erdenklichen Fraktur- und Osteotomie-
situationen beherrscht werden können.

Die 1. Vorbedingung ist die richtige Indikationsstellung, deren Grundlagen der klassifizierte Frakturbefund ist. Deshalb wird eine Frakturklassifi-
kation vorangestellt, die eine feste Begriffsbasis schafft, mit der erst eine im
Erfolg kontrollierbare Osteosynthese möglich ist.

Die 2. Vorbedingung ist die präzise Kenntnis der Anatomie der
Zugänge, die von Anfang an über das richtige operative Vorgehen entscheidet, von dem naturgemäß die Sicherheit des Erfolgs abhängt.

2 Frakturklassifikation

Die vorliegende Klassifikation ist das Ergebnis einer Pilotstudie (Grätz 1986), die gemeinsam von den Kliniken Basel, Freiburg i.B., Innsbruck, Wels (Österreich), und Zwolle (Niederlande) durchgeführt wurde. Die Auswertung umfaßt die Daten von 207 Erhebungsbögen.

2.1 Definition des Begriffs „Fraktur"

Die Fraktur ist eine Kontinuitätstrennung eines über seine Elastizitätsgrenze hinaus belasteten Knochens unter Bildung zweier oder mehrerer Fragmente.

2.2 Möglichkeiten der Fraktureinteilung

Die traditionelle Einteilung erfolgt

- nach dem Angriffspunkt der Gewalteinwirkung: direkte und indirekte Fraktur,
- nach der Vollständigkeit: komplette und inkomplette Fraktur,
- nach dem Bruchmechanismus: Biegungs-, Torsions-, Abscherungs-, Contrecoup-, Riß- und Berstungsfraktur,
- nach der Lokalisation,
- nach der Dislokation,
- nach der Zahl der Fragmente: Einfach-, Mehrfach- und Trümmerfraktur,
- nach der Integumentbeteiligung: geschlossene und offene Fraktur,
- nach der Form bzw. Fläche des Frakturverlaufs: Quer-, Schräg-, Drehkeil- sowie Schrägflächenfraktur.

Sämtliche Begriffe sind deskriptiv und allgemein gebräuchlich.

2.3 Osteosyntheserelevante Befundkomponenten

Für die Planung und Durchführung der Osteosynthese sind folgende Befundkomponenten hinsichtlich der anatomischen Reposition und belastungsstabilen Fixation entscheidend:

1) Fragmentezahl (F)
2) Lokalisation (L)
3) Okklusionsstörung (Dislokation) (O)
4) Weichteilbeteiligung (W)
5) Zusatzfraktur (Parallelfraktur des Gesichtsschädels) (Z)

Diese Kriterien sind klinisch und radiologisch objektivierbar. Insofern sind sie eine brauchbare Grundlage für eine einheitliche Klassifikation des Frakturbefundes. Eine solche Klassifikation dient in erster Linie der:

- Indikationsstellung,
- Auswertung von Behandlungsergebnissen,
- Vergleichbarkeit verschiedener Therapiemethoden,
- Information.

2.4 Aufbau der Klassifikation

Jede der 5 Befundkomponenten ist ein Frakturmerkmal. Je nach Vorkommen und Ausprägung der Frakturmerkmale entstehen bestimmte Frakturkategorien, nach denen die Klassifizierung erfolgt.

2.4.1 Einteilung in Frakturkategorien nach der Zahl der Fragmente und nach Defektbildung (F_1-F_4)

Hierarchisch werden die Unterkieferfrakturen nach der Fragmentezahl, die u.a. auch den Schweregrad mitbestimmt, in 5 Kategorien eingeteilt. Die *Fragmente* definieren sich als *je ein* Teilstück oder mehrere Teilstücke (Segmente) in bezug auf den ganzen Kiefer: Körper und Ast. Davon unterscheidet sich das *Bruchstück* als einzelnes Stück eines Fragments (s. Trümmerfraktur):

F_0: Infraktion,
F_1: Einfachfraktur,
F_2: Mehrfachfraktur (segmental fracture),
F_3: Trümmerfraktur,
F_4: Defektfraktur.

Kategorie F_1: *Einfachfraktur* (Abb. 164). Sie besteht aus 2 Fragmenten. Es ist zweckmäßig, sie morphologisch näher zu charakterisieren als Quer- oder Schrägfraktur (Abb. 165). Davon zu unterscheiden ist die Schräg*flächen*fraktur (Abb. 166) wegen der speziellen Zugschraubenindikation.

Kategorie F_2: *Mehrfachfraktur* (Segmentale Fraktur). Sie besteht aus mehr als 2 Fragmenten. Wir unterscheiden 4 Subkategorien:

1) Kategorie F_1/F_1: bilaterale Fraktur (*eine* Fraktur pro Kieferhälfte) (Abb. 167);
2) Kategorie F_2/F_0: unilaterale Segmentfraktur (Mehrfachfraktur einer Kieferhälfte) (Abb. 168);

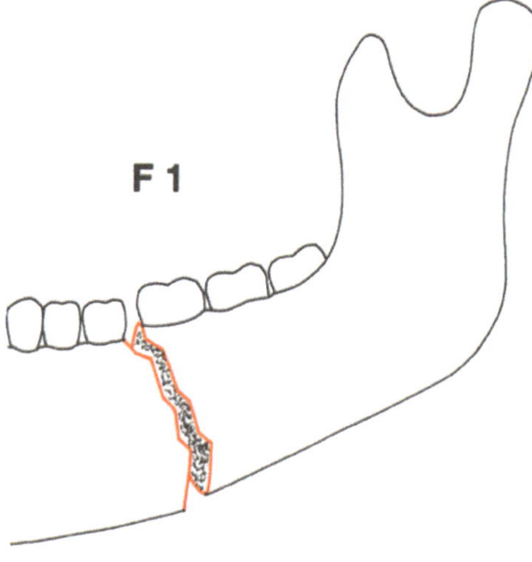

Abb. 164. Kategorie F_1: Einfachfraktur (Querfraktur)

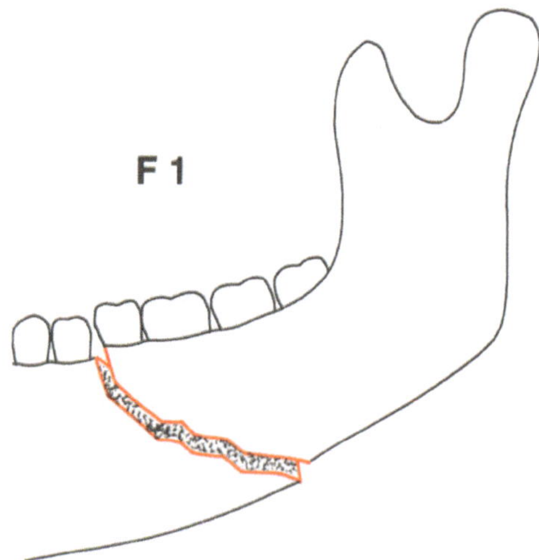

Abb. 165. Kategorie F_1: Einfachfraktur (Schrägfraktur)

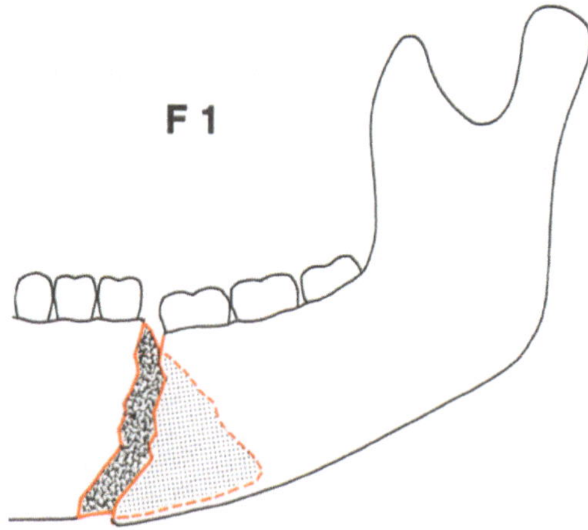

Abb. 166. Kategorie F_1: Einfachfraktur (Schräg-
*flächen*fraktur)

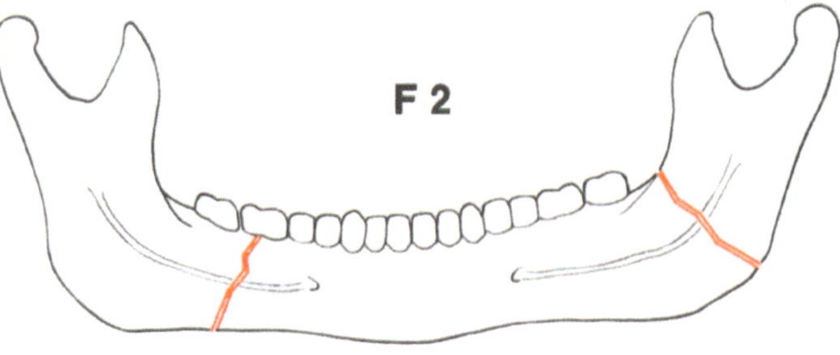

Abb. 167. Kategorie F_2: Mehrfachfraktur (Segment- oder Stückfraktur)
Subkategorie F_1/F_1: Bilaterale Fraktur

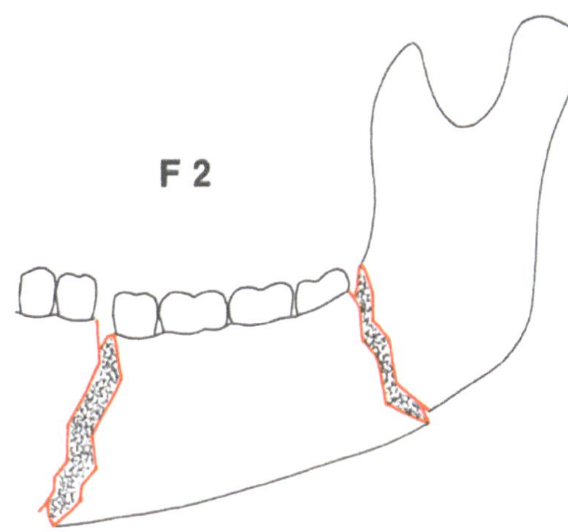

Abb. 168. Kategorie F_2
Subkategorie F_2/F_0: Unilaterale Segmentfraktur

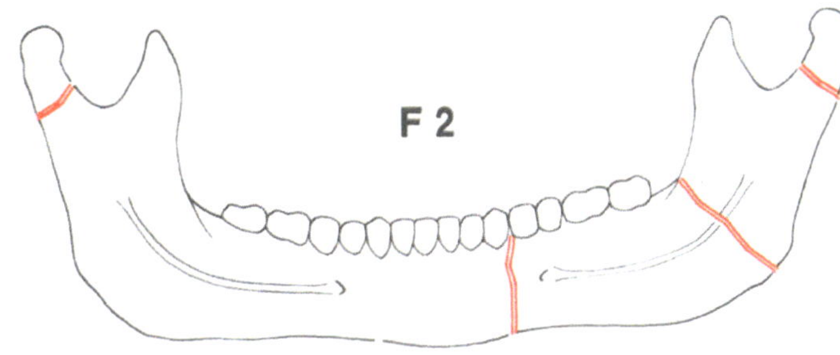

Abb. 169. Kategorie F_2
Subkategorie F_2/F_1: Unilaterale Segmentfraktur und kontralaterale Einfachfraktur

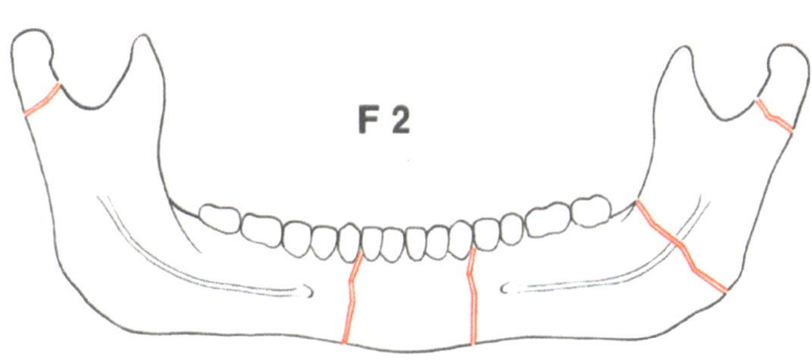

Abb. 170. Kategorie F_2
Subkategorie F_2/F_2: bilaterale Segmentfraktur

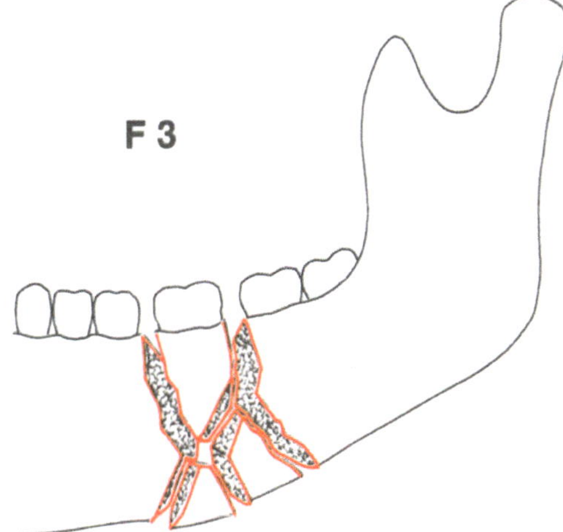

Abb. 171. Kategorie F_3: Trümmerfraktur

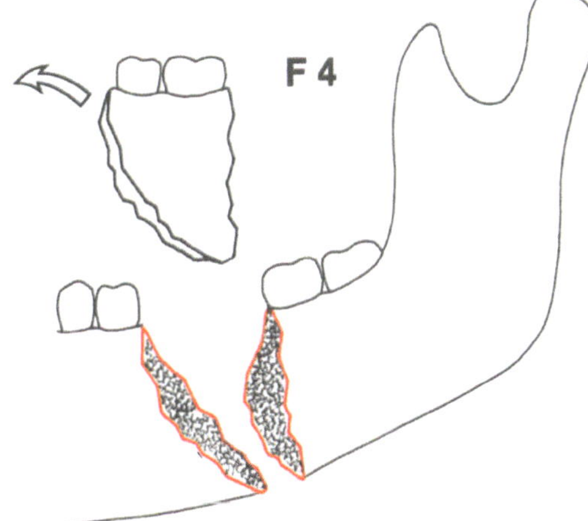

Abb. 172. Kategorie F_4: Defektfraktur

3) Kategorie F_2/F_1: unilaterale Segmentfraktur *und* kontralaterale Einfachfraktur (Mehrfachfraktur *einer* Kieferhälfte und kontralaterale Einfachfraktur) (Abb. 169);
4) Kategorie F_2/F_2: bilaterale Segmentfraktur (Mehrfachfraktur *pro* Kieferhälfte) (Abb. 170).

Kategorie F_3: *Trümmerfraktur* (Komminutivfraktur) (Abb. 171). Sie besteht
aus mehreren bis zahlreichen Bruchstücken eines segmentalen Fragments.
Hauptcharakteristikum: die Fragmentfragmentation.

Anmerkung: Die Aussprengung eines Fragments ohne Kontinuitätstrennung oder die Aussprengung eines Keiles bei einer Quer- oder Schrägfraktur ist keine Trümmerfraktur im definierten Sinne.

Kategorie F_4: *Defektfraktur* (Abb. 172). Sie besteht aus Verlust von segmentalen Knochenteilen, meist im Zusammenhang mit Schußverletzungen,
oder bei offener Trümmerfraktur mit primärem oder sekundärem Verlust
von größeren Bruchstücken.

2.4.2 Einteilung der Fraktur nach der Lokalisation (L_1–L_8)

Die Lokalisation als eine weitere Befundkomponente hat v. a. Bedeutung
im Hinblick auf den Zugang zur Fraktur: Chirurgisch ist bei der Bestimmung der Frakturlokalisation der *Bruchspaltverlauf am Unterrand des Kiefers* maßgebend, denn dort erfolgt die Osteosynthese mit all den erforderlichen Entscheidungen, wie Wahl der Fixationsmittel, Bestimmung der
Plattenlänge sowie Schraubenzahl (Abb. 173, Bestimmungszone der Frakturlokalisation).

Für deren Ausführung sind 2 topographische Punkte von taktischer
Wichtigkeit: die Eckzahnlinie und der Kieferwinkel. Dementsprechend
erfolgt der chirurgische Zugang *vor und hinter der Eckzahnlinie*, sowie *am
Kieferwinkel.* Diesen zugeordnet erfährt die Region der Frakturlokalisation
eine analoge adjektivische Bezeichnung: präcanin, canin, postcanin, angulär und supraangulär.

Die genaue Lokalisationsbezeichnung erfolgt nach den gebräuchlich-
sten Nomina anatomica, unter Angabe der zugeordneten Symbole L, wie
folgt:

Symbol	Region
L_1	präcanin
L_2	canin
L_3	postcanin
L_4	angulär
L_5	supraangulär
L_6	Processus articularis
L_7	Processus muscularis
L_8	Alveolarfortsatz

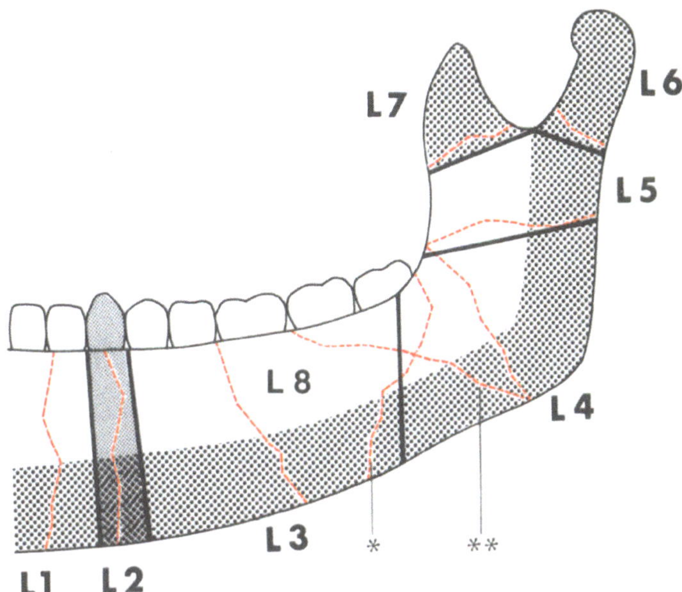

Abb. 173. Pars basalis als Bestimmungszone der Frakturlokalisation (Benennung der Lokalisation in Abhängigkeit vom basalen Bruchspaltverlauf: z. B. *postcanine Fraktur liegt *basal* im postcaninen Abschnitt, **anguläre Fraktur liegt *basal* im Kieferwinkelabschnitt; *L* Lokalisation 1-8

2.4.3 Einteilung der Fraktur nach der Dislokation (O_0–O_2)

Der Okklusionsbefund als zuverläßiger Hinweis für das Fehlen oder Vorhandensein einer Fragmentedislokation wird wie folgt festgehalten:

O_0: Okklusion nicht gestört,
O_1: Okklusion gestört,
O_2: Okklusion nicht existent (zahnloser Kiefer).

2.4.4 Frakturformel

Frakturkategorie (F), Frakturlokalisation (L) und Okklusionsbefund (O) ergeben die Frakturformel F L O :

rechte Kieferhälfte	linke Kieferhälfte
F L O	F L O

2.4.5 Einteilung der Fraktur nach der Weichteilbeteiligung (W_0–W_4)

Die Infektionsgefahr ist davon abhängig, ob eine geschlossene oder offene Fraktur vorliegt. Folgende Befunde sind zu dokumentieren:

W_0: geschlossen,
W_1: intraoral offen,
W_2: extraoral offen,
W_3: intra- und extraoral offen,
W_4: Weichteildefekte.

2.4.6 Zusatzfrakturen (Z_0-Z_6)

Folgende Zusatzfrakturen sind von unmittelbarer therapeutischer Bedeutung:

Z_0: keine,
Z_1: Zahnfraktur und/oder Zahnverlust,
Z_2: Nasenbein,
Z_3: Jochbein,
Z_4: Le Fort I,
Z_5: Le Fort II,
Z_6: Le Fort III.

2.4.7 Tabellarische Zusammenstellung der Komponenten des Frakturbefundes und der Frakturformel

A) Komponenten des Frakturbefundes: Frakturkategorie **F**, Lokalisation **L**, Okklusion **O**, Weichteilbeteiligung **W**, zusätzliche Frakturen **Z**

Fraktur-kategorie	Lokalisation	Okklusion	Weichteil-beteiligung	Zusätzliche Frakturen
F_0: Infraktur	L_1: präcanin	O_0: nicht gestört	W_0: geschlossen	Z_0: keine
F_1: Einfach-fraktur	L_2: canin	O_1: gestört	W_1: intraoral offen	Z_1: Zahnfraktur, Zahnverlust
F_2: Mehrfach-fraktur	L_3: postcanin	O_2: zahnlos	W_2: extraoral offen	Z_2: Nasenbein
	L_4: angulär			Z_3: Jochbein
F_3: Trümmer-fraktur	L_5: supraangu-lär		W_3: intra- und extraoral offen	Z_4: Le Fort I
F_4: Defekt-fraktur	L_6: Processus articularis			Z_5: Le Fort II
	L_7: Processus muscularis		W_4: Weichteilde-fekt	Z_6: Le Fort III
	L_8: Alveolar-fortsatz			

B) Komponenten der Frakturformel: F L O

2.4.8 Gruppierung der Befundkategorien (F und W) in Schweregrade (I–V) nach der klinischen Charakteristik in „geschlossene" und „offene" Frakturen

Schweregrad	Befundkategorie	Klinische Charakteristik
I A	$F_0\,W_0$	
I B	$F_1\,W_0$	Geschlossene Fraktur
II A	$F_2\,W_0$	
II B	$F_3\,W_0$	
III A	$F_0\,W_1$ / $F_1\,W_1$ / $F_2\,W_1$ / $F_0\,W_2$ / $F_1\,W_2$ / $F_2\,W_2$	
III B	$F_0\,W_3$ / $F_1\,W_3$ / $F_2\,W_3$	Offene Fraktur
IV A	$F_3\,W_1$ / $F_3\,W_2$	
IV B	$F_3\,W_3$	
V A	$F_4\,W_1$ / $F_4\,W_2$ / $F_4\,W_3$	Defektfraktur
V B	$F_4\,W_4$	Schußfraktur

3 Indikation der Osteosynthese

3.1 Frühversorgung des Polytraumas als Indikationspriorität

Die Fraktur stellt naturgemäß die erste und wichtigste Indikation der funktionsstabilen Osteosynthese dar mit dem Ziele der sofortigen schmerzfreien Wiederherstellung der Form und Funktion der Mandibula, womit Spätschäden am besten vermieden werden. Alle anderen indikationsbestimmenden Faktoren, wie primäre Knochenheilung, verkürzter stationärer Aufenthalt, verkürzte Arbeitsunfähigkeit, sind zwar wichtig, aber von untergeordneter Bedeutung. Deshalb ist die Frage der Indikationsstellung nicht dogmatisch, sondern pragmatisch zu beantworten. Sie wird in erster Linie unter dem Blickwinkel der *Frühversorgung* gesehen, die eindeutig bei der frischen komplizierten Fraktur und beim Polytrauma angezeigt ist.

Generell verstehen wir unter Frühversorgung die möglichst sofortige und definitive Behandlung des Verletzten. Sie bietet auch bei der Kieferfraktur die beste Gewähr für eine komplikationslose Heilung und Restitutio ad integrum. Statistiken bestätigen diese Erfahrung.

Der Trend zur definitiven Frühversorgung ist eine natürliche Entwicklung. 1969 waren in unserer Klinik 30% der Unterkieferfrakturen am 2. Tag nach dem Unfall operativ versorgt; 1973 stieg der Anteil auf 70, 1980 auf 80, und heute sind es 90% (Bornand 1984).

Vor allem das *Polytrauma* macht die Frühversorgung nötig. Ein Polytrauma besteht, wenn 2 oder mehrere Körperregionen oder Organsysteme gleichzeitig verletzt sind, wobei mindestens eine Verletzung oder die Kombination mehrerer für den Patienten lebensbedrohlich ist (Trentz und Tscherne 1978).

Fast die Hälfte unserer 800 Fälle weist Begleitverletzungen an Schädel, Thorax, Abdomen und an den Extremitäten auf.

In einer Statistik über das Schädelhirntrauma beim Polytrauma ist die Unterkieferfraktur mit 6% und die Gesichtsschädelfraktur gesamthaft mit 20% beteiligt (Dittel und Weller 1981).

3.2 Indikationspriorität bei lebensbedrohlicher Blutung

Der lebensbedrohliche Zustand, in dem sich diese Verletzten häufig befinden, erfordert die phasengerechte Ganzheitsbehandlung (Wolff et al. 1978). Voraussetzung dafür ist die Integration sämtlicher Spezialdienste in der Klinik, damit die 3 Vitalsysteme: Gehirn, Atmung und Kreislauf, am zuverlässigsten unter Kontrolle gebracht werden können. Innerhalb der abgestuften Indikationspriorität: Reanimation, 1. Operationsphase und Stabilisierungsphase, ist auf unserem Gebiete ein akutes Eingreifen selten indiziert. Die intensivmedizinischen Maßnahmen haben absoluten Vorrang.

1) *Reanimationsphase:*
   Respiration – Kreislauf
2) *1. Operationsphase:*
   operative Blutstillung,
   A. maxillaris (in 0,5% der Fälle);
3) *Stabilisierungsphase:*
   intensivmedizinische Therapie;
4) *2. Operationsphase:*
   definitive Frakturversorgung.

Wir können bis zur 2. Operationsphase für die definitive Frakturversorgung gut warten. Dies schließt dringliche Maßnahmen, wie die Adaptation von Wundrändern und provisorische Ruhigstellung von Fragmenten, nicht aus.

Nur in etwa 0,5% der Fälle stellt die operative Blutstillung bei verletzter A. maxillaris eine akute, lebensrettende Maßnahme in der ersten Operationsphase dar (Abb. 174). Ansonsten kommt die definitive Frakturversorgung erst nach der Stabilisierungsphase bzw. in der 2. Operationsphase in Frage. Diese wird bei einer aggressiven intensivmedizinischen Therapie meist schon nach 3–4 Tagen erreicht. Der Verletzte befindet sich dann in einem Allgemeinzustand, der einen Eingriff von mehrstündiger Dauer am Gesichtsschädel erlaubt.

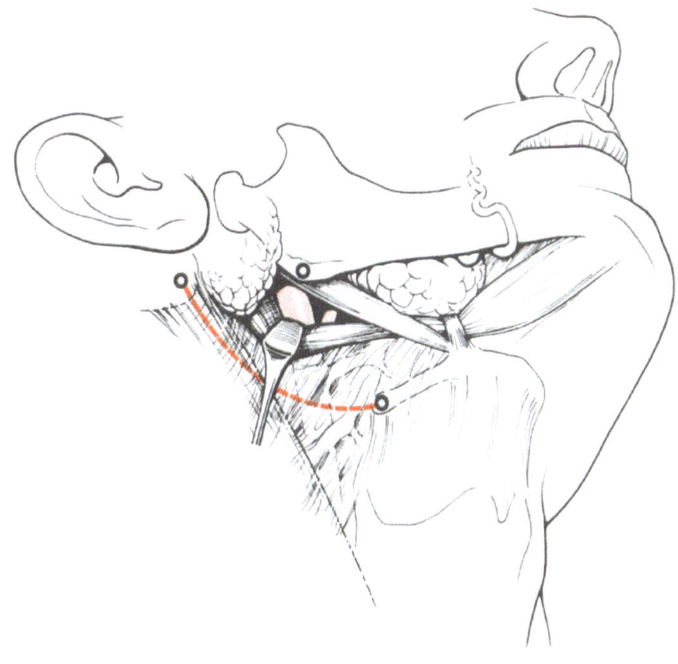

Abb. 174. Chirurgische Anatomie der Maxillarisunterbindung. Inzisionsleitpunkte: Mastoid, Kieferwinkel und Zungenbein. Hautschnitt bis zum Faszienblatt am Vorderrand des M. sternocleidomastoideus und zur oberflächlichen Halsfaszie hyoidwärts. Eröffnung des Karotisdreiecks direkt am Vorderrand des M. sternocleidomastoideus und Unterrand der Parotis. Der dargestellte Biventerbauch wird nach unten gezogen und die von hier aus zugängige Arterie unterbunden

3.3 Frühstabilisierung bei konkomitanten Schädelhirntraumen

Beim Schädelhirntrauma kann eine frühe Frakturstabilisierung hinsichtlich der Entwicklung eines Hirnödems vorteilhaft sein. Die Präferenz gilt besonders bei frontobasalen Verletzungen mit Liquorrhö. Wenn immer möglich, sollte vor der Duraplastik die Versorgung des Gesichtsschädels abgeschlossen sein, da durch nachträgliche Manipulationen am Viszeralskelett die Duraplastik zunichte gemacht werden kann.

Wenn die Reihenfolge Viszerokranium – Neurokranium nicht einzuhalten ist, empfiehlt es sich, die Trachealkanüle so lange zu belassen, bis der Gesichtsschädel definitiv versorgt ist.

3.4 Indikationspriorität bei Konkomitanz von Le-Fort- und Unterkieferfraktur

Ein weiterer Befund, der eine Indikation für die stabile Osteosynthese darstellt, ist die Konkomitanz von Le Fort-Fraktur und Unterkieferfraktur. In solchen Fällen ist immer der *Unterkiefer zuerst* definitiv zu versorgen, denn dessen anatomische Wiederherstellung ist bei Anwendung der Osteosynthesetechnik weitaus eher gewährleistet als die des Oberkiefers. Der Unterkiefer erhält so die Stellung einer festen Bezugsbasis für die Reposition des Oberkiefers und gegebenenfalls für dessen intermaxilläre Fixation.

3.5 Zur Frage der Parallelversorgung bei Polytrauma

Die gleichzeitige operative Versorgung von Extremitätenverletzungen im Sinne der Parallelversorgung bietet sich nur bei Unterschenkelbrüchen an. Schon bei gleichzeitiger Osteosynthese am Oberschenkel oder gleichzeitiger Laparotomie kann die gegenseitige räumliche Behinderung größer sein als der zu erwartende Vorteil.

3.6 Nicht in der Regel indizierter Osteosynthesefall und Ausnahmen

Unter diesem Blickwinkel versteht es sich, daß einfache, vornehmlich nicht dislozierte Frakturen, bei denen insbesondere Bedenken gegen eine Narbe bestehen, keine Indikation darstellen. Sie sind am besten konservativ zu behandeln.

Sie können aber auch ausnahmsweise bei ventraler Lokalisation intraoral versorgt werden. Dafür steht unser Instrumentarium für die transbukkale Osteosynthese zur Verfügung (s. S. 101). Es handelt sich meist um poliklinische Patienten, denen grundsätzlich die Wahl der Versorgungskategorie überlassen werden sollte.

Berechtigte *Ausnahmen* sind ferner Infraktionen bzw. nicht dislozierte Frakturen bei Zysten oder nach Extraktionsversuchen bei impaktierten Zähnen. Bei solchen Fällen stellt die Osteosynthese ein Adjuvans zur chirurgischen Therapie der Primärläsion dar.

3.7 Eindeutige Indikation

Laufende Qualitätskontrollen (Eschmann 1974; von Euw 1982; Philps 1986) zeigen den großen therapeutischen Wert der funktionsstabilen Osteosynthese am Unterkiefer. Eine Unterlassung der Osteosynthese kann also im Einzelfall einen Schaden für den Patienten bedeuten. Unter diesem Aspekt stellen die Mehrfach-, Trümmer- und Defektfrakturen eine uneingeschränkte Indikation dar. Häufig sind hier auch die extraoral geschlossenen dislozierten Frakturen inkludiert, was konkret heißt, daß alle Schweregradgruppen bzw. Frakturkategorien mit Ausnahme der Gruppe I (s. Klassifikation, S. 159) eine Osteosyntheseindikation darstellen.

3.8 Osteosynthetisch ungeeignete Collumfraktur und ihre Bedeutung als indirekter Indikationsfaktor

Eine Indikationsausnahme bildet die Collumfraktur. Nicht die Osteosynthese an sich bildet hier das Problem der Indikationsstellung, sondern der chirurgische Zugang. Mit Hilfe des Kleinfragmenteninstrumentariums könnten das grazile Collum mandibulae wie Kiefergelenkköpfchen genauso präzise und funktionsstabil versorgt werden wie etwa die Frakturen der Handknochen. Unlösbar scheint jedoch das Problem des Zugangs. Die gedeckte Lage des Kiefergelenks unter der Schädelbasis und der Verlauf des Fazialisnerven erschweren das operative Vorgehen in einem solchen Maße, daß man die konservative Therapie traditionell vorzieht, zumal die funktionelle Frühbehandlung durchwegs gute Ergebnisse zu verzeichnen hat.

Die temporäre Exstirpation des Gelenkfortsatzes als Methode zur Erleichterung der Applikation von Fixationselementen mit nachfolgender Replantation ist biologisch und forensisch nicht vertretbar. Auch unsere Vorstellung, den Gelenkfortsatz mit einer entsprechend langen Zugschraube am Unterrand des Kieferwinkels zu fixieren (Spiessl und Schroll 1972) erwies sich als unpraktisch. Petzel (1980) hat zwar technisch die Methode verbessert und klinisch in 17 Fällen erprobt, trotzdem hat sich daraus keine Routinemaßnahme entwickelt. Die rein funktionelle Behandlung der Collum- und Gelenkfraktur hat so ihren Wert beibehalten. Ihr

Erfolg beruht auf der Frühmobilisation. Deren Dringlichkeit bildet gerade die *Indikation für eine funktionsstabile Osteosynthese bei gleichzeitig vorhandener Zweit- oder Drittfraktur und zwar selbst im Falle einer nichtdislozierten Einfachfraktur.*

Im Prinzip gibt es nur eine *Gegenindikation:* die Fraktur im Kindesalter. Sie erfordert strenges konservatives Vorgehen. Nur bei Bruchstücken und starker Dislokation sind Drahtnähte oder Miniplättchen zur Adaptation neben der intermaxillären Fixation angezeigt.

4 Zugang zur Fraktur

4.1 Kritisches zur unilateralen Frakturversorgung

Eine wichtige Vorbedingung für ein Höchstmaß an Erfolg in der Frakturchirurgie ist die *richtige Wahl des Zugangs.* Dabei gilt der Grundsatz, einen
möglichst *direkten* Zugang zu wählen.

Trotz dieser eindeutigen und plausiblen Forderung bestehen über die
Wahl des operativen Zugangs ambivalente Standpunkte. Die Tendenz, die
Osteosynthese ausschließlich intraoral durchzuführen, erklärt sich schon
aus der Absicht, eine sichtbare Narbe sowie eine Verletzung des R. marginalis des Fazialisnerven unter allen Umständen zu vermeiden.

Auf der anderen Seite ist auch verständlich, die Osteosynthese ausschließlich extraoral durchzuführen in der Vorstellung eine dentale Schiene
erübrige sich bei basaler Einrichtung der Fraktur und erleichtere so die
Frakturversorgung. Das jeweils unilaterale Vorgehen erfordert aber eine
kritische Stellungnahme.

Was die Narbe anbelangt, so ist in Betracht zu ziehen, daß die funktionsstabile Osteosynthese in erster Linie bei schwierigen Frakturen angezeigt ist, die wegen ihres Schweregrades eine Narbenbildung rechtfertigen.
Zudem geht aus unserer Statistik hervor, daß 90% von 166 befragten Patienten die Narbe als nicht störend empfinden (Eschmann 1974; von Euw
1982).

Zum Punkt Nervenläsion ist zu bemerken, daß 21 von 108 nachunter-
suchten Patienten Sensibilitätsstörungen aufwiesen; jedoch war bei 17 Patienten schon präoperativ ein Nervenausfall festgestellt worden. Somit gehen
nur 4 Nervenausfälle zu Lasten der Osteosynthese (Eschmann 1974). Anläßlich einer späteren Nachuntersuchung bei 112 Osteosynthesen wiesen 32
Patienten Sensibilitätsstörungen im Bereich des N. mandibularis auf (von
Euw 1982), bei denen 6 zu Lasten der Osteosynthese gehen.

Was die Schwäche des Mundwinkels als Folge der Traumatisierung des
R. marginalis N. facialis betrifft, so fanden die beiden Autoren im Nachun-
tersuchungsgut insgesamt nur einen Fall. Dies mag ein statistischer Zufall
sein. Es muß angenommen werden, daß es in Kliniken, die Post graduates
ausbilden, in etwa 3–4% zu Mundwinkelschwächen nach Osteosynthese
kommt. Wenn die Frakturfreilegung schulmäßig erfolgt (s. S. 175 ff), dürfte
die Vermeidung der Nervenverletzung kein relevantes Problem sein. Dies
geht aus der Tatsache hervor, daß jeder in unserem Notfalldienst tätige
Assistent die Osteosynthese selbständig durchführt. Nur in besonders
schwierigen Fällen leistet der Oberarzt Hilfestellung.

Bei dem ausschließlich intraoralen Zugang steht die andere Problematik im Vordergrund: die Behinderung und Kontamination.

Es ist klar, daß eine schonende Weichteiltechnik und sorgfältige operative Arbeit am Knochen von der engen Mundhöhle aus nur schlecht möglich, wenn nicht ganz unmöglich ist, besonders wenn die Fraktur distal des Eckzahns lokalisiert und zudem disloziert ist. Im Bereich des Mundvorhofs ist eine Deperiostierung in der ganzen Ausdehnung notwendig, um sich genügende Übersicht zu verschaffen.

Bei so umfangreicher Knochendenudierung ist die Gefahr einer Kortikalisnekrose mit konsekutiver Osteitis groß. Hörster (1985), konnte dies in seinen histologischen Untersuchungen bei 100 Fällen mit Plattenosteosynthese nachweisen. Er bestätigt somit, was seit Jahrzehnten in der operativen Frakturbehandlung vermutet worden ist, nämlich: Instabilität und devitale Kortikalisareale sind die Hauptursachen der infizierten Osteosynthese.

Die Untersuchungen betreffen zwar Osteosynthesen bei Extremitätenfrakturen. Es besteht aber kein Grund zur Annahme, daß am Kiefer die Knochendurchblutung bei ausgedehnter Deperiostierung weniger empfindlich gestört sei. Die intraossäre Gefäßverzweigung ist in solchen Fällen keine ausreichende Garantie für die Aufrechterhaltung der Kortikalisdurchblutung, weil je nach Lokalisation und Schweregrad der Fraktur die A. alveolaris inferior mitverletzt ist. Am schwerwiegendsten zählt jedoch zusammen mit jeglicher Durchblutungsstörung die Kontamination als kritischer Punkt, der bei oraler Eröffnung der Fraktur unvermeidlich ist.

Aber auch der ausschließlich extraorale Zugang ist nicht zweckmäßig. Die Wahl dieses Vorgehens wird hauptsächlich durch Mangel an gnathologischem Verständnis bestimmt. Bei Unterlassung oder mangelhafter okklusaler Reposition und Retention der Okklusion sind Artikulationsstörungen und Deformierung die zwangsläufige Folge, wie der folgende Fall einer offenen Fraktur illustriert (Abb. 175 a):

Es wurde lediglich mit einer Teilschienung (Abb. 175 b unten) und einigen Drahtligaturen die eingestellte Okklusion gesichert. Im Zuge der extraoralen Durchführung der Osteosynthese haben sich die intermaxillären Drahtligaturen gelockert. Durch Entfernung kleinerer marginaler Fragmente ist lingual ein Kortikalisdefekt entstanden, der infolge der gelockerten intermaxillären Fixation genügt, daß sich bei Kompression mit der Zange die Fragmente auf der oralen Seite verschoben haben. Daß diese Verschiebung zu einer Okklusionsstörung führte, konnte der Operateur nicht kontrollieren. Erst nach beendeter Operation zeigte sich der offene Biß als Resultat der ungesicherten Okklusion (Abb. 175 c, d).

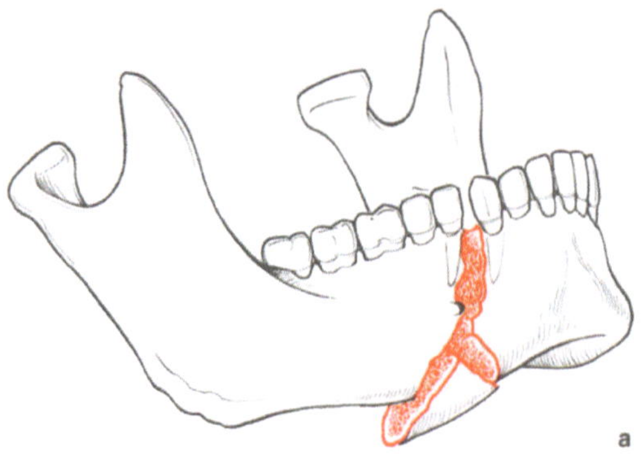

Abb. 175. **a** Skizzierter Röntgenbefund. Basiskeil und Bruchspaltbreite machen ersichtlich, daß bei der operativen Reposition an der Kieferbasis mit forcierten Fragmentbewegungen zu rechnen ist. **b** Instabile Retention der Okklusion als Folge einer zu kurzen Teilschiene unten und fehlender Schiene oben. **c, d** Offener Biß als Folge peroperativer Redislokation. **e** Eine Zehnlochrekonstruktionsplatte verhindert die Verschiebung der Hauptfragmente gegeneinander. **f** Status nach Reosteosynthese: Wiederhergestellte Okklusion; intermaxilläre Drahtligaturen postoperativ entfernt

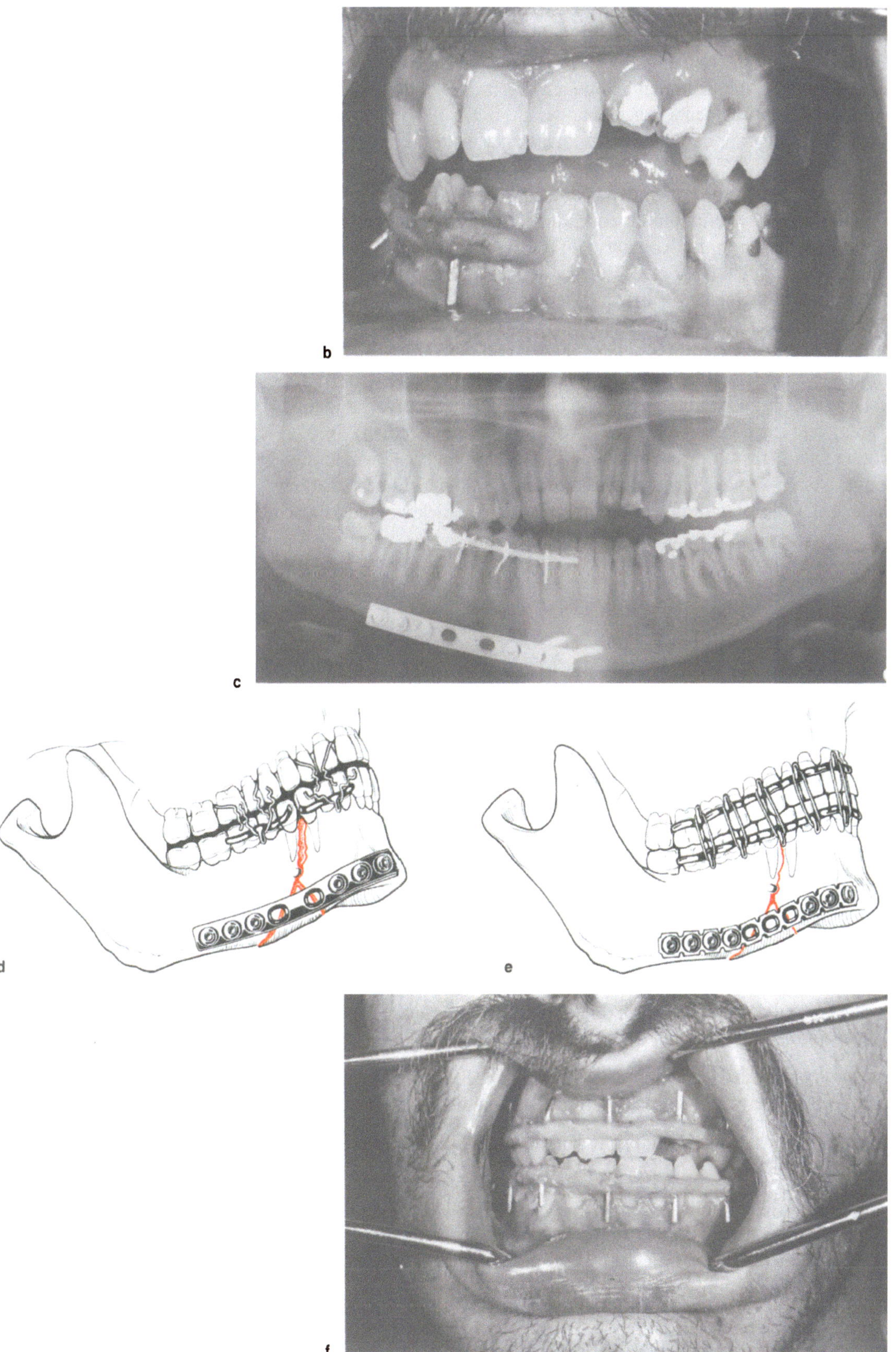

Eine Woche später wurde eine Reosteosynthese durchgeführt. Diesmal wurde die Okklusion mittels durchgehender Schienung im Ober- und Unterkiefer und intermaxillärer Fixation gesichert. Eine Zehnlochrekonstruktionsplatte, mit neutralen Schrauben besetzt, verhinderte die Verschiebung der Hauptfragmente gegeneinander (Abb. 175e). Die Normokklusion (Abb. 175f) zeigt an, daß die Fraktur alveolär wie basal korrekt eingestellt ist.

De facto ist der postoperative Okklusionsbefund ein Indikator für die Qualität der durchgeführten Osteosynthese. Subjektiv können schon minimale Änderungen in der Kontaktstellung beider Zahnreihen als störend empfunden werden. Die Frage: Ist trotz definitiver Einstellung und stabiler Fixation der Fragmente die exakte Wiederherstellung der Okklusion routinemäßig möglich, wurde daher bei einem Kollektiv von 49 voll bzw. gut bezahnten Patienten kritisch untersucht (Arnold 1985). Die Nachuntersuchungsergebnisse wurden mit den Prävalenzwerten verschiedener Formen anderer Okklusionsstörungen, welche bei Nichtverletzten vorhanden waren, verglichen (Ergebnisse von epidemiologischen Studien). In dieser Studie kam sogar zum Ausdruck, daß die vollbezahnten Patienten dieses Kollektivs im Vergleich zu den anderen dargestellten Gruppen deutlich weniger Okklusionsstörungen, wie auch weniger subjektive und klinische Dysfunktionsstörungen hatten.

4.2 Prinzip der bilateralen Frakturversorgung

Der Unterkiefer ist ein wesentlicher Bestandteil des oberen Viszeraltrakts. Als Teil der Mundhöhle befinden sich Alveolarfortsatz und Zähne intraoral (Abb. 176a). Die Kieferbasis liegt extraoral; sie bildet die skelettale Grundlage der äußeren Wandung des Viszeraltrakts, der bekanntlich in diesem Abschnitt ohne Periviszeralraum ist, so daß Innenauskleidung zusammen mit der Körperwand einen Weichteilmantel bilden. Der aufsteigende Ast mit Gelenk liegt hingegen extraviszeral.

Aus dieser anatomischen Gliederung ergibt sich der bilaterale Zugang: den intraoralen Anteil der Fraktur (Alveolarfortsatz und Zähne) direkt von der Mundhöhle aus, den extraoralen in der Weichteilwandung gelegenen basalen Anteil der Fraktur durch direkten Zugang von außen zu versorgen. Daraus resultiert die Formel der Bilateralität (Abb. 176b, c):

intraoral: okklusale Reposition und peroperative Retention der Okklusion,
extraoral: offene basale Reposition und Osteosynthese.

Dem hier als Norm postulierten Vorgehen liegt die Erfahrung zugrunde, daß

- der ausschließlich orale Zugang keine zuverlässige Kontrolle der basalen Reposition,
- der ausschließlich extraorale Zugang keine zuverlässige Kontrolle der okklusalen Reposition erlaubt.

Wenn das Prinzip des bilateralen Zugangs kompromißlos befolgt wird, erzielt man mit regelmäßiger Sicherheit gute Ergebnisse. Diese Feststellung

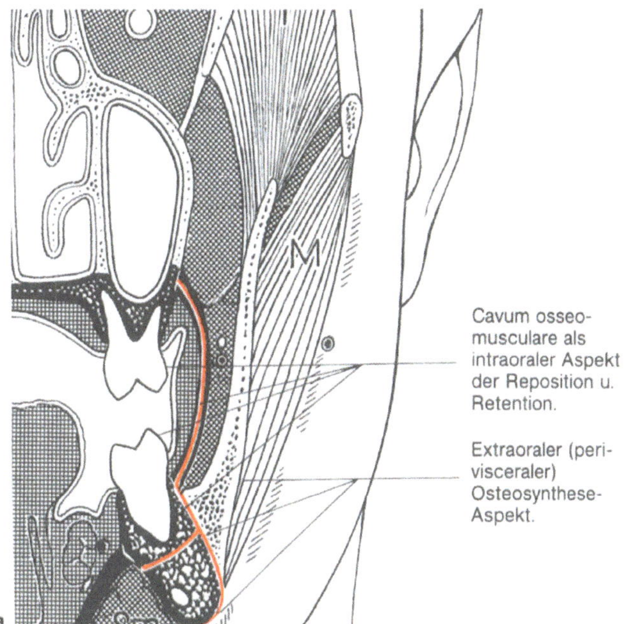

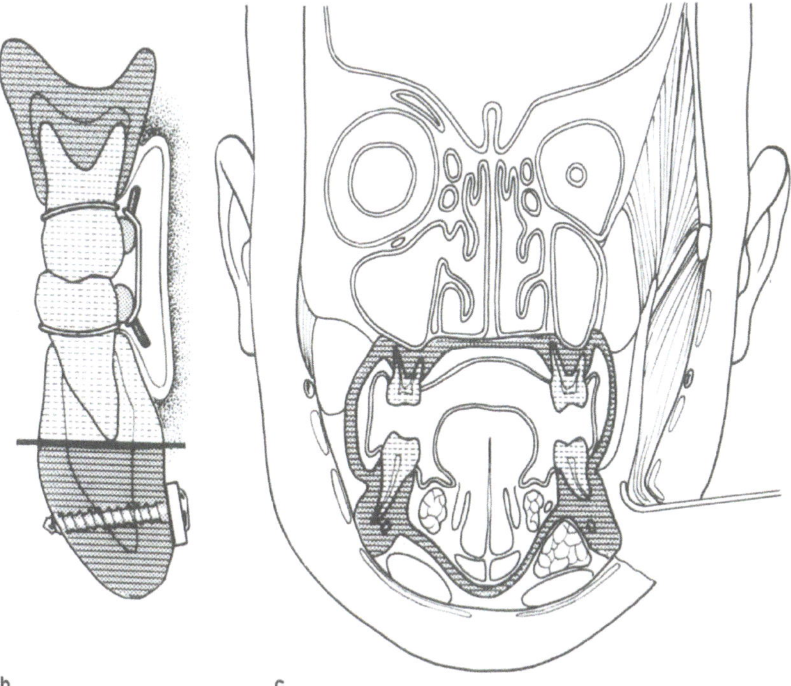

Abb. 176. **a** Frontalteilausschnitt des Gesichtsschädels auf Molarenhöhe. Cavum oris osseo-musculare untergliedert sich in Zähne und Alveolarfortsatz als *intraoraler* und in Kieferbasis als *extraoraler* Aspekt. (Aus Spiessl u. von Hochstetter 1982). Bilateralitätsformel:
b Intraoral: okklusale Reposition und peroperative Retention der Okklusion.
c Extraoral: offene basale Reposition und Osteosynthese

stützt sich auf ein Erfahrungsgut von mehr als 800 durchgeführten Osteosynthesen.

Die Regel der Bilateralität kann im Individualfall bei der großen Variationsbreite vorkommender Frakturbefunde Ausnahmen zulassen, wie z. B. bei präcaninen Frakturen. Aber Regel muß sie bleiben bei Stück- und Trümmerfrakturen und bei starker Dislokation postcaniner, angulärer und supraangulärer Frakturen, weil man hier bei Anwendung des unilateralen Zugangs den Prinzipien der AO nicht genügend gerecht wird.

Der bilaterale Versorgungsweg entspricht nicht nur voll dem Prinzip der Asepsis, sondern bildet die Voraussetzung für die kompromißlose Erfüllung aller anderen Bedingungen, wie Respektierung der Blutzirkulation und situationsgerechte Wahl und Technik der Plattenapplikation.

4.3 Anatomische Einteilung der extraoralen Zugänge

Topographisches Terrain für den Zugangsweg in Korrelation zur Kieferbasis und zum Kieferast sind Mundboden und Karotisdreieck. Dem chirurgischen Bedürfnis entsprechend wird der Mundboden unterteilt in die Submental- und Submandibularregion. Die Freilegung des Kieferwinkels und des aufsteigenden Astes erfolgt vom Eingang des Karotisdreiecks aus.

4.4 Operationsstellung des Kopfes

Der Kopf wird durch ein Kissen unter der Schulter dorsal gestreckt, nach der Gegenseite gedreht und geneigt. Dadurch vergrößert sich der Abstand zwischen Unterkiefer und Zungenbein. Die topographisch wichtigen Punkte und Leitlinien treten deutlicher hervor: das Tuberculum mentale, der Kieferwinkel, die Halsfalte am Zungenbein und der Vorderrand des Kopfwendermuskels (Abb. 177).

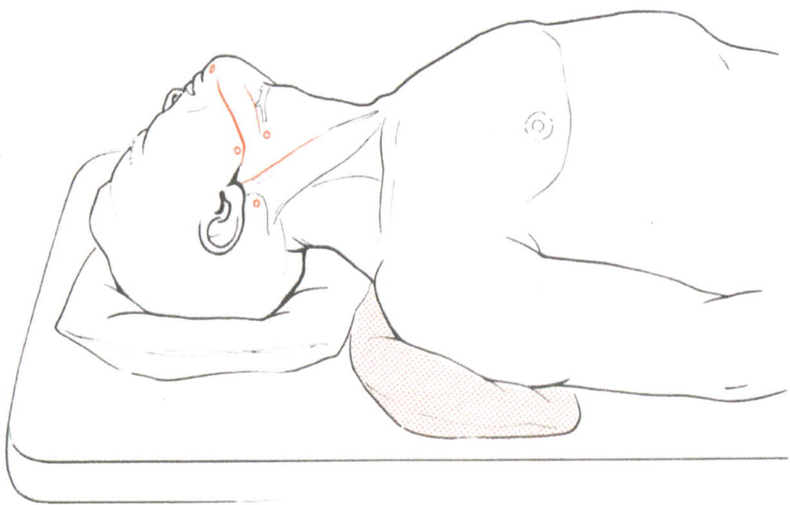

Abb. 177. Operationsstellung des Kopfes

Hämatom und Ödem wölben zwar die Haut mehr oder minder vor, so daß sich nicht immer alle Orientierungspunkte sichtbar abzeichnen. Die Unterrandkontur des Unterkiefers ist aber palpabel.

Nur wenn die Halsfaszie mitverletzt ist, breitet sich das Hämatom auch zwischen Platysma und Haut aus. Beim Schnitt sind dann die blutimbibierten Schichten (Platysma, Deckfaszie und die dazwischen verlaufenden Nervenäste) weniger deutlich zu unterscheiden. Deshalb ist das schulmäßige Vorgehen dringlich erforderlich, um auch unter erschwerten Bedingungen die anatomische Orientierung nicht zu verlieren.

4.5 Abgrenzung der Zugangsregionen

Entsprechend der jeweils möglichen Frakturlokalisation (s. Abb. 173) unterscheiden wir den *subangulären*, *submandibulären* und *submentalen* Zugang. Über den subangulären Weg erreichen wir die Pars angularis und den aufsteigenden Ast. Der submandibuläre und submentale Zugangsweg führt zum Corpusanteil, bestehend aus der Pars molaris, praemolaris und incisiva.

4.6 Zweck einer schulmäßigen Freilegung der Fraktur

Es geht in erster Linie um die Vermeidung folgender Komplikationen:

1) Funktionsausfall oder Innervationsschwäche der mimischen Muskeln der Unterlippe,
2) Augmentation von Ödem und Schmerzen sowie Infektion infolge zusätzlicher Traumatisierung des Weichteilgewebes,
3) störende Narbe.

Die operative Erfahrung lehrt, daß natürliche Gleit- und Verschiebeschichten nerven- und gefäßschonende Zugangswege sind. Die lokale Größe einer Operation ist nicht automatisch ein Maßstab der Traumatisierung. Mit einer „incisio minor" durchtrennt man u. U. mehr wichtige Strukturen und schädigt mehr die Blutzirkulation, v. a. die terminale, als mit einem genügend weit angelegten Zugang, welcher längs einer Verschiebeschicht hindurchführt und bei welchem über weite Strecken kein Nerv und Gefäß durchtrennt werden kann. Gemäß dieser allgemeinen Erfahrung ist die Freilegung des Kieferrandes auf *subfaszialem Wege* ein bewährtes chirurgisch-anatomisches Prinzip, speziell für die Schonung des Fazialisastes und der Blutzirkulation.

Eine hyperplastische Narbe läßt sich nicht immer vermeiden. Hier spielen bekanntlich rassische, hormonelle und altersbedingte Faktoren eine Rolle. Erfahrungsgemäß sieht der Patient die Narbe als notwendige Folge der Therapie seiner Kieferverletzung. Für ihn ist die schnellstmögliche Wiederherstellung des Kauwerkzeugs das Wichtigste. Die sofortige Mundöffnung nach der Operation gibt ihm Hoffnung auf komplikationslose Heilung und baldige Genesung. In seiner persönlichen wie sozialen Existenz hat die Narbe nicht die Bedeutung, die psychologisch zu erwarten wäre. Nur selten lassen Patienten (bei Hyperplasie) die Narbe korrigieren. Dessenungeachtet ist die *elektive Inzision* nach den Prinzipien der plastischen Chirurgie zu planen und durchzuführen.

4.7 Schnittrichtung

In bezug auf die Plazierung der Narbe unterscheiden wir zwischen geschlossener und offener Fraktur.

4.7.1 Geschlossene Fraktur

Bei der *geschlossenen* Fraktur erfolgt prinzipiell die Schnittführung entweder in der Submentalfalte (Sulcus submentalis) oder in der natürlichen Halsfalte (Zungenbeinfurche bzw. Sulcus hyoideus). Letztere verläuft niemals gegen den Kieferwinkel selbst, sondern umgreift diesen annähernd parallel bis hinter das Ohrläppchen. Sie stellt somit den geeigneten Schnittverlauf für den subangulären Zugang dar (Abb. 178). Erfordert die Schwere der Fraktur eine Verlängerung des Schnitts, so bietet sich dazu die natürliche Halsfalte trotz ihres divergierenden Verlaufs zum Mandibularand an.

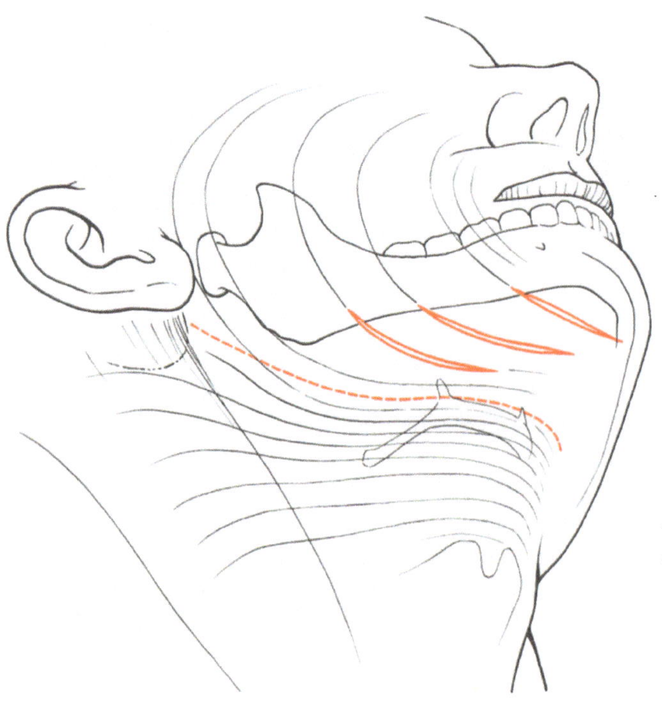

Abb. 178. Elektive Inzisionslinien in Korrelation zu den Frakturlokalisationen unter Berücksichtigung der 3 Prinzipien:
- Inzision im rechten Winkel zu den Platysmafasern,
- Entsprechung der Topographie,
- Nutzung der natürlichen Halsfalte (rot gestrichelt)

Bei einfacher Fraktur besteht die Tendenz zu einem zu kurzen Schnitt. Plaziert man ihn in die Halsfalte (Sulcusinzision), was der Höhe des Zungenbeins entspricht, muß der Wundrand übermäßig stark kieferwärts gezogen werden. Zu diesem traumatisierenden Vorgehen kommt noch die Erschwerung der Osteosynthese durch die ungenügende Darstellung des Operationsfeldes. Bei klein geplanten Zugängen ist der Sulcusschnitt also ungeeignet.

Infolgedessen ist bei solchen Fällen der paramandibuläre Schnitt unter strenger Berücksichtigung der Spannungslinien der Haut die Methode der Wahl. Diese „lines of election for scars" (McGregor 1980) bilden sich am Hals senkrecht zur Zugrichtung des Platysma. Bei abnehmender Elastizität der Haut im Laufe des Alters formen sich parallel zum Sulcus hyoideus, je nach schwindendem Fettpolster, Verdünnung der Haut und als Folge der blossen Schwerkraft, mehr oder minder ausgeprägte Fältchen.

4.7.2 Offene Fraktur

Offene Kieferbrüche gehen mit innerer, äußerer oder perforierender Weichteilverletzung einher (s. Klassifikation). Unter dem Aspekt der Narbenplazierung interessiert der Befund des äußeren Weichteilschadens. Es ist zu beurteilen, wie und in welchem Maße die Prinzipien der Narbenplazierung anwendbar sind. Entsprechend der Ausdehnung und dem Schweregrad der Weichteilwunde ist zu klären, welche der 4 folgenden Möglichkeiten in Betracht kommt:

1) Die vorhandene Wunde als ausschließlicher Zugang;
2) Inzision unter Einbeziehung der Wunde (Abb.179);
3) Inzision abseits der Wunde unter Belassung einer gut durchbluteten Hautbrücke (Abb.180);
4) Inzision unter Einbeziehung der Wunde und zusätzliche kleine Inzision zur Verankerung der Platte außerhalb der Wunde (Abb.181).

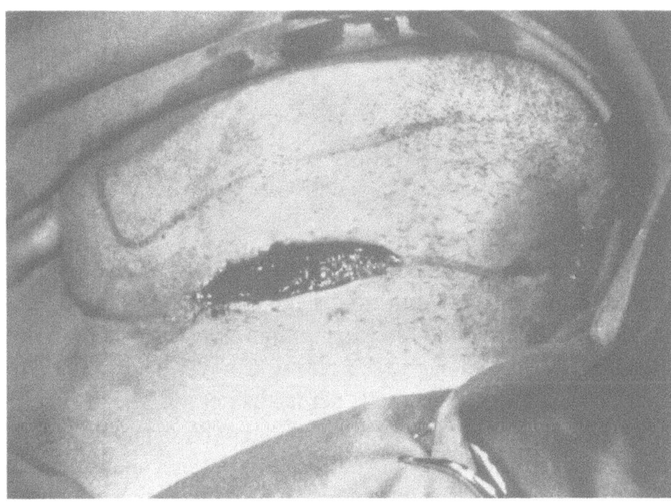

Abb.179. Inzision unter Einbeziehung der Wunde

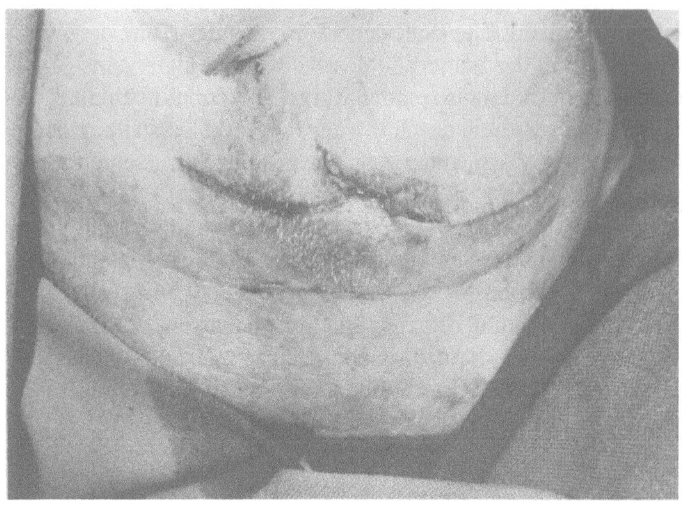

Abb. 180. Inzision abseits der Wunde in der natürlichen Halsfalte. (Die paramandibuläre Erweiterung ergäbe eine hyperplastische, quer zu den Spannungslinien und an auffallender Stelle verlaufende Narbe)

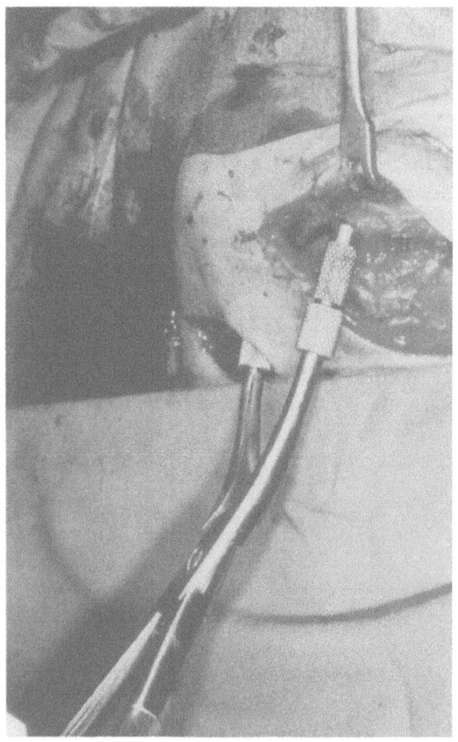

Abb. 181. Kleine, distal gelegene Hilfsinzision zur Vermeidung einer übermäßig langen Narbe

Ad 1): In der Regel sind Größe und Lage der Wunde so günstig mit der Fraktur korreliert, daß eine zusätzliche Inzision unnötig ist.

Ad 2): Die Wunde in die Inzision mit einzubeziehen, kommt gelegentlich vor. Die notwendige Verlängerung der Wunde erfolgt dann in Richtung der Spannungslinien bzw. der nächstliegenden Halsfalte.

Ad 3): Liegt die Wunde 3–4 Querfinger von der Fraktur entfernt, dann ist eine separate Inzision notwendig. Befindet sich aber die Weichteilverletzung in angemessener Nähe zur Fraktur, so bietet sich ausnahmsweise eine

Z-förmige Schnittführung an. Sonst ist die Anwendung dieses Prinzips eher der Sekundärkorrektur vorbehalten, wie überhaupt die Wunderweiterung wegen der Infektionsgefahr und des kosmetischen Ergebnisses auf das Notwendigste zu beschränken ist.

Ad 4): Sehr selten kommt die letztgenannte Möglichkeit einer 2. Inzision neben der Erweiterung der bestehenden Wunde in Betracht.

4.8 Schnittwinkel

Die Narbenbildung hängt nicht nur von der Schnittrichtung ab; auch der Schnittwinkel ist von Bedeutung. Nur bei senkrecht zur Hautoberfläche erfolgter Inzision lassen sich die Wundränder schichtweise exakt adaptieren. Die enorme Mobilität der Halshaut – besonders bei älteren Patienten – ist die Ursache für ein versehentliches Abweichen von der vertikalen Inzisionsrichtung. Die schräg durchtrennte Haut führt leicht zu Randnekrosen, intrakutanen Hämatomen und Überlappung der Wundränder.

4.9 Chirurgische Anatomie der Zugänge

Die Kenntnis der speziellen Anatomie der Zugänge bildet die Grundlage für eine zügige, sichere und nichttraumatisierende Öffnung der Frakturstelle unter Schonung funktionell wichtiger Substrate.

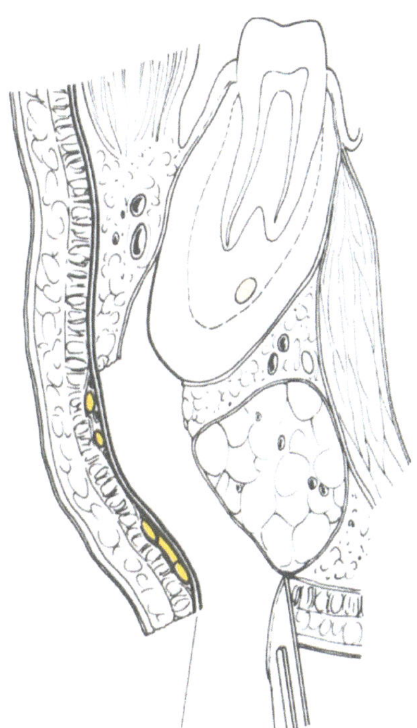

Abb. 182. Subfasziale Gleit- und Verschiebeschicht, bestehend aus der Drüsenkapsel und dem lockeren Füllgewebe zwischen Drüse und Kieferunterrand. Suprafaszial eingewoben: R. marginalis n. facialis und die Ansa cervicalis superficialis als deutlich abgesetzte marginale und inframarginale Innervationsbahnen

Die extraorale Freilegung der Mandibula ist eine Chirurgie der Faszien
(Abb. 182). Die zu schonenden Nervenäste liegen oberhalb der Faszie in
einem eigenen Bindegewebelager. Der Weg entlang der Unterfläche der
Faszien führt direkt zum Knochen, ohne Gefahr der Schädigung eines
wichtigen Nervs. Dieser anatomischen Gegebenheit ist bei allen Zugängen
Rechnung zu tragen, neben der Tatsache, daß der laterale Halsbindegewe-
beraum mit seinen typischen Grenzmuskeln ausschließliches Operationsgebiet ist.

Das uns interessierende Gebiet umfaßt die 3 Halsdreiecke: Trigonum
biventrum (submandibulare), caroticum und submentale.

4.9.1 Submandibularer Zugang

Das mittlere der Dreiecke, das Trigonum biventrum, ist der am häufigsten
beanspruchte Zugang. Darüber spannt sich zwischen Unterkiefer und Zungenbein eine Doppelfaszie: innen als Deckfaszie des Drüsenlagers, außen
als unterflächige Muskelfaszie des Platysmas. Beide, Faszie *und* Platysma,
sind aus folgenden Gründen als eine Schicht bzw. Substrateinheit zu
betrachten:

1) Die darin befindlichen Nervenäste machen die Respektierung einer Substrateinheit erforderlich.
2) diese Substrateinheit bildet bei der Schnittführung paramandibulär und
   im Sulcus hyoideus (Submandibularschnitt) eine topographische Leit-
   schicht.

Zwischen Faszie und Platysma befinden sich *2 Innervationszonen*
(Abb. 183): Die marginale verläuft nahe dem Kieferrand und parallel zu
ihm (R. marginalis), die inframarginale etwas kaudal davon annähernd
quer (Ansa) und parallel zum Zungenbein. Das Platysma selbst wird durch
den R. colli N. facialis versorgt und meist auch kollateral durch den N. cutaneus colli über die Ansa cervicalis superficialis. Zur Vermeidung der postoperativen Mundwinkelschwäche sind sowohl der Ramus als auch die
Ansa zu schonen. Der Platysmafaszienschnitt sollte deshalb prinzipiell in
Nähe des Zungenbeins gelegt werden. Das Zungenbein ist zwar nicht
immer gut zu tasten, denn oft wird es von der Submandibulardrüse überdeckt. In diesem Falle bildet der untere Rand der Drüse die Orientierungs-
marke. In bezug auf den Platysmafaszienschnitt unterscheiden wir 2 chirurgische Wege: die Sulcusinzision (klassischer Submandibularschnitt) und
die Paramandibularinzision.

4.9.1.1 Sulcusinzision: Schnitt in der natürlichen Halsfalte
(Sulcus hyoideus)

Die Halsfalte ist vom Kieferwinkel 2 und vom Kieferrand vorn (Tuberculum mentale) 3 Querfinger entfernt. Der ventral zunehmende Abstand von
der Frakturstelle muß daher durch die Länge des Schnittes ausgeglichen
werden. Deshalb empfiehlt sich dieser Zugang besonders bei Mehrfach-
und Trümmerfrakturen, die die Anwendung einer längeren Platte notwendig machen. Der Schnitt reicht vom Vorderrand des M. sternocleidomastoideus bis fast zur Halsmitte und liegt exakt im Sulcus hyoideus und somit
parallel zum Zungenbein.

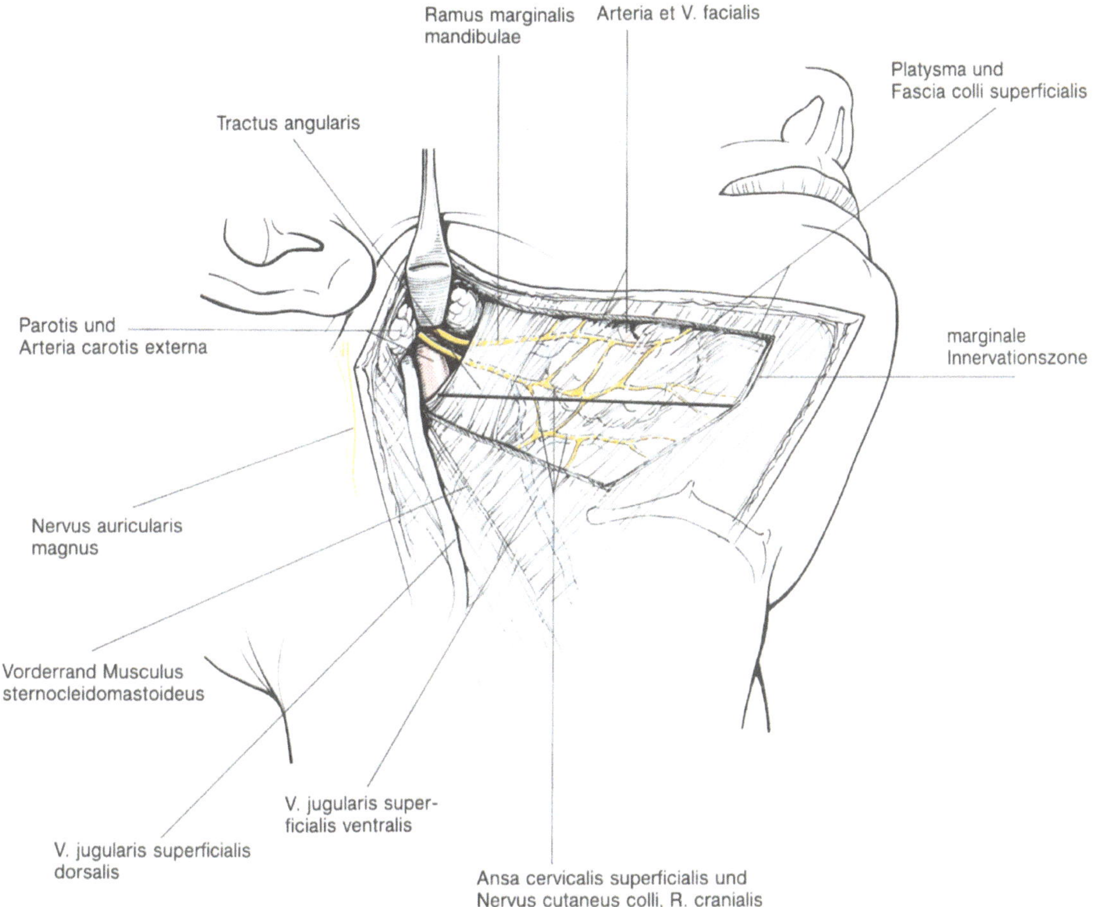

Abb. 183. Marginale und inframarginale Innervationszone. Die Trennung (schwarzer Strich) verläuft zwischen Unterkieferrand und Zungenbein. Oberhalb: R. marginalis-Äste, unterhalb: R. colli n. facialis und Ansa cervicalis superficialis zum N. cutaneus colli

Es sind 4 Schichten senkrecht und separat zu durchtrennen: die Haut, das Unterhautfettlager, das Platysma, eine lockere dünne Bindegewebelage über der eigentlichen Halsfaszie und schließlich diese selbst (vgl. Abb. 182). Die beiden Bindegewebeschichten zwischen Haut und Platysma einerseits und Platysma und Halsfaszie andererseits sind beidseitige Gleitschicht für das Platysma und Begleitschicht für die darunterliegenden Nervenäste. Wenn bei jeder Schicht minutiös blutgestillt wird, ist deren Identifizierung kein Problem.

Die Faszie setzt sich durch ihre helle Farbe klar ab und ist auf der ganzen Schnittlänge bis zur nackten Oberfläche der Speicheldrüse bedenkenlos zu durchtrennen, denn auf dieser Höhe (Hyoid) bleibend, kann der Operateur nur den R. cranialis des N. cutaneus colli mit Fasern von C_3 und C_4 treffen (vgl. Abb. 183). Wichtig ist die exakte Darstellung des Faszienrandes, der auf ganzer Breite unter scharfer Ablösung von der Submandibulardrüse mit 2 Haken hochgezogen wird (Abb. 184). Das Skalpell muß dabei auf der spiegelnden Oberfläche der Drüse bleiben, denn diese ist nicht von einer geschlossenen Kapsel, sondern von einer dünnen, durchsichtigen Bindegewebehülle umschlossen. Der so eröffnete subfasziale Raum bildet exakt das Zugangsterrain, d.h. die Drüsenoberfläche bildet ausschließlich die topographische Leitfläche bis zum Knochen.

Bei der subfaszialen Präparation sind 2 Besonderheiten zu berücksichtigen:

1) Die Drüse füllt nicht die vorderste, unter dem Kinn gelegene *Ecke des Trigonum biventricum*. Dort befinden sich nur Fett und Lymphknoten. Auch der Fazialisast verläuft dort nicht mehr. Dieser biegt am Drüsenende, den Unterkiefer kreuzend, mundwinkelwärts ab (vgl. Abb. 184a). Diese Kreuzungsstelle entspricht der Höhe des Foramen mentale. Soll die Osteosyntheseplatte über diesen Punkt hinausreichen, muß meist der Hautschnitt in Richtung Kinnspitze um 1–2 cm verlängert werden. Bei dieser Verlängerung stellt man gleichzeitig die Biventeroberfläche dar und geht direkt auf den Kieferrand zu (vgl. Trigonum biventricum in Abb. 184a).
2) Die oberflächliche Halsfaszie ist am Unterkieferrand fest verankert. Lediglich an jener Stelle, wo A. facialis und V. facialis in das Gesicht übertreten, überschreitet die Faszie diesen Rand, lockert sich auf und verliert sich im Bindegewebe der Wange. Regelmäßig liegen Lymphknoten dort. Bei der Präparation erfordert dieser Bereich engsten Kontakt mit der Drüsenoberfläche.

Zwei Langenbeck-Haken drängen das Konvolut an lockerem Bindegewebe, in dem sich die Lymphknoten und Nervenäste befinden, von der Drüsenoberfläche ab, bis der darunterliegende Knochenrand zu spüren ist. Nun arbeitet man mit der Präparierzange und legt die Fazialisvene stumpf frei, die oberflächlich eingescheidet in den Lamellen der Halsfaszie liegt (vgl. Abb. 184b). Nach deren Durchtrennung gelingt leicht die Unterbindung der A. facialis. Der Unterkieferrand liegt damit frei und kann je nach Indikation sub- oder supraperiostal zwischen Kieferwinkel und Eckzahngegend ohne Weichteilzerrung dargestellt werden.

4.9.1.2 Paramandibularinzision

Das Prinzip des Wechselschnitts kommt hier zur Anwendung. Die hervorragende Verschieblichkeit der Haut über dem Platysma bietet sich dafür an. Die Haut ist paramandibulär verhältnismäßig dünn. Bei der Inzision muß je nach Stärke des vorhandenen subkutanen Fetts dessen Durchtrennung stufenweise unter sorgfältiger Blutstillung mit der Splitterpinzette vorgenommen werden, bis die feine Bindegewebeschicht über dem Platysma erscheint. Entscheidend ist nun, daß in dieser Bindegewebe- bzw. Verschiebeschicht zwischen Subkutis und Platysma großzügig bis in Zungenbeinhöhe die Haut mobilisiert wird (Abb. 185). Ein gutes Abheben der Haut mit Langenbeck-Haken erleichtert die anatomische Präparation und Koagulation der Arterien- und Venenästchen. Ist man am unteren Rand der Submandibulardrüse angelangt, beginnt von da aus die gleiche Technik der weiträumigen Ablösung nach vorne oben in submentaler Richtung. Nach-

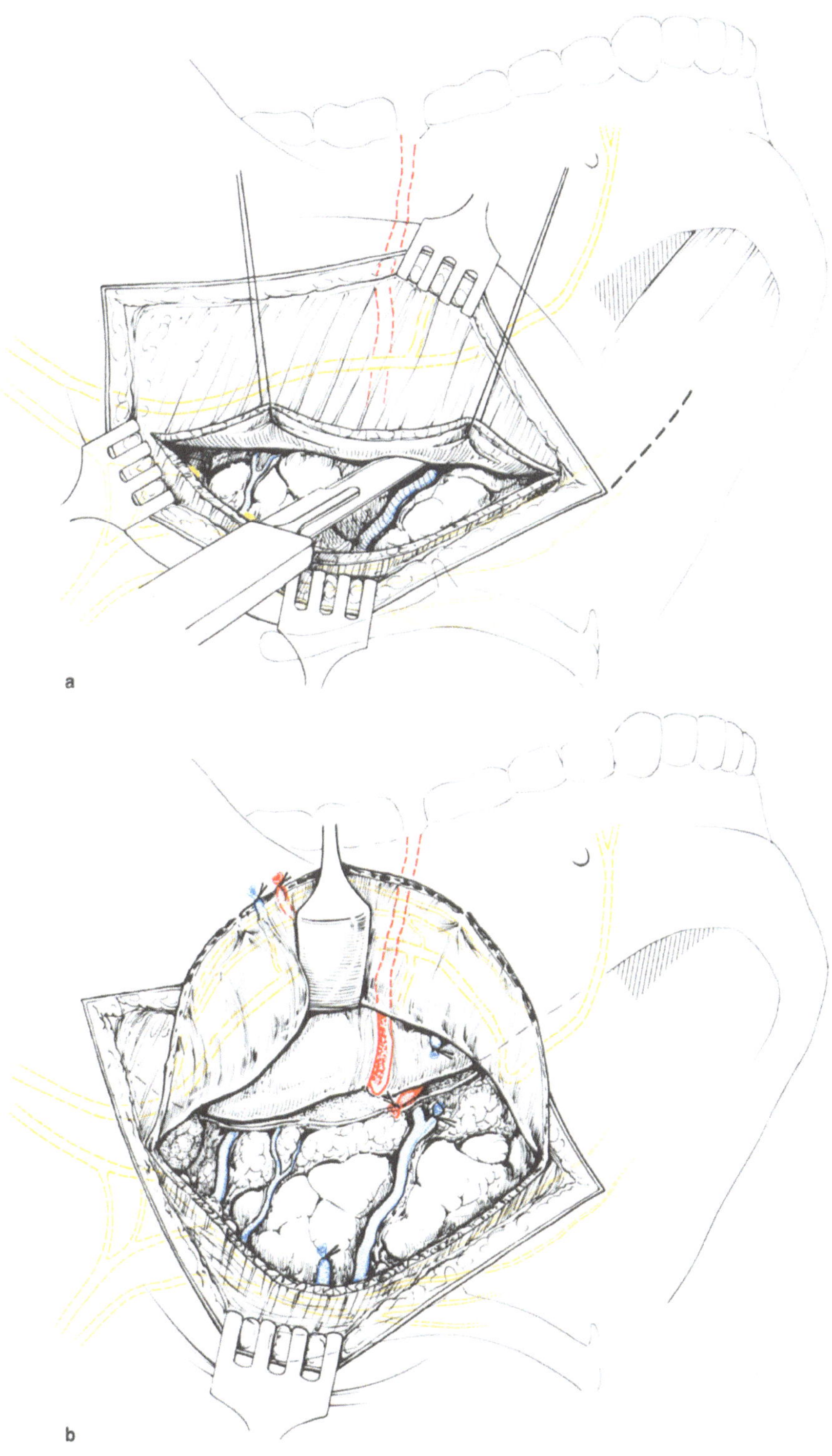

Abb. 184. **a** Das Skalpell gleitet subfaszial auf der nackten Oberfläche der Submandibulardrüse in Richtung Kieferrand. Kreuzungsstelle des Ramus marginalis n. facialis mit dem Kieferunterrand an der vorderen Ecke des Trigonum biventricum *(schraffiert)*. In dieser Ecke somit kein Nervverlauf.

b Fettgewebe zwischen Submandibulardrüse und Kieferunterrand, das sich bei medialer Verdrängung der Drüse mit Fingerdruck strafft und dadurch den Abstand zwischen den Marginalisästen vergrößert. Gefäßunterbindung auf dieser Höhe und dann Einschnitt des Periosts am Unterrand des Kiefers

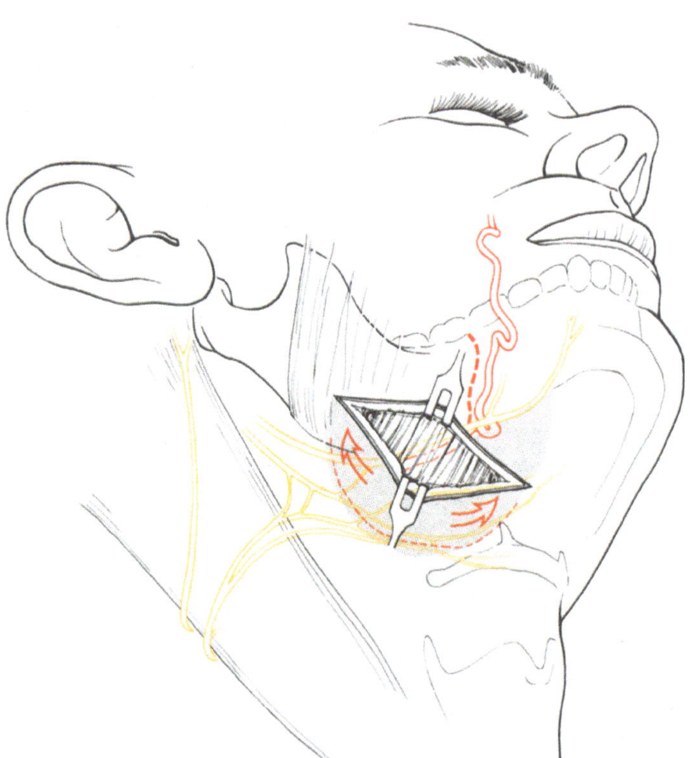

Abb. 185. Paramandibuläre Inzision und die damit verbundene halbkreisförmige Ablösung der Haut zwischen Subkutis und Platysma

dem so die Haut in einem Halbkreis entsprechend dem Submandibulardreieck völlig mobilisiert worden ist, werden – wie bei der Sulcusinzision (s. oben) – Platysma und Faszie in Nähe des Zungenbeins durchtrennt. Damit ist die Ausgangssituation für die subfasziale bzw. epiglanduläre Präparation bis zur Fraktur geschaffen mit dem Vorteil, daß der Hautschnitt direkt über der Fraktur liegt und die dünne Platysmafaszienlage abgehalten werden kann, ohne Zug auszuüben.

4.9.2 Subangulärer Zugang

Die sichere Schonung der Fazialisäste wie die genügende Freilegung der Kieferwinkel- und Astregion erfordert den Zugang vom Karotisdreieck aus. Dieses stellt sich bei Operationslagerung als eine Hautsenke zwischen den Konturen des Kopfwenderrandes, der Parotis und der Glandula submandibularis dar. Anatomisch als *Fossa carotica* bezeichnet (Abb. 186), handelt es sich um die obere Hälfte des Karotisdreiecks. Bei der Freilegung spielen die beiden Speicheldrüsen topographisch eine maßgebende Rolle. Die Parotis überdeckt teilweise den Kieferwinkel und den M. sternocleidomastoideus. Die Glandula submandibularis schiebt sich dorsal weit ins Trigonum caroticum hinein und verdeckt den hinteren Bauch des Biventer. Dadurch ist der Muskel für den chirurgischen Zugang zum Kieferwinkel ohne Bedeutung, obwohl er die vordere Begrenzung des Karotisdreiecks darstellt.

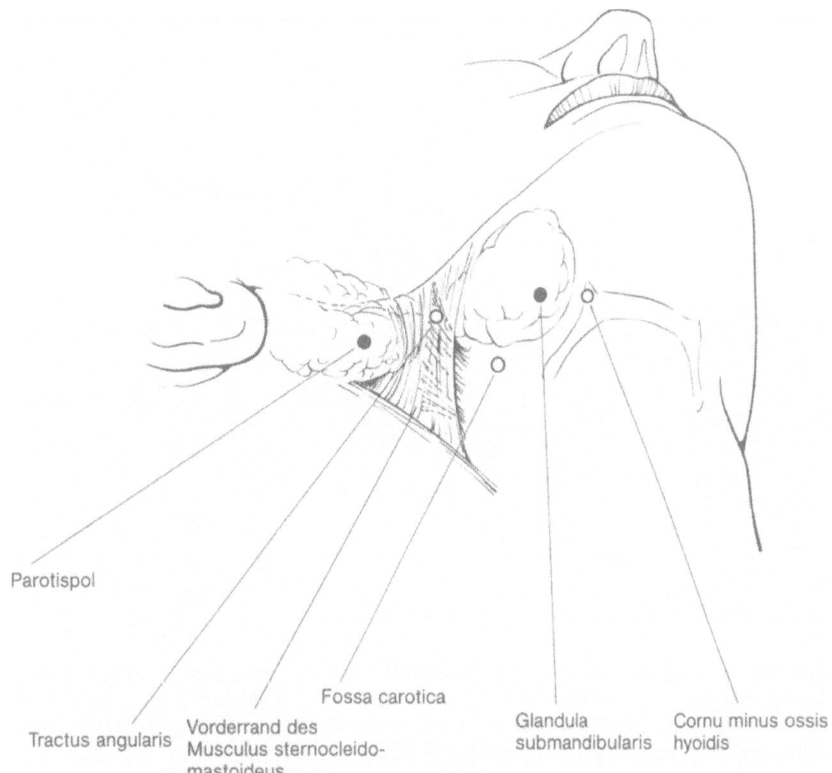

Abb. 186. Sich darstellende Orientierung bei *deflektiertem* Kopf als Ausgangsstellung für die subanguläre Freilegung der Fraktur

Die Fascia colli superfacialis umhüllt den M. sternocleidomastoideus, indem sie sich in 2 Blätter, ober- und unterflächig zum Muskel, teilt. Am Vorderrand des Muskels geht sie in eine einheitliche Bindegewebeplatte über. Dieser Übergang spielt bei der subfaszialen Präparation eine wichtige Rolle. Zudem erfährt diese Stelle eine markante Verstärkung durch den Tractus angularis, der sich zwischen Kieferwinkel und Sternocleidomastoideus spannt und über die Pole der beiden Speicheldrüsen hinwegzieht (s. Abb. 186).

Unter Berücksichtigung dieser Verhältnisse ist für den subfaszialen Zugang entscheidend, daß schon am Vorderrand des M. sternocleidomastoideus mit der Fasziendurchtrennung und -ablösung begonnen wird. Wichtig ist die Erhaltung der Verbindung zwischen der zweiblättrigen Muskelfaszie (Stratum superficiale und Stratum profundum) und der Fascia colli superficialis (Abb. 187). Deshalb erfolgt die Abpräparation um den Muskelrand herum, damit unterflächig die Faszie mit dem Tractus angularis als geschlossene Deckschicht abgehoben werden kann.

Das gilt im besonderen beim Unterfahren des Parotispols. Die lockere Verbindung der Drüse mit der Biventerfaszie löst man durch Spreizen mit

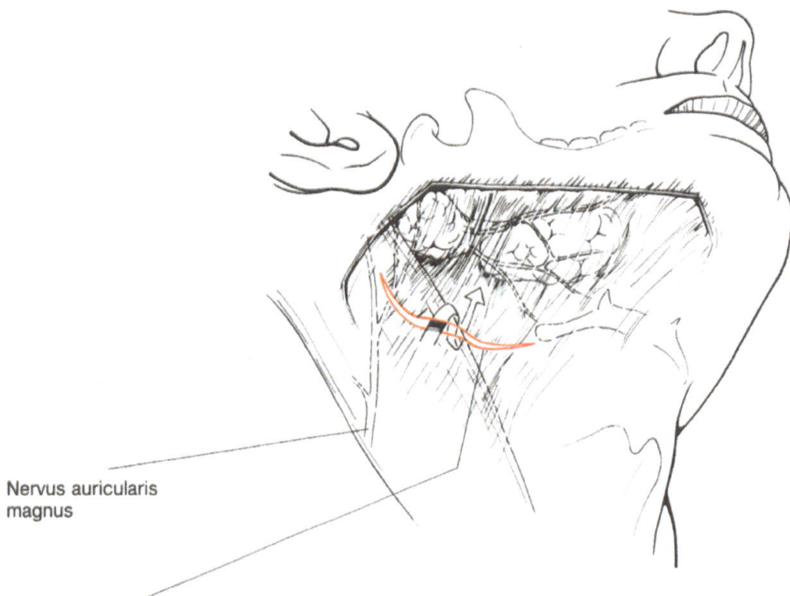

Abb. 187. Subfaszialer Zugang zum Kieferwinkel. Bogenförmiger Einschnitt der Faszie, der am Vorderrand des M. sternocleidomastoideus beginnt und am Zungenbein endet. Abpräparation der zweiblätterigen Faszie um den Muskelrand herum *(s. Pfeil)*. Der Weg führt dann unterläufig des Tractus angularis direkt zum Kieferrand. Darüber befinden sich die Nervenäste und der Parotispol

einer Präparierklemme. Unterstützt wird dies durch Hochziehen des Drüsenpols, wobei die am Vorderrand austretenden Fazialisäste mitgehen und in ihrem intrafaszialen Verlauf unberührt bleiben. Mit dem Anheben des Parotispols gelangt man zwangsläufig – am eigentlichen Eingang zur Fossa carotica vorbei – zum Zwischenareal beider Speicheldrüsen, die in der Tiefe durch ein quer ziehendes Septum voneinander getrennt sind (dieses Septum interglandulare ist Teil des Tractus angularis; es spielt topographisch bei der Freilegung des Kieferwinkels keine Rolle). Interglandulär stößt man auf die Oberfläche der Submandibulardrüse, die ihrerseits wieder zur topographischen Leitebene für den subfaszialen bzw. epiglandulären Weg zum Kieferrand wird.

Mit Absicht ist das faszienchirurgische Vorgehen als das eigentliche Prinzip der Frakturfreilegung in einem Zuge dargestellt worden. Natürlich bestimmt eine Reihe von Details die Operationstaktik wie folgt. Der subanguläre Zugang erfolgt vorteilhaft in 2 Phasen.

Die *1. Phase* besteht in der Ablösung der Haut, die *2.* in der Fasziendissektion.

Das Aufklappen und Ablösen der Haut bis hinauf zum Kieferwinkel macht das Operationsfeld übersichtlich und erleichtert die Retraktion der Weichteile (s. Abb. 187). Nur die Haut mit der subkutanen Fettschicht wird abgelöst. Dadurch wird eine Verletzung des N. auricularis magnus und der V. jugularis superficialis dorsalis sicher vermieden. Hier sind Haut und Muskelfaszie durch straffe Faserbündel verbunden, so daß die saubere

Trennung von Fett und Faszie erschwert ist, v. a. wenn nicht minutiöse
Blutstillung erfolgt. Erst bei Erreichen des Platysmas geht das Ablösen so
leicht vor sich wie im Trigonum submandibulare. Die Ablösung der Haut
in der subkutanen Fettschicht erfolgt in einer Ausdehnung, die ein freige-
legtes Faszienfeld vom Ventralrand des M. sternocleidomastoideus nach
unten bis in Höhe des 4. Halswirbels, nach vorne bis zum Zungenbein
umfaßt. Sichtbar sind 1–2 Äste des N. auricularis magnus, die V. jugularis
superficialis dorsalis und, je nach Ausprägung, der verstärkte Faszienzug
des Tractus angularis (vgl. Abb. 187).

Die *2. Phase* beginnt mit der Fasziendurchtrennung unterhalb des Ohrs,
wobei der Verlauf des N. auricularis magnus die Schnittlinie exakt vor-
zeichnet. Das Platysma beginnt meist einen Querfinger unterhalb des Parotispols. Die Orientierung richtet sich nun nach dem von dorsal her leicht
tastbaren Zungenbeinhorn. Platysmafasern und Faszie werden stufenweise
durchtrennt. Die zum Vorschein kommende Oberfläche der Glandula submandibularis bildet, wie oben ausgeführt, die topographische Leitebene für
die subfasziale Präparation.

4.9.3 Submentaler Zugang

Der Schnitt wird 2–3 Querfinger unterhalb des Kieferrandes in der meist
natürlich vorhandenen Submentalfalte angelegt. Die Freilegung des Kieferrandes ist unproblematisch.

5 Geschlossene Frakturen

5.1 Begriffsbestimmung

Die Bezeichnung „geschlossen" charakterisiert eine Fraktur mit unverletzt
gebliebener Schleimhaut und Hautbedeckung im Frakturbereich. Gelegentlich besteht die Ansicht, diesen Begriff bei Unterkieferbrüchen grundsätzlich fallenzulassen. Es handelt sich nämlich als Folge der branchiogenen
Entwicklung um einen Schleimhautknochen, dessen Frakturierung im
Regelfall mit einem Schleimhautriß einhergeht, auch wenn er makrosko-
pisch nicht sichtbar ist. Eine solche Vorstellung ist eher der konservativen
Therapie dienlich als Erklärung für Infektionen bei geschlossenen Frakturen (vgl. S. 242). Für die operative Therapie zählt nur die sichtbare Schleimhautwunde, zumal ihre Größe das Ausmaß der Kontamination mitbestimmt. Aus diesem Grunde besteht zu Recht die kritische Einstellung
gegenüber der Praktik des oralen Zugangs anstelle der aseptischen Frakturversorgung von außen. In diesem Zusammenhang muß hervorgehoben
werden, daß auch nicht jede frakturbenachbarte Parodontaltasche eine
direkte Infektionsquelle ist. Erst die Instabilität von Implantaten z. B. wirkt
in solchen Fällen infektionsauslösend. Von diesem Blickwinkel aus ergibt
sich eine differenzierte Indikation der Entfernung des Weisheitszahnes
bzw. des Zahnes im Bruchspalt (s. S. 199) und der Antibiotikaprophylaxe
bei geschlossener Fraktur (s. S. 132). Somit ist jede Unterkieferfraktur als
geschlossen zu betrachten, die bei der Befunderhebung keine offene
Schleimhautwunde im Bereich der Fraktur erkennen läßt (Symbol: W_0).

5.2 Klassifikation

Kategorie	Gruppierung in Schweregrad
$W_0\ F_1$	I
$W_0\ F_2$	II A
$W_0\ F_3$	II B

5.3 Einfachfraktur (F_1 W_0 Schweregrad I)

Definition: „Einfach" bedeutet, daß die Mandibula an *einer* Stelle im Körper- oder Astbereich gebrochen ist.

Die morphologische Unterscheidung in Quer- und Schrägbrüche einerseits, und Schrägflächenfrakturen andererseits drängt sich im speziellen bei der Einfachfraktur auf, weil je nach Bruchspaltverlauf verschiedene Osteosynthesemethoden erforderlich sind, die im Prinzipiellen auch bei Mehrfachfrakturen Gültigkeit haben.

Die Osteosynthese wird an allen Lokalisationen durchgeführt außer am Processus muscularis (coronoides) und articularis (condyloideus). Die Einschränkung erklärt sich daraus, daß die Fortsatzfrakturen, insbesondere die des Gelenkfortsatzes, konservativ immer noch am einfachsten und erfolgreichsten zu behandeln sind.

5.3.1 Osteosynthese der Quer- und Schrägfrakturen bei präcaniner Lokalisation (Median-, Paramedian- und Eckzahnfrakturen)

Die Bruchlinien verlaufen meist paramedian oder auf Höhe des Eckzahns, in der Regel vertikal, seltener schräg. In der Medianebene selbst ist der Knochen durch die sich kreuzenden Trajektorienzüge besonders stark. Hervorstechend ist die geringe Dislokation in der Sagittalen. Es kommt höchstens zu einer geringen Stufenbildung, da sich beidseits die parallel ansetzenden Muskelzüge die Waage halten.

5.3.1.1 Intraorale Plattenapplikation: DCP-Indikation

Die Darstellung der knöchernen Außenfläche der Kinnregion ist so einfach, daß sich die intraorale Osteosynthese der *Median-* und *Paramedianfraktur* anbietet. Von daher rührt die Bevorzugung des intraoralen Zugangs, obwohl sie gegen das Prinzip der Asepsis verstößt. Der submentale Zugang bleibt daher die Methode der Wahl. Wird dennoch intraoral operiert, dann genügt die begrenzte Freilegung bis zur Protuberanz für die Applikation einer Vierloch-DCP zwischen Basalbogen und Alveolarfortsatz. Eine kleine Zuggurtungsschiene und leichtes Überbiegen der Platte sichern eine ideale Bruchflächenadaptation und axiale Kompression (Abb. 188). Sofortige Schmerzfreiheit und Belastungsfähigkeit sind das Ergebnis; der Krankenhausaufenthalt beträgt 2–3 Tage.

Die *Fraktur durch die Eckzahnlinie* – eine der häufigsten Frakturlokalisationen – erfordert bei intraoralem Zugang die Unterrandfreilegung und ein stärkeres Überbiegen der Platte, um eine linguale Spaltbildung oder Fragmentverkantung zu verhindern. Die Körperkrümmung an der Eckzahnlinie zeichnet sich biomechanisch dadurch aus, daß bereits unmittelbar dahinter hohe Zugbeanspruchung besteht. Deshalb gilt als Faustregel die Verwendung einer Sechsloch-DCP (Abb. 189). Der Aufbau eines Verspannungssystems mit dem zusätzlichen Anbringen einer kleinen Zuggurtungsschiene empfiehlt sich, zumal damit sofortige Schmerzfreiheit und

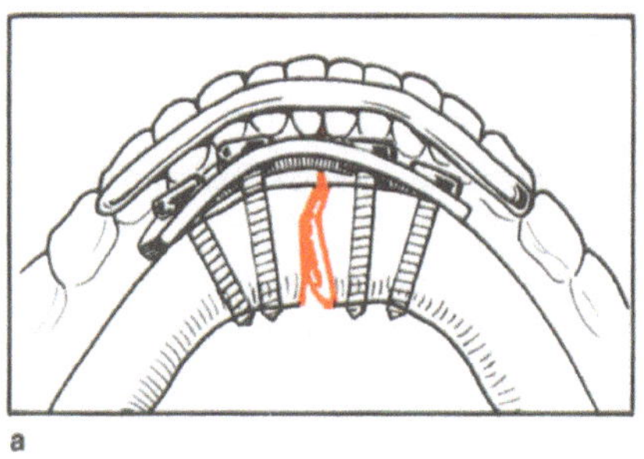

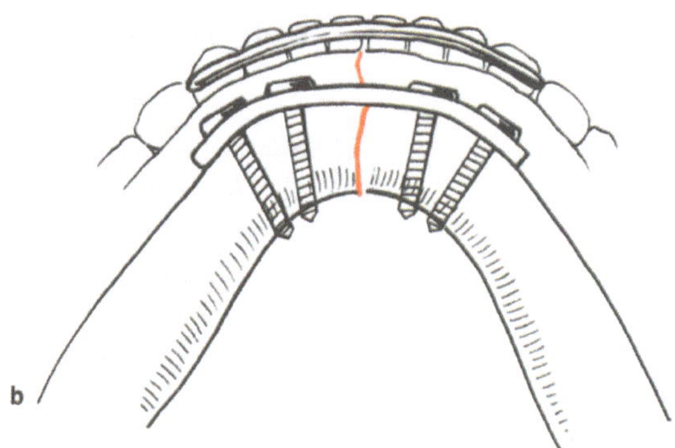

Abb. 188 a, b. Bruchflächenadaptation auf der lingualen Seite durch Überbiegen der Platte

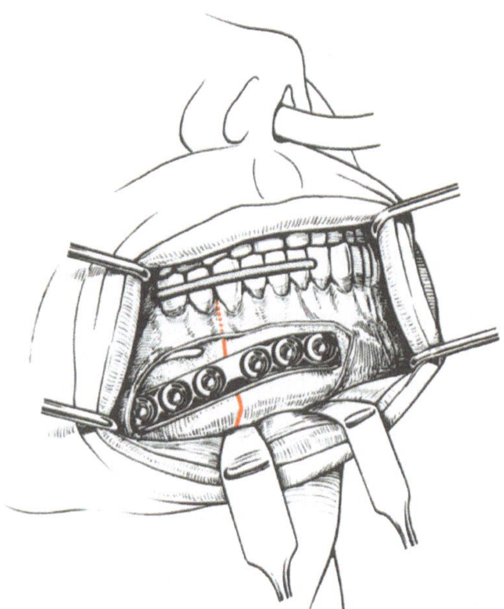

Abb. 189. Faustregel bei Frakturen caniner Lokalisation: Sechsloch-DCP und Zuggurtungsschiene

Belastungsfähigkeit am sichersten erzielt werden können. Das Ende der Platte muß in jedem Fall unterhalb und hinter dem Foramen mentale liegen. Eine übersichtliche Tunnelierung zwischen der dort ansetzenden Hülle des Gefäßnervenbündels und der anliegenden Weichteile ist notwendig.

Eine EDCP ist nicht angezeigt. Zum einen bereitet der tunnelartige Zugang Schwierigkeiten bei der exzentrischen Verschraubung, zum anderen entsteht durch die Körperkrümmung eine für die EDCP ungünstige Biomechanik.

5.3.1.2 Extraorale Plattenapplikation: EDCP-Indikation

Die Nachteile einer Öffnung der Fraktur zur Mundhöhle lassen sich leicht durch den submentalen Zugang umgehen. Die Außeninzision erfolgt in der Submentalfalte (s. S. 183). Ohne ausgedehnte Deperiostierung gelingt rasch die Darstellung der marginalen Applikationszone, besonders wertvoll im Bereich der Eckzahnlinie wegen der leichteren Respektierung der Canalismentalis-Region und unbehinderten Anwendung der Repositions-Kompressions-Zange. Die Positionierung der Platte am äußersten Unterkieferrand empfiehlt die Wahl einer Sechsloch-EDCP, und das zusätzliche Überbiegen verbessert noch die Druckverteilung auf der lingualen Seite. So erübrigt sich meistens die Zuggurtungsschiene. Die vorausgehende eugnathe Fragmentretention erfolgt mit Ernst-Häkchen.

Anstelle einer EDCP kann eine DCP verwendet werden, und zwar in Verbindung mit einer kleinen Zuggurtungsschiene. Ist eine Schienung nicht möglich, z. B. bei Verlust der Frontzähne durch das Trauma, verwendet man statt einer Vier- eine Sechslochplatte. Nach den Messungen von Junier (1980) herrschen am Kinnrand die Zugspannungen vor, so daß die hier angebrachte Platte eher Zuggurtungswirkung hat.

5.3.2 Osteosynthese der Quer- und Schrägfrakturen bei postcaniner Lokalisation (Frakturen des seitlichen Kiefers)

Die Brüche in der Pars praemolaris oder molaris können alle möglichen Dislokationen aufweisen. Sie sind häufig instabil. Im Normalfall wird das proximale Fragment durch die Schließer nach oben, das distale Fragment durch die Wirkung der Zungenbein- und Mundbodenmuskulatur nach unten und gleichzeitig, je nach Richtung und Stärke der Gewalteinwirkung, seitlich verlagert.

5.3.2.1 Extraorale Plattenapplikation

Für beide Lokalisationen (Pars praemolaris und Pars molaris) eignet sich der submandibuläre Zugang besser als der perorale (s. S. 176). Die Aufzeichnung der Frakturlinie und des unteren Randes der Mandibula erleichtern die Planung der Inzision (Abb. 190). Mit einzuplanen ist die Anwendungsmöglichkeit der Druckrollen, die bei Frakturen zwischen Eckzahn und Kieferwinkel optimal gegeben ist (s. Abb. 53, S. 61).

Allein die Tatsache, daß die Repositionskompressionszange die korrekte Durchführung einer Kompressionsosteosynthese erheblich erleichtert, spricht für die Wahl des extraoralen Zuganges. Mit der Zange wird leicht distrahiert, um evtl. eingeklemmte Weichteile zu befreien. Anschließend erfolgt Reposition und Vorkompression mittels Zangengriffen und Druckrollen.

Die Art der okklusalen Reposition und Retention bestimmt die Wahl der Methode:

1) Bei *dentaler Schienung*, die zugleich als Zuggurtung dient, ist entweder die Sechsloch-DCP (leichtere Technik) oder die EDCP als Stabilisationsplatte angezeigt (Abb. 191).
2) Bei *Ernst-Ligaturen* ist die fehlende Zuggurtung durch exzentrische Kompression mittels Druckrollen und Sechsloch-EDCP zu ersetzen (s. Abb. 53).
3) Bei *extramaxillärer Fixation* (s. Abb. 60c), die nur bei fehlenden Zähnen bzw. vorhandener Vollprothese angewendet wird, ist im Falle einer Querfraktur die Sechsloch-EDCP einer DCP vorzuziehen (Abb. 192a). Beide sind aber möglich.

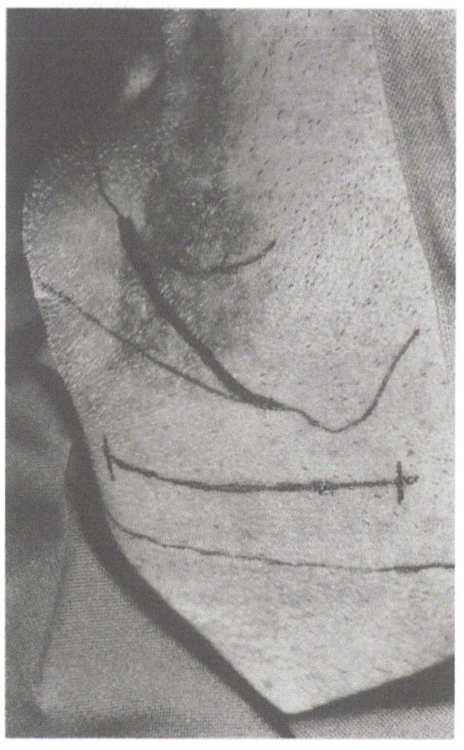

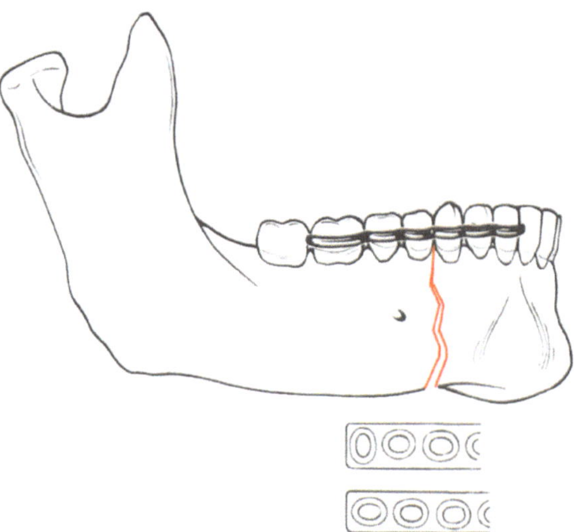

Abb. 191. Dentale Schienung als Zuggurtung erlaubt die Anwendung sowohl der DCP als auch der EDCP

Abb. 190. Aufzeichnung der Frakturlinie und der Schnittlinien

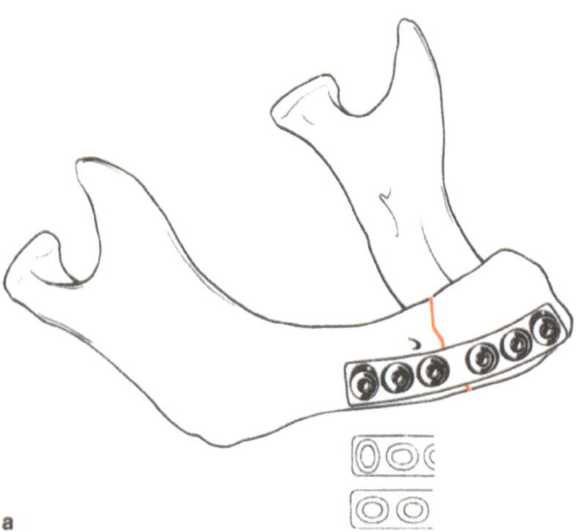

a

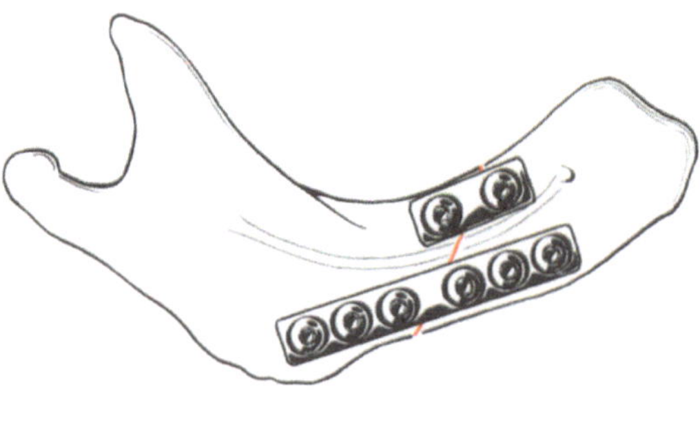

b

Abb. 192. a Bei Querfraktur: 1. Wahl: EDCP, 2. Wahl: DCP;

b bei Schrägfraktur und Platz für Zuggurtung: Verspannungssystem

Im Falle einer Schrägfraktur empfiehlt sich bei gut erhaltenem Alveolarfortsatz eine Zweiloch-Zuggurtungsplatte und eine Vier- bzw. Sechsloch-DCP (Abb. 192b). Bei starker Kieferatrophie ist die Sechs- bis Achtloch-Rekonstruktionsplatte indiziert (s. Abb. 60).

5.3.3 Die Osteosynthese der Kieferwinkelfrakturen

5.3.3.1 Statistik

Folgende Statistik gibt Aufschluß darüber, welche erschwerenden Faktoren mit der Kieferwinkelversorgung verbunden sein können.

Ein aus unserem Krankengut entnommenes Kieferwinkelkollektiv (136 Patienten mit insgesamt 327 Unterkieferfrakturen) weist in 40% (52) *exklusiv* in einem Kieferwinkel (F_1) und in 60% (83) mehrere Frakturen *inklusiv* im Kieferwinkel (F_2) auf (Litwan und Spiessl, im Druck).

Die Mehrfachfraktur (Graphik 7) dominiert mit 3 Fragmenten in 71 (Gr. 7a, b), mit 4 Fragmenten in 10 (Gr. 7c, d) und mit 5 und 6 Fragmenten in 2 Fällen (Gr. 7e). Neben der Skala der fortschreitenden Fragmentezahl von 3–6 in Verbindung mit einer Kieferwinkelfraktur fällt die vorherrschende Kontralateralität der Zwei- und Dreifachfrakturen als Folge des Contrecoupmechanismus auf. Signifikant ist die bevorzugte Beteiligung der Gegenseite besonders bei der Dreifragmentefraktur. Hier ist der Häufigkeit nach die Eckzahn-, Collum-, Seitenzahn-, Frontzahn- und Kieferwinkelregion mitbetroffen (Graphik 8). Bei mehr als 3 Fragmenten ist die kontralaterale Seite immer betroffen.

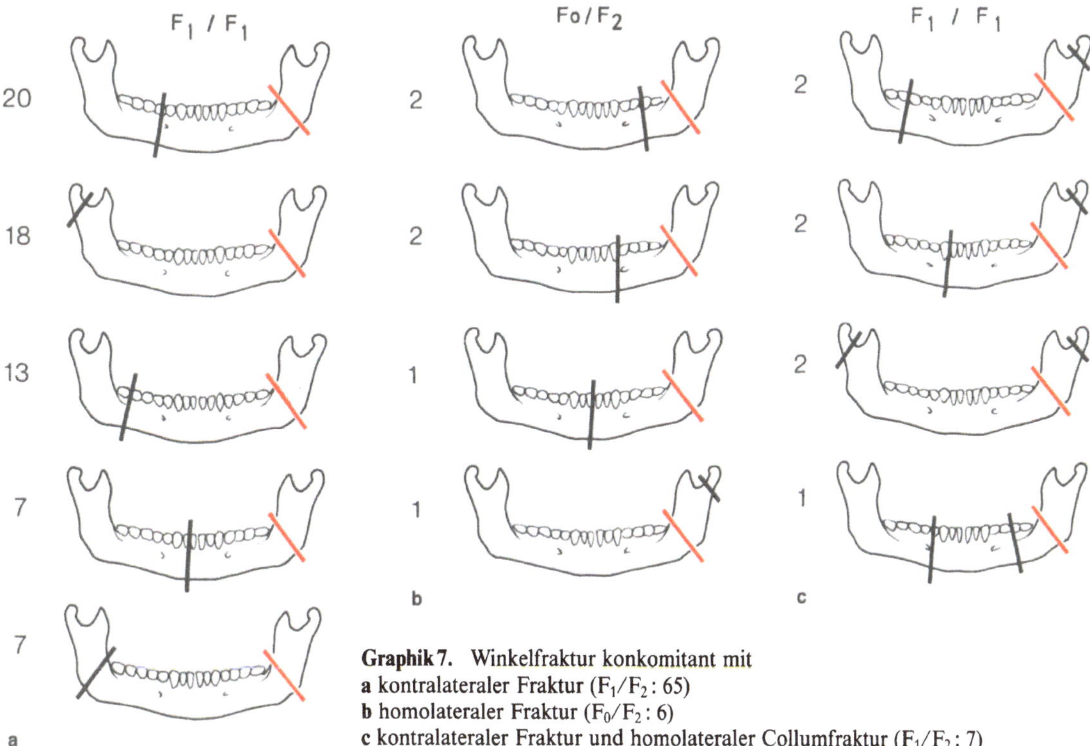

Graphik 7. Winkelfraktur konkomitant mit
a kontralateraler Fraktur (F_1/F_2: 65)
b homolateraler Fraktur (F_0/F_2: 6)
c kontralateraler Fraktur und homolateraler Collumfraktur (F_1/F_2: 7)

Uns interessiert der chirurgische Aspekt dieser Beobachtungen. Mehr
als 5 von 10 Kieferwinkelfrakturen erfordern eine simultane Zweitversorgung auf der kontralateralen Seite. Neben dieser Besonderheit bietet die
Versorgung der Kieferwinkelfraktur selbst spezifische Probleme, die mit
der Anatomie dieser Region zusammenhängen.

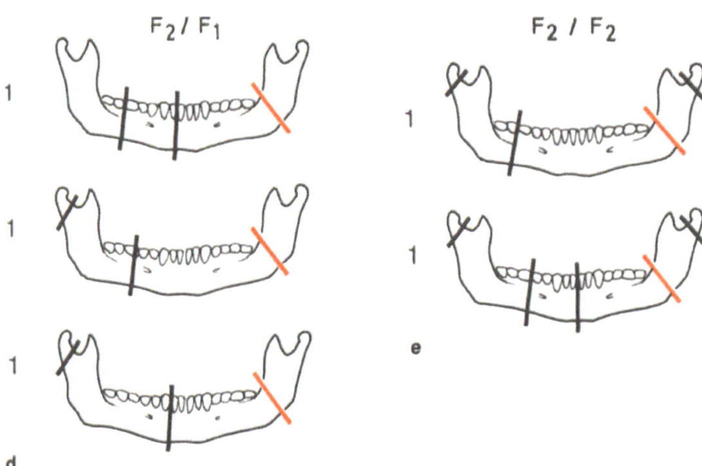

d Winkelfraktur konkomitant mit kontralateraler Mehrfachfraktur (F_2/F_1: 3)
e kontralateraler *Mehrfach*fraktur und homolateraler Collumfraktur (F_2/F_2 :2)

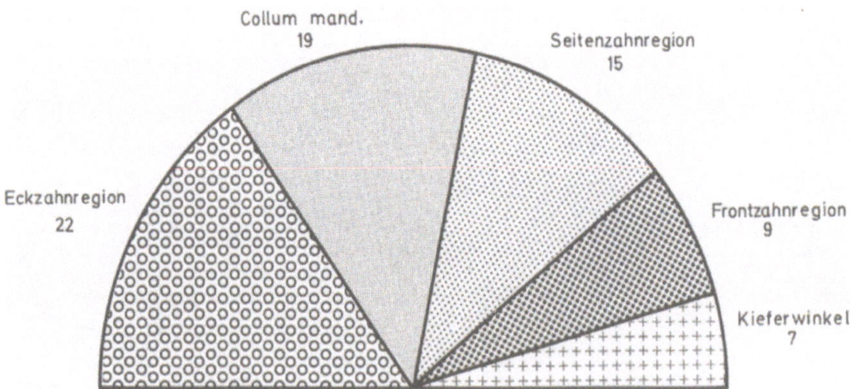

Graphik 8. Kieferwinkelfraktur und Häufigkeit der Contre coup-Lokalisationen bei
72 Winkelfrakturen mit *einer* kontralateralen Begleitfraktur in den aufgezeigten Regionen

190

5.3.3.2 Zentrale Kieferwinkelfraktur

Auch die *zentrale*, streng in der Winkelregion liegende Fraktur erfordert je nach Lage eine differenzierte Plattenwahl. Der Kieferwinkel besteht aus einem Außen- und einem Innenwinkel. Die Region zwischen diesen beiden Winkeln ist diagnostisch und chirurgisch von praktischer Bedeutung. Während Scheitelpunkt und Winkelhalbierende bestimmbar sind, gibt es weder anatomisch noch klinisch eine allgemeingültige Definition, nach der die anteriore und posteriore Grenze der Region für die genaue Topik der Kieferwinkelfraktur verbindlich wäre. Die obligate Dreischraubenregel[5] macht aber eine solche Grenzbestimmung notwendig, damit die richtige Plattenwahl getroffen werden kann. Am Scheitelpunkt endet das Corpus und beginnt der Ramus. Der durchschnittliche Scheitelabstand zwischen Außen- und Innenwinkel ist auch bei zahnlosem Kiefer konstant. Die vom äußeren Scheitelplunkt auf den Corpus- und Astschenkel übertragene Dreilochlänge ergibt eine für die Frakturbenennung wie Plattenwahl nützliche Grenzziehung (Abb. 193, vgl. auch Abb. 201 a/b). Frakturen innerhalb dieser Grenzen sind per definitionem *zentrale* Kieferwinkelfrakturen. Einbezogen in diese Region bei Anwendung des Dreilochabstandes ist die Alveole bzw. Lokalisation des Weisheitszahns als Prädilektionsort der Fraktur[6].

---

[5] Die durchschnittliche Länge der zu verwendenden Schrauben im Bereich des Ramus beträgt 10-12 mm, im Bereich des Corpus 14-18 mm. Aus der sich daraus ergebenden Stabilitätsdifferenz ist für die Praxis die Regel der Mindestfixation mit 3 Schrauben im Astfragment entstanden. Denn im Falle des Durchdrehens einer der Schrauben kann dieses Schraubenloch frei bleiben, ohne die Stabilität der Osteosynthese gänzlich zu gefährden. Dieser Kompromiß ist nicht mehr zulässig für den Fall, daß die lockere Schraube bruchspaltnächst liegt; hier ist eine entsprechend lange Rekonstruktionsplatte zu wählen.

[6] Die Krümmung zwischen Körper und Ast ist mechanisch ein Schwachpunkt. Die zweitgrößte Frakturhäufigkeit an dieser Stelle ist aber zum guten Teil durch die Lage des Weisheitszahnes bedingt. In unserem Krankengut befindet sich bei 70% der untersuchten Winkelfrakturen der Weisheitszahn in direkter Beziehung zum Bruchspalt.

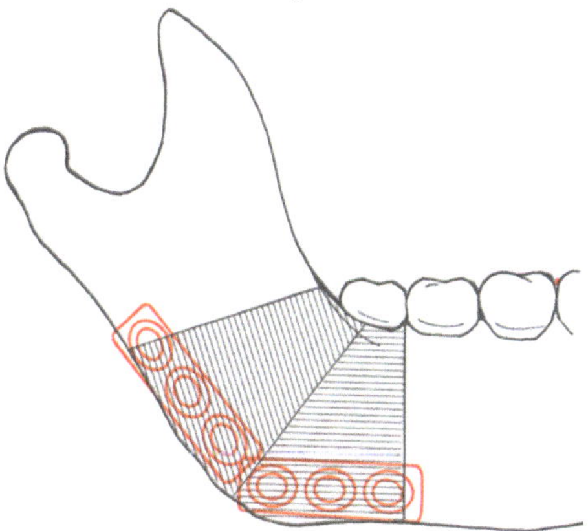

Abb. 193. Chirurgisch-anatomische Bestimmung des Kieferwinkels.
- Der Innenwinkel schließt die Topik des Weisheitszahnes und der Fossa retromolaris ein.
- Die Winkelhalbierende ist die Verbindungslinie zwischen Scheitelpunkt des Außenwinkels und Mitte des Innenwinkels (beide Richtpunkte im Orthopantomogramm und Operationsfeld bestimmbar).
- Die anterioren und posterioren Kieferwinkelgrenzen werden vom Scheitelpunkt aus bestimmt.
- Bestimmungsmaßstab ist die Dreilochreichweite der DCP, jeweils gemessen vom Scheitelpunkt aus. Die sich daraus ergebenden Grenzen (anterior und posterior) umschreiben die *zentrale* Kieferwinkelregion

Wenn der Dreiloch-Abstand (ab Scheitelpunkt) das Ende der Kieferwinkelregion markiert, dann können Frakturen innerhalb dieser Region mit
geraden Platten (DCP und EDCP) nicht mit genügender Sicherheit stabilisiert werden. Die Gefahr des Durchdrehens der 3. Schraube ist voraussehbar (Abb. 194), weil sie entweder zu nah am Bruchspalt oder Kieferrand
liegt, wobei die bruchspaltnahe Schraube die Schlüsselfunktion in bezug
auf gesicherte Stabilität hat (s. S. 106 ff.).

Oder man möchte den Kieferwinkel möglichst wenig freilegen. Die
Incisio minor zwingt dann, mit der kürzesten Platte (2 Löcher auf jeder
Seite) auszukommen. Diese Wahl setzt aber eine perfekt sitzende Zuggurtung am Innenwinkel (Linea obliqua) voraus. Neben anderen Faktoren
(s. S. 200) kann gerade die mangelnde Übersicht, die mit dem kleinen
Zugang verbunden ist, das Anbringen einer korrekten Zuggurtung erschweren.

Aufgrund solcher Erfahrungen empfiehlt sich die systematische
Anwendung der Rekonstruktionsplatte, weil nur mit ihr der nötige Platz für
mindestens 3 Schrauben pro Fragmentseite gewonnen werden kann
(Abb. 195).

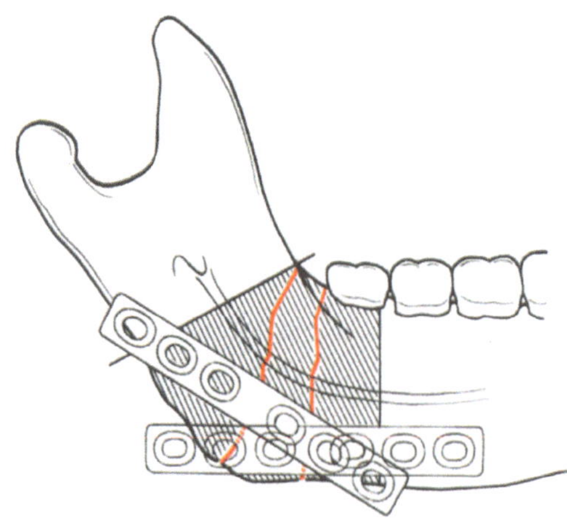

Abb. 194. Platzmangel für die 3. Schraube pro Fragment bei der
Kieferwinkelfraktur - sowohl quer zum Winkel wie längs des
Schenkels

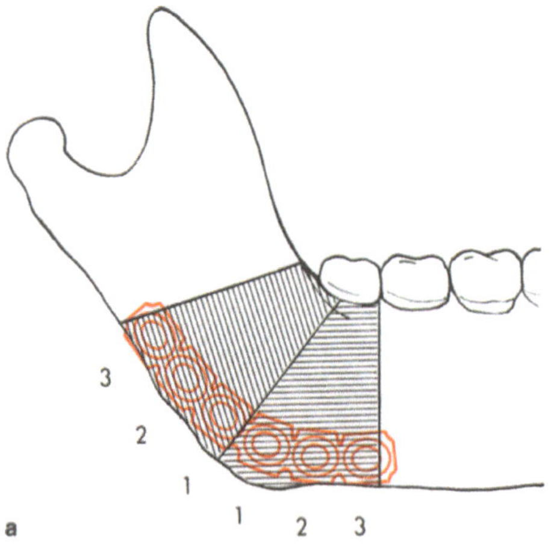

Abb. 195. **a** Alternative bei Platzmangel für die 3. DCP-
Schraube: die Rekonstruktionsplatte; Reihenfolge der Schraubenapplikation: 1, 2 und 3. **b** Scheitelfraktur distal des Weisheitszahns (Apex „geschlossen" zum Bruchspalt); **c** Versorgung
nach der Dreischraubenregel mit einer Sechslochrekonstruktionsplatte; **d** Status nach Metallentfernung

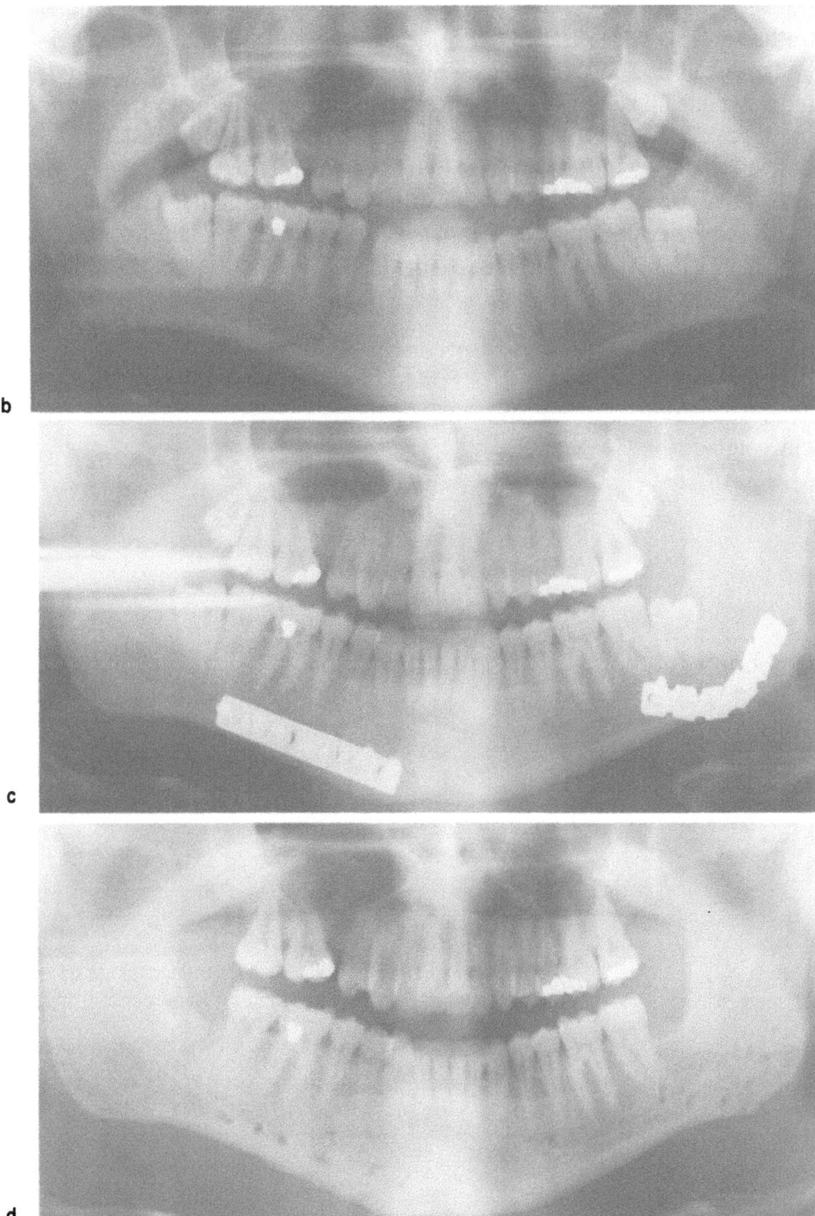

Neben der Berücksichtigung, daß der Kieferast bedeutend dünner ist als der Körper, hat auch das Vorhandensein eines geschlossenen Muskelmantels Einfluß auf die Indikationsstellung. Liegt die Fraktur in der Mitte der Muskelschlinge, werden die Fragmente durch die Vielzahl der ansetzenden Sehnenspiegel gering oder gar nicht disloziert. Dies sind die günstigen Fälle für die Singlezugschraube (s. Abb. 38).

5.3.3.3 Periphere Kieferwinkelfraktur

Am Kieferwinkel geht der Körper in den schräg sagittal gestellten aufsteigenden Ast über. Die Winkelregion besteht somit aus einem Corpus- und
einem Astanteil. Daher gilt eine postcanine Bruchlinie, die von ventral, und
eine supraanguläre, die von kranial in die Kieferwinkelregion ausläuft,
noch als Kieferwinkelfraktur (Abb. 196). Dementsprechend bezeichnen wir
sie als *periphere* Fraktur, wobei der Corpus- und Astanteil der Fraktur
jeweils seine eigene Problematik in der Versorgung hat, wie am folgenden
Beispiel ersichtlich wird (vgl. auch Abb. 173, S. 157).

*Periphere Winkelfraktur links mit basalem inkomplettem Biegekeil bei
unbezahntem Kiefer (Abb. 197).*

Frakturformel: $F_1 L_4$ (s. Frakturbestimmungszone, Abb. 173)
Befundkategorie: $F_1 W_0$
Schweregrad: I B

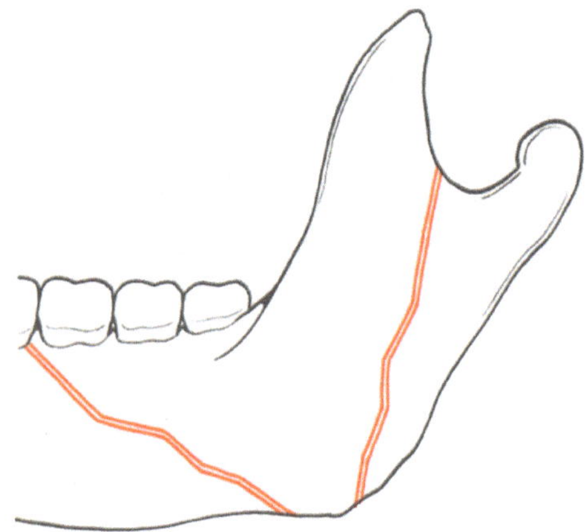

Abb. 196. Charakteristikum der *peripheren* Kieferwinkelfraktur:
Teilverlauf im Ramus oder Corpus mandibulae

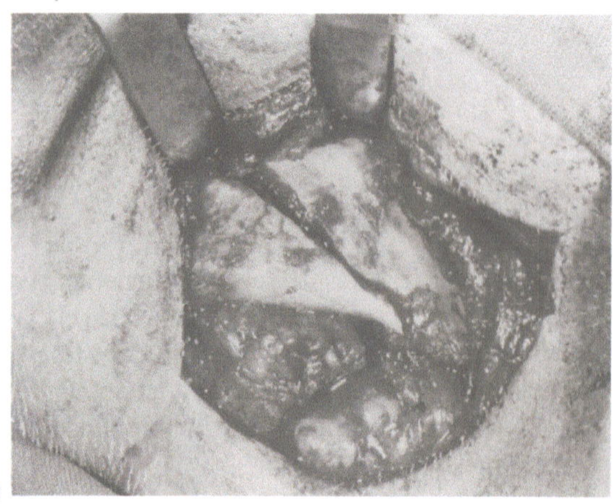

Abb. 197. a *Periphere* Kieferwinkelfraktur; **b** didaktische Skizze

Problematik der Versorgung
Wegen der fehlenden Möglichkeit für eine Zuggurtungsschiene ist eine Zuggurtungsplatte angezeigt. Diese zu umgehen (mit der Wahl einer EDCP), impliziert das Risiko einer Instabilität, da der Frakturverlauf einen zu schrägen Winkel aufweist. Deshalb die Lösung wie in Abb. 198 und 199).

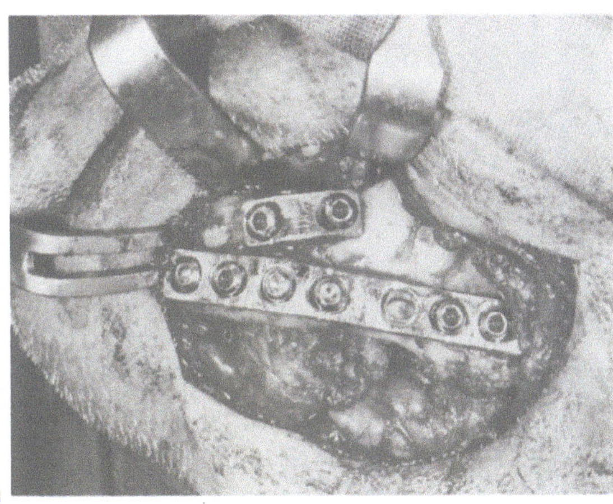

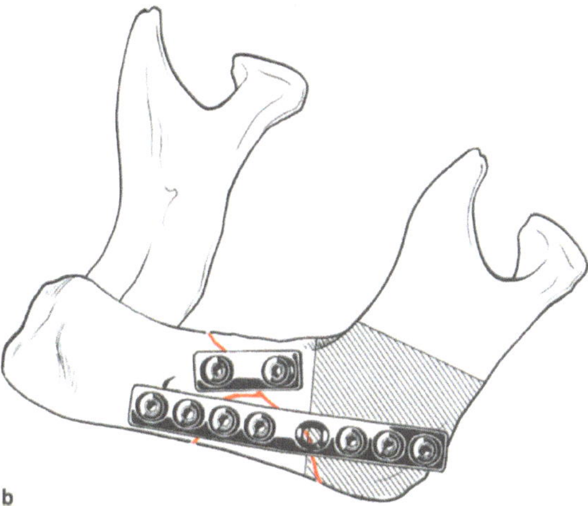

Abb. 198 a, b. Kurzes Zuggurtungsplättchen und breite Abstützung auf der basalen Seite mit einer Achtloch-DCP.

Die Winkelrandsituation ermöglicht mit dieser Platte noch die Einhaltung der Dreischraubenregel

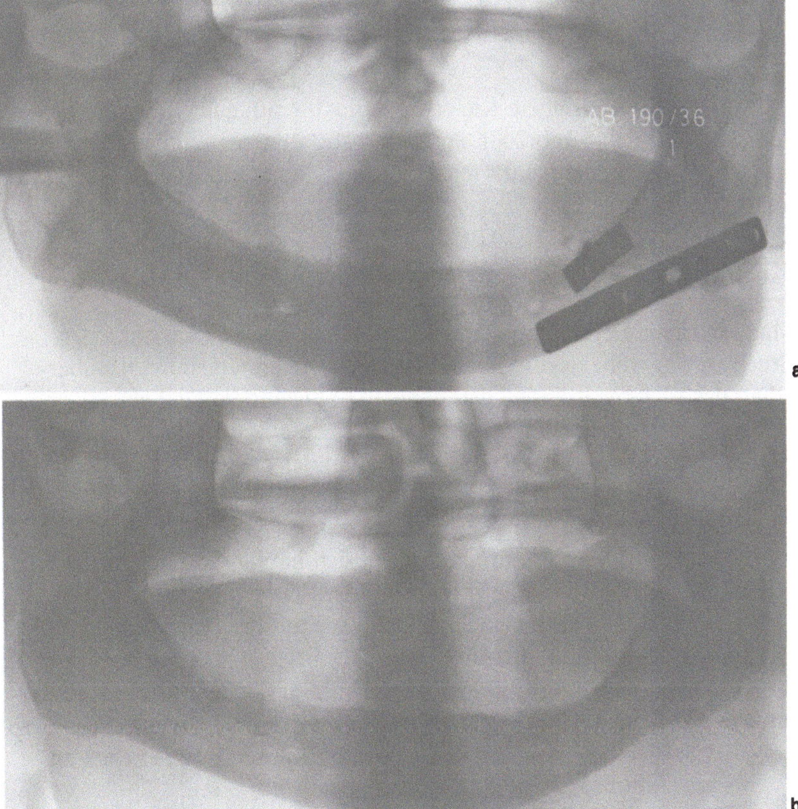

Abb. 199 a, b. Status nach Operation und Metallentfernung

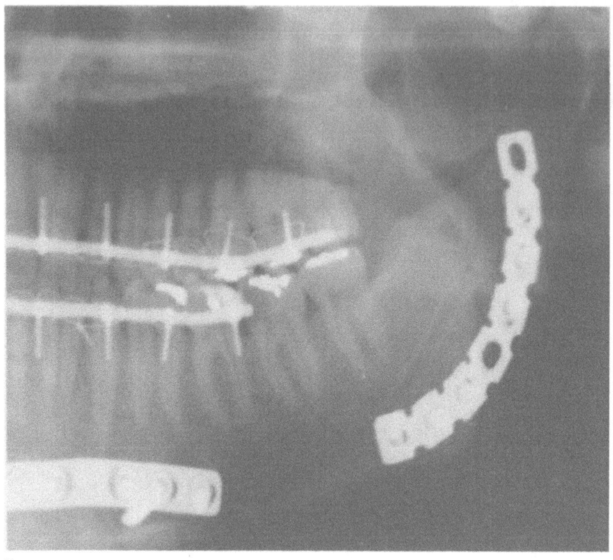
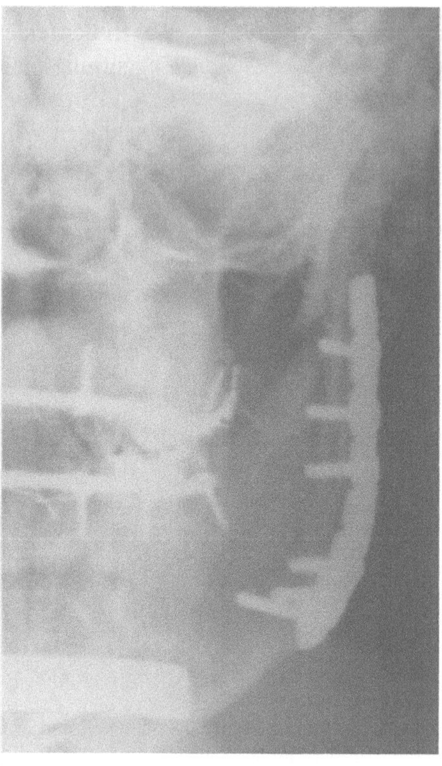

Abb. 200 a, b. Periphere Kieferwinkelfraktur supraangulär
auslaufend. Indikation für eine Rekonstruktionsplatte   b

Anders ist die periphere Kieferwinkelfraktur supraangulärer Ausdehnung zu behandeln (Abb. 200). Bei dieser ist statt einer geraden Platte eine
bis in die Incisura semilunaris reichende, individuell gebogene Rekonstruktionsplatte angezeigt.

5.3.3.4 Prä- und supraanguläre Randfraktur

Mangels klarer Definition gilt auch als Kieferwinkelfraktur, wenn der
Bruchspalt in Höhe des 2. Molaren verläuft. Die unmittelbare Nachbarschaft des Kieferwinkels legt dies nahe. In bezug auf die Plattenwahl empfiehlt sich aber eine konkrete Bezeichnung, wie *prä-* und *supraanguläre*
Randfraktur (Abb. 201 a, b). Die Lokalisation der präangulären Randfraktur zeichnet sich dadurch aus, daß mindestens der Platz für eine Dreilochlänge der DCP oder EDCP gegeben ist.

Bei supraangulärer Randfraktur bietet sich häufig die Zuggurtung an.
Gewöhnlich ist Platz für eine Zweiloch- oder Vierlochplatte (Abb. 201 c).
Gelegentlich kommt auch eine Sechslochplatte auf der Druckseite in Frage.
Die Indikation zur Wahl des jeweiligen Plattentyps wird erleichtert durch
das Orthopantomogramm, in dem sich sowohl der äußere und innere Kie-
ferwinkel, wie auch die Winkelhalbierende präzise in fast natürlicher
Größe darstellen. Die prä- und anguläre Randzone ist dann einfach zu
bestimmen (Abb. 202).

196

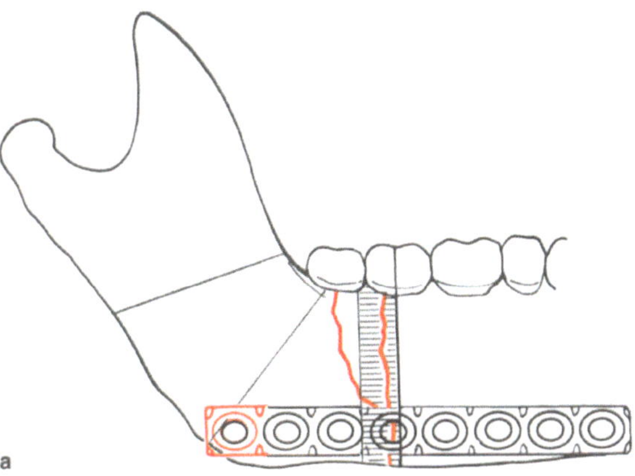

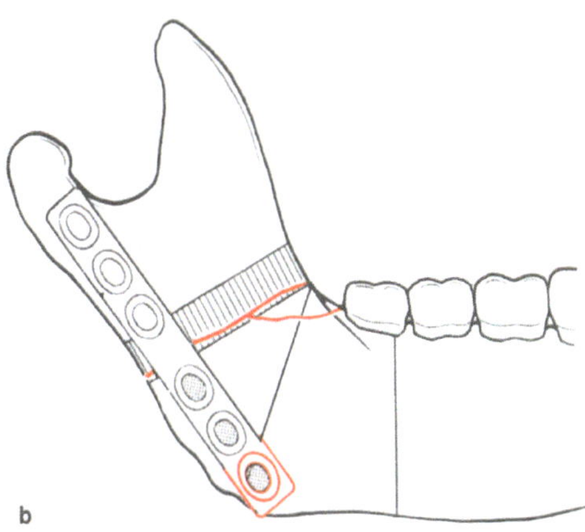

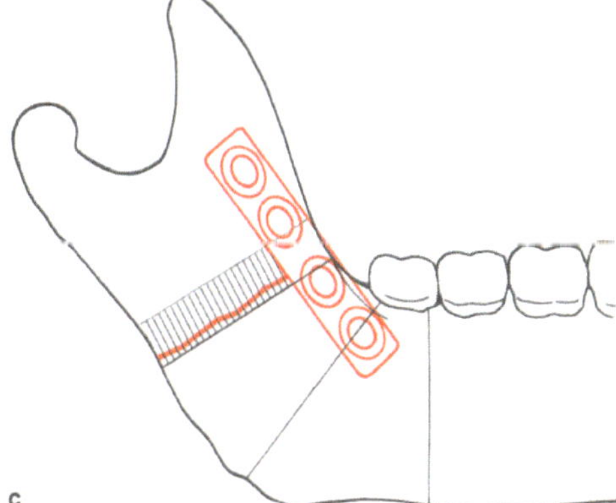

Abb. 201. **a** Präanguläre Randfraktur (Höhe des 2. Molaren). Besonderes Kennzeichen: distal der Frakturlinie Platz für 3 Schraubenlöcher; **b** supraanguläre Randfraktur. Besonderes Kennzeichen: mesial der Frakturlinie Platz für 3 Schraubenlöcher; **c** Anwendung des Zuggurtungsprinzips (s. Abb. 43)

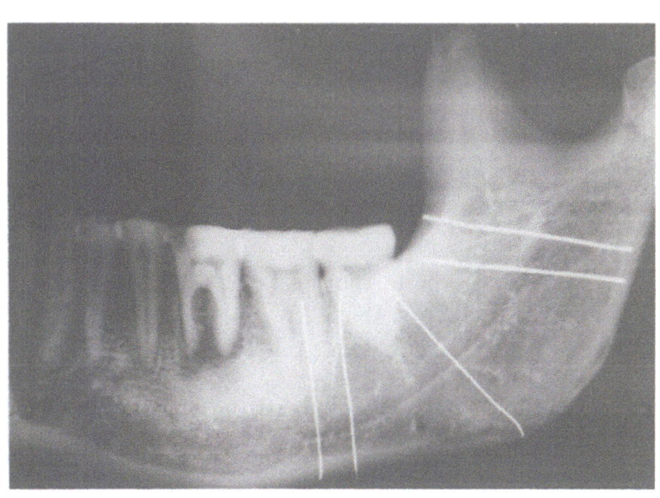

Abb. 202. Orthopantomogramm: als Hilfsmittel für die präoperative Klassifikation der prä- und supraangulären Randfraktur und damit der richtigen Plattenwahl

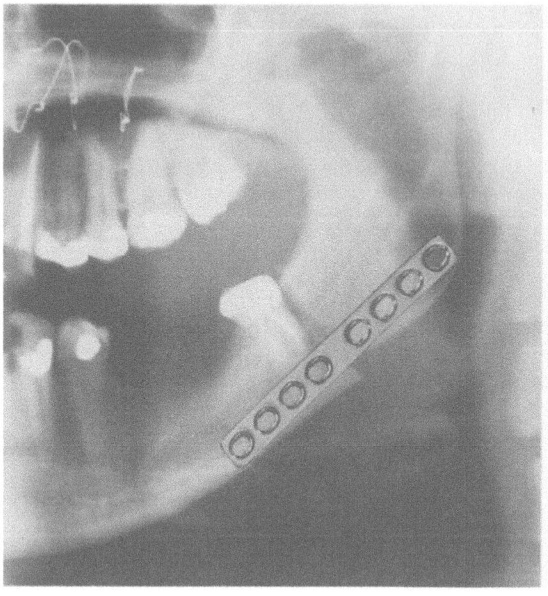

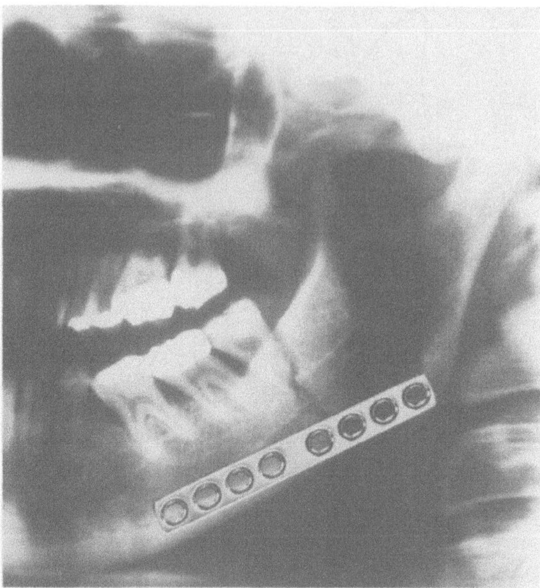

a

b

Abb. 203. **a** Achtlochplattenprobe zur Bestimmung der Anwendbarkeit der Dreischraubenregel: finden 4 Löcher Platz distal der Bruchspaltlinie beim Anlegen der Platte auf dem Orthopantomogramm: Indikation für eine Sechsloch-DCP oder -EDCP.

b Orthopantomogramm: Achtlochplattenprobe zur Bestimmung der Anwendbarkeit der Dreischraubenregel: Für knapp 3 Löcher Platz distal der Bruchspaltlinie: Indikation für eine Rekonstruktionsplatte

Die dargelegten klinisch anatomischen Gegebenheiten empfehlen eine präoperative Probe mit einer Achtloch-Platte bei Vorliegen eines Orthopantomogramms. Finden bei der Probe 4 Löcher beidseits des Bruchspalts Platz (Abb. 203 a), können unter Einberechnung des Vergrößerungsfaktors 1,2 *drei* Schrauben, d. h. eine Sechsloch-DCP oder -EDCP, mit Bestimmtheit appliziert werden.

Als Faustregel gilt also: *4 Plattenlöcher auf dem OPG entsprechen 3 Plattenlöchern am Kiefer. Finden keine 4 Löcher Platz* (Abb. 203 b), *ist die Rekonstruktionsplatte* (möglichst vorgebogen) *angezeigt* (s. Abb. 200).

5.3.3.5 Indikationsregeln der Kieferwinkelosteosynthese

Die schulmäßige Präzisierung von Lage und Verlauf der Fraktur erleichtert die richtige Wahl der Osteosynthesetechnik. Indiziert sind:

1) bei *zentraler* Kieferwinkelfraktur (innerhalb der definierten Kieferwinkelregion) (s. Abb. 193):
   - vorgeformte Rekonstruktionsplatte ab 6 Löcher aufwärts,
   - Singlezugschraube (s. Abb. 38);
2) bei *präangulärer* Randfraktur (Abb. 201 a):
   - DCP oder EDCP ab 6 Löcher;
3) bei *supraangulärer* Randfraktur (Abb. 201 b, c):
   - Zuggurtungsplatte ab 2 Löcher (vorzugsweise intraoraler Zugang);

4) bei *peripherer* Kieferwinkelfraktur (beginnt extraangulär und endet basal in der Winkelregion, s. Abb. 197b):
 – vorgeformte Rekonstruktionsplatte ab 6 Löcher aufwärts oder Verspannungssystem.

5.3.3.6 Winkelspezifische Probleme

5.3.3.6.1 Relation des Weisheitszahns zum Bruchspalt

Die Entfernung des Weisheitszahnes impliziert eine Reihe negativer Auswirkungen, z. B.

– Verwandlung einer geschlossenen Fraktur in eine offene,
– Verlust der knöchernen Abstützung auf der Zugseite,
– Aufhebung einer Zuggurtungsmöglichkeit.

Eine kritiklose Routinemaßnahme ist deshalb wenig sinnvoll.
 Die *Extraktion* des durchgebrochenen Weisheitszahnes ist indiziert, wenn:

– der Apex „offen" zum Bruchspalt (Abb. 204a) ist,
– die Wurzel frakturiert ist (Abb. 204b),
– der Weisheitszahn halb durchgebrochen ist (kryptogener Infekt oder Dentitio difficilis).

Keine Extraktion ist ratsam bei:

– einem zum Bruchspalt „geschlossenen" Apex (Abb. 205),
– retiniertem bzw. impaktiertem Weisheitszahn (Vermeidung einer artifiziell offenen Fraktur und Erhaltung der Abstützzone).

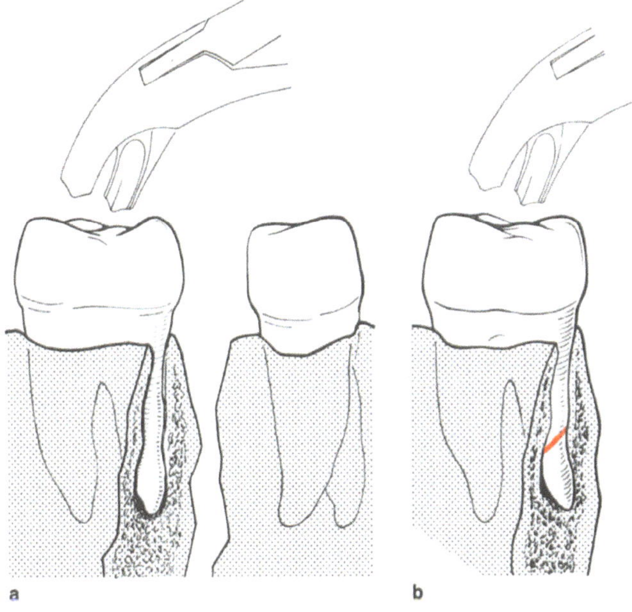

Abb. 204a, b. Extraktion des Weisheitszahnes. **a** bei offenem Apex, **b** frakturierter Wurzel

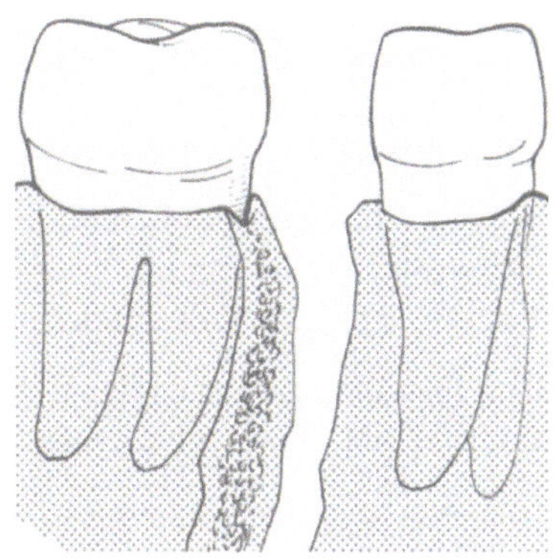

Abb. 205. Erhaltung des Zahns bei geschlossenem Apex

5.3.3.6.2 Platzmangel auf der Zugseite

Die Frage nach der Möglichkeit einer Zuggurtung stellt sich grundsätzlich, da der Innenwinkel größten Zugspannungen ausgesetzt ist. Die diesbezügliche Abklärung erfolgt am besten schon praeoperativ anhand eines Orthopantomogramms, um eine unnötige Deperiostierung zu vermeiden.

Der Platzmangel manifestiert sich gewöhnlich im präangulären Randbezirk. Die Ursachen sind entweder die beiden letzten Molaren oder deren leere Alveolen und schließlich der Mandibularkanal.

1) Als erstes Hindernis steht oft ein gesunder durchgebrochener oder impaktierter bzw. retinierter Weisheitszahn im Wege. Dieser kann unter aseptischen Kautelen (z.B. bei extraoralem Zugang) notfalls in seinem Wurzel- bzw. Halsbereich für die Aufnahme einer Schraube durchbohrt werden. Klinisch zieht dies in der Regel keine Beschwerden nach sich. Das Gesetz der Stabilität gilt hier mehr als der therapeutisch bedingte Insult des 3.Molaren. Später, bei der Metallentfernung, kann bei Symptomfreiheit der Zahn belassen werden. Die ganze Frage ist praktisch erst bei der Singlezugschraube aktuell.

   Da es sich gewöhnlich um eine Kieferwinkelfraktur per definitionem handelt, ist ansonsten die Rekonstruktionsplatte indiziert (s.S.192).
2) Mit dem 2.Molaren könnte im Prinzip ebenso verfahren werden, wenn keine forensischen Bedenken bestünden. So ist er insbesondere bei präangulären Randfrakturen (s.Abb.201a) ein echtes Hindernis für das Anlegen einer Zuggurtungsplatte. Die Anwendung der EDCP stellt hier den Ausweg dar.
3) Zu einem effektiven Platzmangel kommt es auch bei leerer Alveole des Weisheitszahns (s.oben), bei retromolarer Trümmerzone oder einem pathologischen Prozeß, der eine Zyste oder ein apikaler Herd am benachbarten Molaren sein kann. Man muß sich hier von dem Grundsatz leiten lassen: Besser keine Zuggurtungsplatte als eine initial oder potentiell lockere Schraube. Die Kompensation erfolgt durch eine Rekonstruktionsplatte (s.Indikationsregel S.198).
4) Schließlich kann bei atrophischem Alveolarfortsatz der Mandibularkanal einer Zuggurtung im Wege stehen. Für solche Fälle sind EDCP oder Rekonstruktionsplatte die Methoden der Wahl.

5.3.3.7 Technik der Kieferwinkelosteosynthese

Zwei Dinge sind vorweg zu beachten.

- die Klassifizierung des Befundes als Vorbedingung für die richtige Indikationsstellung (s.oben),
- der Zugang als beeinflussender Faktor der Indikationsstellung.

Dann folgt die Frage nach den technischen Prinzipien, die anzuwenden sind. Hier gibt es 2 Möglichkeiten:

1) die *interfragmentäre* Kompression mittels
   - Zuggurtung,
   - Zuggurtung und Stabilisationsplatte,
   - EDCP,

- Singlezugschraube,
- Kombination von Zugschraube und Neutralisationsplatte (Schutz-
  platte);
2) die ossäre *Schienung* als Abstützung mittels
  - Rekonstruktionsplatte,
  - Fixateur externe.

5.3.3.7.1 Osteosynthese der zentralen Kieferwinkelfrakturen

Der häufigste Fehler, der bei der zentral verlaufenden Scheitelfraktur
gemacht wird, ist die Wahl entweder einer Vier- oder Sechsloch-DCP
anstelle einer Rekonstruktionsplatte. Bei der Vierloch-DCP übergeht man
die „Dreischraubenregel" (s. S. 6 u. S. 191). Wählt man an ihrer Stelle die
Sechsloch-DCP, dann werden als Folge ihrer Querlage zum Kieferwinkel
die Endlöcher zu „Randlöchern", was zum Ausbruch oder Durchdrehen
der betreffenden Schrauben führt.

Präoperativ bietet das Orthopantomogramm einen guten Anhaltspunkt
für die Indikationsstellung. Man legt auf dem Orthopantomogramm zu diesem Zweck im Bereich der Fraktur eine gerade Achtlochplatte so an, als ob
man die Fraktur damit versorgen wolle. Liegen dabei 4 Plattenlöcher zwischen Fraktur und dorsalem Kieferwinkelrand (s. Abb. 203 a), so ist realiter
eine Sechsloch-(E)DCP ausreichend. Ist dieser Abstand geringer als
4 Löcher, so muß von vornherein eine Rekonstruktionsplatte gewählt werden (s. Abb. 195 a).

Bei der zentralen Fraktur (s. Abb. 194) diktiert die Krümmung des Knochens die Methode. Folglich kommt nur die Rekonstruktionsplatte wegen
ihrer dreidimensionalen Verformbarkeit oder die Singlezugschraube in
Betracht.

5.3.3.7.1.1 Rekonstruktionsplatte als „Stabilisationsplatte" oder als „ossäre Schienung"

Die *Stabilisationsplatte* als Teil des Verspannungssystems setzt die Anwendung einer kleinen Zuggurtung voraus. Das hängt von der Dislokation und
vom Platz am Innenwinkel ab. Erfordert die Reposition die Darstellung der
Fraktur bis zum Innenwinkel, so bietet sich methodisch die Zuggurtung an,
wobei je nach Platz das kurze oder längere Zuggurtungsplättchen angezeigt
ist. Ihr Vorteil ist das Implikat des Antidistraktionsprinzips. Es ermöglicht
eine exakte Reposition und effektive Vorlast mit der Repositionskompressionszange. Eine winkelkonforme Fünf- oder Sechsloch-Rekonstruktions-
platte ergibt dann eine sichere Stabilisation (Stabilisationsplatte).

Die *ossäre Schienung* ist bei nicht vorhandener oder nur geringer Dislokation angezeigt. Diese Brüche sind leicht zu reponieren und erfordern
demzufolge nicht die Freilegung des Innenwinkels. In diesem Falle wird
eine Sechs- bis Achtloch-Rekonstruktionsplatte mit Neutralstellung der
Schrauben angelegt. Eine „Neutralstellung" deshalb, um eine Distraktion
auf der Zugseite und eventuelle Verwerfung der Fragmentenden zu vermeiden. Die okklusale Retention mit Ernst-Ligaturen genügt. Stärke und
Länge der Platte sind ausreichende Garantie für eine ossäre Schienung, die
von der Stabilität her eine sofortige, schmerzfreie Funktion zulassen. Ein
einwöchiger stationärer Aufenthalt ist nötig.

5.3.3.7.1.2 *Singlezugschraube am Innenwinkel* (Perfaziale Verschraubung unter Sicht der intraoral freigelegten Fraktur)

Durch den Frakturverlauf quer zur Linea obliqua: vestibuläre Auskragung des Basalbogens und Fovea retromolaris: linguale Auskragung des Processus alveolaris entsteht an dieser Stelle eine breite Bruchfläche, die günstige Voraussetzungen für eine Zugschraube bietet. Der Vorteil dieser von Niederdellmann (1980) inaugurierten Methode ist, daß mit einer Schraube, also mit geringstem Aufwand an Implantatmaterial, und ohne äußere Narbenbildung eine funktionsstabile Osteosynthese erzielt werden kann (Abb. 206, s. auch Abb. 38). Das Wirkungsprinzip besteht in der interfragmentären Kompression auf der Zugseite. Die Einzelschraube (2,7 mm) ist fest, lang und elastisch genug, um restliche Biegekräfte bei der Funktion in Druckspannung umzuwandeln. Intakte, druckfeste Fragmente als Garantie für eine gute Abstützung sind erforderlich. Deshalb ist gegebenenfalls die Durchbohrung statt Extraktion des Weisheitszahns angezeigt (s. S. 200). Die Einzelschraube kann auch bei Mehrfachfrakturen angewendet werden, wenn sie basal abgestützt wird (Abb. 207).

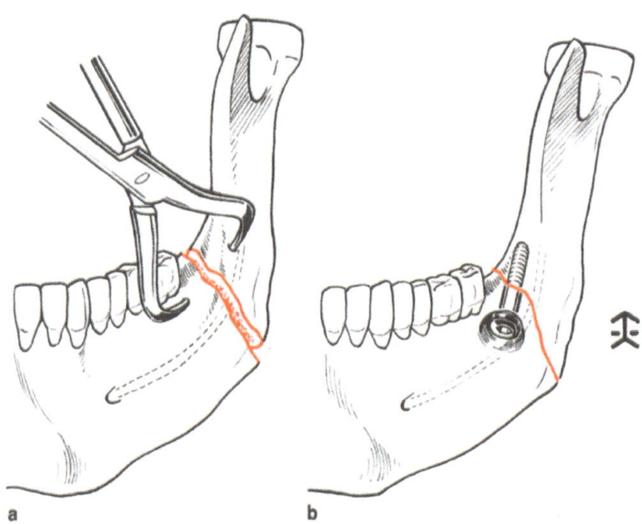

Abb. 206. **a** Anatomische Reposition und Retention der intraoral freigelegten Fraktur (sicherheitshalber empfiehlt sich zusätzlich eine vorausgehende intermaxilläre Retention der Okklusion mittels Ernst Ligaturen). **b** Singlezugschraube nach Niederdellmann (1980), perfazial appliziert. (Wichtig für die winkelgerechte Positionierung der Schraube zur Bruchspaltebene ist die Abtragung der Kortikalis am Gleitloch mit einer Kopfraumfräse)

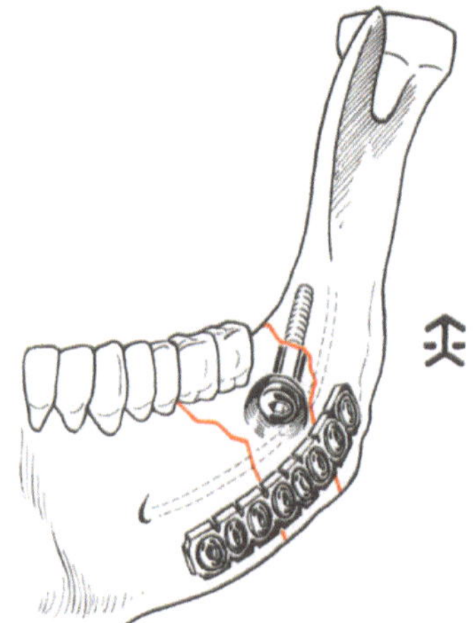

Abb. 207. Singlezugschraube, „geschützt" durch eine Rekonstruktionsplatte, die primär zur Abstützung der Mehrfachfraktur dient

5.3.3.7.2 Osteosynthese der peripheren Fraktur (Winkelkörper- und Winkelastfrakturen)

Bei der peripheren Fraktur (s. Definition S. 194) entscheidet wesentlich der anguläre Bruchlinienverlauf über die Wahl der Osteosynthesemittel. Naturgemäß handelt es sich um radiär verlaufende Frakturen mit Mittelpunkt im Angulus mandibulae. Der schräge Frakturverlauf kann beim Aufbau axialer Druckspannungen durch Gleitbewegung der Fragmente zum Problem werden (Abb. 208). Ein generelles Problem, das zum „Antigleitprinzip" in Form der sog. Einlochantigleitplatte (Brunner und Weber 1981) geführt hat. Eine angebogene Unterlagscheibe wird nach dem Zugschraubenprinzip gegen die Spitze des flach auslaufenden Fragmentes gepreßt, so daß sich dieses nicht mehr verschieben kann (Abb. 209). Die Fragmente lassen sich dann mit einer Achtloch-DCP unter Druck vereinigen. Die meißelförmig verlaufenden Fragmente können auch durch eine gute okklusale Retention mittels rigider Schienen am Gleiten gehindert werden, so daß sich häufig die Einlochantigleitplatte erübrigt.

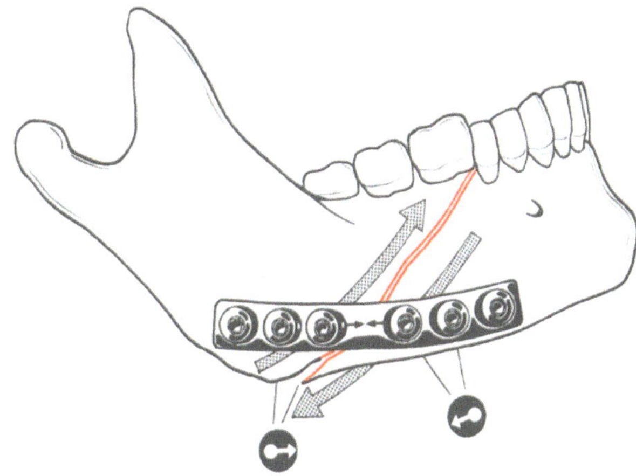

Abb. 208. Das sphärische Gleitprinzip der DCP als Ursache interfragmentärer Gegenbewegung bei der peripheren Winkelfraktur: *iatrogene Dislokation*

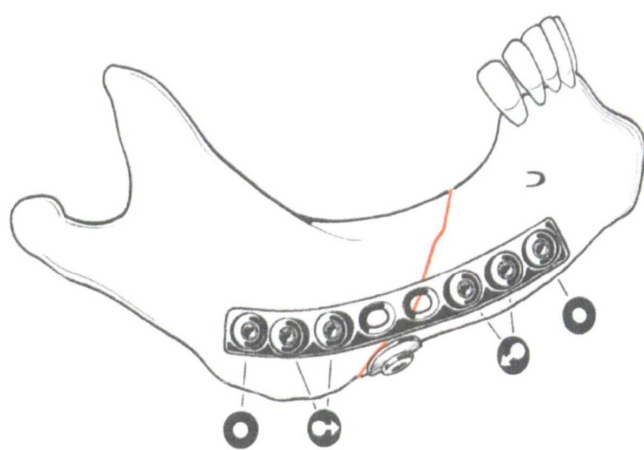

Abb. 209. „Einlochantigleitplatte" zur Fragmentretention während des interfragmentären Druckaufbaus. (Die Antigleitplatte kann auch im proximalen Fragment verankert werden)

Eine andere Alternative ist die feste Abstützung (ossäre Schienung) mittels einer Rekonstruktionsplatte anstelle der Kompressionsosteosynthese (Abb. 210).

Der schräge Frakturverlauf bildet bei zahnlosem und atrophischem Kiefer ein eigenes Problem, für dessen Lösung konservative Mittel wenig geeignet sind. Trotz des Knochenschwundes bis zu Bleistiftstärke ist bei solchen Problemfällen die Plattenosteosynthese noch am besten. Neben der Dreischraubenregel ist zu beachten, daß das meißelförmige Fragmentende in einer Länge von 1–2 Plattenlöchern frei bleibt. Deshalb sollte eine Rekonstruktionsplatte mit wenigstens 8 Löchern Anwendung finden (Abb. 211). Die Methode läßt auch eine nicht ganz exakte Reposition ohne Gefährdung der Stabilität zu.

Die rechtzeitige Metallentfernung ist notwendig – spätestens nach *einem* Jahr – wegen eventueller Folgen einer Streßprotektion, die sich in einem Struktur- und Substanzverlust des Knochens auswirken kann (s. S. 33). In diesem Zusammenhang sind die Untersuchungsergebnisse von Gautier (1984) interessant, wonach die Stahlplatte die geringste Porosität erzeugt bei Vergleichen mit elastischen Kraftträgern (z. B. Polyacetalplatte). Die beste Methode in physiologischer Hinsicht ist zweifelsohne die äußere Schienung mittels des Fixateur externe. Aber nur bei ganz bestimmten Indikationen kann man sich dazu entschließen (s. S. 69 u. S. 92).

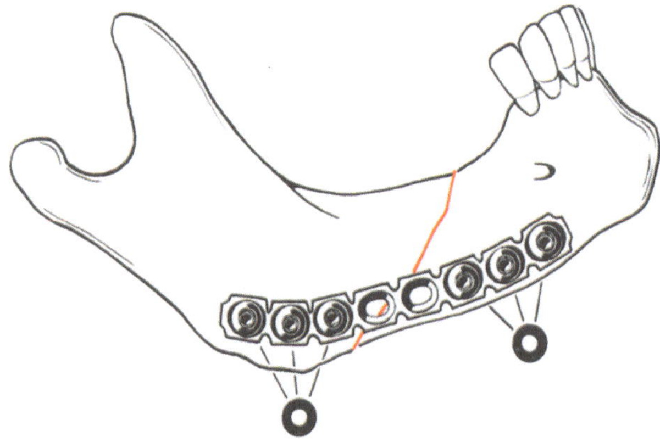

Abb. 210. Abstützung mittels Rekonstruktionsplatte als Alternative zur Kompressionsosteosynthese

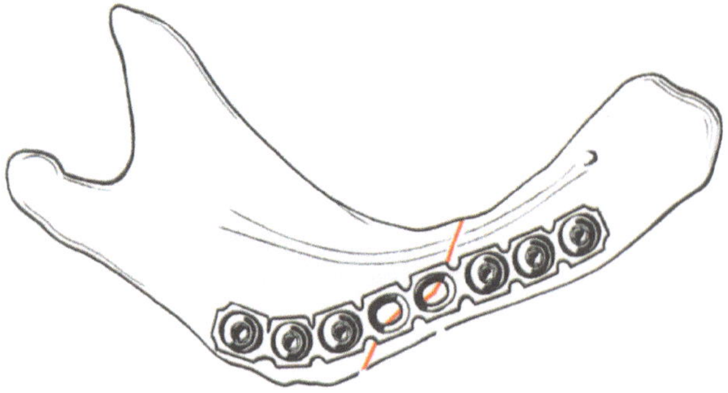

Abb. 211. Periphere Kieferwinkelfraktur des atrophischen Kiefers als Indikation für die Achtlochrekonstruktionsplatte

5.3.3.7.3 Osteosynthese der angulären Randfrakturen

5.3.3.7.3.1 Die EDCP- und Rekonstruktionsplattenanwendung

Besteht bei einer präangulären Randfraktur Platzmangel für eine Zuggurtungsplatte (s. S. 200), dann ist kompensatorisch die Sechsloch-EDCP angezeigt (Abb. 212). Dabei ist zu bedenken, daß die Endschraube im schräg- oder quergestellten Außenloch nur bei festem Knochenlager die nötige Wirkung als Voraussetzung für die Kompensation der fehlenden Zuggurtung entwickeln kann. Das entsprechende Problem ergibt sich, wenn das Plattenende mit dem Hinterrand des aufsteigenden Astes abschließt, wodurch die Gefahr besteht, daß gerade die wichtige Querlochschraube ausbricht oder durchdreht. Die Knochenstärke beläuft sich dort auf höchstens 5–6 mm. In solchen Fällen ist die Rekonstruktionsplatte immer wieder das Mittel der Wahl.

Ist die Extraktion des Weisheitszahnes aus dem Bruchspalt angezeigt, so bedeutet dies oft den Verlust der knöchernen Abstützung im alveolären Abschnitt der Fraktur. Auch hier ist anstelle der EDCP die Rekonstruktionsplatte als ossäre Schiene die beste Lösung des Problems (Abb. 213).

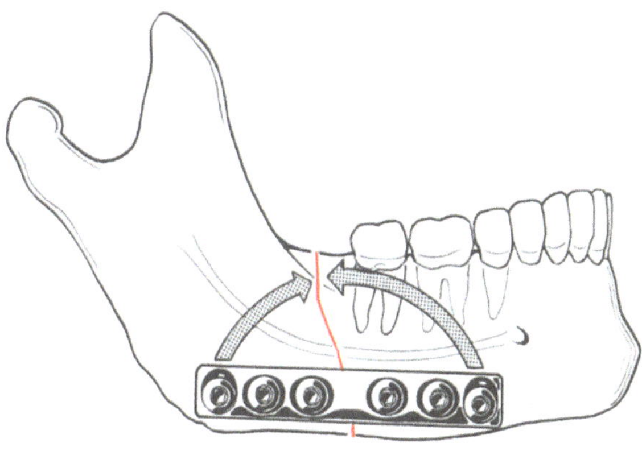

Abb. 212. Kieferwinkelrandfraktur als Indikation für eine Sechsloch-EDCP (Platzmangel für ein Zuggurtungsplättchen)

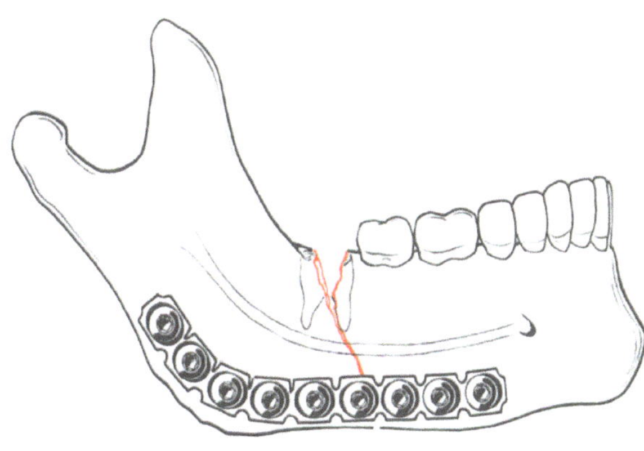

Abb. 213. Kieferwinkelrandfraktur als Indikation für eine Rekonstruktionsplatte (EDCP infolge fehlender Abstützung im Alveolenbereich nicht möglich)

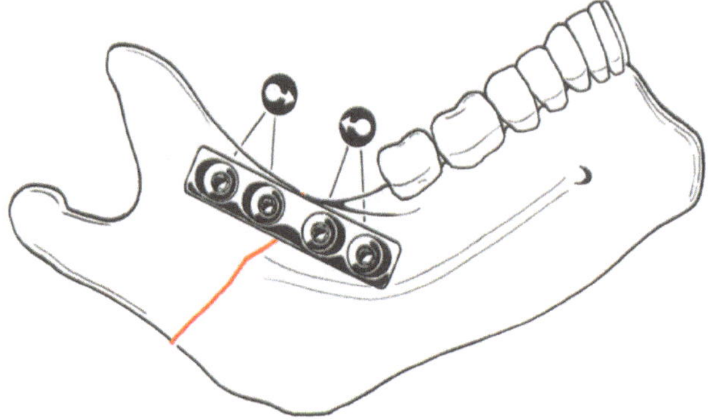

Abb. 214. Supraanguläre Randfraktur als klassische Indikation für die Zuggurtungsplatte (bei weniger starkem Kiefer genügt die Zweilochplatte)

5.3.3.7.3.2 Klassische Anwendung der Zuggurtungsplatte

Die superiore Winkelrandfraktur ist identisch mit einer Ramusquerfraktur (Abb. 214). Sie ist eine der wenigen Frakturen, deren Stabilisierung auf klassische Weise mit einer einfachen Zuggurtung zu bewerkstelligen ist. Die intraoral freigelegte Kante des aufsteigenden Astes wird mit einer Vierloch-DCP versehen. Unvermeidlich ist dabei die schräge Lochbohrung, die aber die Schraubenapplikation dank dem sphärischen Gleitprinzip (25° axialer und 7° querer Spielraum) noch lege artis zuläßt (s. S. 107).

5.3.4 Osteosynthese der Schrägflächenfraktur

Begriffserklärung

Die Schrägflächenfraktur ist ein Abscherbruch mit *längs* zur Knochenachse orientierter Bruchfläche. Im Gegensatz dazu ist die Schrägfraktur ein Biegungsbruch mit *quer* zur Knochenachse verlaufender Bruchlinie und schmaler Bruchfläche.

Wegen der Obliquität und Flächenausdehnung ist die Schrägflächenfraktur besonders für die Anwendung der Zugschraube geeignet. Dieses einfachste Osteosynthesemittel mit dem größten Effekt (größer als bei der Plattenosteosynthese) wird oft zu wenig in die Indikationsstellung einbezogen; am Unterkiefer sind die Anwendungsmöglichkeiten der Zugschraube ohnehin gering. Bei bezahntem Kiefer begrenzen Zähne und Nervenkanal das Applikationsfeld (Abb. 215).

Die Schrägflächenfraktur des zahnlosen Kiefers stellt die ideale Indikation dar.

Ein gutes Beispiel zeigt die Abb. 216. Die Applikation von 4 Zugschrauben erfolgt unterhalb der Mentalisebene (Abb. 217). Der Vorteil ist, daß auf kleinstem Raum mit einem Minimum an Implantatmaterial ein Maximum an Stabilität erzielt wird. In der Regel genügen 3 gutsitzende Zugschrauben. Sie erzeugen trotz engster Positionierung eine statische Kraft, die allein, ohne Zuggurtung, für eine funktionsstabile Osteosynthese ausreicht. Die Abstützung der Fraktur ist in allen 3 Richtungen gewährleistet. Der

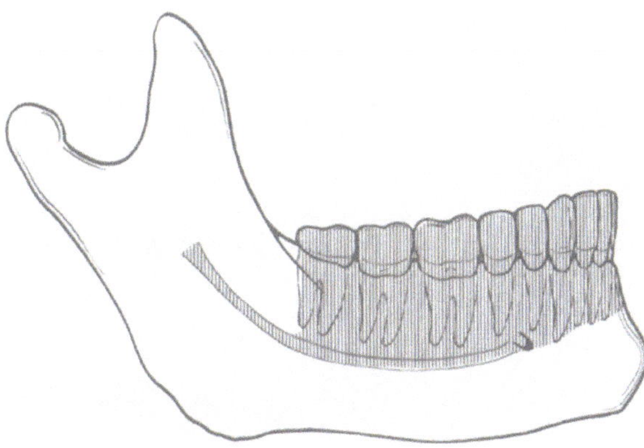

Abb. 215. Begrenztes Applikationsgebiet der funktionsstabilen Osteosynthese. Das technische Prinzip der Zugschraube bedingt eine weitere Einengung der Anwendung

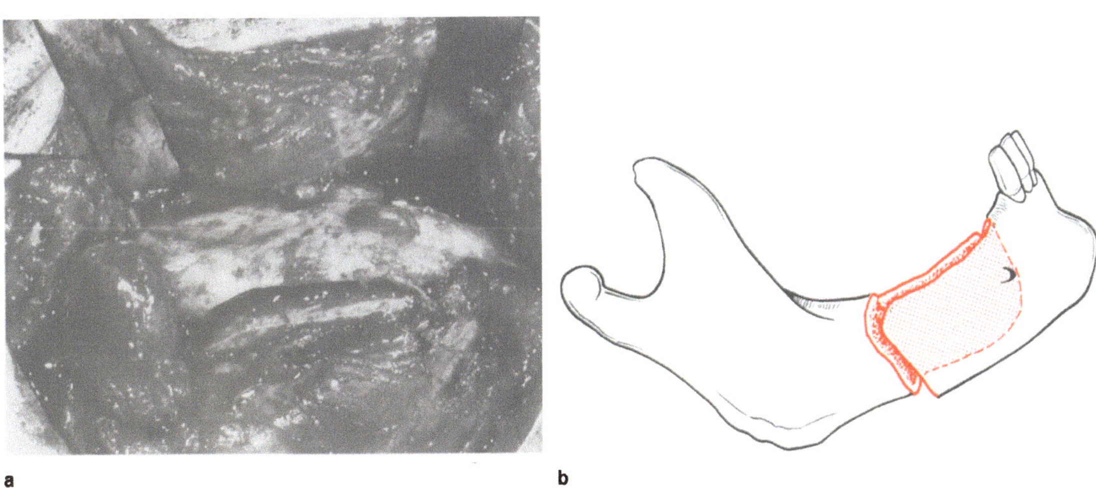

a

b

Abb. 216. **a** Schrägflächenfraktur; **b** didaktische Darstellung des Operationsbefundes der Abb. 216a

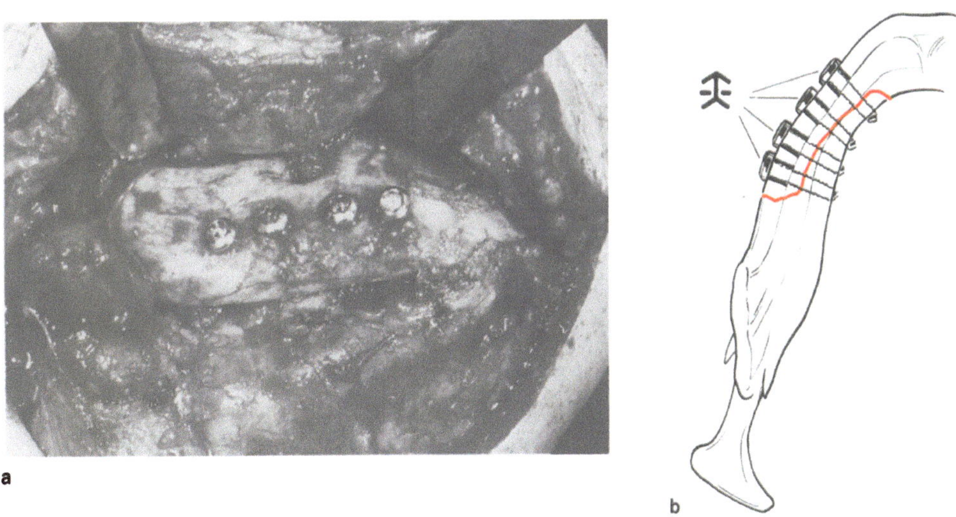

a

b

Abb. 217. **a** Foramen mentale als topographischer Leitpunkt für die Applikation der 4 Zugschrauben; **b** Horizontalschnitt in der Zugschraubenebene als Ergänzungsskizze zu Abb. 217a

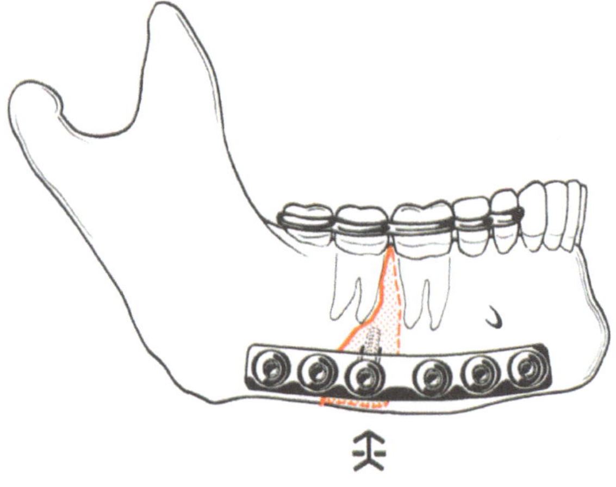

Abb. 218. Querfraktur mit Schrägfläche als Indikation für die Anwendung des Zugschraubenprinzips als integraler Teil einer Plattenosteosynthese

evtl. fehlende Platz für die 3. Schraube wird durch eine rigide Schienung der frakturnahen Zähne kompensiert. Bei weniger als 2 Schrauben muß die singuläre „geschützt" werden mittels einer „Schutz-" bzw. Neutralisationsplatte. Dabei kann die Zugschraube außer- oder innerhalb der Platte plaziert sein (Abb. 218).

5.4 Mehrfachfraktur (F_2 W_0, Schweregrad II A) (Definition s. S. 153 ff.)

5.4.1 Osteosynthese der Doppelfraktur bei bezahntem Kiefer

5.4.1.1 Indikation

Die Doppelfraktur beruht meist auf einem direkt und indirekt wirksamen Bruchmechanismus. Die eine Kieferhälfte ist postcanin und die andere angulär bzw. kondylär betroffen (s. S. 189). Die Instabilität des mittleren Fragments erschwert sowohl die Reposition wie Fixation. Auf konservativem Wege zeigt sich diese Schwierigkeit besonders in der Wiederherstellung einer perfekten Okklusion oder bei Begleitfrakturen im Oberkiefer in der intermaxillären Fixation. In solchen Fällen sprechen die Vorteile einer offenen Reposition und funktionsstabilen Fixation eindeutig für die Anwendung der AO-Prinzipien.

5.4.1.2 Technik der Osteosynthese

Der Schlüssel zur präoperativen Planung ist die schulmäßig festgelegte Osteosynthese der Einfachfraktur. Die dort befolgten Prinzipien der Biomechanik und Technik finden auch bei der Mehrfachfraktur entsprechende Anwendung. Jede Frakturseite erfordert somit ein eigenes Vorgehen hinsichtlich Zugang, Methode und Technik. Eine feste Regel, wo zuerst begonnen werden soll, ergibt sich nicht; i. allg. beginnt der Operateur rechts. Man kann sich auch vom Grundsatz leiten lassen, bei der evident einfachsten Fraktur zu beginnen.

Die vielseitigen Indikationen und Techniken der Osteosynthese werden kasuistisch nach folgendem Schema aufgezeigt: Diagnose, Klassifikation, Therapie und Verlauf.

Doppelfraktur: *postcanin und Collum* (Abb. 219)

Frakturformel:	$F_1\,L_3\ /\ F_1\,L_6\,O_1$
Befundkategorie:	$F_2\,W_0$
Schweregrad:	II A

Intraorale Versorgung
Es erfolgt eine Ober- und Unterkieferschienung von 5–5 und intermaxilläre Retention der Okklusion.

Extraorale Versorgung
Eine Sechsloch-EDCP wird eingesetzt wegen der Schwachstelle der Zuggurtungsschiene am distalen Ende (Verankerung nur am 2. Molaren) (Abb. 220). Die EDCP-Anwendung ergibt die erforderliche Stabilität für

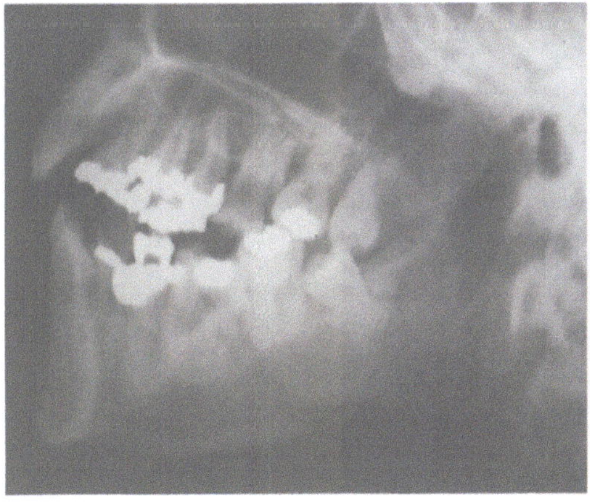

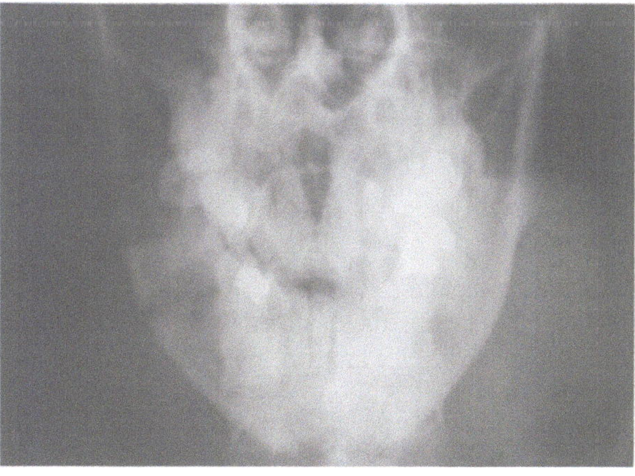

a b

Abb. 219. **a** Postcanine Fraktur, **b** Collumfraktur

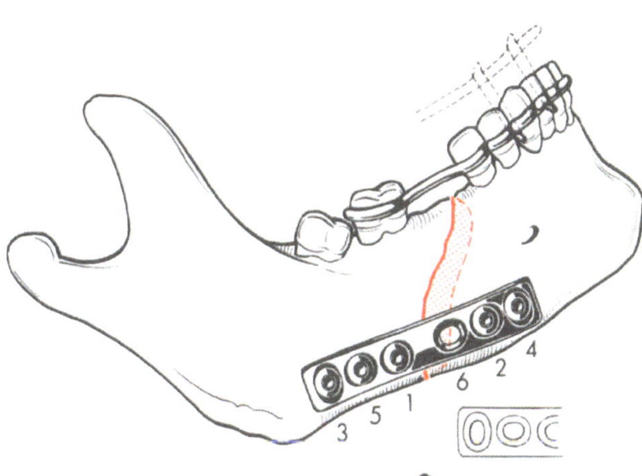

Abb. 220. EDCP-Indikation bei schwacher Zuggurtung. Die 6. Schraube als Zugschraube

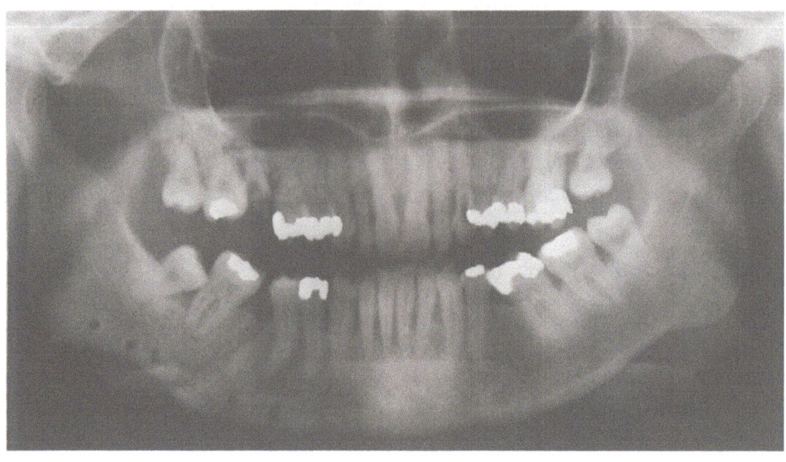

Abb. 221. Status nach Metallentfernung

die postoperative Übungsbehandlung der Collumfraktur, wobei die
6. Schraube als Zugschraube eingebracht werden kann, da es sich um eine
Schrägflächenfraktur handelt. Die Abb. 221 zeigt den Status nach Metallentfernung.

**Schrägflächenfraktur präcanin rechts im unbezahnten Bereich[7] und Collum-
fraktur beidseits** (Abb. 222)

Frakturformel:	$F_1 L_6 F_1 L_2{}^7 / F_1 L_6 O_1$
Befundkategorie:	$F_2 W_0$
Schweregrad:	II A

Intraorale Versorgung
Es ist eine Prothesenschiene mit Aufbißwällen für die korrekte intermaxilläre Fixation sowie eine zweiwöchige Ruhigstellung der Collumfrakturen
beidseits erforderlich.

---

[7] Siehe Frakturbestimmungszone Abb. 173, S. 157.

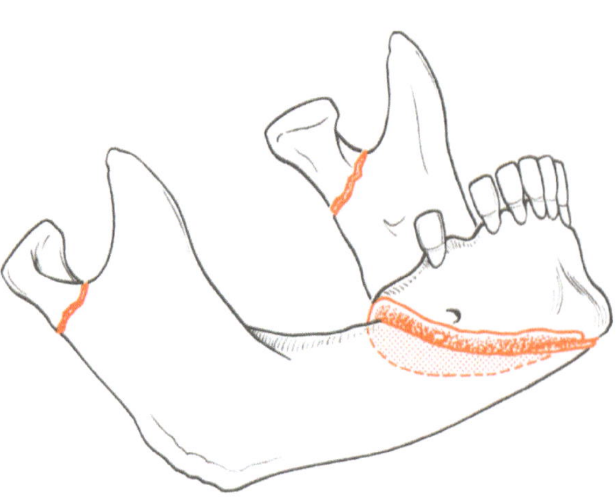

Abb. 222. Schrägflächenfraktur: präcanin im
unbezahnten Bereich und Collumfraktur beidseits

Extraorale Versorgung

Die Zugschraubenosteosynthese geschieht auf folgende Weise: An der *Kinnspitze* kann ideal die Fraktur adaptiert und mit der Repositionszange retiniert werden. Die Anbringung der 3 weiteren Zugschrauben erfolgt in unterschiedlicher Raumrichtung (Abb. 223).

Nach der 2. postoperativen Woche folgt eine Übungsbehandlung der beidseitigen Collumfraktur.

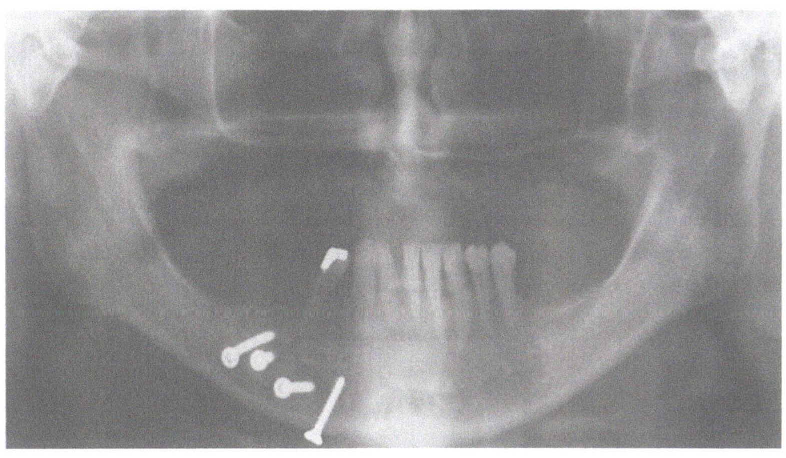

a

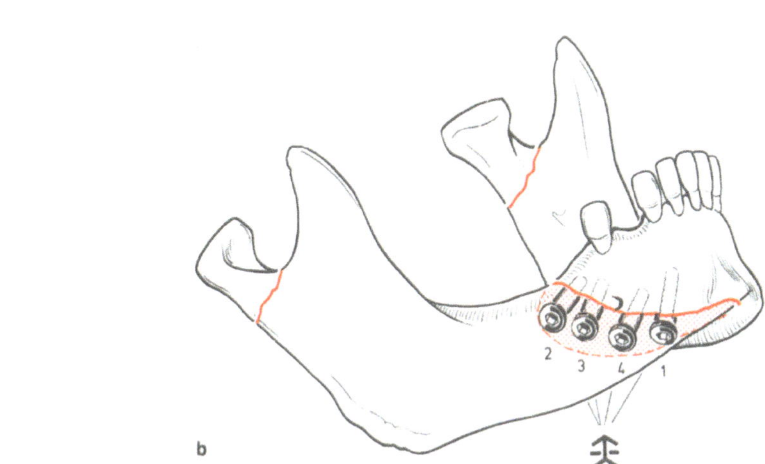

b

Abb. 223a, b. Zugschraubenosteosynthese bei Schrägflächenfraktur

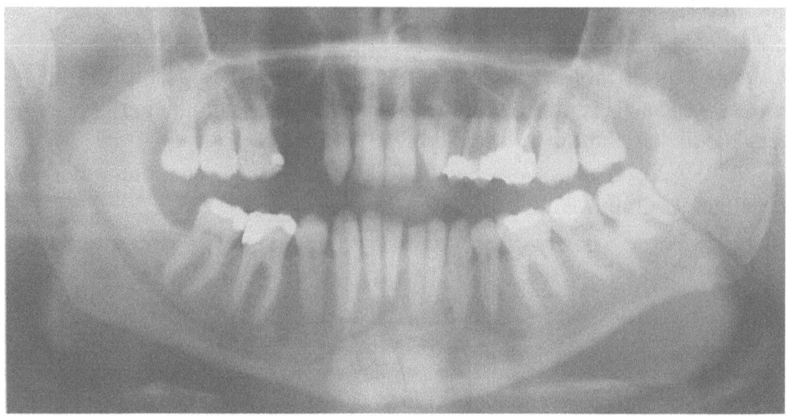

Abb. 224. Geschlossene Doppelfraktur

Geschlossene Doppelfraktur: *rechte postcanine Schrägfraktur zur Mittellinie hin und typische zentrale Fraktur des Kieferwinkels links (Scheitelfraktur) mit Platzmangel am Innenwinkel, sowie Collumfraktur links* (Abb. 224)

Frakturformel:	$F_1 L_2 O_1$ / $F_1 L_4$ / $F_1 L_6 O_1$
Befundkategorie:	$F_2 W_0$
Schweregrad:	II A

Intraorale Versorgung

Es erfolgt eine Ober- und Unterkieferschienung und zweiwöchige Retention der Okklusion mit intermaxillären Drahtligaturen als stereotype Maßnahme bei Collumfraktur.

Extraorale Versorgung (Abb. 225)

Rechts:
Vierloch-DCP (Stabilisationsplatte in Verbindung mit der Zuggurtungsschiene).
Links:
Sechslochrekonstruktionsplatte, da Fraktur in der Scheitelzone des Winkels liegt und mit einer geraden Platte die Dreischraubenregel nicht erfüllt werden könnte.

Nachbehandlung

Die Collumfraktur erforderte Bewegungstherapie ab der 2. postoperativen Woche mit Monoblock.

Die Abb. 226 zeigt den Status nach Operation (a) und Metallentfernung (b).

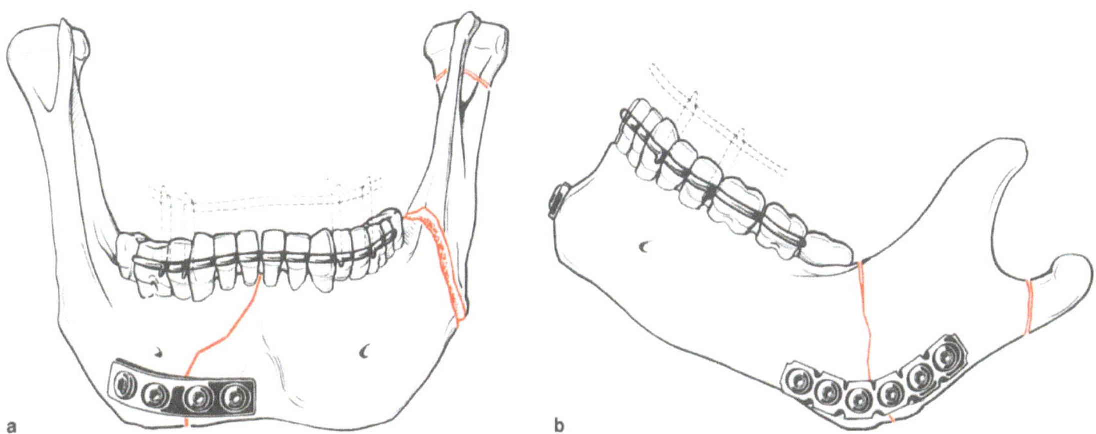

Abb. 225. **a** Vierloch-DCP in Verbindung mit der Zuggurtungsschiene; **b** verformbare Rekonstruktionsplatte

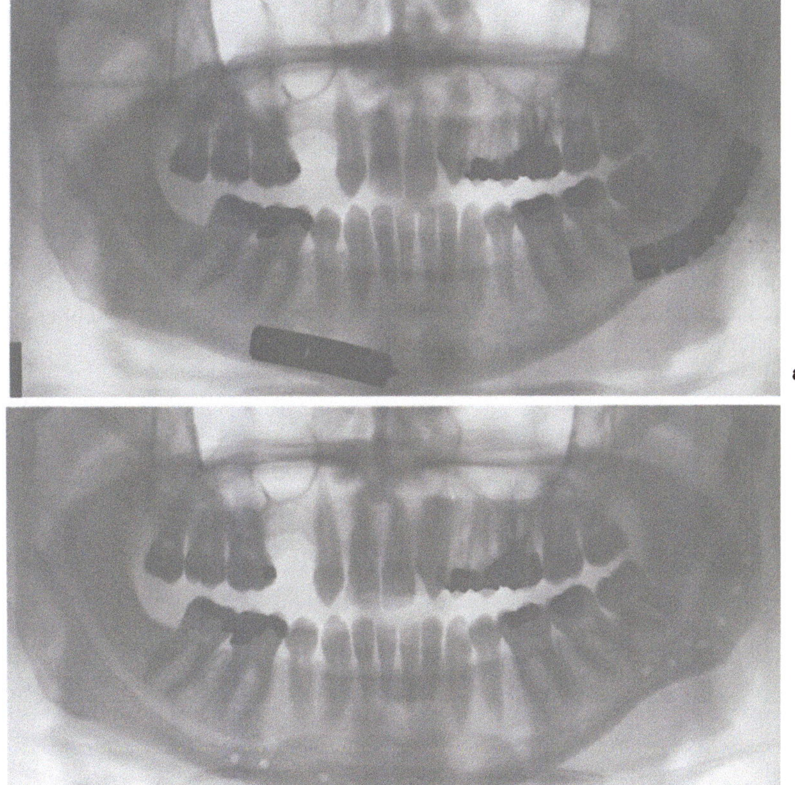

Abb. 226a, b. Status nach **a** Operation; **b** Metallentfernung

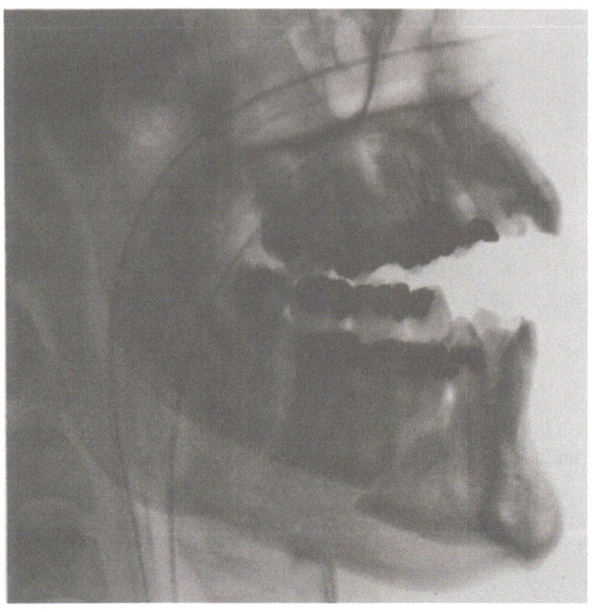

Abb. 227. Instabile Doppelfraktur

Geschlossene, extrem instabile Doppelfraktur bei Polytrauma: *Schrägflächenfraktur am Kieferwinkel rechts und postcanine Schrägfraktur links*
(Abb. 227)

Frakturformel:	$F_1 L_4 O_1 / F_1 L_3 O_1$
Befundkategorie:	$F_2 W_0$
Schweregrad:	II A

Intraorale Versorgung
Wegen der totalen Instabilität der Frakturen ist eine Ober- und Unterkieferschienung und intermaxilläre Retention der Okklusion erforderlich.

Extraorale Versorgung (Abb. 228)
Rechts:
Applikation der 1. Zugschraube auf der Zugseite, um auf der basalen Seite die Reposition der Schrägflächenfraktur verbessern zu können; nachher Positionierung der Zugschrauben in Stellung 2 und 3.

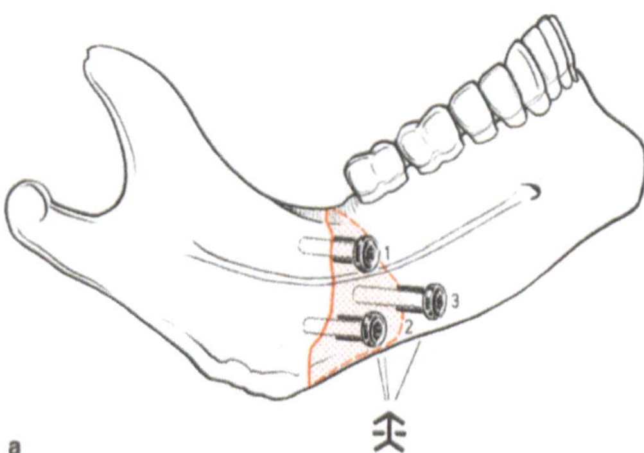

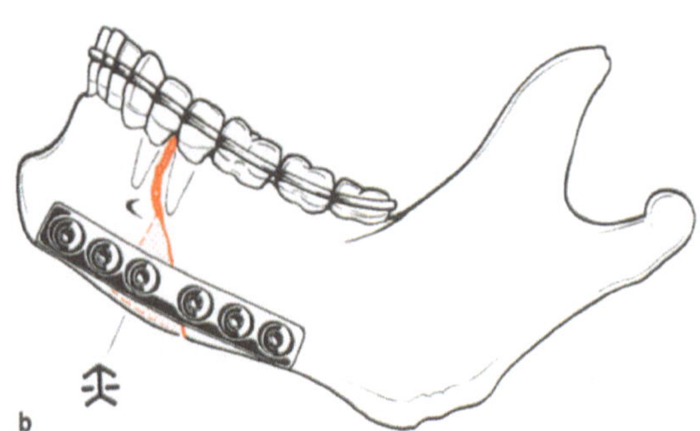

Abb. 228. **a** Applikation der Zugschraube *1*, die eine Nachkorrektur auf der basalen Seite ermöglicht. Dann folgen die Zugschrauben *2* und *3*; **b** Sechsloch-DCP als Verspannungselement (s. Text)

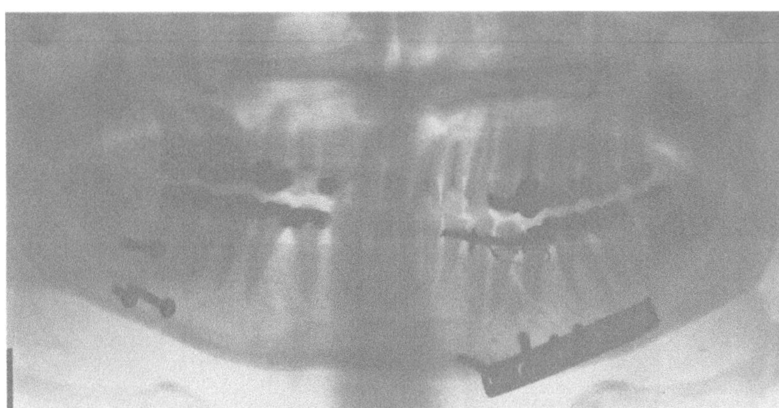

Abb. 229. Status nach Operation

Links:

Sechsloch-DCP als Verspannungselement bei vorhandener Unterkieferschiene, indiziert wegen der vorderen Lage der Fraktur (zwischen dem
1. und 2. Prämolaren) und der starken Schräge der Frakturlinie. Das meißelförmige Ende des distalen Fragments stellt die frakturnahe Applikation
einer Schraube in Frage. Mit der Apriori-Wahl einer Sechslochplatte
weicht man dieser Schwierigkeit aus und macht aus der frakturnahen
Schraube eine Zugschraube (s. S. 208).

Die Abb. 229 zeigt den Status nach der Operation.

Geschlossene Doppelfraktur: *rechte anteriore Kieferwinkelrandfraktur durch*
die Alveole des retinierten Weisheitszahns, dessen Apex geschlossen zum
Bruchspalt ist. Außerdem postcanine Schrägfraktur links (Abb. 230)

Okklusionsbefund:	O_1 / O_1 (offener Biß)
Frakturformel:	$F_1 L_4 O_1$ / $F_1 L_3 O_1$
Befundkategorie:	$F_2 W_0$
Schweregrad:	II A

Intraorale Versorgung (Abb. 231)

1) Zuggurtungsschiene auf der linken Molarenseite und gleichzeitige okklusale Reposition,
2) Belassung des Weisheitszahnes zur Vermeidung einer iatrogenen Öffnung der Fraktur (s. S. 199);
3) okklusale Retention mittels Ernst-Ligaturen.

Extraorale Versorgung (Abb. 232)

Rechts:

Sechsloch-EDCP (anteriore Winkelendfraktur, Dreischraubenregel
anwendbar).

Links:

Vierloch-DCP als Verspannungselement in Verbindung mit der Zuggurtungsschiene.

Den Status nach Versorgung zeigt Abb. 233 a und nach Metallentfernung Abb. 233 b.

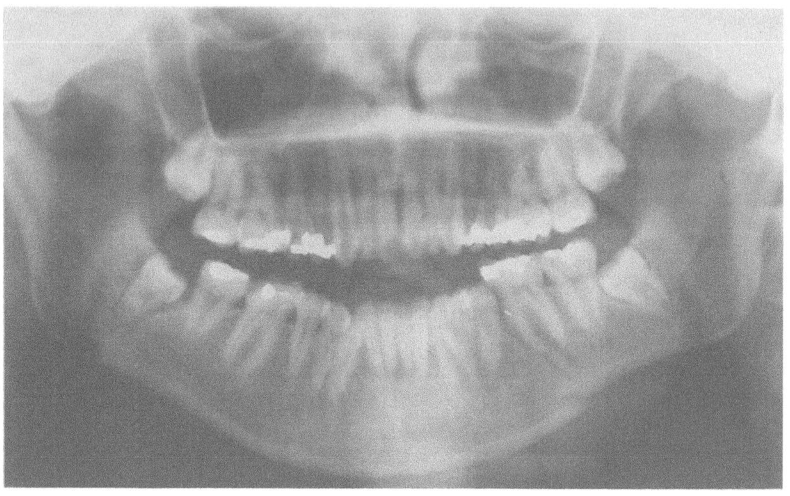

a

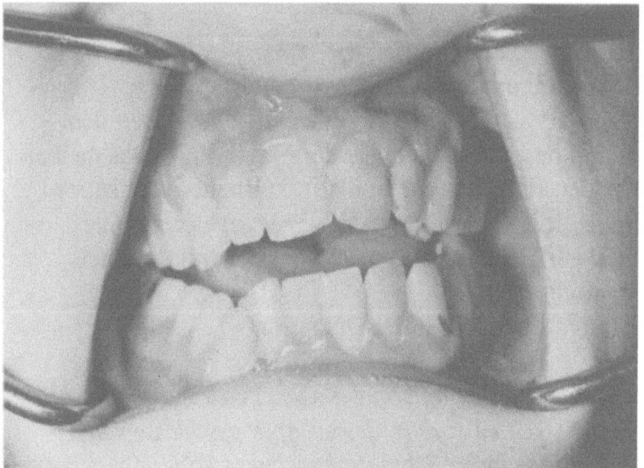

b

Abb. 230. a Anteriore Kieferwinkelrandfraktur und postcanine Schrägfraktur;
b Okklusionsbefund

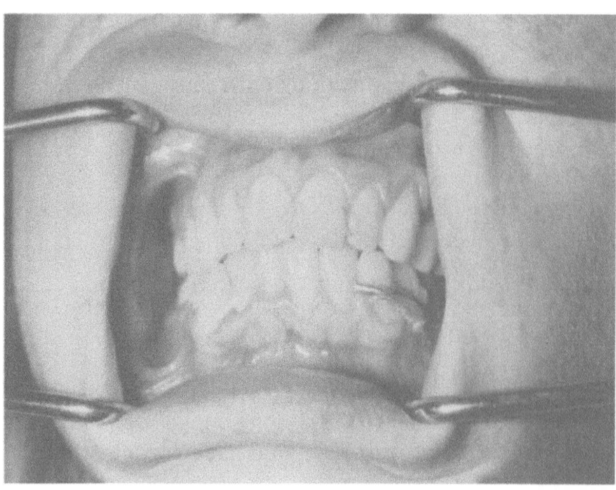

Abb. 231. Zuggurtungsschiene (gerade noch sichtbar)

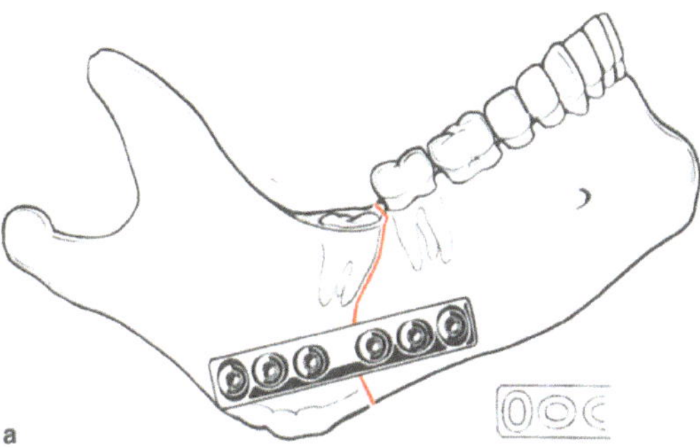

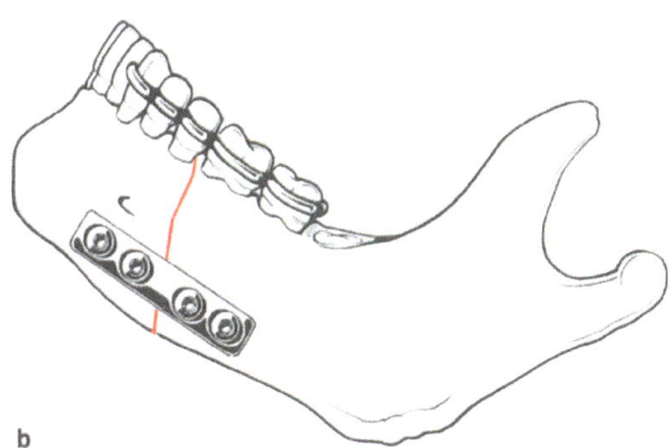

Abb. 232. **a** Angewandte Dreischraubenregel durch Sechs-loch-EDCP;

b Verspannungssystem: Vierloch-DCP und Zug-gurtungsschiene

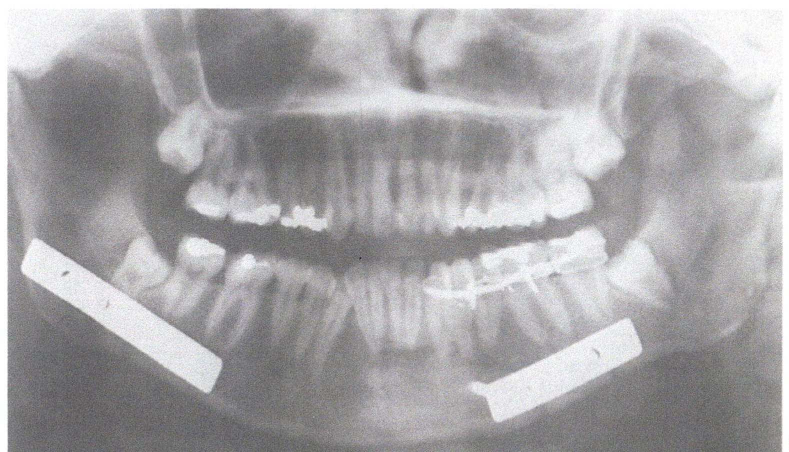

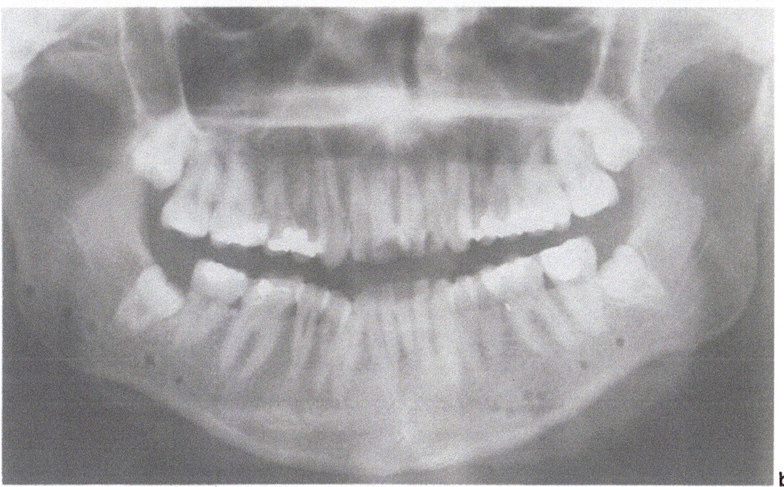

Abb. 233a, b. Status nach
a Versorgung; **b** Metallent-fernung

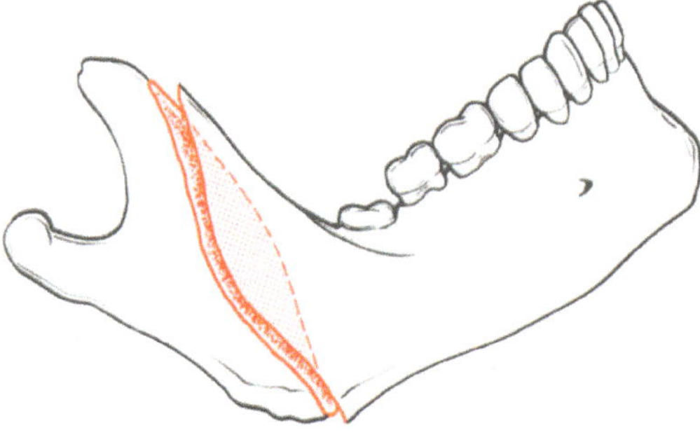

Abb. 234. Periphere Winkelastfraktur mit Schrägfläche

Geschlossene Doppelfraktur: *periphere Winkelastfraktur mit Schrägfläche im R. mandibulae rechts (Abb. 234); postcanine Querfraktur links* (vgl. Abb. 235 c)

Frakturformel:	$F_1 L_4 O_1 / F_1 L_3 O_1$
Frakturkategorie:	$F_2 W_0$
Schweregrad:	II A

Intraorale Versorgung

Eine komplette Unterkieferschienung und okklusale Retention mit Ernst-Ligaturen wird durchgeführt.

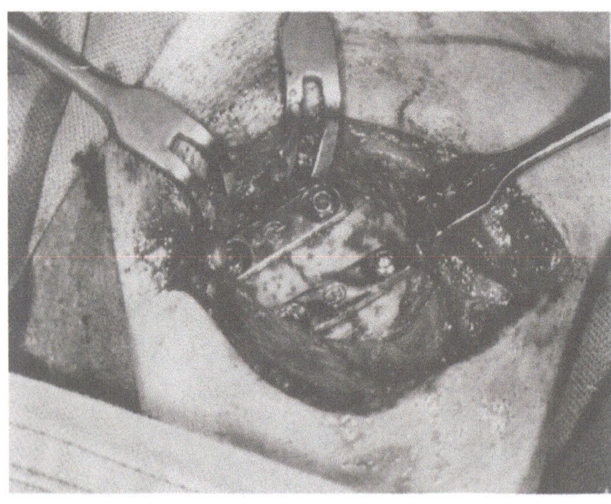

Abb. 235 a–c. Option 1: **a, b.** Verspannungssystem mit 2 Platten; **c** mit DCP und Zuggurtungsschiene (anstelle der DCP auch EDCP möglich)

a

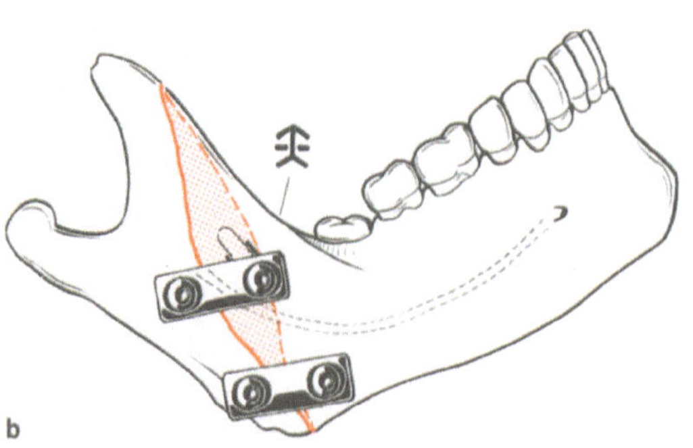

b

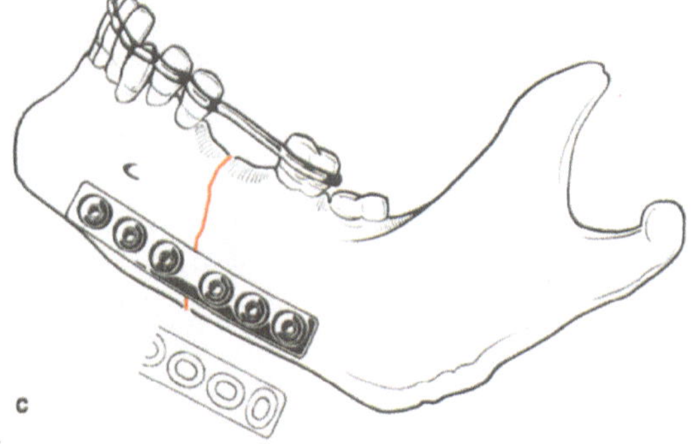

c

Extraorale Versorgung

Rechts:

Option 1 (Abb. 235 a, b):

Verspannungssystem innerhalb der Kieferwinkelregion, bestehend aus einer langen Zweiloch-DCP in der supraangulären Randzone sowie in der Scheitelzone. Schraube 1 überquert die Frakturfläche und wird als Zugschraube verwendet.

Links: (Abb. 235 c)

Sechsloch-DCP bei vorhandener Unterkieferschiene als Zuggurtung. (Alternative: Sechsloch-EDCP, falls die Schienenfixation am letzten Molaren nicht fest genug erscheint.)

Der Status nach Metallentfernung, 3 Jahre postoperativ ist in Abb. 236 zu sehen.

Folgende Optionen kommen noch in Betracht:

Option 2 (Abb. 237):

Auf der Zugseite Plazierung einer Zugschraube und Zweilochabstützplatte in der Scheitelzone als Schutz („Schutzplatte") der Zugschraube.

Option 3 (Abb. 238):

Dreizugschraubenosteosynthese. Freilegung der Fraktur bis zum Processus muscularis erforderlich.

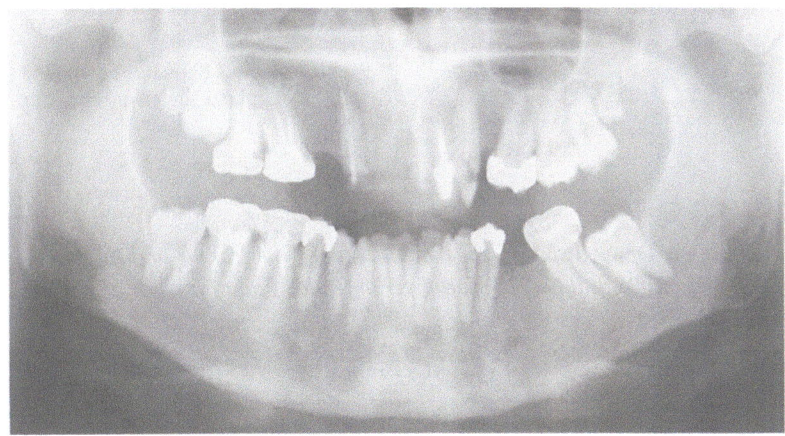

Abb. 236. Status nach Metallentfernung, 3 Jahre postoperativ

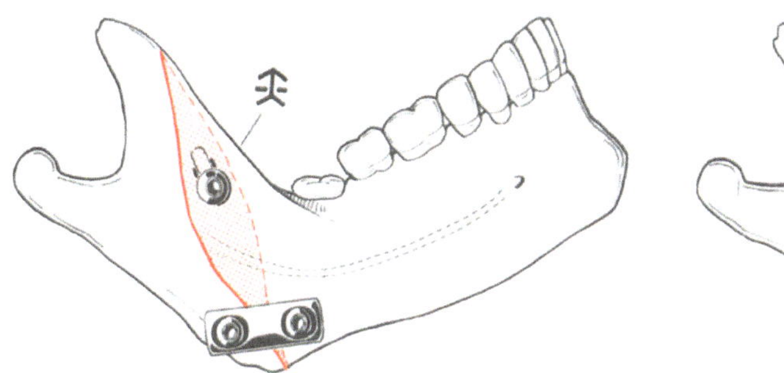

Abb. 237. Option 2: Kombination Zugschraube und Stabilisationsplatte als Schutzplatte zugleich

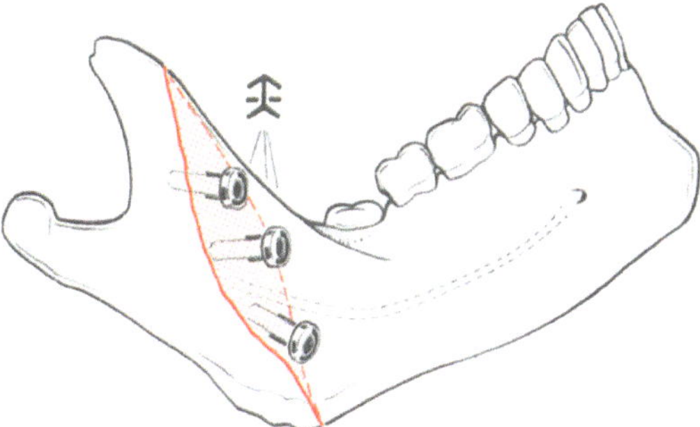

Abb. 238. Option 3: Zugschraubenosteosynthese

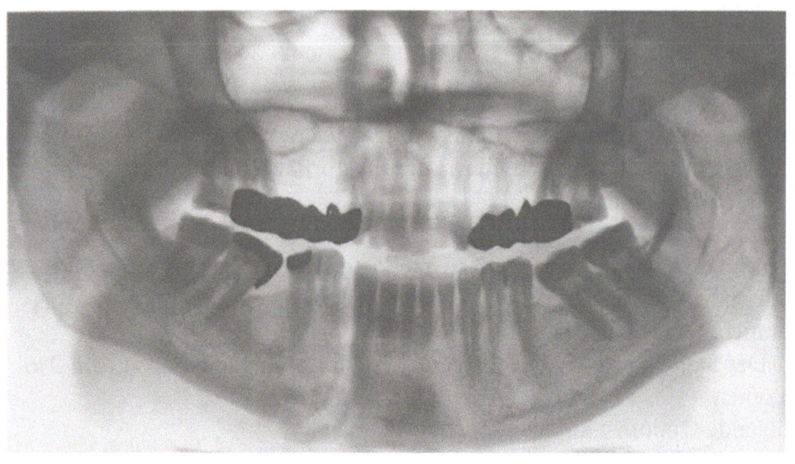

a

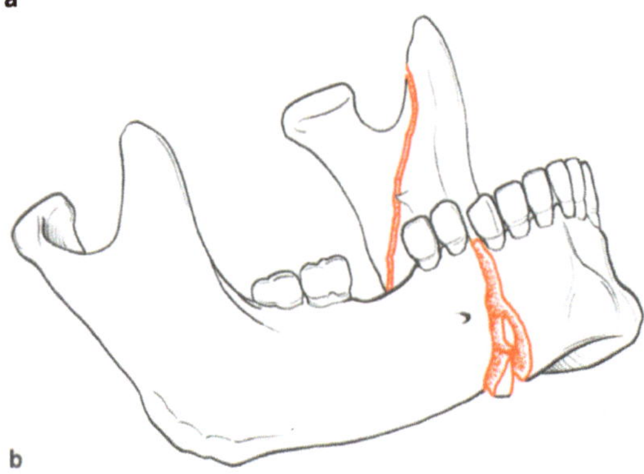

b

Abb. 239a, b.   Postcanine Querfraktur und periphere Kieferwinkelfraktur

Geschlossene Doppelfraktur: *Rechts postcanine Querfraktur und links periphere Kieferwinkelfraktur mit schräg verlaufender Frakturlinie im R. ascendens* (Abb. 239)

Frakturformel:	$F_1\,L_3\,/\,F_1\,L_4\,O_1$
Befundkategorie:	$F_2\,W_0$
Schweregrad:	II A

Intraorale Versorgung
Unterkieferschiene rechts als Zuggurtung und okklusale Rentention.

Extraorale Versorgung (Abb. 240)
Rechts:
Sechsloch-DCP als Verspannungselement in Verbindung mit der Zuggurtungsschiene. Die keilförmigen Zwischenfragmente werden im Moment der Aktivierung der Repositionskompressionszange interponiert (Abb. 240a).
Links:
Die Vierloch-EDCP ersetzt die Zuggurtung. Dadurch ist lediglich der untere Ansatz des Masseters abzulösen, so daß im vorliegenden Falle der Kaumuskelmantel für eine zusätzliche Stabilisierung sorgt (Abb. 240b).
 Die Abb. 240c stellt den Aspekt der bilateralen Versorgung dar.

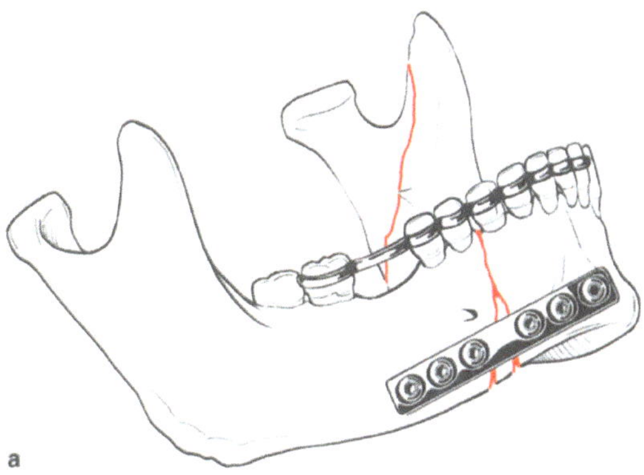

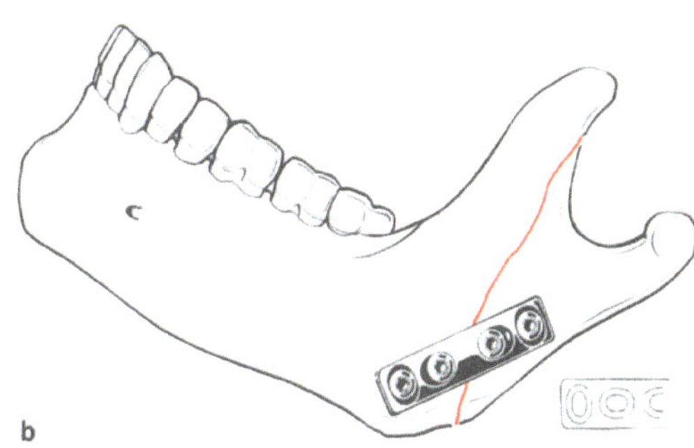

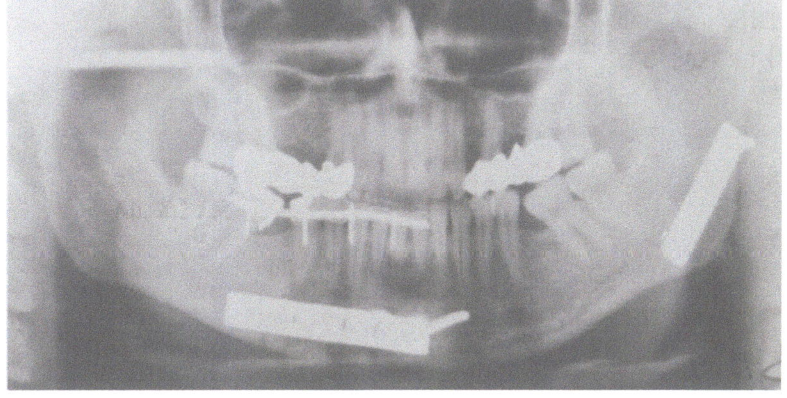

Abb. 240. a Verspannungssystem: Sechsloch-DCP und
Zuggurtungsschiene;
b Ersatz der Zuggurtung
durch EDCP; **c** Gesamt-
aspekt der Versorgung

Doppelfraktur: *Kieferwinkelfraktur mit Keil und homolaterale Paramedianfraktur mit Zahnverlust 41 bei Polytrauma* (Abb. 241)

Frakturformel: / $F_1\,L_4$ und $F_1\,L_1\,O_1$
Befundkategorie: $F_2\,W_1$
Schweregrad: II B

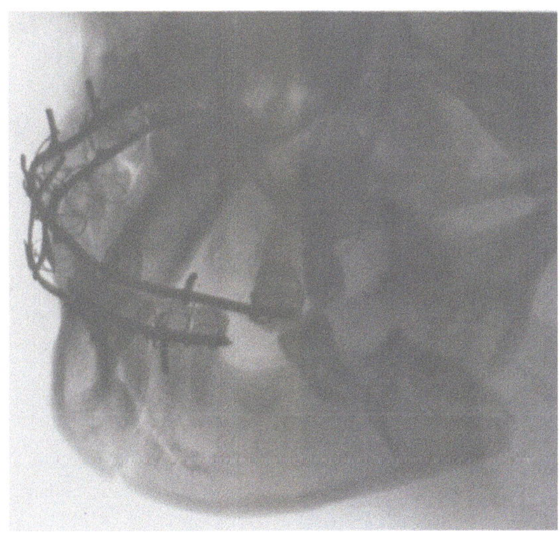

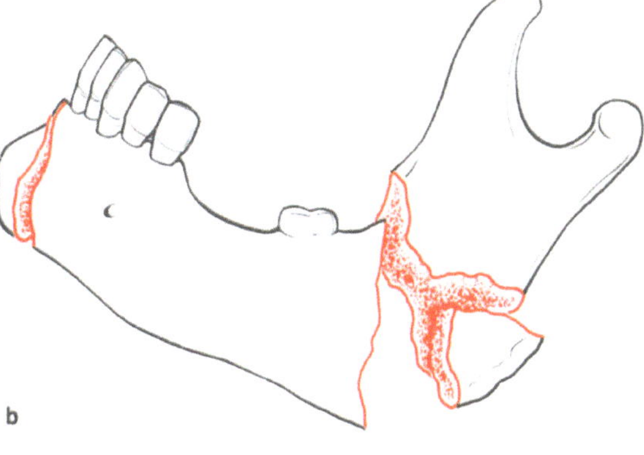

Abb. 241. a Kieferwinkelfraktur mit Keil und Paramedianfraktur; **b** didaktische Skizze

Intraorale Versorgung
Nach Entfernung der beherdeten Zähne erfolgt eine Schienung von Ober-
und Unterkiefer für die intermaxilläre Retention der Okklusion.

Extraorale Versorgung (Abb. 242)
Man beginnt mit der leichteren Versorgung der Paramedianfraktur mit
einer Vierloch-DCP in Verbindung mit der Zuggurtungsschiene. Nach
Reposition des 2×2 cm großen Keilfragments wird im Kieferwinkelbereich mit einer Achtlochresektionsplatte zur Abstützung und Überbrückung
der Bruchstückzone stabilisiert.

Die Abb. 243 zeigt den Status nach Metallentfernung. Mangels Revaskularisation des Keilfragments ist es offensichtlich nekrotisiert und der
Resorption anheimgefallen. In solchen Fällen kommt es meist zu einer
Infektion mit Sequestration. Das Nichtauftreten dieser Komplikation
dürfte dem Stabilitätseffekt der Osteosynthese zugerechnet werden.

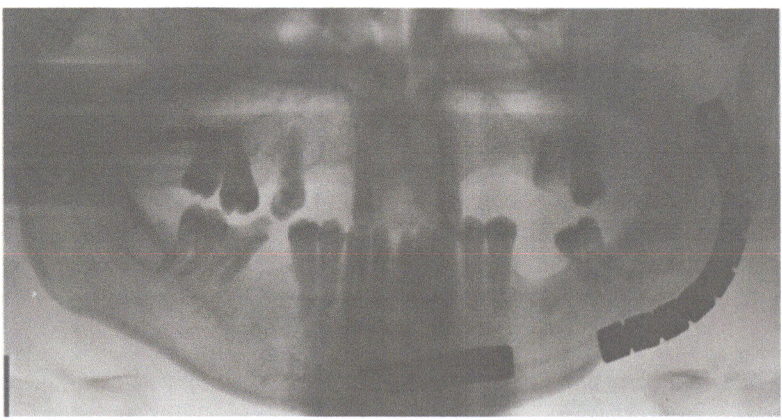

a

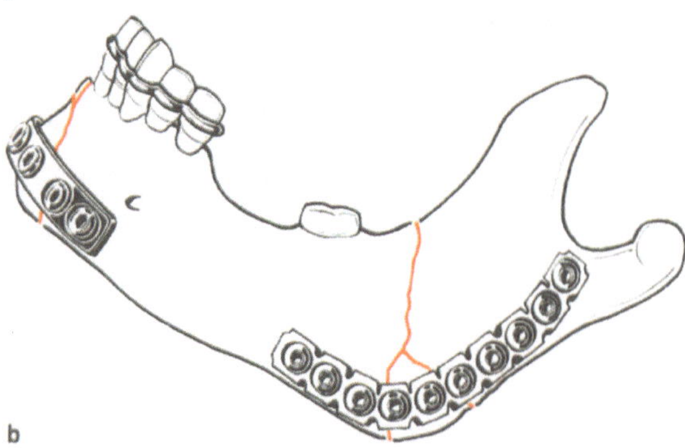

b

Abb. 242. a Paramedian: Vierloch-DCP, angulär: Rekonstruktionsplatte; **b** didaktische
Skizze

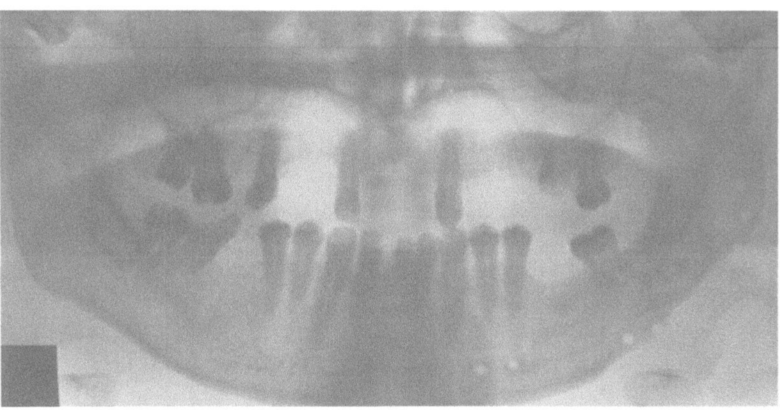

Abb. 243. Status nach Metallentfernung

5.4.2 Osteosynthese der Doppelfraktur bei zahnlosem Kiefer

5.4.2.1 Indikation

Die Doppelfraktur des zahnlosen Kiefers tritt häufig symmetrisch auf. Das instabile Mittelstück läßt sich mit konservativen Mitteln schlecht reponieren und fixieren, die zudem noch quälend für den Patienten sind (z. B. „Gunning-System", „circumferential wiring" und Drahtnaht). Die wenig befriedigende intermaxilläre Ruhigstellung durch eine funktionsstabile Osteosynthese zu ersetzen, ist daher ein Fortschritt.

5.4.2.2 Technik der Osteosynthese

Atrophie und Osteoporose sind beim zahnlosen Kiefer oft das Hauptproblem. Es fehlt gewöhnlich an Druckfestigkeit im Bereich der Fragmentflächen und Schraubenlöcher. In solchen Fällen sollte nicht erst die axiale Kompression mit getrennter Verplattung versucht werden. Vielmehr gebietet die Biomechanik eine umfassende Abstützung der symmetrischen Frakturen mit einer einzigen Rekonstruktionsplatte. Sie reicht von Kieferwinkel zu Kieferwinkel, so daß zur Ausgleichung evtl. durchdrehender und demzufolge nicht in situ belassener Schrauben genug Ersatzlöcher verfügbar sind.

Es ist klar, daß die Entscheidung für die ausgedehnte Deperiostierung bei der vorliegenden Ausgangslage schwerfällt. Aber in diesen Fällen wird die Devastierung durch *säuberliche Belassung der Knochenhaut* umgangen. Trotz des Plattendrucks bleiben nämlich große Strecken des erhaltenen Periostschlauchs vaskularisiert (vgl. S. 31). Es kann zweckmäßig sein, mit der späteren Metallentfernung eine Knochenplastik zu verbinden.

Die folgende Kasuistik erläutert die prinzipiellen Möglichkeiten der Technik.

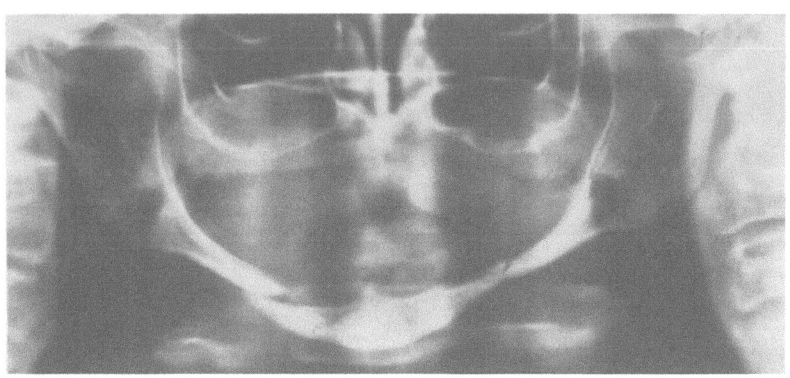

Abb. 244. Doppelfraktur bei stark atrophischem Kiefer

Doppelfraktur bei hochgradiger Atrophie (Abb. 244)

Frakturformel: $F_1 L_3 / F_1 L_3$
Befundkategorie: $F_2 W_0$
Schweregrad: II A

Intraorale Versorgung (Abb. 245)
Die Frakturen werden oral abgestützt durch okkludierende Prothesen, die mit Hilfe einer vorderen und seitlichen extramaxillären Klammer zusammengehalten werden. Die vordere Klammer ist im knöchernen Nasenboden eingehakt und greift am Unterrand des Kiefers an.

Extraorale Versorgung (Abb. 246, s. auch Abb. 60 c)

1) Sorgfältige Ablösung der Weichteile vom Periost, das mit dem Knochen verbunden bleibt. Darauf ist v. a. außerhalb der Frakturfelder zu achten.
2) Anhand der Biegeschablone Formung einer Achtzehnlochrekonstruktionsplatte. Beide Frakturen werden mit dieser einen Platte abgestützt.

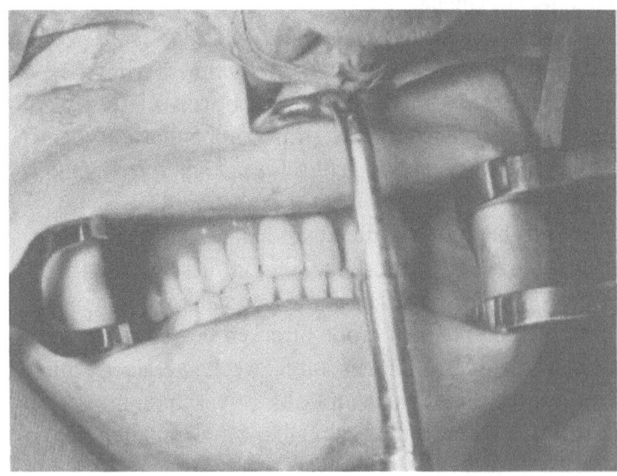

Abb. 245. Extramaxilläre Klammer zur Retention der okkludierenden Prothesen

Abb. 246. a Operationssitus (s.Text); **b** postoperativer Röntgenbefund

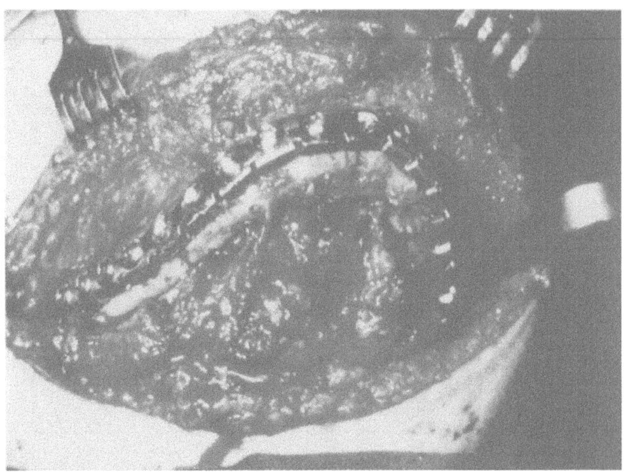

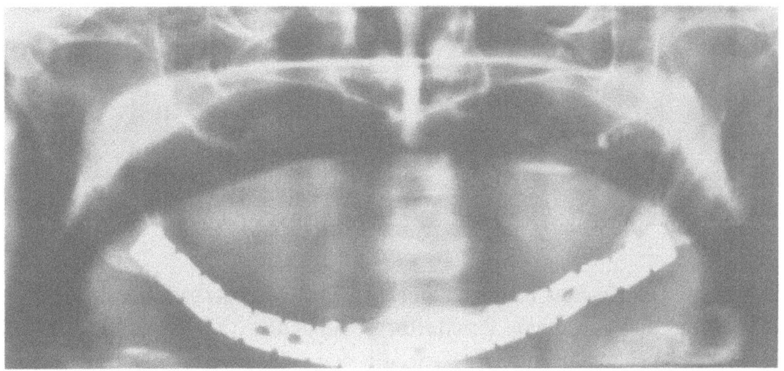

Osteoplastik in Verbindung mit Metallentfernung nach 1 Jahr (Abb. 247)
Bei der Metallentfernung, 1 Jahr nach der Erstoperation, erfolgt eine bilaterale Transplantation einer geteilten Rippe. Unter Nutzung der vorbestehen-
den Schraubenlöcher werden die Knochenspäne nach dem Zugschraubenprinzip auf den atrophischen Kieferkörper aufgepreßt.

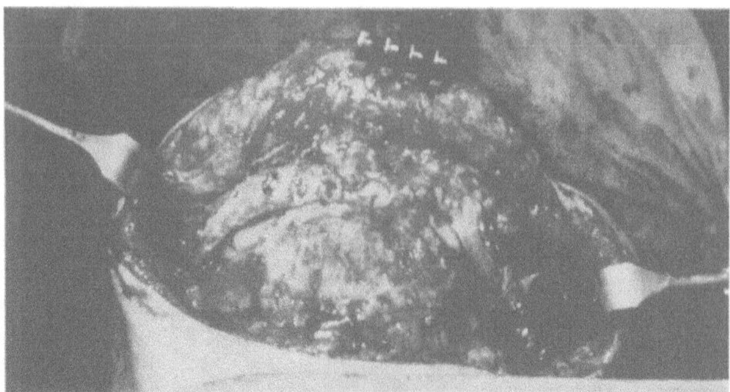

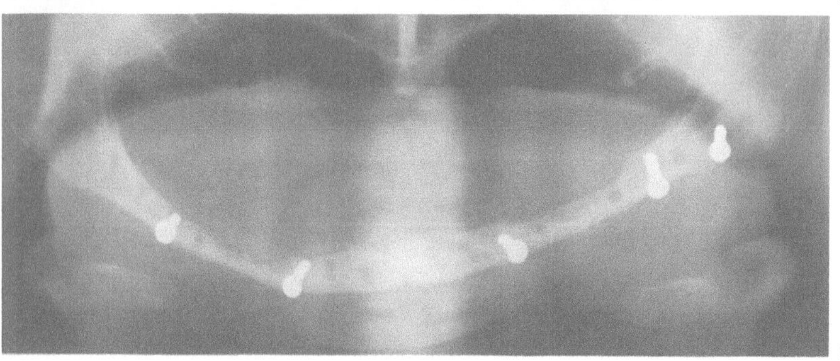

Abb. 247. a Osteoplastik mit Rippenspänen, die nach dem Zugschraubenprinzip fixiert werden (simultan mit der Metallentfernung); **b** postoperativer Röntgenbefund

Postcanine Querfraktur rechts bei hochgradiger Alveolarkammatrophie (Abb. 248 a) und postkanine Pseudarthrose links (die „Nonunion" ist die Folge einer nichtbehandelten Fraktur, die sich 3 Monate vor der jetzigen Fraktur ereignete) (Abb. 248 b)

Frakturformel:	$F_1 L_3 / F_1 L_3$
Befundkategorie:	$F_2 W_0$
Schweregrad:	II A

Intraorale Versorgung

Intermaxilläre Fixation mit extramaxillären Klammern (s. Abb. 245) bei vorhandenen Prothesen.

Extraorale Versorgung (Abb. 249)

Hier ist eine Ausnahme von der Regel: „Umfassende Abstützung der symmetrischen Fraktur" (s. S. 225) insofern angebracht, als es sich auf der linken Seite um eine Pseudarthrose handelt. Ihre sichere Ausheilung erfordert den Aufbau eines interfragmentären Drucks. (Induktion des osteogenetischen Zwischengewebes). Der Druckaufbau wäre mit einer umfassenden Rekonstruktionsplatte nicht so sicher gewährleistet wie mit einer eigenen Sechsloch-DCP, die leicht überbogen (s. S. 45) maximal zur Wirkung gebracht werden kann.

Links:

Beginn mit der Stabilisation der Pseudarthrose mittels einer Sechsloch-EDCP. Ein Anfrischen der Fragmente ist bei der erst vor 3 Monaten erlittenen Fraktur nicht erforderlich (s. S. 285).

Rechts:

Stabilisation mit einer Sechsloch-DCP. Eine Vierloch-DCP wäre bei der vorhandenen Atrophie und Osteoporose riskant.

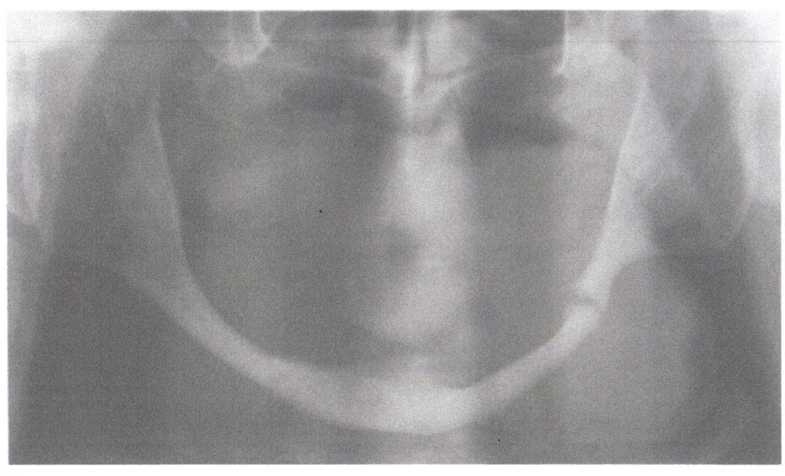

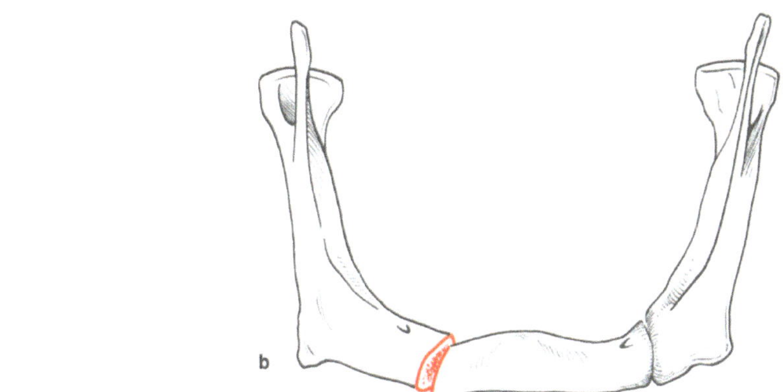

Abb. 248. **a** Querfraktur rechts, Pseudarthrose mit Elefantenfußbildung der Fragmentenden; **b** didaktische Skizze

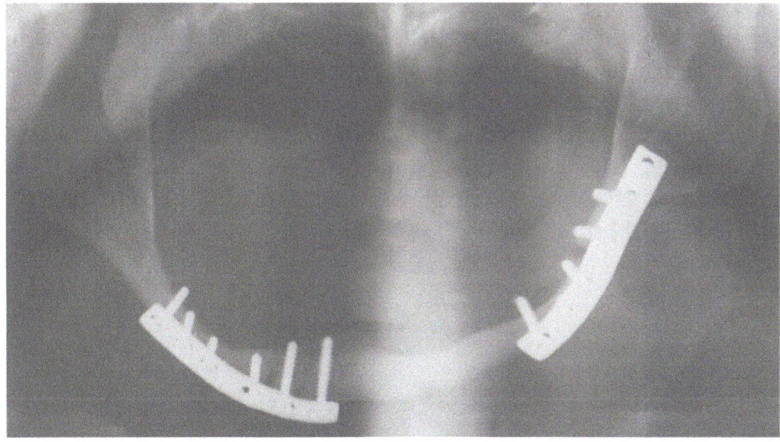

Abb. 249. Behandlung der Pseudarthrose durch alleinige interfragmentäre Kompression (s. Text)

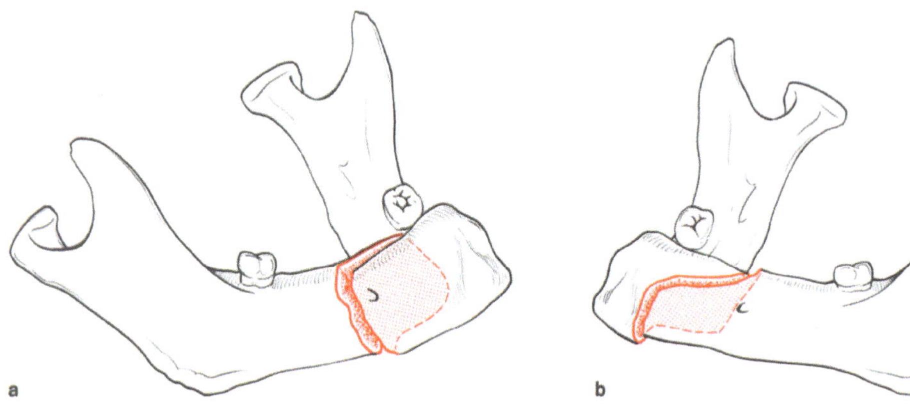

Abb. 250a, b.   Doppelte Schrägflächenfraktur

Doppelte Schrägflächenfraktur (Abb. 250)

Frakturformel: $F_1 L_3 / F_1 L_1$
Befundkategorie: $F_2 W_0$
Schweregrad: II A

Durch den entgegengesetzten Bruchlinienverlauf – rechts zeigt die abgescherte Kortikalislamelle in dorsaler, links in ventraler Richtung – und durch die Breite der Bruchflächen ist die Fraktur relativ stabil. Daher ist eine intraorale Retention der Fragmente nicht erforderlich, zumal die breiten Bruchflächen die anatomische Reposition erleichtern.

Extraorale Versorgung (Zugschraubenosteosynthese) (Abb. 251)
Rechts:
Die geradlinig und parallel verlaufenden Bruchkanten lassen sich leicht aneinanderlegen und die adaptierten Bruchflächen mit der spitzen Repositionszange fest zusammenhalten. Basale Plazierung von 3 Zugschrauben.
Links:
Der obere Anteil der Kortikalislamelle ist zu dünn für eine Zugschraube. In solchen Fällen begnügt man sich mit 2 Schrauben, um keine weitere Fragmentaussprengung zu riskieren. Da die statische Kompression bei der Zugschraube größer ist als bei der Plattenosteosynthese, ist die Stabilität gewährleistet.

Der Status nach der Versorgung ist didaktisch (Abb. 252a) und radiologisch (Abb. 252b) dargestellt.

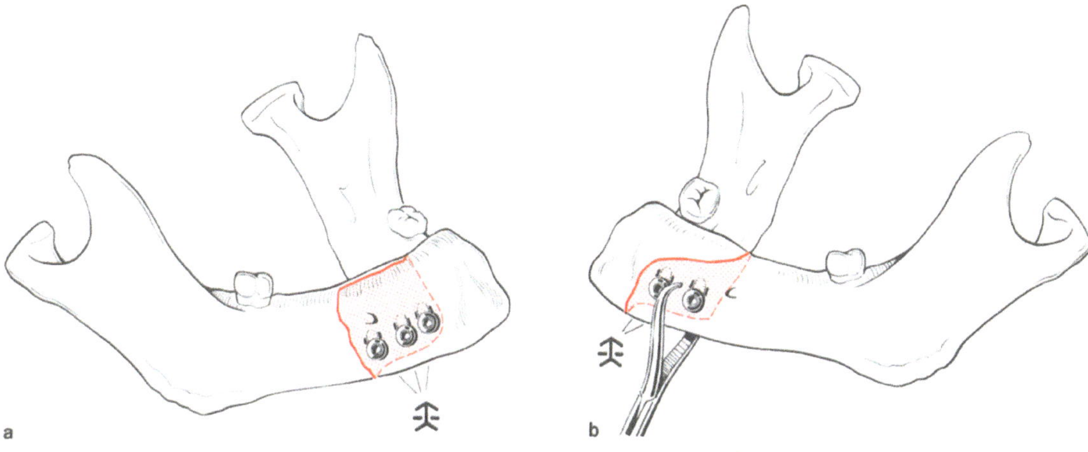

Abb. 251 a, b.   Zugschraubenosteosynthese

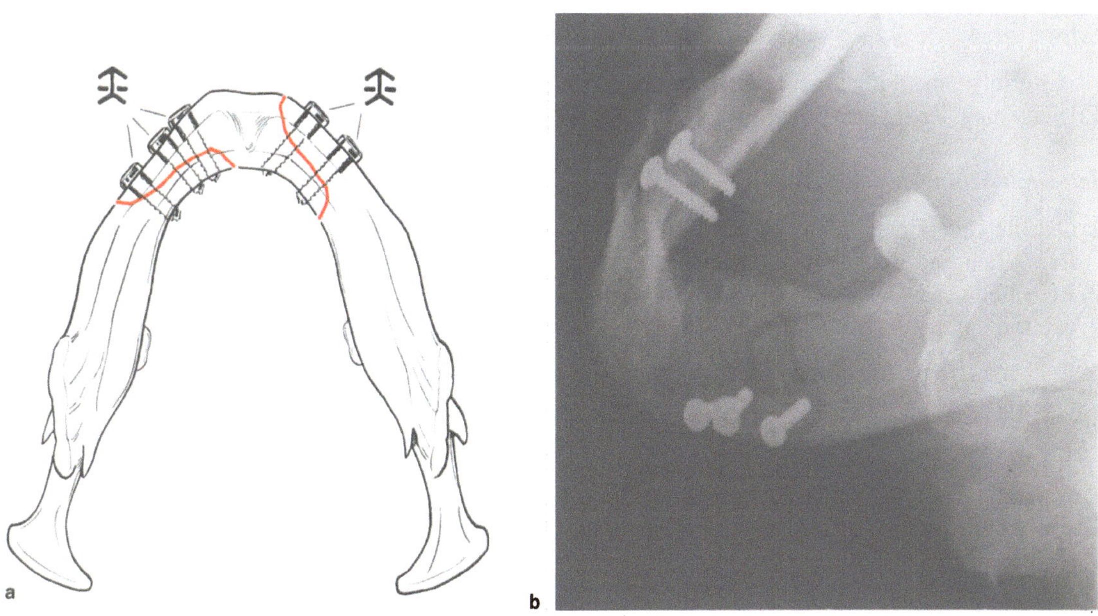

Abb. 252 a, b.   Status nach Versorgung **a** didaktisch, **b** radiologisch

5.4.3 Unilaterale Reihenfraktur

Unter einer Reihenfraktur am Unterkiefer sind 2 oder mehr hintereinanderfolgende Frakturen einer Kieferhälfte zu verstehen (s. Definition S. 153 ff.). Durch die reihenweise Anordnung der Frakturen entstehen mobile Zwischensegmente.

Der Frakturtyp ist vergleichbar mit den „fractures à deux étages" bei Röhrenknochen; ebenso die Kompliziertheit der Versorgung. Die Schwierigkeit liegt wegen der Instabilität des Zwischensegments in der Sicherung der „Achse" während der Osteosynthese. Die mechanische Ruhigstellung beider Frakturstellen auf der gleichen Seite steht und fällt mit der intraoralen Schienung. Hierzu erleichtert selbst ein einziger Zahn im Fragment die Osteosynthese insofern, als schon der geringste Halt des eingestellten Segments die Osteosynthese wesentlich vereinfacht (s. Abb. 289 b). Dazu das folgende Fallbeispiel eines Polytraumatisierten:

Geschlossene unilaterale Reihenfraktur prä- und postcanin links (das segmentale Fragment ist völlig instabil, stark kariöses Restgebiß) (Abb. 253)

Frakturformel:	$F_1 L_1$ und $F_1 L_3$
Befundkategorie:	$F_2 W_0$
Schweregrad:	II A

Es erfolgt eine notfallmäßige Osteosynthese bei Polytrauma zur Erleichterung der Intensivpflege.

Intraorale Versorgung (Abb. 254)

1) Geteilte Unterkieferschiene an den Frakturstellen zur Erleichterung der Reposition und Retention des segmentalen Fragments;
2) Retention der Okklusion mit Ernst-Ligaturen und mit Überbrückungsligatur, die mit Kunststoff versteift wird.

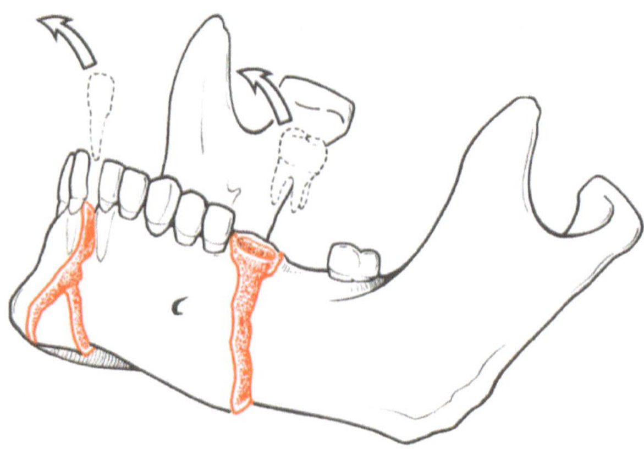

Abb. 253. Unilaterale Reihenfraktur

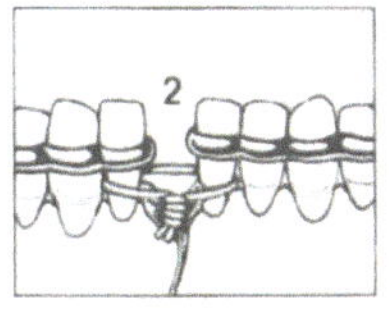

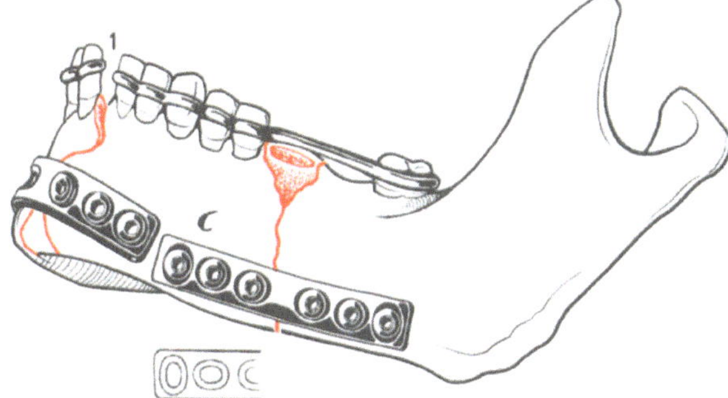

Abb. 254. Geteilte Unterkieferschiene zur Erleichterung der Reposition der segmentalen Fragmente *(1)*; Verbindung der geteilten Schienen nach der Reposition *(2)*

Extraorale Versorgung (Abb. 255)

Präcanin:

Achtloch-DCP im Verbund mit der Unterkieferschiene (das ausgesprengte Randstück wird unbefestigt eingefügt). Ein Schraubenloch bleibt in der Frakturzone frei.

Postcanin:

Der orale Schienenverband hält relativ locker die Fraktur zusammen, so daß die EDCP exzentrisch voll wirksam sein kann. [Zuggurtungsschiene ohne Sperrwirkung (s. S. 57)].

Den Röntgenstatus nach Metallentfernung zeigt Abb. 256.

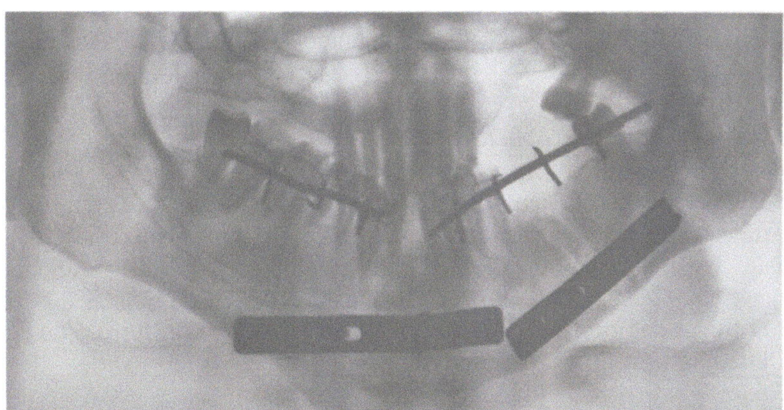

Abb. 255. s. Text

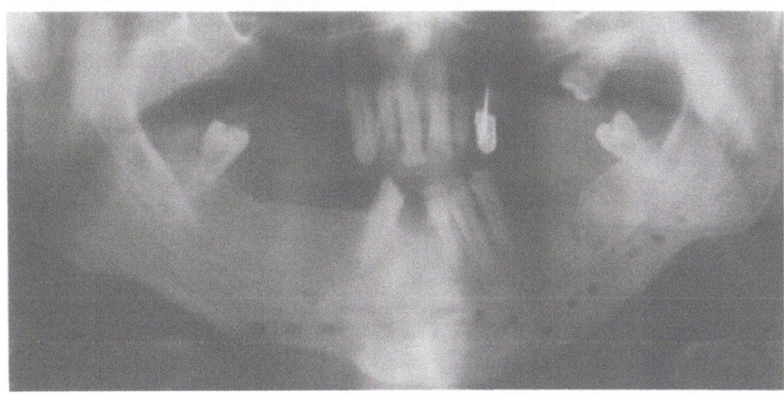

Abb. 256. Röntgenstatus nach Metallentfernung

5.4.4 Unilaterale Reihen- und kontralaterale Einfachfraktur

Charakteristisch bei dieser komplexen Fraktur ist die *bilaterale* Instabilität und Dislokation der Segmente (s. Definition S. 153 ff.). *Die Versorgung beginnt bei der einfachsten Fraktur,* ein Prinzip, das nicht immer zur Geltung kommt, weil die Projektionen der Röntgenaufnahmen oft inadäquat zu den bestehenden Dislokationsgraden sind. Täuschungen in der Beurteilung der Fraktursituation sind häufig die Folge, zumal es sich meist um Polytraumatisierte handelt, bei denen mandibulabezogene Röntgenprojektionen nicht möglich sind. Deshalb empfiehlt sich das *analytische* Vorgehen in Form explorativer Freilegung sämtlicher Bruchstellen, wie z. B. in Abb. 257 ersichtlich. Die Beurteilung, welche Fraktur sich am leichtesten definitiv versorgen läßt, ist dann eindeutig. Dies ist besonders bei zahnlosen Patienten wichtig, weil bei ihnen die intraoralen Maßnahmen zur Retention der oralen Einzelfragmente meist nicht möglich sind. Entweder fehlen die Prothesen, oder sie sind gebrochen, wie im folgenden Fall:

Rechtsseitige Reihen- (Abb. 258 a) und kontralaterale Querfraktur (Abb. 258 b) bei zahnlosem, atrophischem Kiefer. Hervorstechendes Merkmal: Völlige Instabilität

Frakturformel:	$F_2 L_3 / F_1 L_3$
Befundkategorie:	$F_2 W_0$
Schweregrad:	II A

Intraorale Versorgung
Sie ist wegen fehlender Prothesen und multilokaler Instabilität nicht möglich.

Extraorale Versorgung (Abb. 259)
Links:
Beginn bei der günstigsten Bruchstelle: Das mittlere Segment ist zwar nach Art eines Drehkeils verlagert, endet aber auf der rechten Seite schrägflächig, so daß dort die Bruchflächenadaptation mit der spitzen Repositionszange leicht gelingt. Die Versorgung beginnt bei der linken Fraktur in Anbetracht der idealen Reposition mit einer Vierloch-DCP (Abb. 259 a). Das Kinnfragment steht jetzt in orthograder Lage.
Rechts:
Das völlig mobile Segment wird mit einer Stellschraube fixiert (Abb. 259 b) und die Reihenfraktur mit einer Zehnlochrekonstruktionsplatte abgestützt (Abb. 259 c) Eine umfassende Rekonstruktion von Kieferwinkel zu Kieferwinkel, wie auf S. 225 demonstriert, wäre wegen der Drehkeilsituation zu kompliziert. Der analytische Aufbau, beginnend bei der leichtesten Fraktur mit einer Vierlochplatte, war im vorliegenden Fall am zweckmäßigsten (Abb. 259 d)

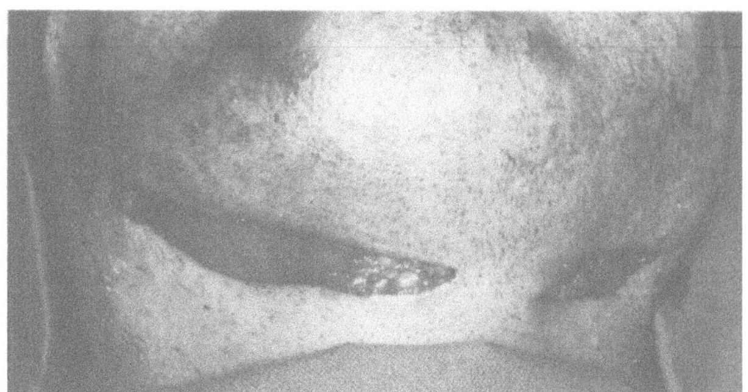

Abb. 257. Schnittführung für die Simultanexploration zur vergleichenden Beurteilung des Schwierigkeitsgrades der Versorgung pro Seite

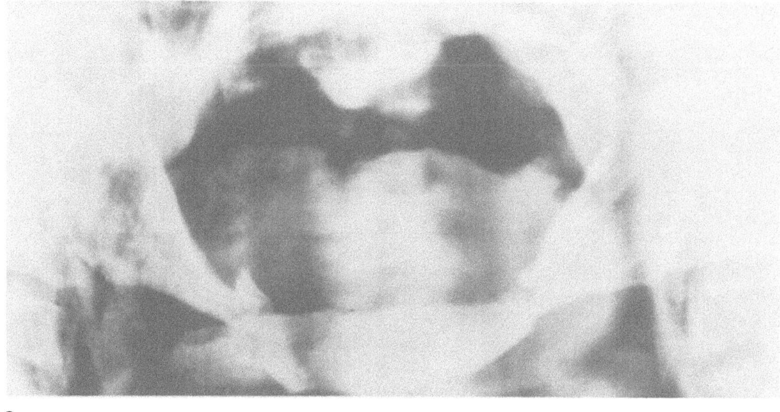

a

Abb. 258. a Rechtsseitige Reihen-(Doppel-)Fraktur; b kontralaterale Querfraktur

b

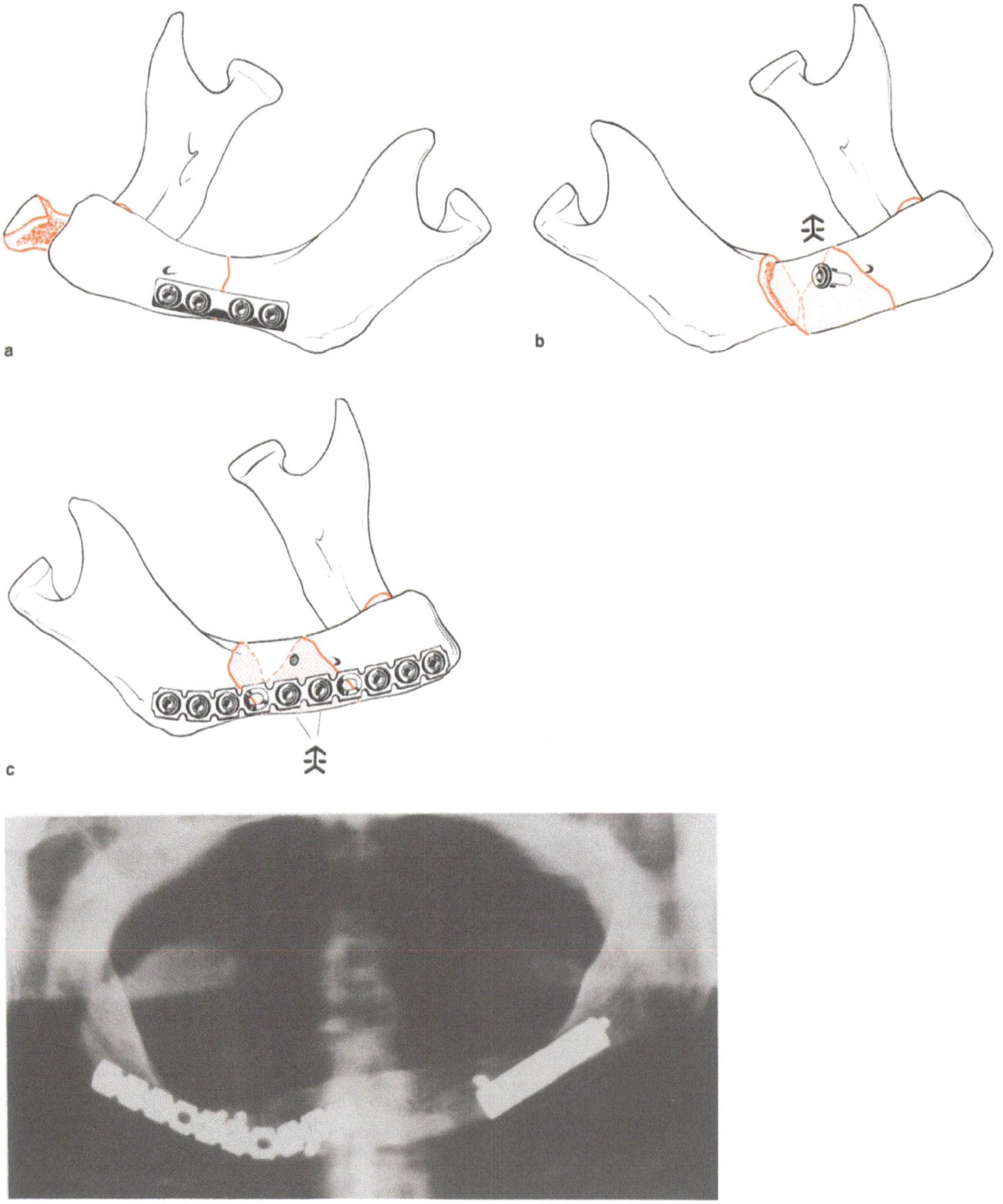

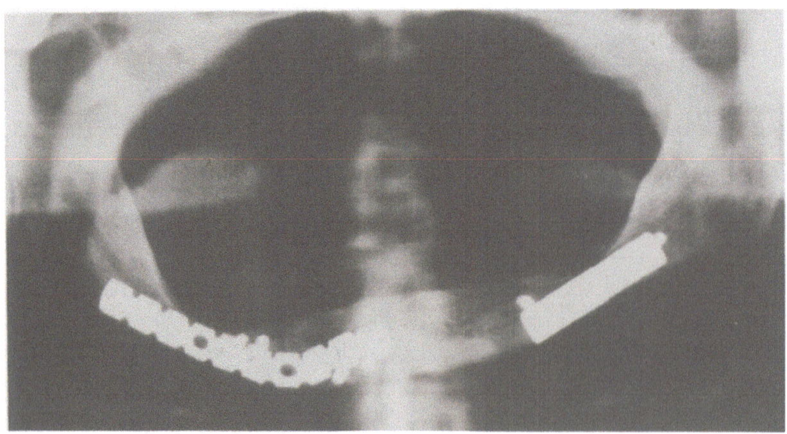

Abb. 259. a Beginn der Versorgung bei der Einfachfraktur mit Vierloch-DCP; **b** präliminare Fixation des segmentalen Mittelstücks mit einer Zug-(Stell-)schraube; **c** Überbrückung der Reihenfraktur mit einer Rekonstruktionsplatte, im Bereich der Schrägflächen 2 Zugschrauben; **d** Gesamtaspekt der Osteosynthese

5.5 Trümmerfraktur ($F_3\,W_0$)

Die Trümmerfraktur des Unterkiefers besteht aus größeren Einzelbruch-
stücken eines Segments oder aus einem umschriebenen Feld kleiner Bruchstücke, die von Segmentfragmenten abgesplittert sind. Es handelt sich also
um eine *lokalisierte* Fragment- bzw. Segmentfragmentation (s. Definition
S. 153 ff.). Sie unterscheidet sich wesentlich von der kurzen Trümmerfraktur
im Schaftbereich langer Röhrenknochen. Bei diesen ist das *ganze* Frag-
mentsegment in viele Knochensplitter und kleinere Bruchstücke zerlegt,
was in der Regel eine Spongiosaplastik in Verbindung mit der Überbrük-
kungsosteosynthese erforderlich macht. Bei der Unterkieferfraktur handelt
es sich in der Regel um die laterale oder linguale Aussprengung größerer
Kortikalisstücke oder um eine begrenzte Unterrandzersplitterung. Hier sind
segmental (im Querschnitt) noch genügend Randpartien der Kortikalis
erhalten, die eine anatomische Reposition und interfragmentäre Kompression möglich machen.

Nicht selten sind 1–2 Bruchstücke genügend groß, daß sie sich in die
Fragmentdiastase einpassen lassen.

Prinzipielles zur Technik der Osteosynthese zeigt folgende Kasuistik:

**Geschlossene, präanguläre Trümmerfraktur mit großem basalem Keil, Weis-
heitszahn im Bruchspalt und Zersplitterung des Alveolarfortsatzes sowie Collumfraktur links** (Abb. 260)

Frakturformel:	$F_3\,L_3\,O_1\ /\ F_1\,L_6\,O_1$
Befundkategorie:	$F_3\,W_0$
Schweregrad:	II B

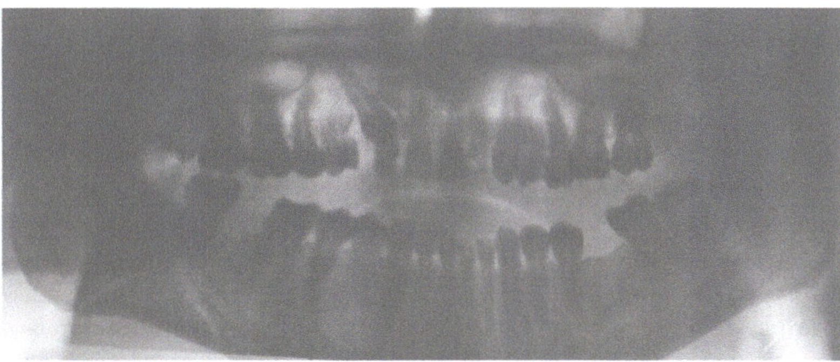

a

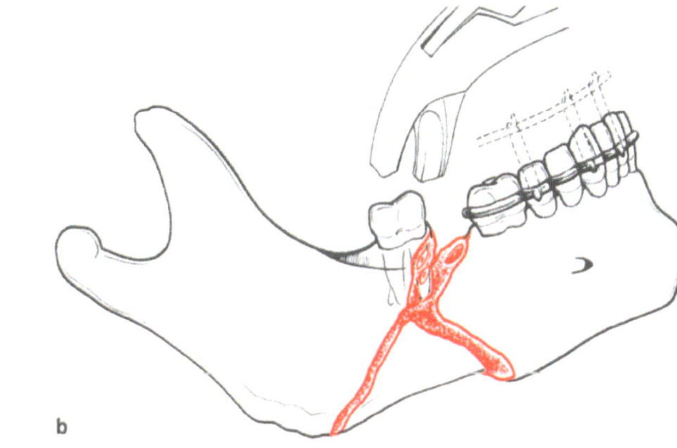

b

Abb. 260. a Geschlossene präanguläre Trümmerfraktur; **b** Extraktion des Zahns im Bruchspalt

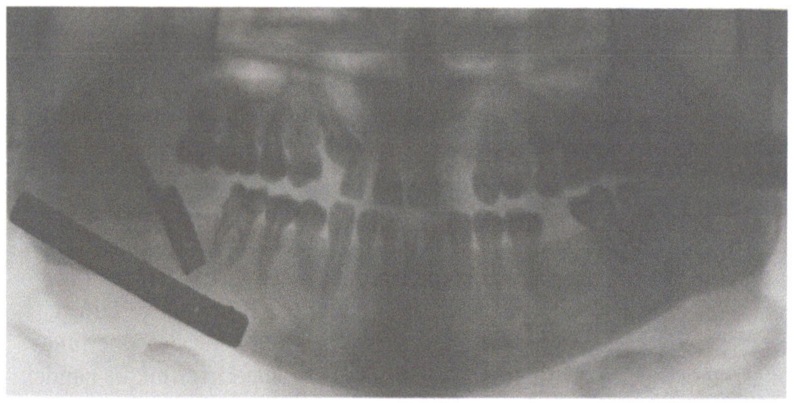

a

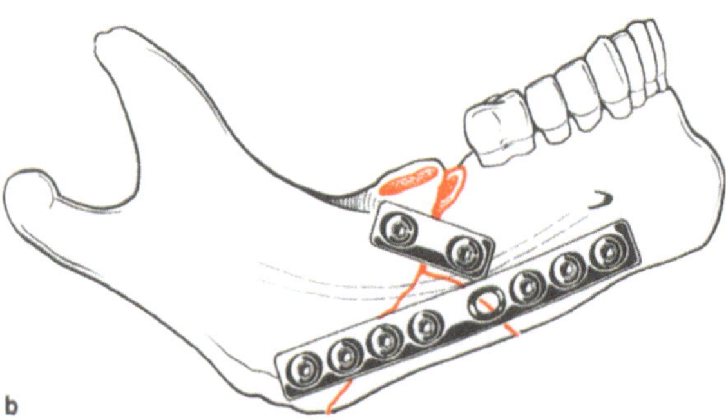

b

Abb. 261. a Verspannungssystem, wobei die Stabilisationsplatte das keilförmige Bruchstück mitfaßt **b** didaktische Skizze

Intraorale Versorgung
Entfernung der Knochensplitter und des Weisheitszahns aus dem Bruchspalt und plastischer Schleimhautverschluß sowie Ober- und Unterkieferschienung und orthograde Retention der Okklusion (vgl. Abb. 260 b).

Extraorale Versorgung (Abb. 261)
Zweiloch-DCP-Zuggurtung (Abb. 261 a) und interfragmentäre Kompression mit einer Achtloch-DCP unter Einbeziehung des ausgesprengten keilförmigen Bruchstückes in ein Verspannungssystem (Abb. 261 b).

Trümmerfraktur links und postcanine Querfraktur rechts (Abb. 262)
Frakturformel: $F_1 L_3 / F_3 L_1 L_3$
Befundkategorie: $F_3 W_0$
Schweregrad: II B

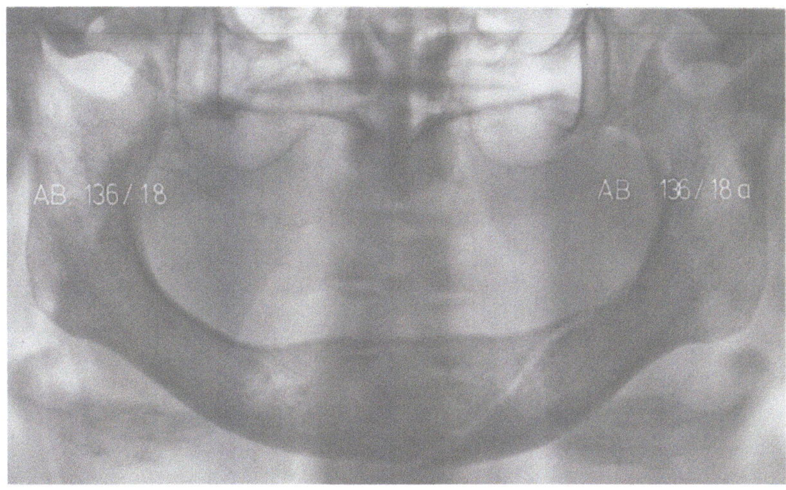

a

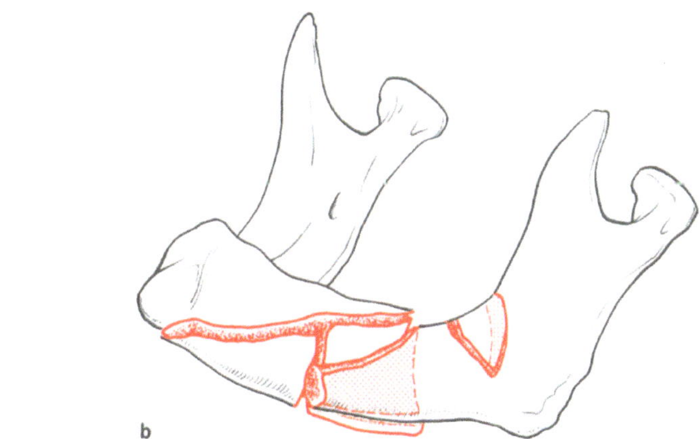

b

Abb. 262. a Trümmerfraktur links und Querfraktur rechts; **b** didaktische Skizze zur linken Seite

Extraorale Versorgung

Um die Devaskularisation zu begrenzen, wird die Fraktur von zwei Zugängen aus versorgt: subangulär und submental (Abb. 263 a).

In diesem Fall beginnt man mit der Operation auf der linken Seite[8], da die großflächigen Fragmente gut zu reponieren sind und sich eine Zugschraubenosteosynthese anbietet. Die vordere Schrägfraktur durch das Foramen mentale wird durch eine Sechsloch-DCP überbrückt (Abb. 263 b, c).

Rechts:

Sechsloch-DCP bei glatter Querfraktur (Abb. 263 d).

Aus Abb. 264 ist der Status nach Metallentfernung, 8 Jahre postoperativ, ersichtlich.

---

[8] Dem weniger Erfahrenen empfiehlt sich, auf der rechten Seite zu beginnen (s. S. 232 ff.).

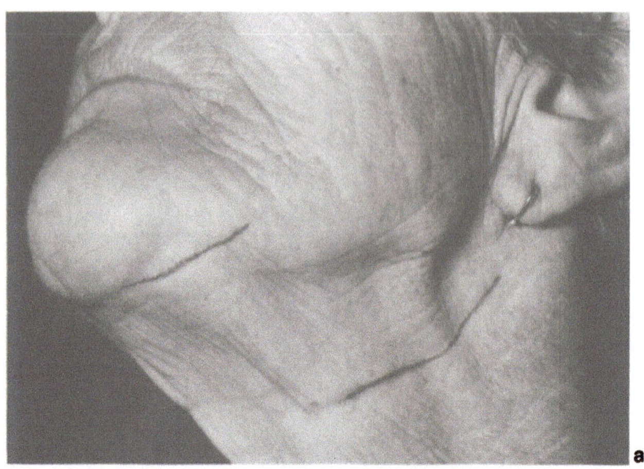

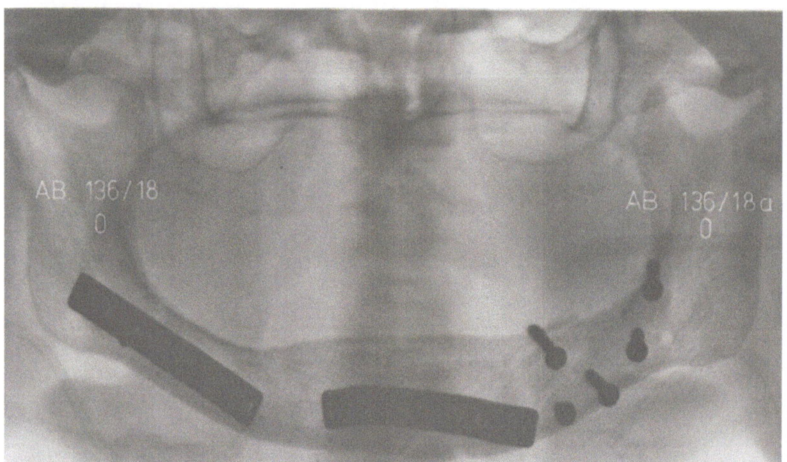

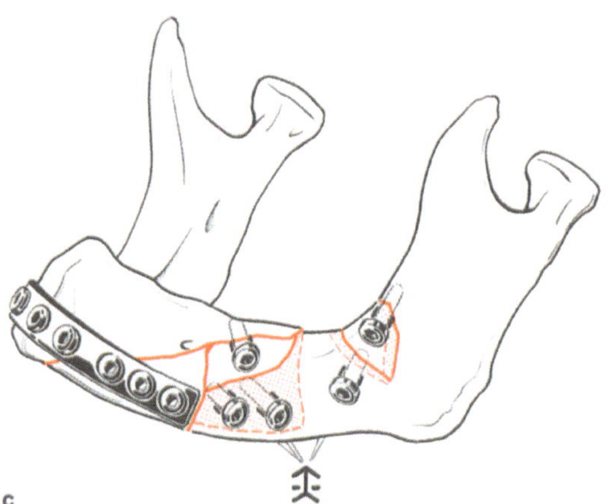

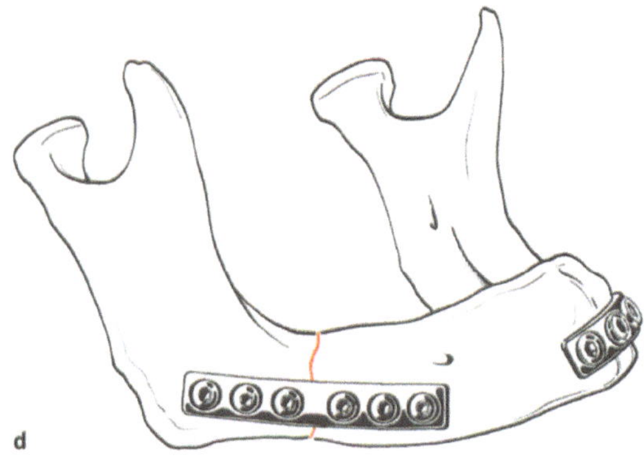

Abb. 263. **a** Devaskularisationsbegrenzung durch 2 getrennte Zugänge: submental und subangulär; **b** Beginn bei der Trümmerfraktur mit Zugschraubenosteosynthese und Ergänzung mit einer Sechsloch-DCP; **c** didaktische Skizze; **d** Sechsloch-DCP bei einfacher Querfraktur Kieferwinkel links

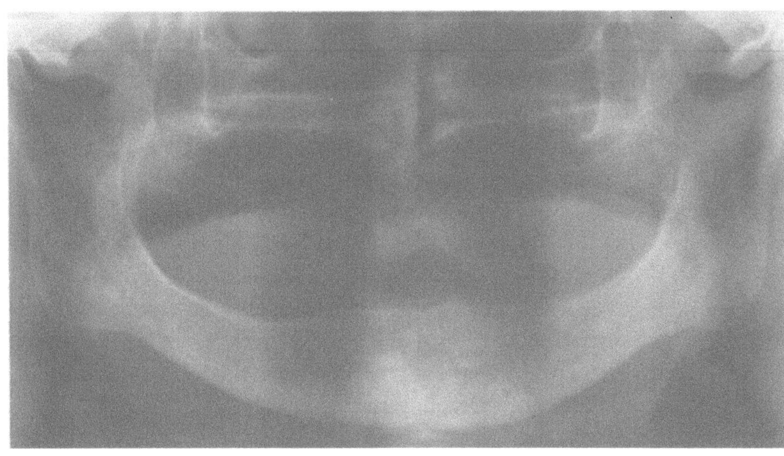

Abb. 264. Status nach Metallentfernung

Trümmerfraktur des Kieferwinkels und des aufsteigenden Astes links
(Abb. 265)

Frakturformel:	$F_3\,L_{4/5}$
Befundkategorie:	$F_3\,W_0$
Schweregrad:	II B

Intraorale Versorgung
Einstellung der Okklusion und intermaxilläre Retention mit Ernst-Ligaturen.

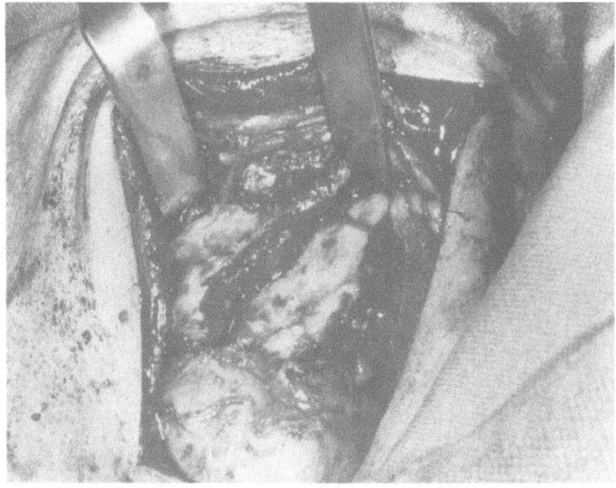

Abb. 265. Operativer Teilaspekt der Trümmerfraktur

Extraorale Versorgung (Abb. 266)

Das größte Fragment des fragmentierten artikulären Segments wird als
erstes an das mandibuläre Hauptfragment mit einer Zweiloch-DCP fixiert,
und zwar unter Nutzung des maximalen Spannweges auf beiden Seiten
(*0,8 mm + 0,8 mm*), denn die anatomisch exakte Adaptation der Bruchrän-
der gelingt instrumentell nicht ganz. Dieses Fragment bildet die stabile
Basis für die Fixation des Processus articularis (kleine Zweilochplatte). Als
solche muß sie noch basal mit einer Stabilisationsplatte abgestützt werden.
Anstelle der Fünfloch-DCP könnte vorteilhaft auch eine Rekonstruktionsplatte gewählt werden. Im Bereich der Kieferwinkeltrümmerzone sind 2
Löcher frei gelassen. Die Schrauben 1, 2 und 3 verbinden belastungsstabil
das artikuläre Segment mit dem Hauptfragment (s. Abb. 266 b).

Den Status nach Metallentfernung zeigt die Abb. 267.

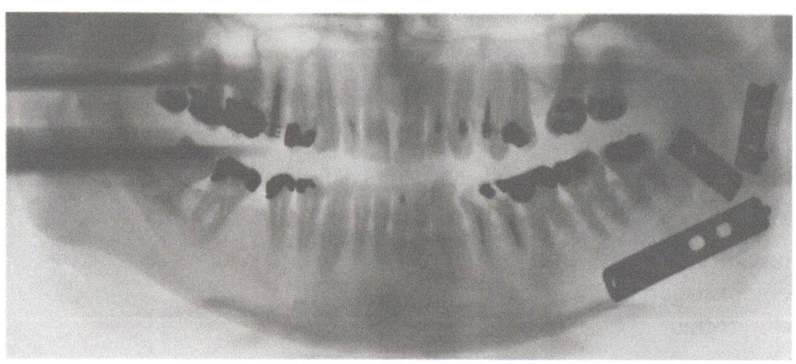

a

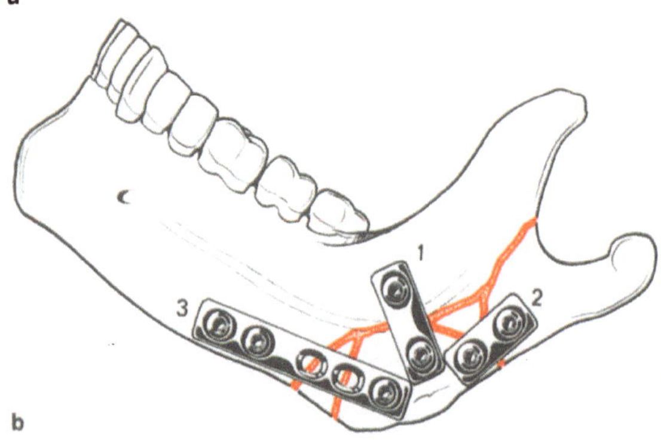

b

Abb. 266. **a** Gesamtaspekt der Osteosynthese; **b** Aufbau
der Osteosynthese. Beginn mit der Zweiloch-DCP (großer
Lochabstand: *1)* und Zweilochplatte (kleiner Lochabstand:
2). Zusätzliche basale Abstützung mit Fünflochplatte *(3)*

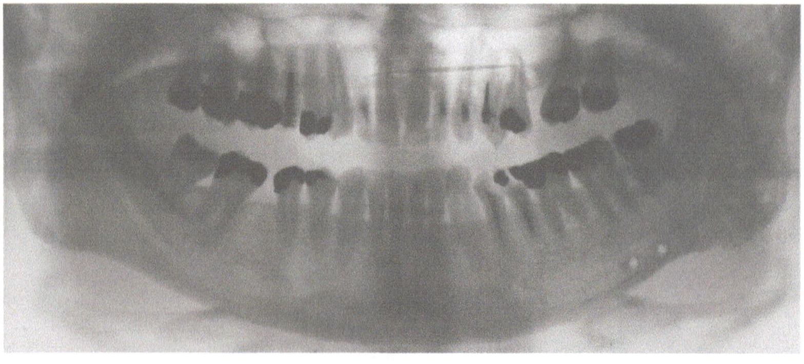

Abb. 267. Status nach
Metallentfernung

6 Offene Frakturen

6.1 Begriffsbestimmung

Merkmal der offenen Fraktur ist die parafrakturell offene Weichteilverletzung mit der Implikation potentieller Knocheninfektion. Der Begriff
„offen" bedeutet in vielen Fällen, daß neben einer kritischen Kontamination eine Beeinträchtigung der Vaskularität infolge des Weichteilschadens
besteht.

6.2 Klassifikation

Schweregraddefinition
Bei der offenen Fraktur unterscheiden wir die Schweregrade
III und IV (s. auch S. 159).

Schweregrad III: intraoral offene Einfach- oder Mehrfachfraktur $(W_1 F_1 / F_2)$,
extraoral offene Einfach- oder Mehrfachfraktur $(W_2 F_1 / F_2)$,
extra-intraoral offene Einfach- oder
Mehrfachfraktur $(W_3 F_1 / F_2)$;

Schweregrad IV: intraoral offene Trümmerfraktur $(W_1 F_3)$,
extraoral offene Trümmerfraktur $(W_2 F_3)$,
intra-extraoral offene Trümmerfraktur $(W_3 F_3)$.

Zusammenfassung

Kategorie		Gruppierung in Schweregrad
W_1 / W_2	F_1 / F_2	III A
W_3	F_1 / F_2	III B
W_1 / W_2	F_3	IV A
W_3	F_3	IV B

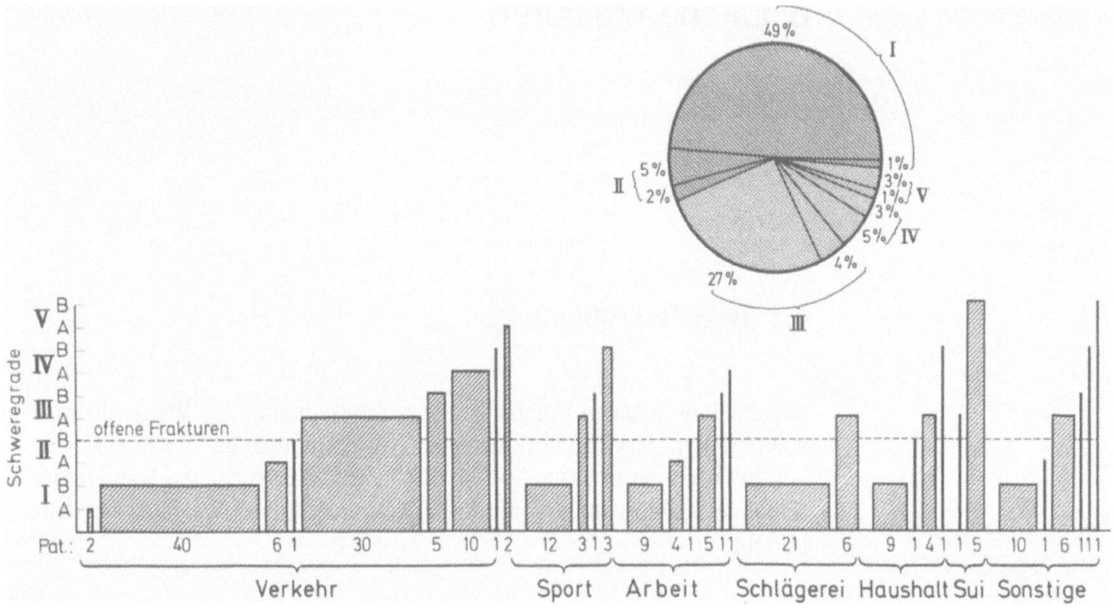

Graphik 9. Kollektiv von 205 Unterkieferfrakturen (Philps, 1986), aufgeteilt in geschlossene: IA - IIB (57%) und offene: IIIA - VB (43%) Frakturen und geordnet nach Unfallursachen

6.3 Statistik

Der Anteil der offenen Frakturen ist nur wenig geringer als derjenige der geschlossenen. Unser Krankengut z. B. enthält von 1976 bis 1982 205 Fälle, von denen 87 als offene und 118 als geschlossene Frakturen behandelt wurden. Die offenen wiesen in 35 Fällen die Evidenz oraler Schleimhautwunden auf; 33 Fälle hatten außen (extraoral) Weichteilwunden, und der Rest hatte 14 perforierende (intra-extraorale) Weichteilverletzungen und 5 Weichteildefekte (Graphik 9).

6.4 Wundbehandlung und Schienung als Vorbereitung für die Osteosynthese

6.4.1 Klinische Erstbehandlung

Bei der Notfallaufnahme stehen lebenserhaltende Sofortmaßnahmen im Vordergrund, wenn die offene Fraktur Teil eines Polytraumas sein sollte. Nach Stabilisierung des Allgemeinzustands erfolgt die spezielle Diagnostik. Zu diesem Zweck darf der am Unfallort angelegte Notverband keinesfalls entfernt werden. Nur etwa 1/3 der offenen Frakturen ist zum Zeitpunkt der Krankenhausaufnahme kontaminiert. Aus diesem Grunde erfolgt die klinische und radiologische Untersuchung mit Mundschutz und sterilen Handschuhen.

6.4.2 Operationsvorbereitung

Erst im Operationsvorbereitungsraum wird der Notverband entfernt und die Wunde unter aseptischen Bedingungen besichtigt. Unter Einbeziehung der Röntgenbilder beurteilt der Operateur die Verletzung und plant die Operation.

Die Reinigung des Operationsgebiets geschieht von innen nach außen. Die Mundhöhle und vorhandene Schleimhautwunden werden sorgsam gesprayt, und zwar der Reihe nach mit H_2O_2-, Betadine- oder Lavasept- und Ringer-Lösung. Die extraorale Reinigung erfolgt nach dem gleichen Schema, nur daß verschmutzte Wundpartien und Knochenfragmente unter ständigem Spülen mit Ringer-Lösung zusätzlich abgebürstet oder durch Desogenspray mechanisch gereinigt werden. Nach Desinfektion der Haut werden Kopf und Hals steril zugedeckt. Erst dann kommt der Verletzte in den Operationssaal.

6.4.3 Intraorale Wundversorgung und Schienung

Die Versorgung erfolgt *von innen nach außen.* Nur die *oralen* (Rachen, Zunge, Mundboden) und nicht die *vestibulär* gelegenen Schleimhautwunden werden genäht. Dies erleichtert die okklusale Reposition und Schienung und den späteren restlichen Schleimhautverschluß. (Vorher gelegte Nähte im Vestibulum können beim Schienen hinderlich sein und leicht aufgerissen werden.) Die Begradigung der Wundränder ist selten erforderlich.

Nachdem die Fragmente gegebenenfalls von abgebrochenen und luxierten Zähnen befreit und im Bruchspalt stehende Zähne entfernt worden sind, *erfolgt die Schienung unter sterilen Kautelen.* Bei Mehrfach- oder Trümmerfrakturen empfiehlt es sich, geteilte Schienen fragmentweise anzulegen, die dann nach hergestellter Okklusion und intermaxillärer Fixation mit überbrückenden Drahtschlaufen und selbsthärtendem Kunststoff vereinigt werden. Jetzt erst werden die vestibulär gelegenen Schleimhautwunden genäht.

6.4.4 Extraorale Wundbehandlung und Débridement

Als erstes wird nach Fremdkörpern und devitalisierten Wundpartien gesucht. Das devitale Gewebe ist zyanotisch und zeigt keine kapillare Blutung. Es handelt sich gelegentlich um kontusioniertes Fettgewebe, das exzidiert werden muß, um den Bakterien den Nährboden zu entziehen. Die Kutis ist seltener betroffen. Meist kommt bei ihr nur eine Begradigung stark ausgezackter Ränder in Frage. Nicht selten ist es aber notwendig, die Wunde entsprechend der Fraktursituation zu erweitern. Es müssen also schon vor Operationsbeginn Zugang, Schnittführung und günstigste Lage eines Metallimplantats bedacht werden.

Verschmutzter Knochen wird angefrischt. Fremdkörpereinsprengungen in den Knochen werden mit dem Löffel oder Lüer entfernt. Freie Kortikalisfragmente oder kleine, weniger als 1 cm große, nicht gestielte Bruchstücke, die meist vom Unterrand des Kiefers stammen, sind vorsorglich zu

entfernen. Eine feste, unumstößliche Regel kann es hier nicht geben, denn
zu große Defekte sollten beim Débridement nicht entstehen, es sei denn bei
sichtbar verschmutzter Trümmerzone. Das ist die einzige Situation, bei der
eine primäre Spongiosaplastik angezeigt ist. Avaskuläre Knochenstücke,
die der Größe eines Segments entsprechen, werden hingegen zur Gewähr-
leistung des Fragmentkontakts reponiert oder replantiert. Während und
nach dem Débridement spülen wir ständig mit warmer Ringer-Lösung. Für
die nun folgende Osteosynthese wird völlig neu abgedeckt.

6.5 Osteosynthese der offenen Fraktur

Nach den Erfahrungen der AO stellt die funktionsstabile Osteosynthese
nach erfolgtem Débridement die beste Infektprophylaxe dar; deshalb soll
die definitive Versorgung der offenen Frakturen grundsätzlich innerhalb
der 6- bis 8-h-Grenze erfolgen, sofern keine allgemeine Gegenindikation
besteht.

Auch für den Unterkiefer gilt, daß Vaskularität die biologische und Sta-
bilität die mechanische Grundlage für eine ungestörte Frakturheilung sind.
*Je stärker die Knochenvaskularität durch Fragmentation und parossale
Weichteilablederung beeinträchtigt ist, desto größere Bedeutung kommt der
Stabilität zu.*

6.5.1 Indikation der Plattenosteosynthese

Die Plattenosteosynthese ist an 2 Grundbedingungen geknüpft:

1) Die Applikation der Platte darf nicht mit einer übermäßigen Weichteilablösung einhergehen. Die damit verbundene Devastierung wäre eine
   iatrogene Schädigung.
2) Es muß eine präoperative Planung in bezug auf die richtige Wahl der
   Plattenart und -länge erfolgen.

Beide Bedingungen stützen sich auf Erfahrungen, wonach die Hauptursa-
chen für eine Heilungsstörung falsche Indikationsstellung, intraoperative
Gewebeschädigung, insuffiziente Weichteilbehandlung und mangelhafte
Osteosynthesetechnik sind.

Ad 1:
Die Devastierung des Knochens läßt sich am besten durch die konsequente
Beibehaltung des Prinzips der intra-extraoralen Versorgung vermeiden
(s. S. 169). Durch den extraoralen Zugang beschränkt sich die Denudierung
auf den seitlichen Teil der Kieferbasis, während der orale Teil intakt bleibt.
Die streng baseoparietale Freilegung erlaubt dann auch eine genügende
Erweiterung nach distal und mesial. Das ist wichtig für die Qualität der
Osteosynthese, denn sowohl das Repositionsergebnis wie die richtige Wahl
und Anpassung der Platte sind davon abhängig.

Ad 2:
Die chirurgische Diszipliniertheit verlangt grundsätzlich, vor der Operation die Fraktur zu klassifizieren. Bei den offenen Frakturen mit Schweregrad III ist bei den F_1-Kategorien (Einfachfraktur) die EDCP neben der DCP angezeigt.

Hingegen sind die F_2-Kategorien (Mehrfachfraktur) vorzugsweise mit der Rekonstruktionsplatte zu versorgen, besonders bei Reihenfrakturen oder wenn das mittlere Fragment so groß ist, daß eine Platte von der Länge einer Kieferhälfte erforderlich ist, um mesial wie distal eine Vierschraubenverankerung zu gewährleisten. Auch ist häufig bei Mitbeteiligung des Kieferwinkels die Rekonstruktionsplatte angezeigt.

Bei den Verletzungen des Schweregrades IV ist die Trümmerzone (F_3) (Trümmerfraktur) kennzeichnend, die nur mit einer genügend langen Rekonstruktionsplatte abgestützt werden kann (Vierschraubenregel).

Ist bei kleineren, devitalen Fragmenten deren Entfernung angezeigt, ist die Rekonstruktionsplatte als Defektüberbrückung ebenfalls das Mittel der Wahl, gleichgültig ob mit oder ohne Osteoplastik.

6.5.2 Indikation des Fixateur externe

Müssen beim Polytraumatisierten mit Frakturen des Schweregrades III und IV Notoperationen (Dringlichkeitsstufe I nach Wolff 1978), z. B. wegen intrakranieller oder intraabdomineller Blutungen durchgeführt werden, so kann bei Normalisierung der Kreislauflage die ohnehin vorzunehmende Notfallversorgung am Unterkiefer genützt werden, gleich einen Fixateur externe als definitive Versorgung anzulegen. Durch Wahrnehmung solcher Möglichkeiten ergeben sich Vorteile, wie verbesserte Intensivpflegemöglichkeiten durch Ausschaltung von Schmerz bei Mundöffnung, verminderte Infektionsgefahr durch Stabilität, und v. a. die Vermeidung eines späteren 2. Eingriffs in Narkose (vgl. dazu S. 85 ff.).

6.6 Antibiotikaprophylaxe

„Das Infektionsrisiko ist die Schicksalsfrage der Osteosynthese" (Allgöwer 1971). Die Frage, wie hoch im Einzelfall dieses Risiko ist, läßt sich mit weniger Bestimmtheit sagen. Evident ist, daß der Zeitpunkt der Frühversorgung eine entscheidende Rolle spielt. Philps (1987) hat 87 Fälle offener Unterkieferfrakturen untersucht mit folgendem Ergebnis: Bei 24 Verletzten, die innerhalb der 12-h-Grenze operiert wurden, trat *eine* Infektion auf. Das 2. Kollektiv (32 Fälle), das erst nach der 12. Stunde des 1. posttraumatischen Tages versorgt wurde, wies 2 Infektionen auf. Inwieweit diese Infektionen zu manifesten Knocheninfekten führen, ist die nächste Frage. Gesamthaft traten bei den 87 offenen Frakturen, die erst mit der Metallentfernung als abgeschlossen für die Studie galten, 3 ausgeheilte Frühabszesse, 4 Spätabszesse (von denen ein Fall erst 30 Tage nach dem Unfall versorgt wurde) und eine Pseudarthrose auf.

Etwa die Hälfte der beobachteten postoperativen Infektionen heilt nach 1- bis 2 wöchiger Spülbehandlung völlig aus. Die andere Hälfte entwickelt eine fortschreitende Osteitis, die sich erst nach Metallentfernung und Curettage sanieren läßt (s. S. 141 ff). Bei der einen Hälfte bestimmt mehr die Stabilität, bei der anderen mehr die Instabilität den typischen Verlauf. Dabei ist klar, daß die Stabilität nur *ein* die Heilung der offenen Fraktur begünstigender Faktor ist. Nicht weniger wichtig ist die Durchblutung. Ihre Bedeutung kommt in dem Leitsatz zum Ausdruck, daß „bei guten Weichteilen das Knochenproblem meist kein Problem ist" (Allgöwer 1971).

Das stimmt für die Extremitätenchirurgie. Bei der Osteosynthese am Unterkiefer ist das „Weichteilproblem" weniger aktuell. Selbst bei ausgedehnten perforierenden Weichteilverletzungen sind die Nekrosen am Rand und in der Tiefe der Wunde relativ gering, so daß sie wenig Auswirkung auf den Erfolg oder Mißerfolg der Osteosynthese haben. Wenn bei einer geschlossenen Unterkieferfraktur die Osteosynthese erfolglos verläuft, dann liegt die Ursache in der mangelhaften Asepsis, im traumatisierenden Operieren (Devaskularisation von Knochen und Zerrung des Weichteilgewebes) und in der Mißachtung biomechanischer Gesetze. Durch hohes Maß an Verantwortungsbewußtsein, Erfahrung und an technischer Ausrüstung können Fehlleistungen solcher Art ausgeschaltet werden.

Bei der offenen Fraktur ist das Infektionsrisiko implizit vorhanden. Hier stellt sich eindeutig die Indikation für eine Antibiotikaprophylaxe. Noch vor kurzer Zeit herrschte die Meinung vor, daß prophylaktisch behandelte Patienten mehr infektiöse Komplikationen aufweisen und daß wegen der Gefahr der Selektion und Züchtung von resistenten Keimen einer Art „Umweltverschmutzung" (Gruber 1983) Vorschub geleistet werde. Diese Auffassung besteht zu Recht, wenn erst *nach* der Operation Antibiotika verabreicht werden und dadurch die bekannte Tatsache der Reproduktionsfähigkeit der Erreger ignoriert wird.

Gruber führt in diesem Zusammenhang folgendes Beispiel an: Wenn 8 Keime zum Zeitpunkt X in eine Wunde gelangen, befinden sich 4 h später darin 282 144 und nach weiteren 5 h 1 073 741 824 Keime. Deshalb ist eine postoperative Antibiotikaprophylaxe wertlos. Diese grundlegende Erkenntnis basiert auf Burkes Experimenten (Burke 1963), wonach der Zeitpunkt des Prophylaxe*beginns* und die Prophylaxe*dauer* die entscheidenden Faktoren einer Infektionsverhütung sind.

Bei offener Fraktur sind demnach kurz vor der Operation, z. B. während der Narkoseeinleitung oder intraoralen Schienung, Gaben eines Cephalosporinpräparats i. v. zu verabreichen, die alle 2 h *im Laufe des ganzen Operationstages* fortgesetzt werden sollten. Klinische Untersuchungen ergaben, daß bei einer über mehrere Tage dauernden Prophylaxe nicht weniger Infekte zum Ausbruch kamen als bei einer einzigen präoperativen Antibiotikumgabe. Es spricht vieles dafür, daß eine *"single-dose prevention"* nicht weniger wirkt als eine Mehrfachdosis über mehrere Tage („Kurzzeitantibiotikaprophylaxe").

Somit ist es wichtig, daß

1) das Antibiotikum in genügend hoher Menge *bereits vor der Operation* im Blut zirkuliert,
2) während der Operation in Abständen von 2 h weitere Dosen verabreicht werden, v. a. bei Antibiotika mit relativ kurzer Halbwertszeit.

Die intraoperative Fortsetzung der Applikation ist besonders bei offenen Frakturen wichtig, da deren Versorgung in der Regel mehrere Stunden in Anspruch nimmt.

In diesem Kontext ist auch die Prophylaxe bei geschlossenen Kieferfrakturen zu verstehen. Nicht der evtl. vorhandene kryptogene Schleimhautriß rechtfertigt die Prophylaxe (vgl. S. 184), sondern die voraussichtliche Operationsdauer, während der die Bakterien in die Wunde gelangen können und sich dort sehr schnell vermehren. Auch unter diesem Aspekt ist die Notwendigkeit einer präoperativen Osteosyntheseplanung zu sehen. Die nachträgliche Antibotikaverabreichung ist im Grunde genommen sinnlos. Sie erfolgt nicht selten bei einer unvorhergesehenen Operationsverlängerung, die durch „Umsteigen" von einer Plattenapplikation auf eine andere entstanden ist.

Wir kommen zu dem Schluß, daß geschlossene Frakturen grundsätzlich keine Antibiotikaprophylaxe erfordern. Bei Vorliegen besonderer Gründe sind jedoch Ausnahmen angezeigt:

- bei einem Zweiteingriff in einem aseptisch fraglichen Gebiet kurze Zeit nach der Erstoperation;
- bei einer schwierigen Osteosynthese von vermutlich langer Zeitdauer.

6.7 Kasuistik zur Osteosynthese der offenen Frakturen

Der Verletzte hat Anspruch auf Wiedererlangung der vollen körperlichen Integrität. Deshalb ist bei den offenen Frakturen die Frühbehandlung als definitive Versorgung oberster Grundsatz. Extraoral offene Frakturen sind häufig leichter zu versorgen als oral offene mit starker Dislokation.

Außen offene Paramedianfraktur links und Collumfraktur rechts (Abb. 268)

Frakturformel:	$F_1 L_6 / F_1 L_2$
Befundkategorie:	$F_2 W_2$
Schweregrad:	III A

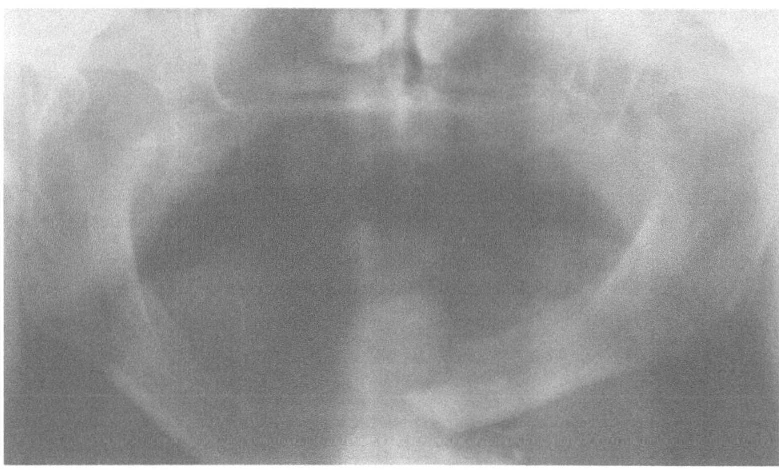

Abb. 268. Stark dislozierte präcanine Fraktur und Collumfraktur rechts

Intraorale Versorgung
Es sind keine Prothesen vorhanden.

Extraorale Versorgung (Abb. 269)
Die vorbestehende Riß-Quetsch-Wunde wird in beiden Richtungen verlängert (S. Abb. 179). Mit der speziellen Repositionskompressionszange erfolgt eine ideale Reposition. Eine Sechsloch-DCP wird unterhalb des Foramen mentale, das durch die Fraktur gespalten ist, appliziert.

Kontrollstatus der Osteosynthese: Wegen der Collumfraktur erfolgt Frühmobilisation mit Monoblock.

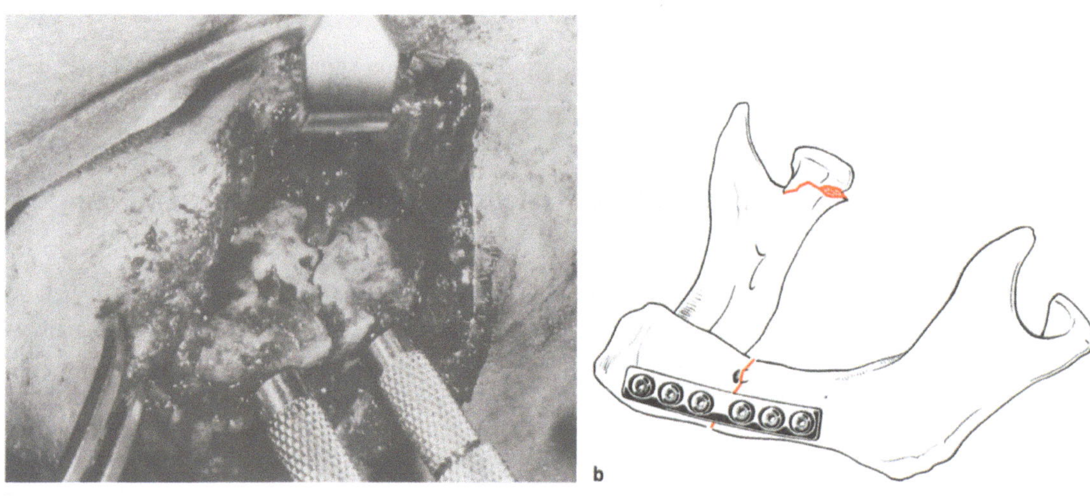

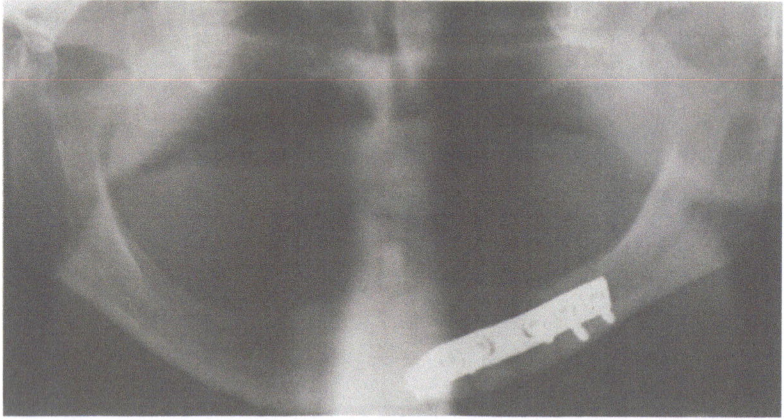

Abb. 269. **a** Reposition der präcaninen Fraktur; **b** applizierte Sechsloch-DCP unterhalb des Foramens; **c** Kontrollstatus der Osteosynthese

Intraoral offene paramediane Trümmerfraktur links und Collumfraktur rechts (Abb. 270)

Frakturformel:	$F_1 L_6 / F_3 L_3 O_1$
Befundkategorie:	$F_3 W_1$
Schweregrad:	IV A

Intraorale Versorgung (Abb. 271)
Wegen des Instabilitäts- und Dislokationsgrades werden geteilte Schienen im Unterkiefer angewendet. Außerdem erfolgt eine Retention der Okklusion mit Hilfe der peralveolar fixierten Oberkieferprothese.

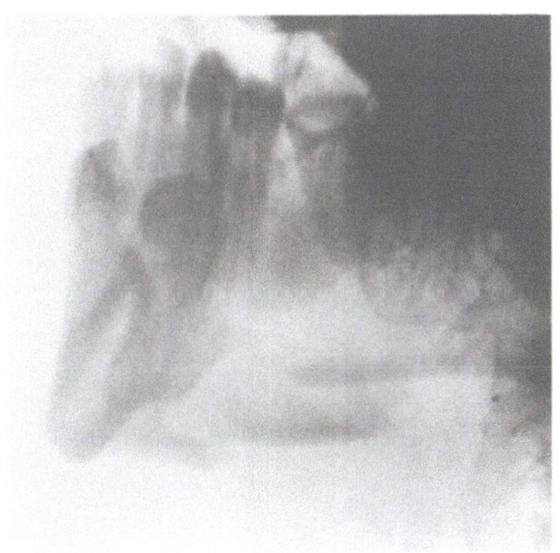

a

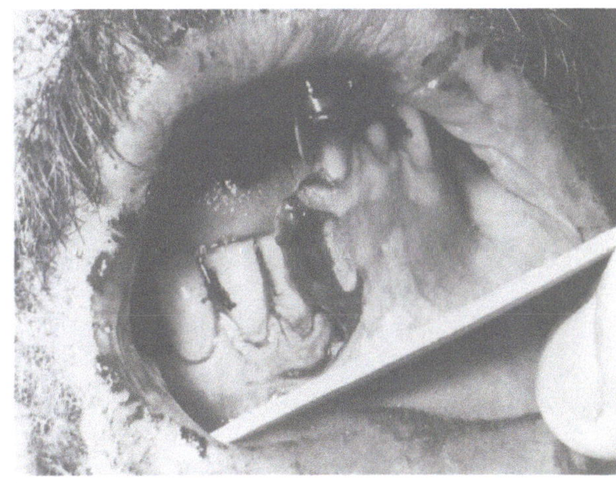

b

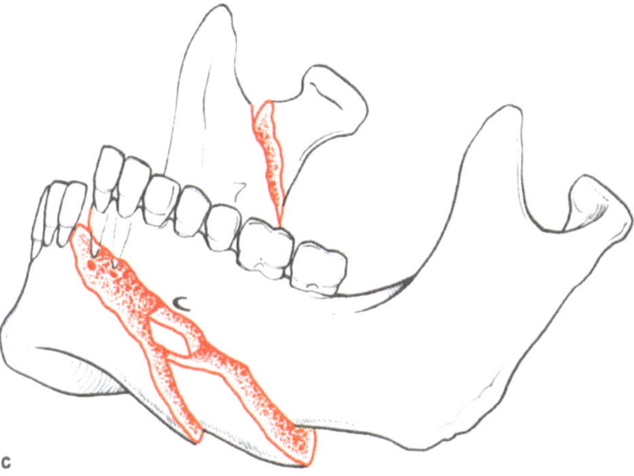

c

Abb. 270. a Aspekt der Trümmerfraktur;
b Aspekt der intraoral offenen Fraktur;
c didaktische Skizze des Gesamtbefundes

Extraorale Versorgung

Das große Zwischenfragment wird an der EDCP-Platte mit einer Zugschraube fixiert und hierdurch sowohl am Abgleiten gehindert als auch aktiv in das Verspannungssystem integriert. Ein Schraubenloch bleibt über dem Frakturspalt frei. Die funktionelle Therapie der Collumfraktur erfolgt nach 2 Wochen.

Die Abb. 272 zeigt den Status nach Metallentfernung.

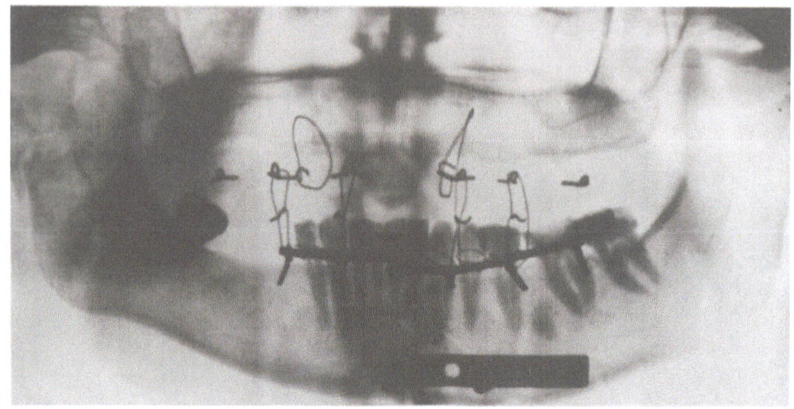

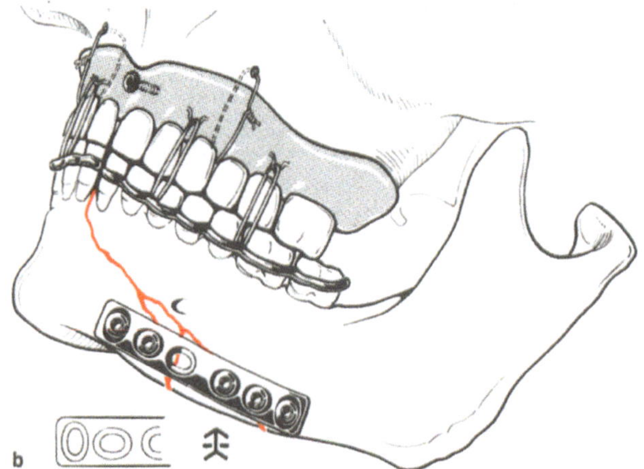

Abb. 271 a, b. Gesamtaspekt der Versorgung: Peralveoläre Fixation einer im Röntgenbild nicht sichtbaren Verbandplatte, geteilte Schiene und Sechsloch-EDCP

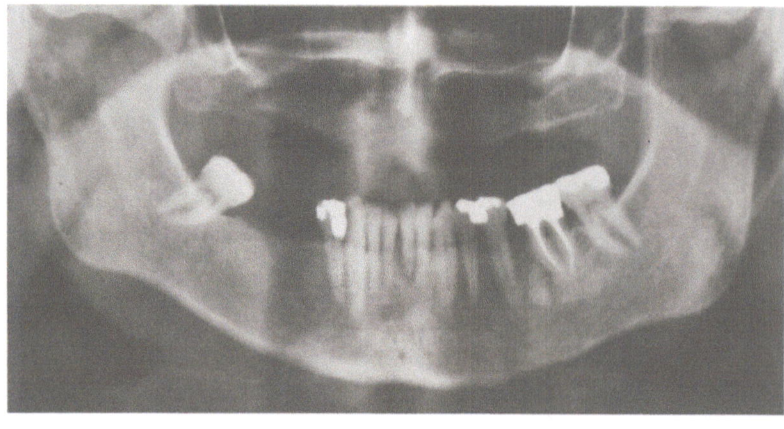

Abb. 272. Status nach Metallentfernung

Extra- und intraoral offene Trümmerfraktur canin rechts und postcanin links mit Wurzelfraktur −5 (Abb. 273)

Frakturformel:	$F_3 L_1 / F_3 L_3$
Befundkategorie:	$F_3 W_3$
Schweregrad:	IV B

Intraorale Versorgung

Der frakturierte und im Bruchspalt befindliche Zahn −5 wird extrahiert. Es erfolgt manuelle Reposition der Fraktur und den Zahnbogen umgreifende Schienung, die beidseits als Zuggurtung wirkt, sowie Retention der Okklusion mit Ernst-Ligaturen.

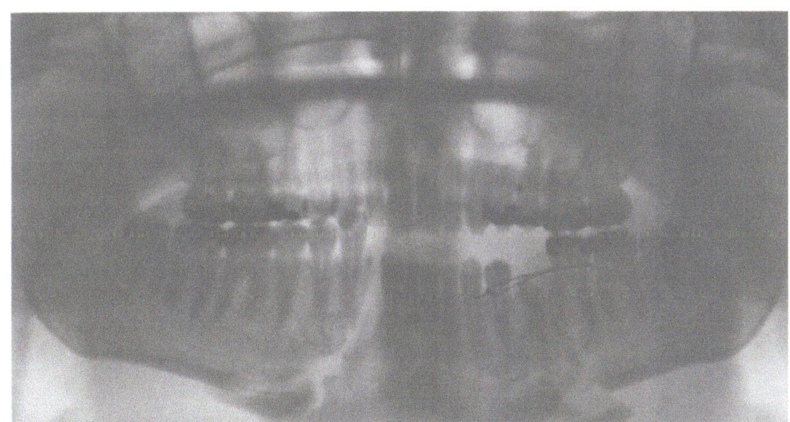

a

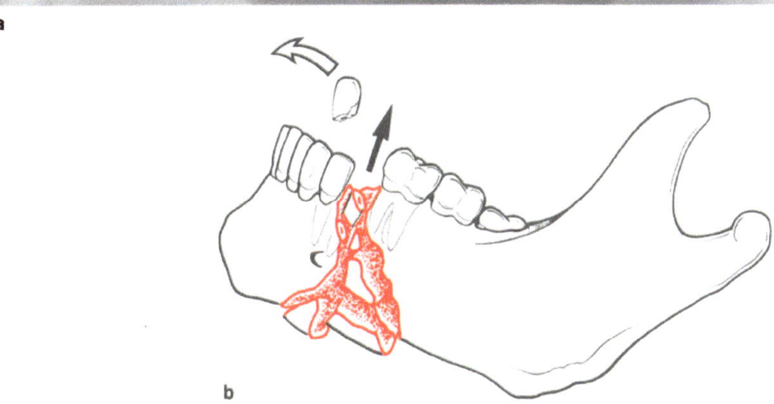

b

Abb. 273. a Trümmerfraktur canin rechts und postcanin links; **b** didaktische Skizze zur linken Seite

Extraorale Versorgung (Abb. 274)

Rechts:

Eine Achtloch-DCP wird als Abstützplatte eingesetzt (kein Kompressionsversuch, um Fehlstellung durch Ineinanderschieben der Fragmente zu vermeiden). In das größte der 3 Kieferrandfragmente wird eine Schraube eingedreht, womit gleichzeitig ein weiteres einen festen Halt bekommt. Der restliche Knochendefekt reduziert sich dann auf ein Minimum, so daß sich eine Spongiosaplastik erübrigt.

Links:

Aufgesplitterte Frakturlinie mit mehreren Kieferrandfragmenten. Der Frakturspalt wird von kleineren Fragmenten und Weichteilen gesäubert. Eine Zehnloch-DCP als Abstützungsplatte überbrückt den Defekt; die 4 mittleren Löcher müssen infolge der ausgedehnten Trümmerzone frei bleiben. Das große Randfragment wird belassen und mit Polytec Nr. 0 an der Platte fixiert.

Die Abb. 275 zeigt den Status nach Metallentfernung.

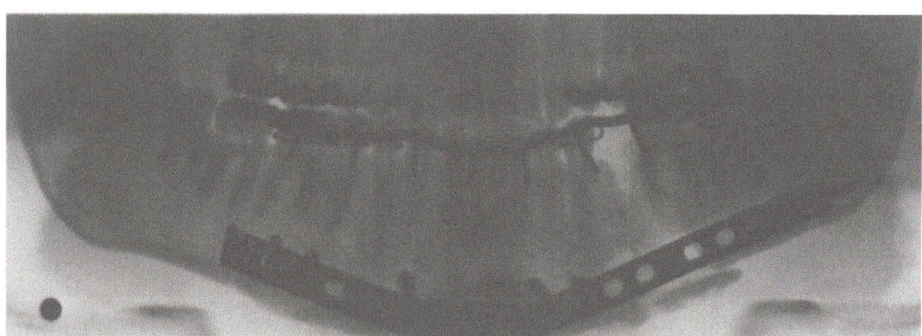

a

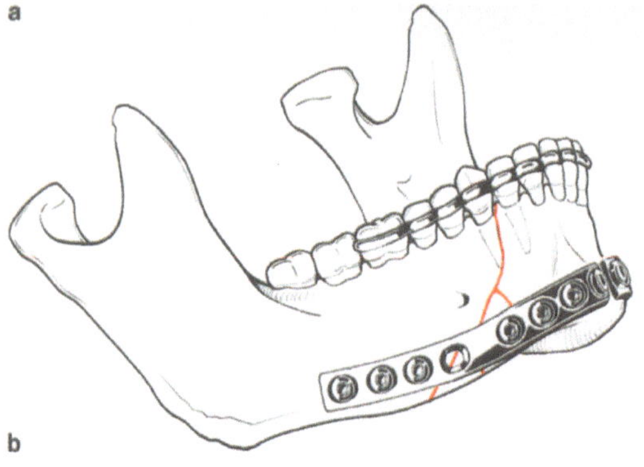

b

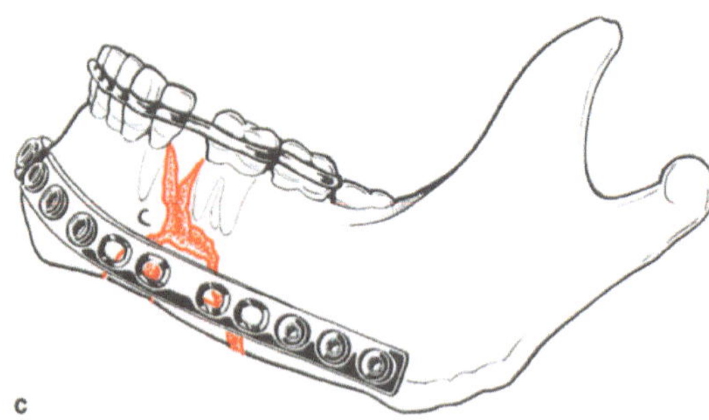

c

Abb. 274. **a** Gesamtaspekt der Versorgung: Zuggurtungsschiene, die gleichzeitig der Retention der reponierten Fragmente dient; rechts Versorgung mit Acht-, links mit Zehnlochplatte (vgl. Text); **b** didaktische Darstellung der rechten Seite; **c** didaktische Darstellung der linken Seite

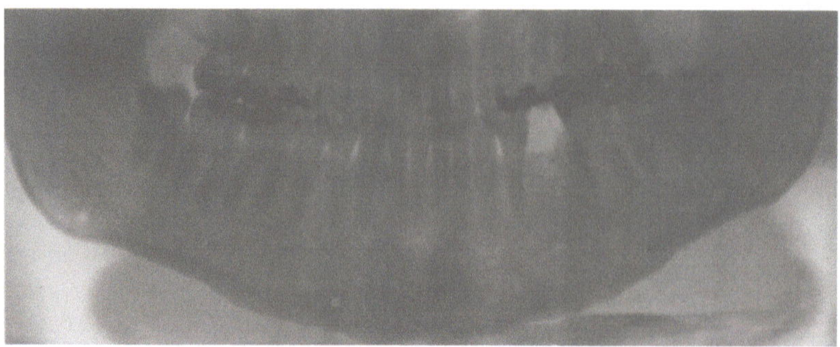

Abb. 275. Status nach Metallentfernung

Extra- und intraoral offene Trümmerfraktur prä- und postcanin links, sowie präanguläre Randfraktur und Collumfraktur rechts (Abb. 276)
(didaktisch skizzierter Aspekt der Trümmerfraktur (Abb. 276b) und didaktisch skizzierter Aspekt der rechten Kieferhälfte (Abb. 276c)

Frakturformel:	$F_1\ L_4\ L_6\ /\ F_3\ L_3$
Befundkategorie:	$F_3\ W_3$
Schweregrad:	IV B

Intraorale Versorgung

Die frakturierten Zähne und der im Bruchspalt befindliche Zahn werden entfernt. Der Zahnbogen wird mit geteilter Schiene unter sorgfältiger Schonung des zahntragenden Fragments wiederhergestellt. Daran schließt sich die eugnathe Retention durch intermaxilläre Fixation an.

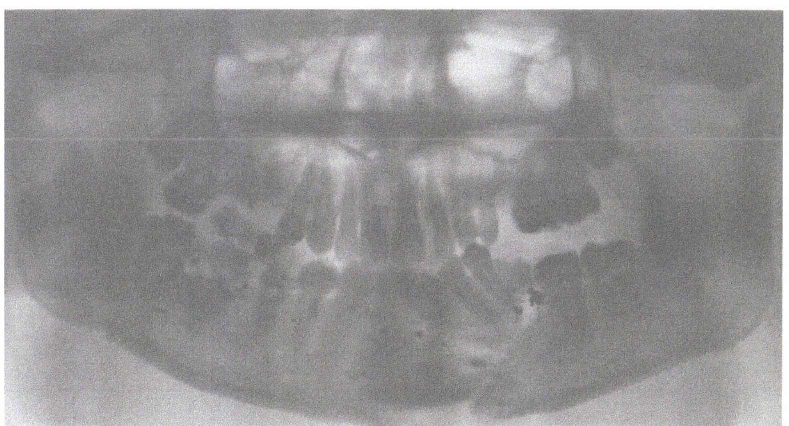

a

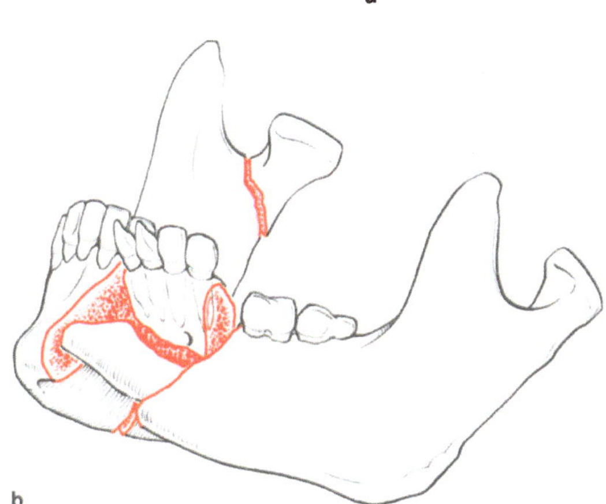

b

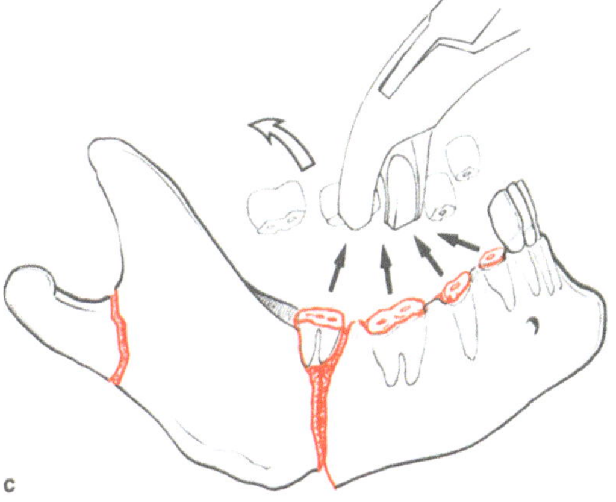

c

Abb. 276. **a** Trümmerfraktur prä- und postcanin links, präanguläre Randfraktur und Collumfraktur rechts; **b** didaktische Skizze der Trümmerfraktur; **c** der rechten Seite

Extraorale Versorgung (Abb. 277)

Rechts:

Zuerst wird die rechte einfachere präanguläre Randfraktur mit Zweiloch-DCP-Zuggurtungsplatte und Sechsloch-DCP als Stabilisationsplatte stabilisiert.

Links:

Das Trümmerfeld im Frontbereich wird mit einer Zwölflochresektionsplatte überbrückt und abgestützt; je 4 Schrauben in den angrenzenden Hauptfragmenten (Vierschraubenregel); 4 Löcher über dem Trümmerdefektbereich bleiben frei. Die teils noch periostgestielten kleineren Fragmente werden belassen, so daß eine Spongiosaplastik nicht zwingend ist. Den Status der Gesamtversorgung zeigt Abb. 277 c.

Der Status nach Metallentfernung (rechts und links Amalgameinsprengungen) ist aus Abb. 278 ersichtlich.

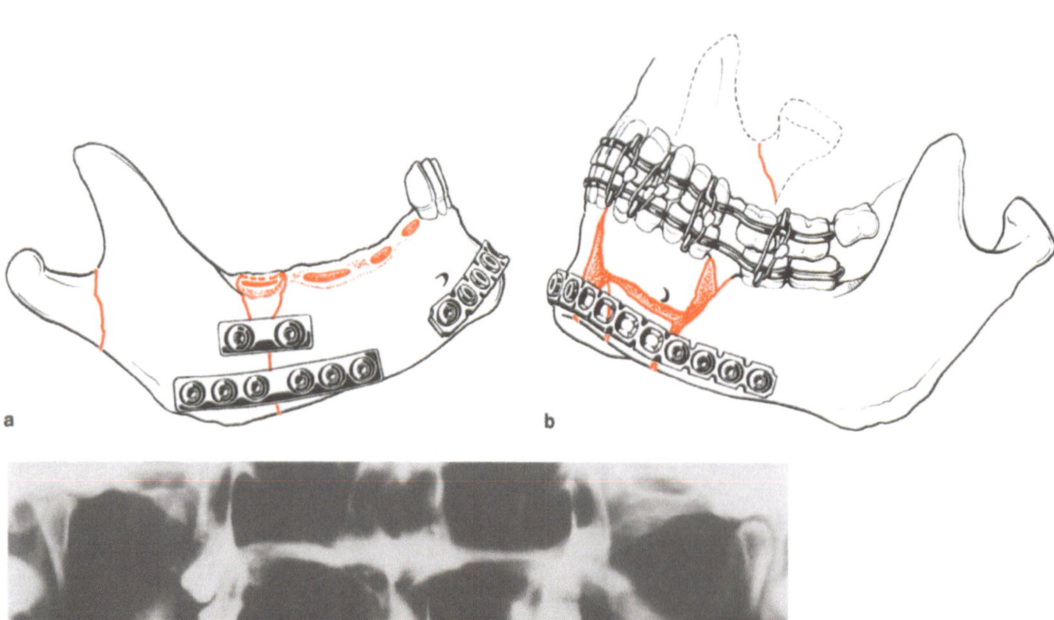

a   b

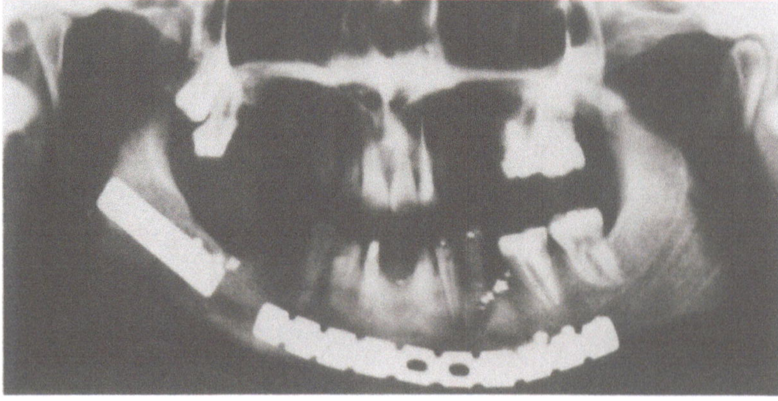

c

Abb. 277. **a** Versorgung der einfachen Fraktur nach dem Verspannungsprinzip; **b** Versorgung der Trümmerfraktur nach intermaxillärer Sicherung der Okklusion mit einer umfassenden Rekonstruktionsplatte; **c** Status der Gesamtversorgung

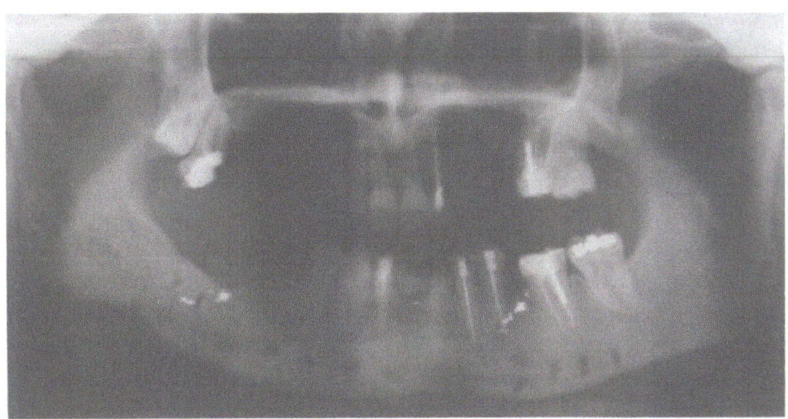

Abb. 278. Status nach Metallentfernung

Frontale intra- und extraoral offene Trümmerdefektfraktur mit Verlust des Alveolarfortsatzes (Abb. 279)

Frakturformel: $F_4 L_1$
Befundkategorie: $F_4 W_3$
Schweregrad: V A

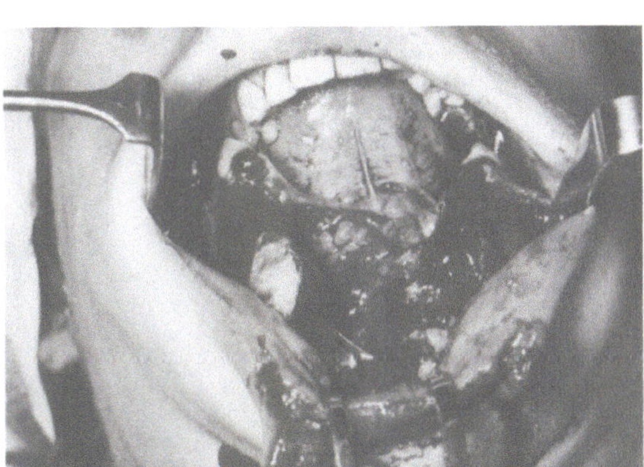

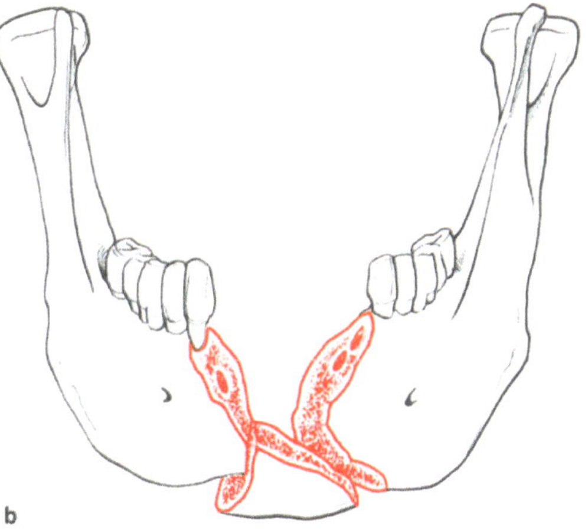

Abb. 279. **a** Intra- und extraorale offene Trümmerdefektfraktur; **b** didaktische Skizze

Intraorale Versorgung

Orthograde Retention der seitlichen Unterkieferstümpfe am Oberkiefer durch Ernst-Ligaturen.

Extraorale Versorgung

Da die Riß-Quetsch-Wunden im seitlichen Vestibulumbereich bis in Molarenhöhe reichen, kann die Osteosynthese von intraoral ohne weitere Eröffnung durchgeführt werden. Die Restfragmente des Alveolarfortsatzes werden wegen der Gefahr der Nekrose, Infektion und Sequestrierung entfernt. Das verbleibende, lingual dislozierte Kinnmittelstück wird reponiert. Es wird aktiv in die Defektüberbrückung einbezogen, indem es an der Vierzehnlochrekonstruktionsplatte mit 3 Schrauben fixiert wird. Wegen des Schleimhautdefekts im Alveolarfortsatzbereich verbietet sich eine primäre Spongiosaplastik (Abb. 280).

Die Abb. 281 zeigt den Status nach Metallentfernung.

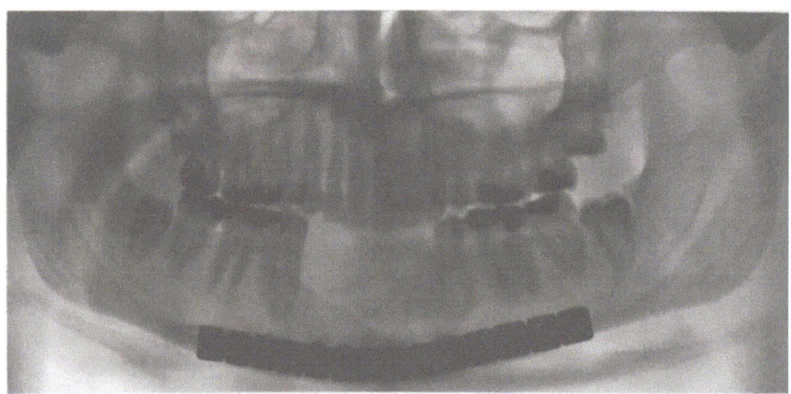

a

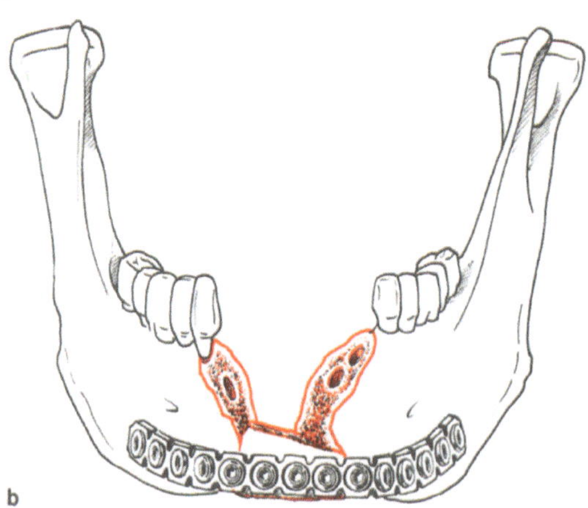

b

Abb. 280. **a** Stabile Abstützung der Defektfraktur mit einer Vierzehnlochrekonstruktionsplatte unter Beachtung der Vierschraubenregel (s. Text); **b** didaktische Skizze

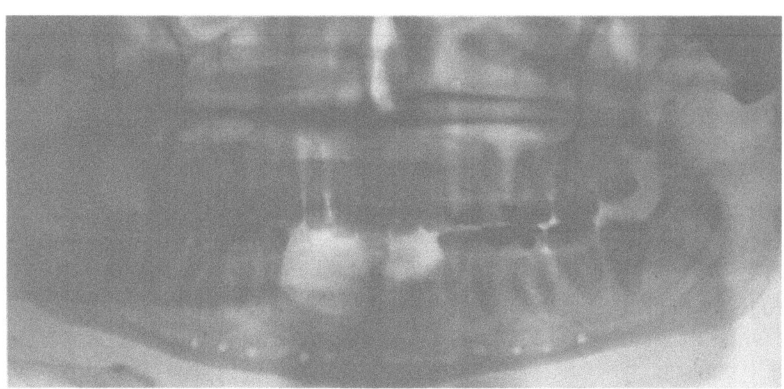

Abb. 281. Status nach Metallentfernung

Intra- und extraoral offene Defektfraktur der Unterkieferfront mit Verlust des Alveolarfortsatzes (Abb. 282)

Frakturformel:	$F_4 L_1$
Befundkategorie:	$F_4 W_3$
Schweregrad:	V A

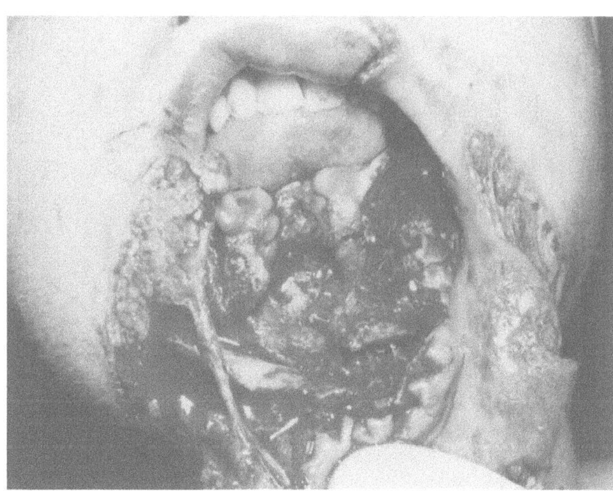

Abb. 282. Intra- und extraorale Defektfraktur

Intraorale Versorgung
Intermaxilläre Fixation der beiden Unterkieferstümpfe mit Ernst-Häkchen, rechts an 4 und links an 3 Restzähnen.

Extraorale Versorgung:

Option I (Abb. 283 a – c)
Von der linken Seite her wird eine Achtloch-DCP unter Fassung des größten Zwischenfragments angebracht; 3 Schraubenlöcher über kleineren Fragmenten bleiben unbesetzt. Von der rechten Seite wird das große Zwischenfragment mit einer Dreiloch-DCP als Zuggurtung und einer Vierloch-DCP befestigt.

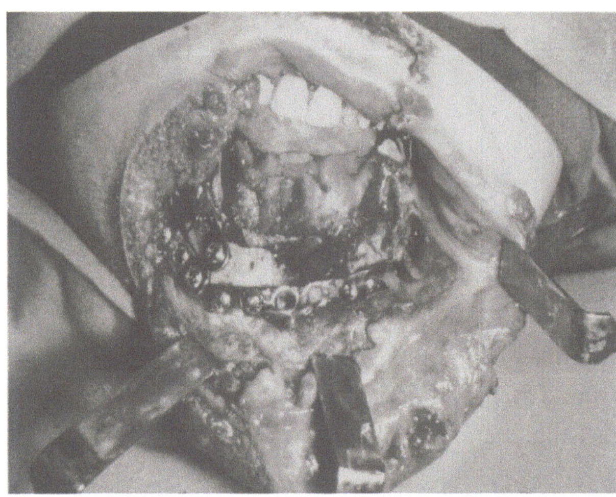

Abb. 283 a. Option I: Osteosynthese mit 3 Einzelplatten. Rechts Zuggurtungs- und Stabilisationsplatte, links Basalplatte; **b, c** didaktische Skizzen

a

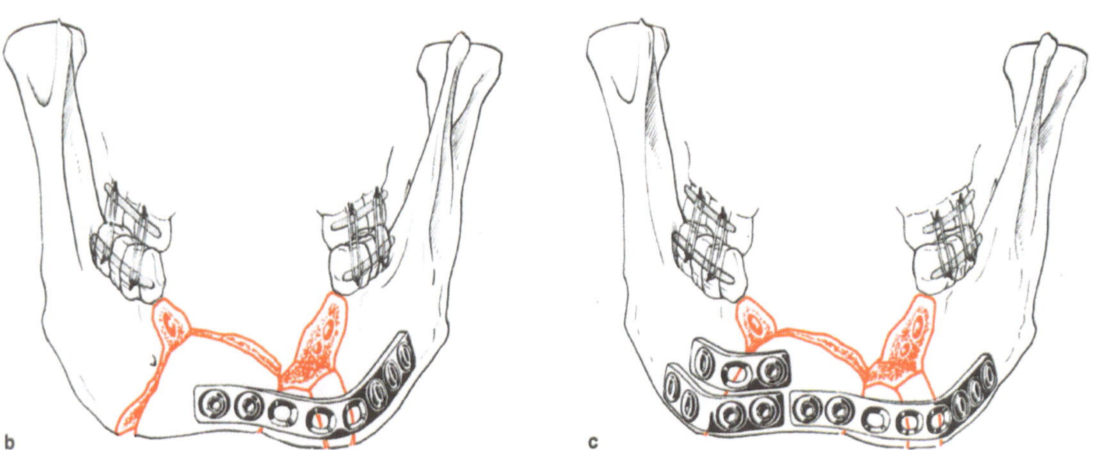

b

c

Option II (Abb. 284)
Vierzehnlochrekonstruktionsplatte zur Überbrückung des gesamten Defekt- und Trümmerfeldes.

1. Korrekturoperation (Abb. 285)
7 Monate später wird die Platte entfernt und eine autologe Osteoplastik durchgeführt. Die Transplantatfixation erfolgt mit einer Achtloch-DCP.

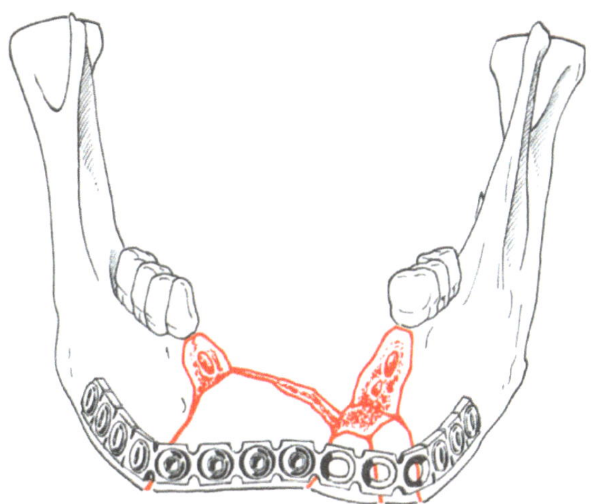

Abb. 284. Option II: Vierzehnlochrekonstruktionsplatte

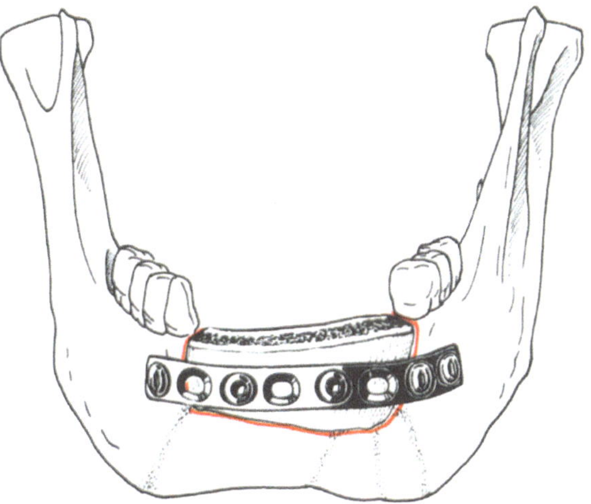

Abb. 285. 1. Korrekturoperation: Aufbau des Alveolarfortsatzes

2. Korrekturoperation (Abb. 286)

Nach 18 weiteren Monaten wird die Platte entfernt. Der transplantierte Knochen dient als Basis für den Einbau eines DCI (Dynamisches Kompressionsimplantat), das zur Verankerung der Prothese und späteren Brücke dient.

Der Status 9 Jahre nach Implantation ist aus Abb. 287 ersichtlich.

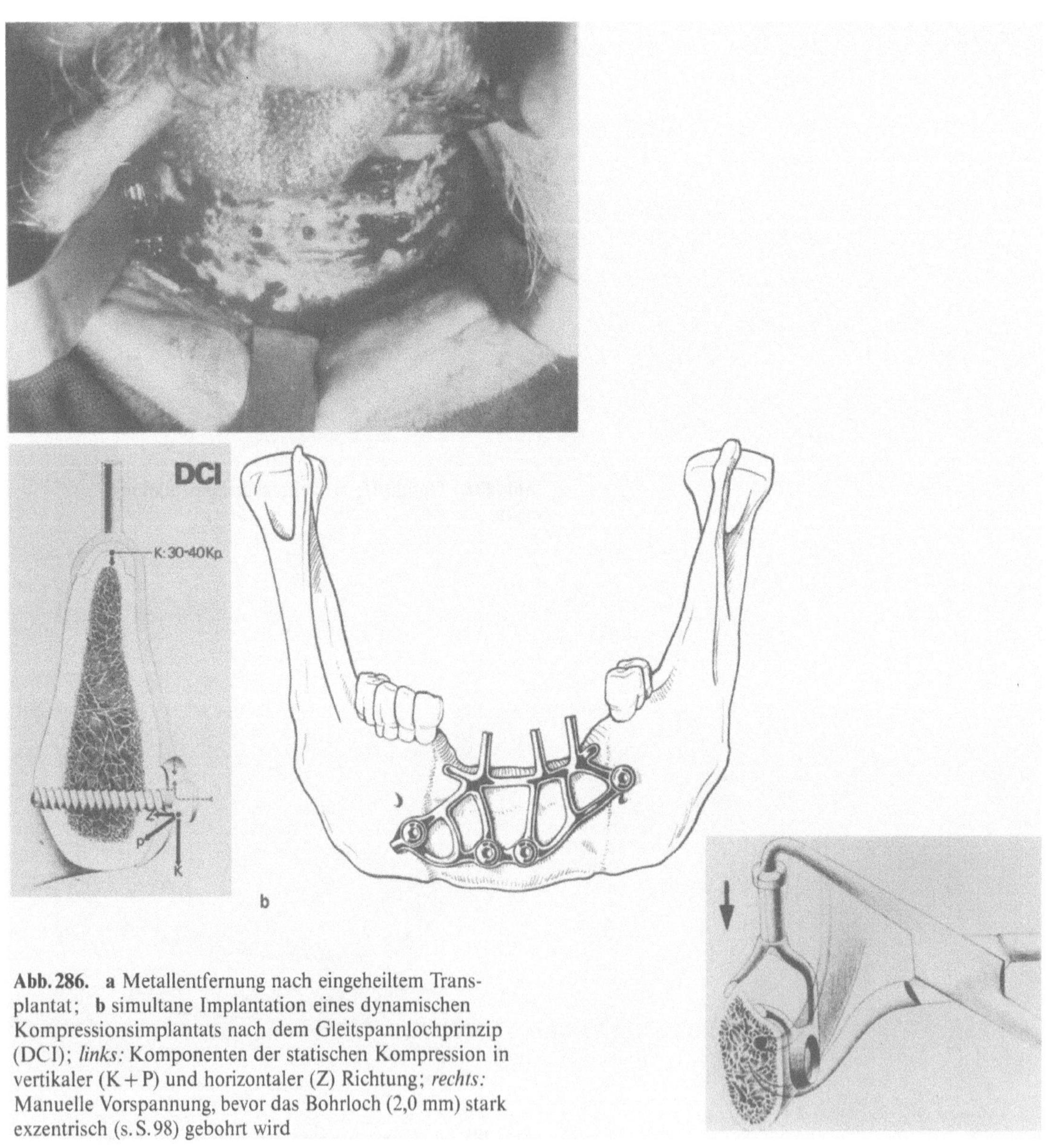

Abb. 286. a Metallentfernung nach eingeheiltem Transplantat; **b** simultane Implantation eines dynamischen Kompressionsimplantats nach dem Gleitspannlochprinzip (DCI); *links:* Komponenten der statischen Kompression in vertikaler (K + P) und horizontaler (Z) Richtung; *rechts:* Manuelle Vorspannung, bevor das Bohrloch (2,0 mm) stark exzentrisch (s. S. 98) gebohrt wird

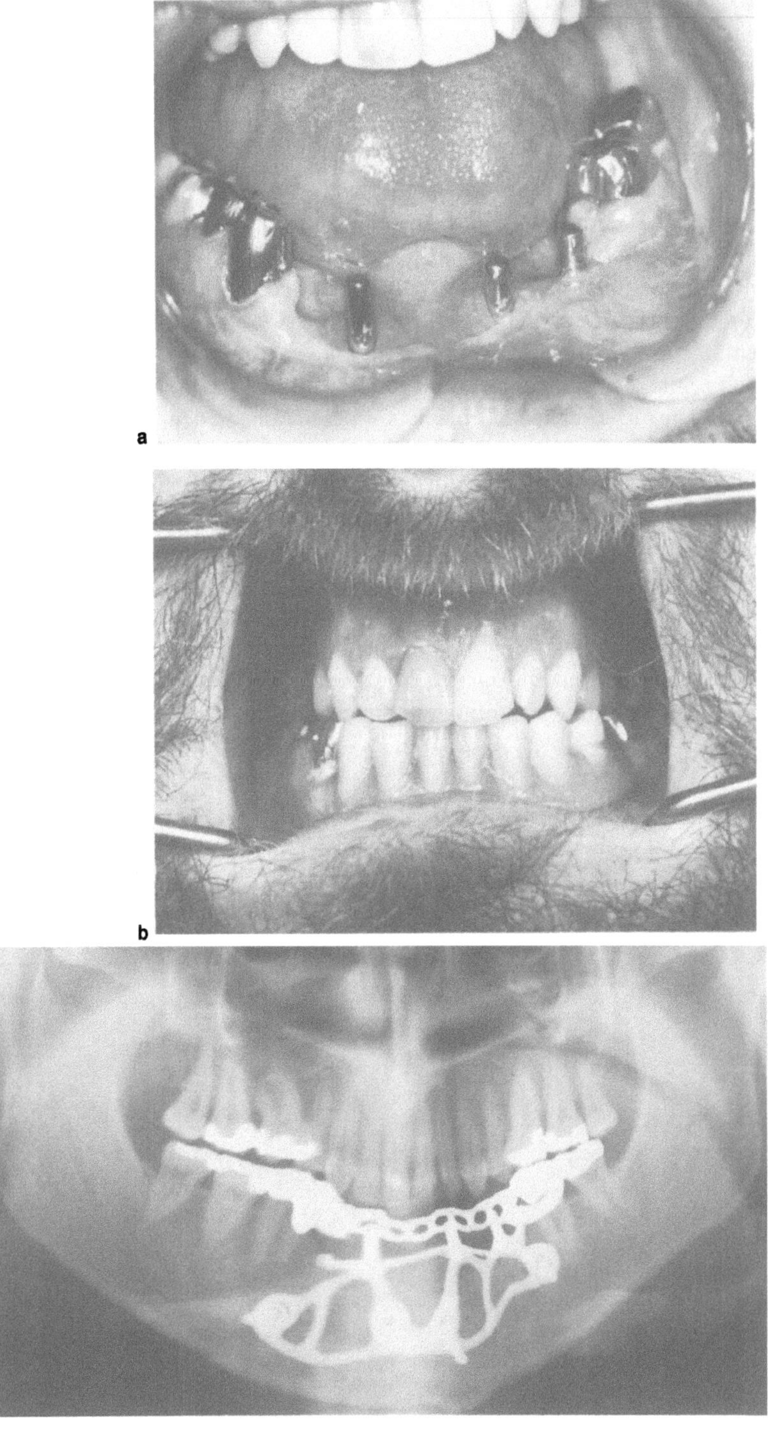

Abb. 287 a–c.   Status 9 Jahre nach Implantation

6.8 Schußfraktur

Von Interesse ist hier die Geschoß- oder Sprengverletzung der Kategorie F$_4$
W$_4$ (Schweregrad V B), die sich aus Defektfraktur und Weichteildefekt
zusammensetzt.

Innerhalb dieser Kategorie gibt es naturgemäß die verschiedensten
Ausmaße des Verlustes an Gesichtsschädelknochen, v.a. wenn bei absolutem oder relativem Nahschuß in suizidaler Absicht die Waffenmündung
unter dem Kinn aufgesetzt wird. Der in der Schweiz häufig verwendete
Karabiner erzeugt, so aufgesetzt, ein typisches Verletzungsmuster, bestehend aus einem breiten Defekt sowohl im Mittelteil des Unterkiefers wie
auch zentral oder lateral im Mittelgesicht (Abb. 288). Häufig geht der
Schuß am Augenschädel vorbei. Denn bei paramedianem bzw. vorderem
submandibulärem Einschuß gleitet das Geschoß eher infratemporal ab, so
daß sich dann die Ausschußverletzung an der Schläfe befindet. Bei diesen
Fällen stellt sich später eine Kieferklemme als Folge des Kaumuskelscha-
dens ein, wenn nicht rechtzeitig eine intensive Frühmobilisation unter Kontrolle stattfindet.

Bei der Erstversorgung sind 2 Dinge wichtig: die Überbrückungsosteosynthese und die Belassung des Weichteil*defekts* in seinem realen Ausmaß.
Ein bloßes Zusammenziehen der Wundränder würde nur zu Wundkontrak-
turen und sekundärer Deformierung noch formintakter Gesichtspartien
führen.

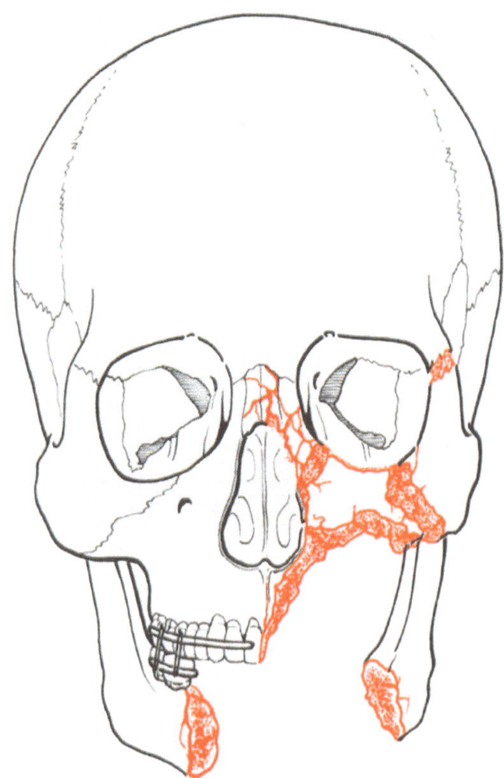

Abb. 288. Verlust des Unterkieferkörpers und von Teilen
der Maxilla, vorderen Orbita und des Nasenbeins bei
submentalem Einschuß (didaktische Skizze nach einem
Röntgenbefund des Falles der Abb. 289 a)

Das Problem der Überbrückung besteht in der Wiederherstellung des formgerechten Unterkieferbogens, der intermaxillären Relation und der Hauptkonturen des Mittelgesichts (Abb. 289). Jeder noch vorhandene Zahn im Unterkiefer mit Antagonisten ist eine wertvolle Hilfe für die orthograde Retention der Kieferstümpfe. Im Fall der Abb. 289 b war ein einziger Zahn richtunggebend für die Formung und Fixation der Überbrückungsplatte und für die spätere Knochentransplantation (Abb. 290).

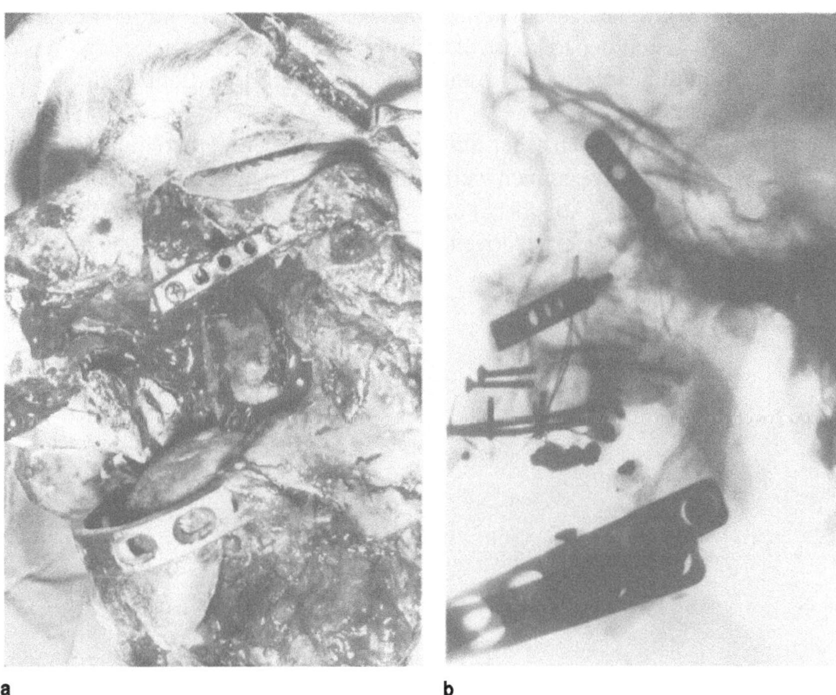

a   b

Abb. 289. **a** Rekonstruktion des Kieferbogens mittels DCP (die Rekonstruktionsplatte befand sich damals, 1971, erst in der Entwicklung); infraorbitale Überbrückung und Fixation des restlichen Jochbeins an das Stirnbein mit je einer DCP. **b** Status der skelettären Versorgung: Alveolarfortsatz zusätzlich mit 2 Zugschrauben fixiert

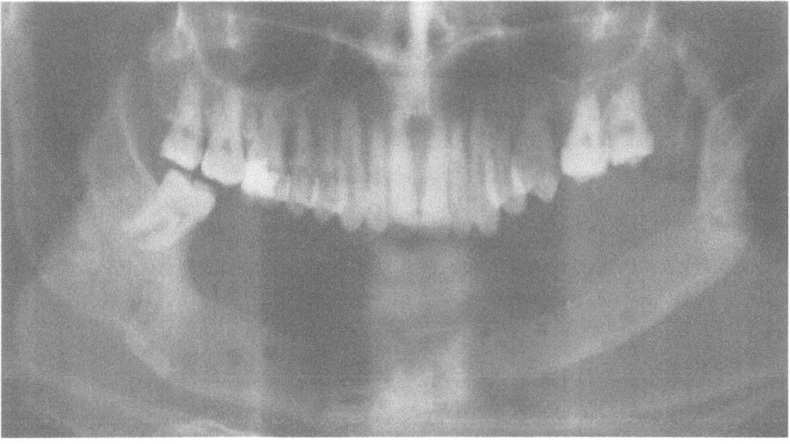

Abb. 290. Autoplastische Knochenüberbrückung des Defekts

Bei Totalverlust des Mandibulakörpers werden vorgeformte Rekonstruktionsplatten verwendet, die es in 3 Größen gibt (vgl. Abb. 137 a-e).

Es ist klar, daß nur bei wiederhergestellter Kontinuität und Form des Unterkiefers der Aufbau der Mundhöhlenwandung und des Gesichts nach Plan erfolgen kann. Ihm dient als Ausgangsbasis am besten das restlich verbliebene Gesicht. (Dessen Deformierung durch primär erfolgtes Zusammenziehen von mobilen Wundpartien zur Defektverkleinerung wäre nur eine Erschwernis der späteren Rekonstruktion gewesen.) Erfahrungsgemäß ist die primäre Überbrückungsosteosynthese zusammen mit der Meshgraft-Abdeckung der Wundflächen die beste Prophylaxe gegen die Kontraktur der Weichteile. Die mit der Rekonstruktionsplatte stabilisierten Kieferstümpfe (Vierschraubenregel als Minimum) können ohne Infektionsgefahr ungedeckt bleiben.

Je nach lokaler und psychischer Situation kann mit der Vorbereitung der Weichteilplastik bald begonnen werden, wie im Fall der Abb. 289 a, bei dem ein Rundstiellappen (Abb. 291 a) und Visierlappen (Abb. 291 b) zur Deckung des restlichen Defekts verwendet wurde (Abb. 292).

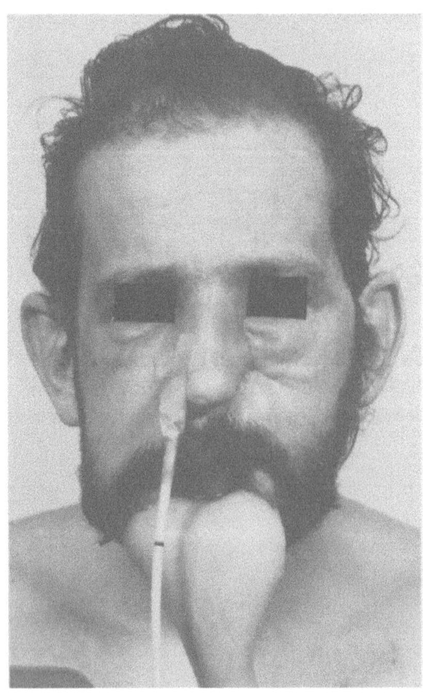 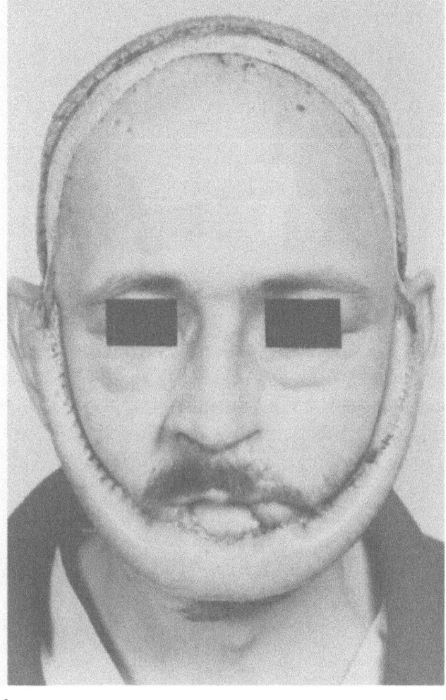

a   b

Abb. 291. **a** Rundstiellappen als Material für die Innenauskleidung der Mundhöhle und Lippenwulstbildung. **b** Visierlappen zur Bildung der Kinnpartie

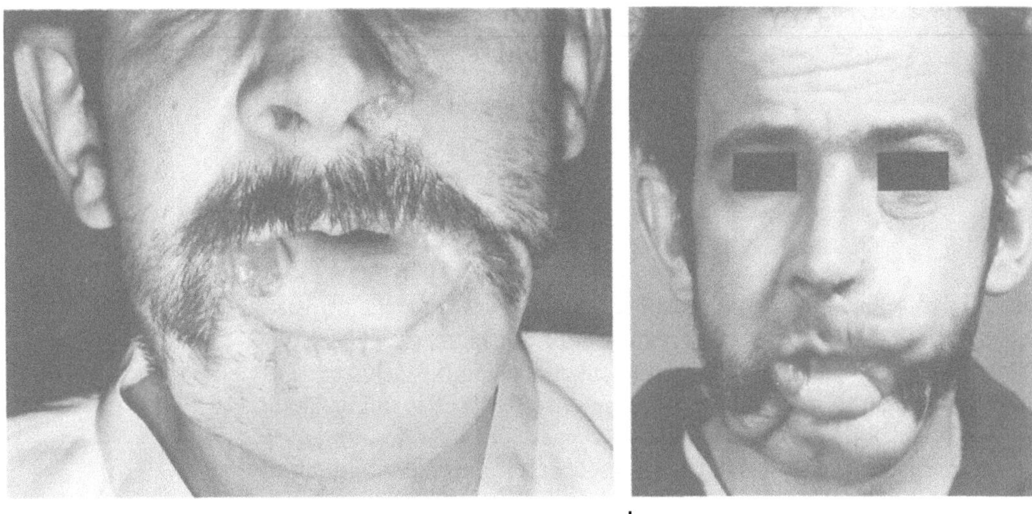

a	b

Abb. 292. **a** Zwischenstadium der Rekonstruktion; **b** Endstadium der Rekonstruktion (Patient hat weitere Korrekturen abgelehnt)

7 Behandlung der kindlichen Unterkieferfraktur

Die funktionsstabile Osteosynthese ist bei Frakturen des kindlichen Unterkiefers kontraindiziert. Durch die Fraktur sind 2 Substrate, die äußerst reaktionsfähig sind, betroffen: das Knochengewebe und die Zahnkeime, deren Schädigung zu irreversiblen Störungen des Wachstums führen kann.

Dem Nachteil der Vulnerabilität des Keimgewebes steht der Vorteil einer enormen Regenerationsfähigkeit gegenüber, die umgekehrt proportional zum Lebensalter ist. Die kindliche Fraktur heilt innerhalb kürzester Zeit, so daß es geradezu ein Kunststück des Therapeuten wäre, die Frakturkonsolidierung zu verhindern. Die Entwicklung einer Pseudarthrose ist praktisch nicht möglich.

So steht therapeutisch das Prinzip des primum nil nocere im Vordergrund. Im allgemeinen ist die konservative Behandlung die richtige. Es empfiehlt sich, folgende Regel zu beachten: Nicht oder gering dislozierte Frakturen, offenen oder geschlossenen Typs, sind zu schienen. Bei richtig eingestellter Okklusion sind Achsenfehlstellungen, Knickungen und Verschiebungen um Mandibulabreite zulässig, wenn die Reposition nicht besser gelingen sollte.

Nur bei älteren Kindern und Adoleszenten ist bei geschlossener Fraktur eine Adaptationsosteosynthese mit Drahtnaht oder Miniplättchen angezeigt, so z.B. bei Trümmerfraktur oder extremer Dislokation, wenn die manuelle Einstellung der Okklusion unmöglich ist.

Bei offener Fraktur bietet sich die Drahtnaht von selbst an. Es handelt sich hier um eine extraoral offene Trümmerfraktur in der Winkel- und Astregion mit Verletzung der Parotis und bukkaler Fazialisäste (Abb. 293 a)

Intraorale Versorgung
Retention der Okklusion durch intermaxilläre Fixation mittels Draht-Palavit-Schienen und Drahtligaturen.

Extraorale Versorgung
Das präaurikuläre Décollement gewährt den direkten Zugang für die Drahtfixation der multiplen Fragmente am Hinterrand sowie an der Collumbasis und Incisura semilunaris (Abb. 293 b). Danach erfolgt die Nerven- und Weichteilversorgung.

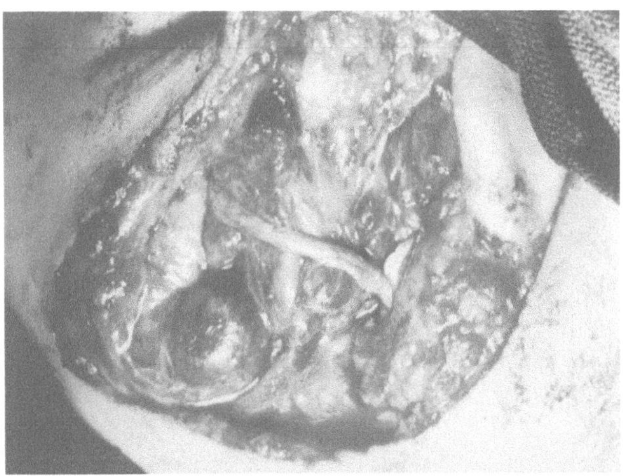

a

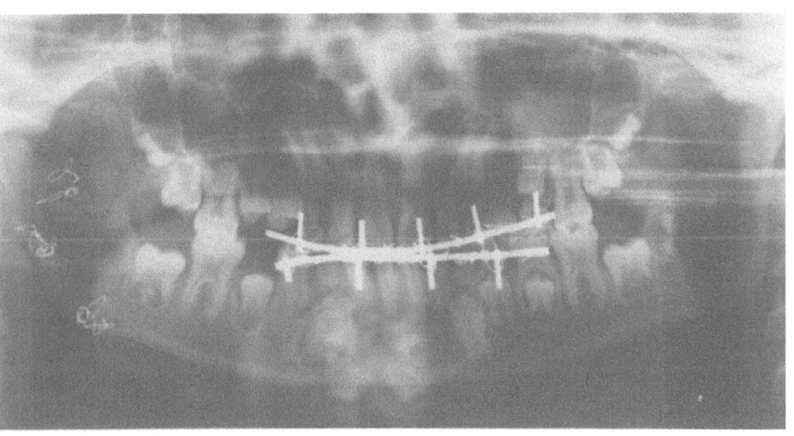

b

Abb. 293. a Décollement in der Parotis- und Kieferwinkelregion. (Der oberflächliche Parotislappen hängt noch an der Haut, während der Fazialisast durchgerissen dalag und mikrochirurgisch wieder vereinigt ist.) **b** Adaptation der Fragmente mit Drahtnähten. (Nach 3 Wochen kann die Ruhigstellung des Kiefers aufgehoben werden, indem die intermaxillären Drahtligaturen gegen lockere Gummizüge ausgetauscht werden)

Teil III

Rekonstruktive Chirurgie

1 Einleitung

Ziel der funktionsstabilen Osteosynthese ist die rasche Wiederherstellung der Form und Funktion. Somit ergeben sich auch auf dem weiten Feld der rekonstruktiven Chirurgie konkrete Anwendungsmöglichkeiten des AO-Prinzips.

Die Pseudarthrose, als Sistierung der örtlichen Osteogenese verstanden, bietet sich in erster Linie dafür an. Die Reaktivierung der Osteogenese erfolgt durch Aufbau von interfragmentärem Druck allein oder in Kombination mit der autologen Spongiosaplastik.

Ein weiteres Anwendungsgebiet stellt die Rekonstruktion des Unterkiefers in der Tumorchirurgie dar. Hier nimmt die funktionsstabile Überbrükkung segmentaler Defekte eine zentrale Stellung ein, und im Zusammenhang mit dieser die Knochentransplantation. Ein wichtiges Ziel dabei ist die initiale Limitierung der Morbidität, so daß die sofortige funktionsstabile Defektüberbrückung in die Resektionsbehandlung zu integrieren ist.

Die mit der Frühmobilisation und direkten Knochenheilung verbundenen Vorteile sind auch in der chirurgischen Orthopädie von größtem Nutzen. Wichtig bei dieser Entwicklung ist die Erfahrung, daß die stabile Fixation den gleichen Stellenwert einnimmt wie die nach Plan durchgeführte Osteotomie.

2 Pseudarthrose

Definition: Pseudarthrose als umfassender Begriff bezeichnet nicht nur das *echte Falschgelenk mit Abdeckelung der Markhöhle*, Knorpelüberzug und einer Pseudofovea articularis, sondern *sämtliche innerhalb von 8 Monaten nicht geheilten Frakturen.*

Beispiel eines echten Falschgelenks ist die intendierte Nearthrosebildung als Ergebnis einer funktionell behandelten Collum- oder Luxationsfraktur des Kiefergelenks.

Die Nichtkonsolidierung innerhalb von 8 Monaten bezeichnen wir als „verzögerte Heilung"; sie entspricht dem Begriff der „non-union".

2.1 Ursachen

Eine Reihe von Faktoren begünstigt die Entstehung der Pseudarthrose; die häufigsten sind Instabilität und Infektion (s.S.5). Es folgen als Ursachen die schlechte Reposition, charakteristisch bei der konservativen Behandlung (Deviationspseudarthrose) und der mangelnde Knochenkontakt bzw. die Knochenlücke (Defektpseudarthrose). Von geringerer Bedeutung ist die Weichteilinterposition (Interpositionspseudarthrose), die sich bei Lazeration des Kaumuskelmantels ereignen kann.

2.2 Klassifikation

Die Klinik unterscheidet 2 große Gruppen: die *nicht-infizierten* und die *infizierten* Pseudarthrosen. Innerhalb dieser Gruppen grenzen wir als Ergebnis gestörter Konsolidierung die reaktive und somit *vitale* Pseudarthrose von der reaktionslosen, *avitalen*[9] Pseudarthrose ab.

---

[9] Ein *avitaler* bzw. reaktionsloser Zustand ist die Folge sistierender Revaskularisation und des damit verbundenen Ausbleibens zellulärer Invasion. Im Gegensatz dazu können *devitale* bzw. avaskuläre Fragmente noch osteoinduktive Grundsubstanz über den Zelltod hinaus enthalten und somit vom Lagergewebe aus revaskularisiert werden (z.B. größere freiliegende Fragmente in einer Trümmerzone).

2.3 Klinik und Therapie der nicht-infizierten Pseudarthrose

Die Gruppe der *vitalen* (reaktiven) ist das Hauptkontingent (ca. 90%) der Pseudarthrosen nach versäumter oder konservativer Behandlung. Gelegentlich zeigen sie sich im Röntgenbild mit aufgetriebenen, elefantenfußartigen Knochenenden (Abb. 294a). Ursache der Verbreiterung (Hypertrophie) ist die gute Durchblutung der Fragmentenden (Abb. 294b). Infolgedessen ist sowohl bei dieser Form der Pseudarthrose (vgl. Abb 249b), wie auch bei der non-union lediglich eine interfragmentäre Kompression ohne Anfrischung des Knochens erforderlich (Abb. 295a–c). Das interponierte Bindegewebe verknöchert rasch bei absoluter Ruhigstellung durch desmale Ossifikation. Dazu sollen weitere Indikationsbeispiele gegeben werden.

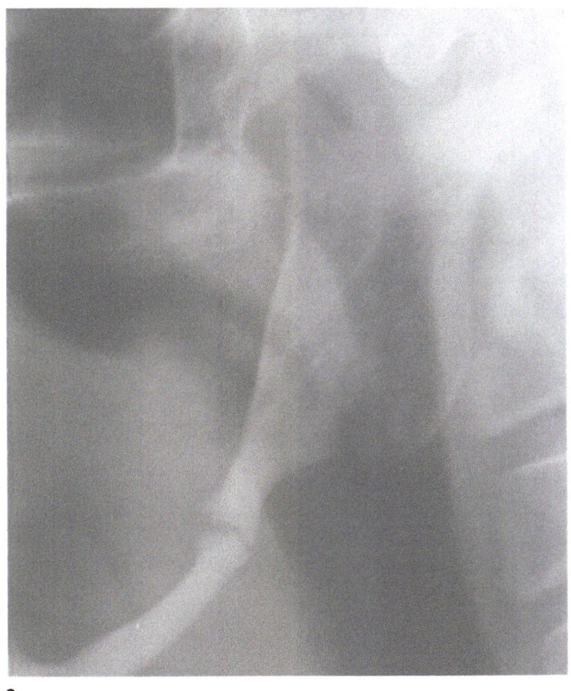

a

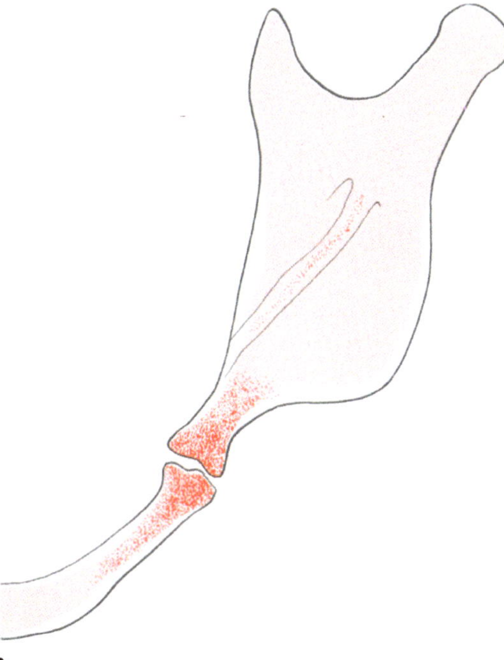

b

Abb. 294. **a** Vitale Pseudarthrose, erkennbar an der hypertrophen (elefantenfußartigen) Verbreiterung der Fragmentenden. (Bei bezahntem Kiefer stellt sich radiologisch die Hypertrophie weniger gut dar.) **b** Vaskularität didaktisch dargestellt

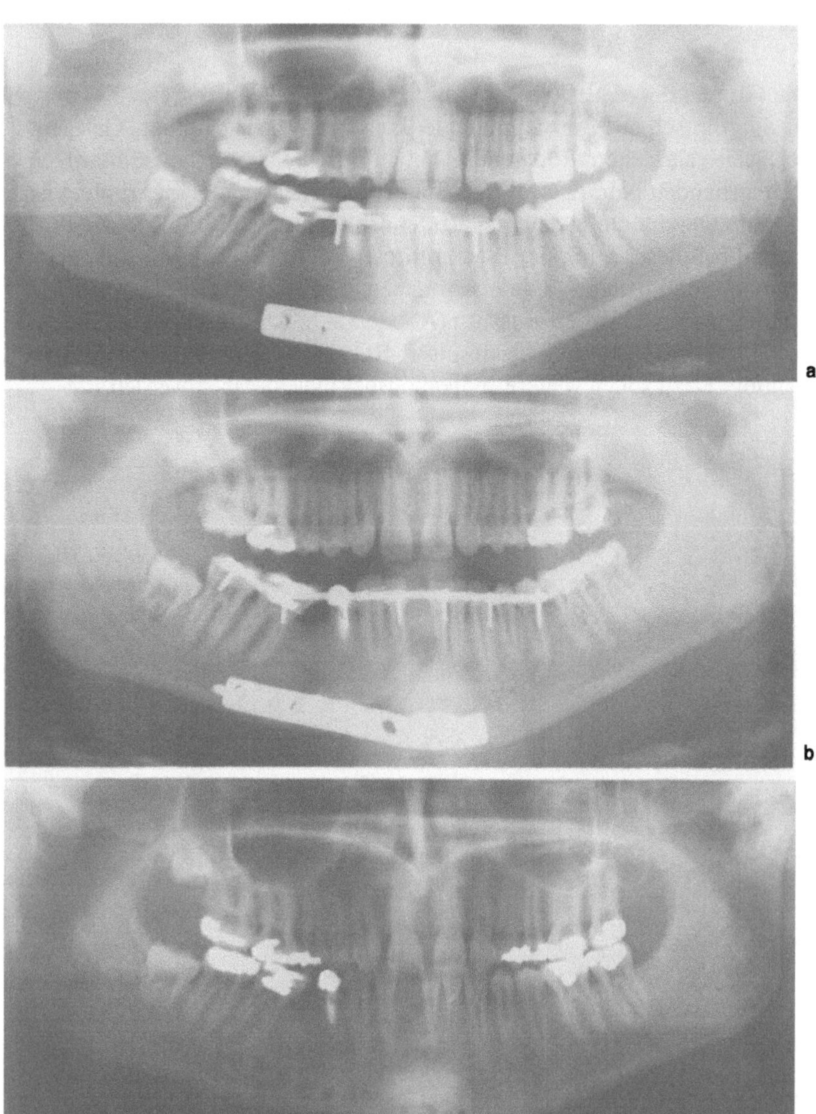

Abb.295. **a** Vitale Pseudarthrose infolge einer unzulänglichen Verschraubung. (Ein häufiger Fehler bei mentumnahen Brüchen in der Vorstellung, die ventrale Hebelwirkung sei gering.) **b** Behandlung der vitalen Pseudarthrose durch interfragmentäre Druckerhöhung mittels einer Platte von doppelter Länge. **c** Problemlose Konsolidierung als Ergebnis lediglichen Plattenaustauschs

Bilaterale Deviationspseudarthrose (Abb. 296)
Das Behandlungsprinzip ist hier ein interfragmentärer Druckaufbau allein durch Reosteosynthese (Abb. 297).
Rechts:
Sechsloch-EDCP, da Zuggurtung nicht möglich ist.
Links:
Vierloch-DCP in Verbindung mit Zuggurtungsschiene.

Aus Abb. 298 wird der Status nach Metallentfernung und wiederhergestellter Okklusion ersichtlich.

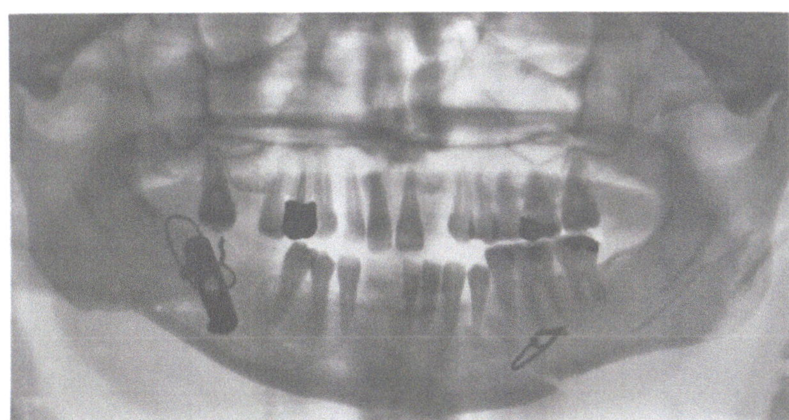

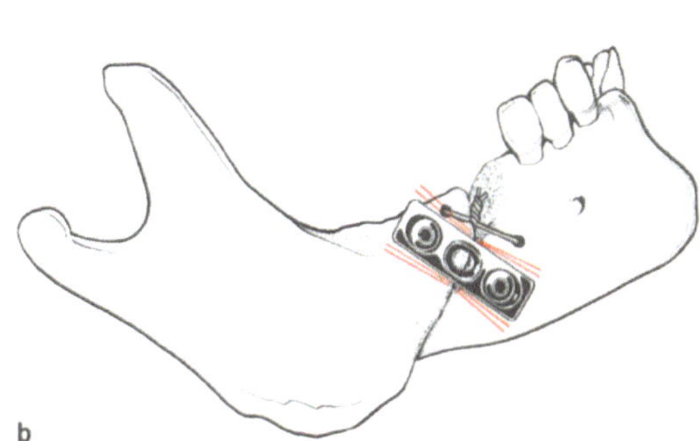

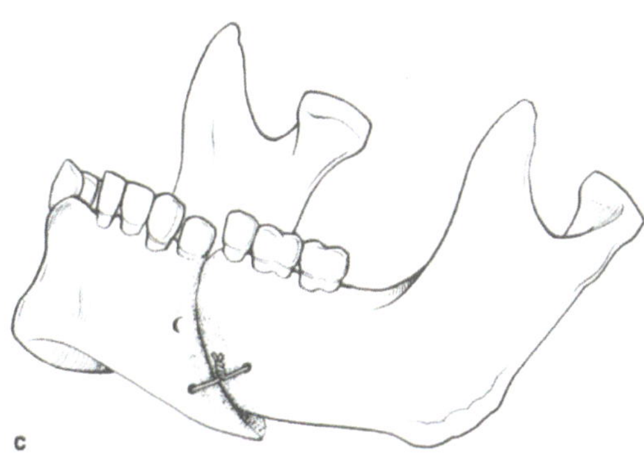

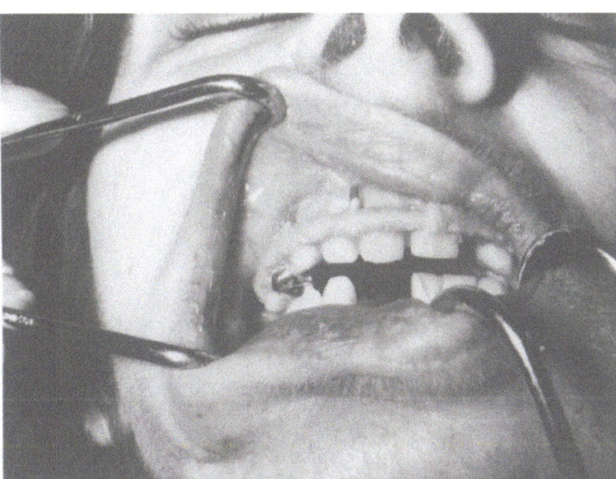

Abb. 296. **a** Bilaterale Pseudarthrose bei alio loco durchgeführter Osteosynthese; **b, c** didaktische Skizzen; **d** Okklusionsstörung als Folge der vorausgegangenen Osteosynthese

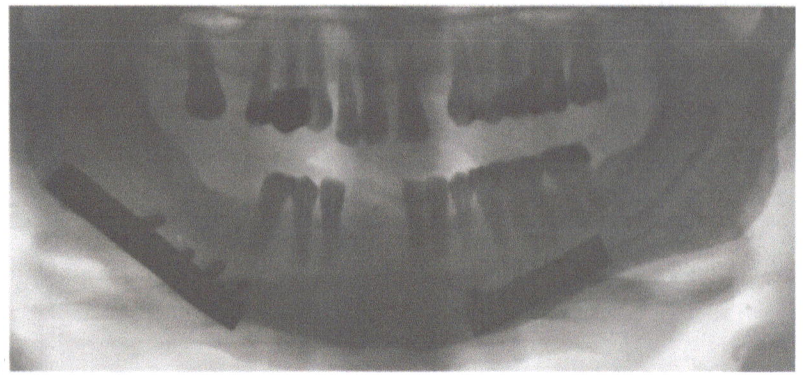

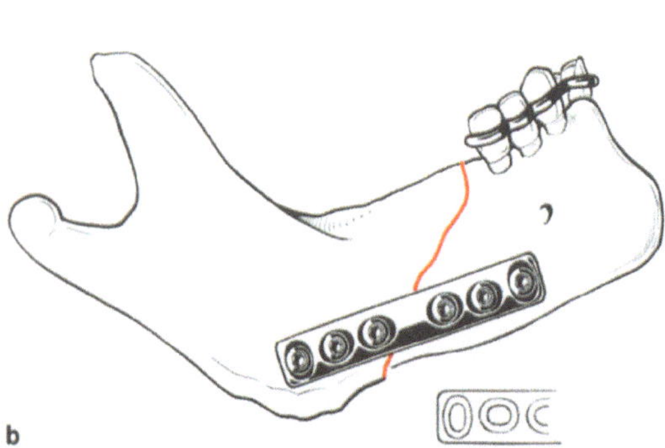

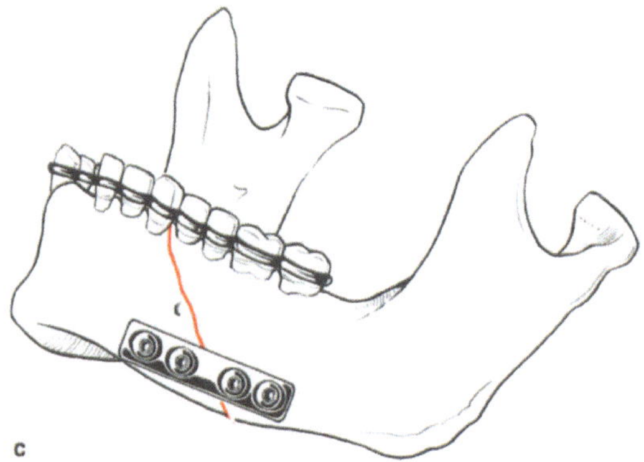

Abb. 297. **a** Gesamtaspekt nach angewandtem Behandlungsprinzip interfragmentären Druckaufbaus; **b** didaktische Skizze der rechten Seite; EDCP; **c** didaktischer Aspekt der linken Seite, DCP-Anwendung mit Zuggurtung

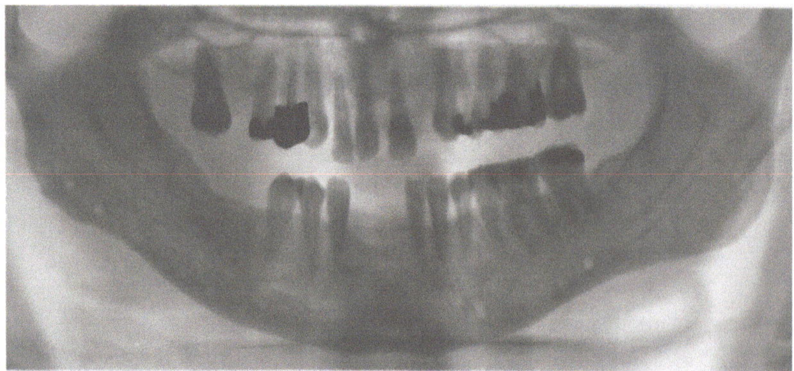

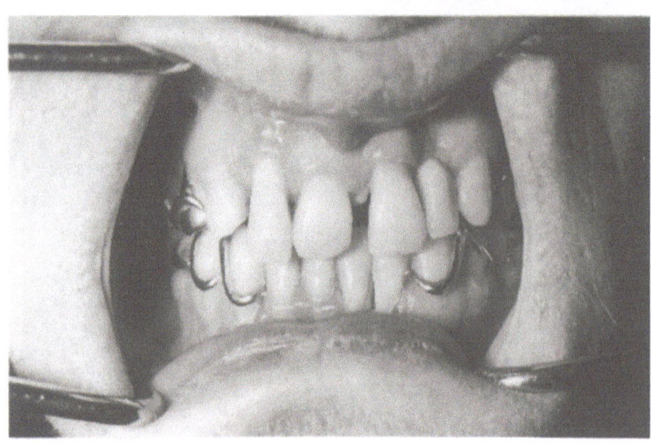

Abb. 298 a, b. Status nach **a** Metallentfernung, **b** wiederhergestellter Okklusion

Non union (verzögerte Heilung) einer nicht behandelten tiefen Collumfraktur *(Unfallereignis 8 Wochen zuvor)* **und konsolidierte Winkelrandfraktur** *(299)*
Folgen der unbehandelten Frakturen sind Okklusionsstörung und Kieferklemme (Abb. 299 c).

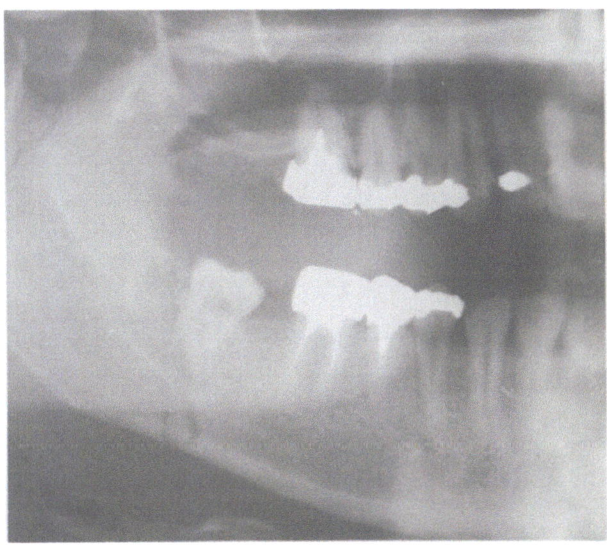

a

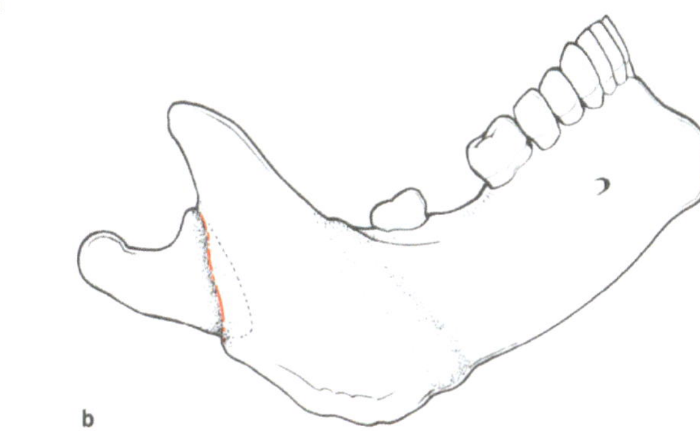

b

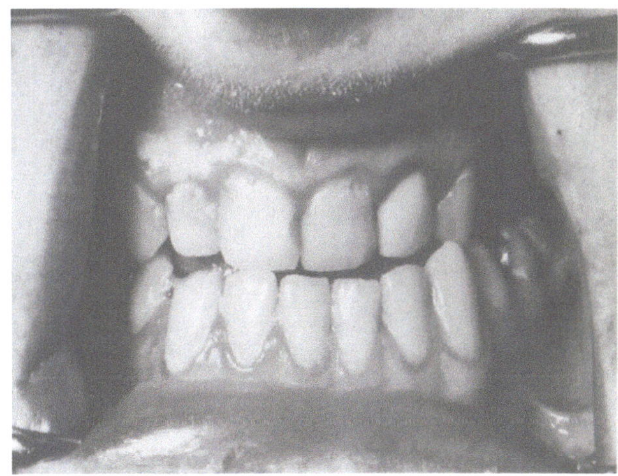

c

Abb. 299. **a** Non union an der Collumbasis bei konsolidierter Kieferwinkelfraktur nach konservativer Behandlung; **b** didaktische Skizze; **c** Nonokklusion als Folge der vorausgegangenen Behandlung

Die Behandlung der non-union (Abb. 300a) erfolgt mit einer Vier- und einer Zweiloch-DCP (Zuggurtung) nach Entfernung des Binde- und Knorpelgewebes aus dem Bruchspalt. Zuvor erfolgt die Einstellung und Retention der Normokklusion unter Nutzung der neu gewonnenen Beweglichkeit der Fragmente. Zeichen der Vitalität bzw. Vaskularität der Fragment-

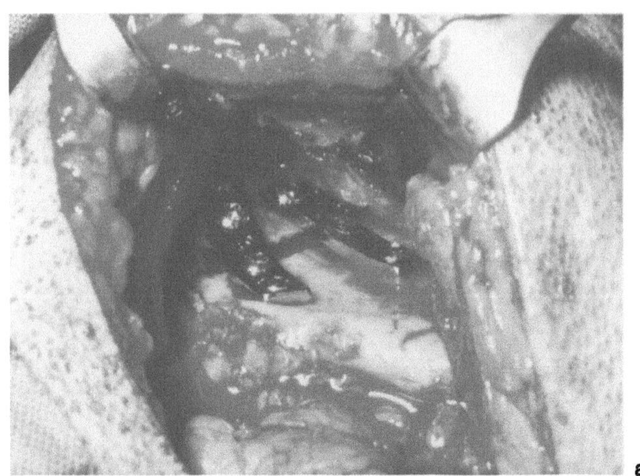

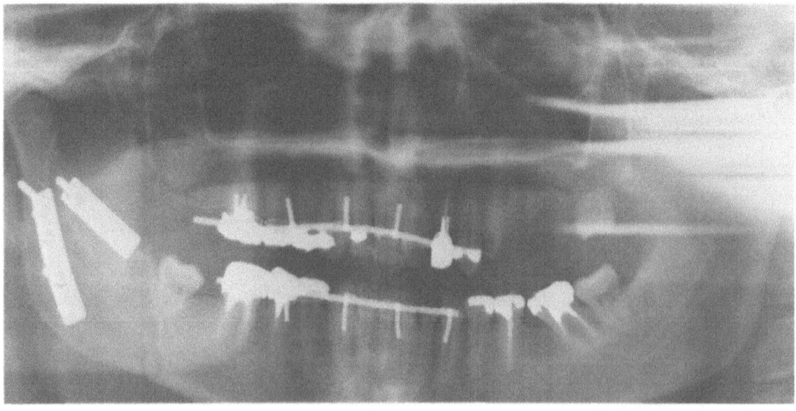

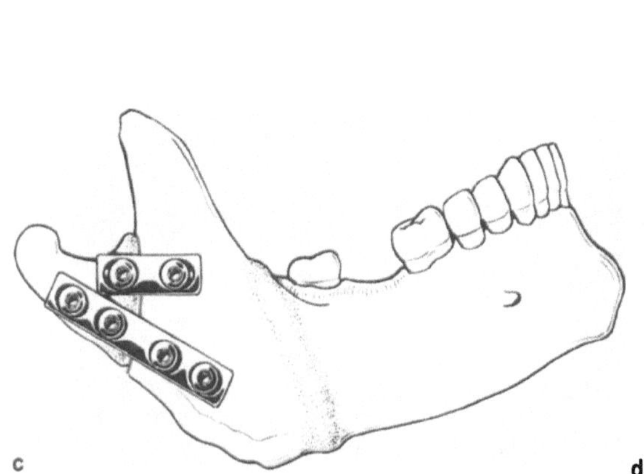

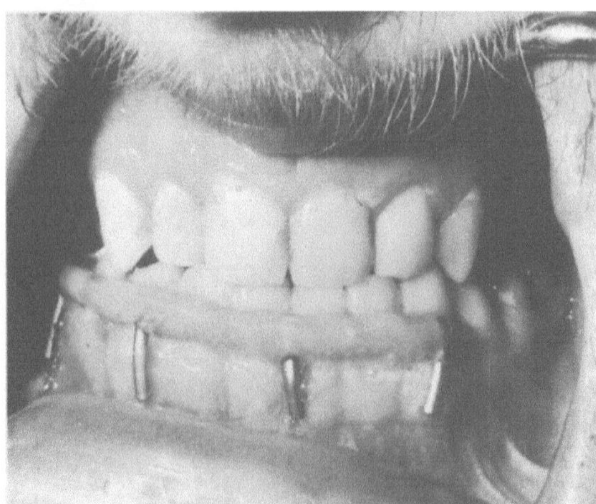

Abb. 300. **a** Non union, behandelt durch Stabilisation mit je einer Vier- und Zweiloch-DCP; **b** Röntgenstatus; **c** didaktische Skizze; **d** wiederhergestellte Okklusion

enden bei bezahntem Kiefer stellen sich im Röntgenbild nicht dar, so daß erst bei operativer Freilegung und Probebohrungen die Beurteilung der Vitalität bzw. des vaskulären Status möglich ist.

Die radiologische Darstellung der Osteosynthese ist aus Abb. 300b und ihre didaktische Darstellung aus Abb. 300c ersichtlich.

Die Abb. 300d zeigt die wiederhergestellte Okklusion und Hilfsschiene für die peroperative Retention der Okklusion.

2.4 Klinik und Therapie der reaktionslosen, avitalen Pseudarthrosen

Die atrophischen, reaktionslosen, sog. avitalen Pseudarthrosen, die röntgenologisch bei zahnlosem Kiefer aufgrund avaskulärer Endzone (Abb. 301) keine Verbreiterung der Knochenenden zeigen, sind in prognostischer und therapeutischer Hinsicht auf die gleiche Stufe wie die osteoporotische, reaktionslose, sog. oligotrophe Pseudarthrose (Weber und Cech 1973/76) zu stellen. Ein typisches Beispiel dafür liegt in Abb. 302 vor: avitale Pseudarthrose, 9 Monate nach angewandter Drahtnaht und zusätzlicher Ruhigstellung mit Prothesenschienen bei einer Doppelfraktur eines völlig atrophischen Kiefers. Der Mißerfolg der Behandlung zeigte sich vor allem am psychischen und physischen Zustand der 64jährigen Patientin, der infolge

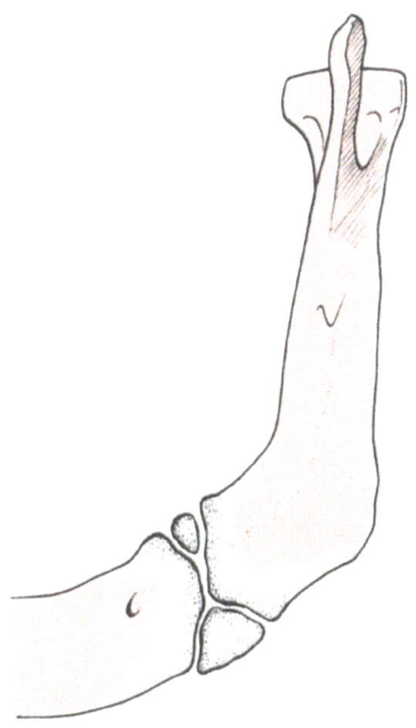

Abb. 301. Avitale Pseudarthrose: Teilnekrose der Fragmentenden und nekrotische Zwischenfragmente (avaskuläre reaktionslose Zone)

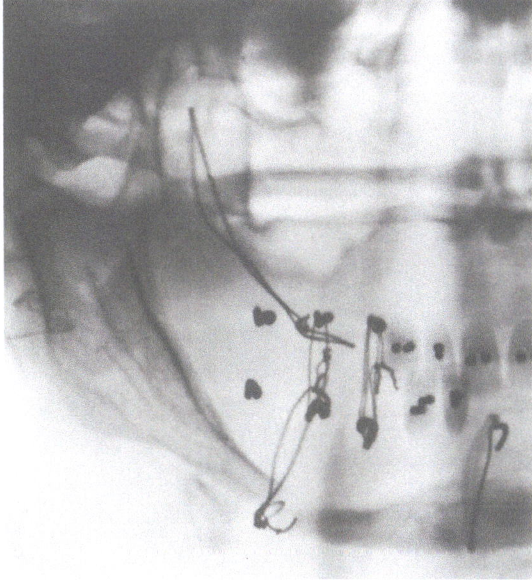

Abb. 302. Avitale Pseudarthrose

der ergebnislosen Ausschaltung der Kaufunktion und eines traumabeding-
ten Trigeminusschmerzes schwer beeinträchtigt war. Bei dieser Art der
Pseudarthrose handelt es sich um eine durch Osteoporose bedingte reaktionslose, sog. oligotrophe Pseudarthrose. Die intermaxilläre Ruhigstellung
ist unzweckmäßig, weil sie einerseits die Atrophie fördert und andererseits
die reaktionsarmen Fragmentenden nicht stimuliert.

Die Abb. 303 zeigt eine funktionsstabile Osteosynthese, damit durch
Frühmobilisation und zyklische Beanspruchung der Knochen seine
ursprüngliche Festigkeit möglichst erhält. Ähnlich wie bei der konservativen Therapie ist der Konsolidierungsprozeß zwar unter dem Schutz der
Platte verlängert, aber mit dem Unterschied, daß hier die posttherapeuti-
sche Zeit der Heilung keine subjektive Belastung darstellt.

Status nach Metallentfernung s. Abb. 304.

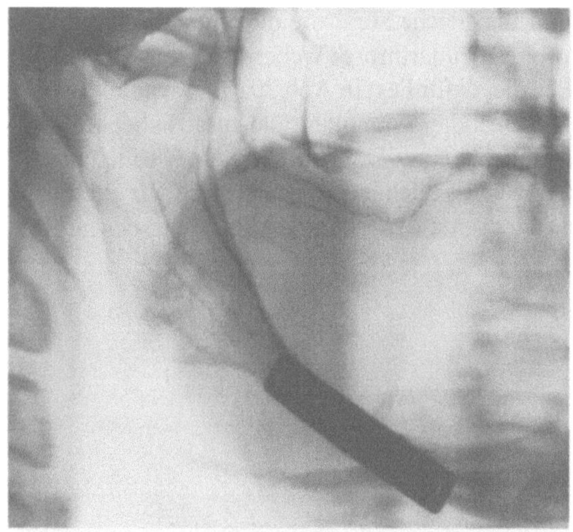

Abb. 303. Interfragmentäre Kompression mit einer
Sechslochplatte

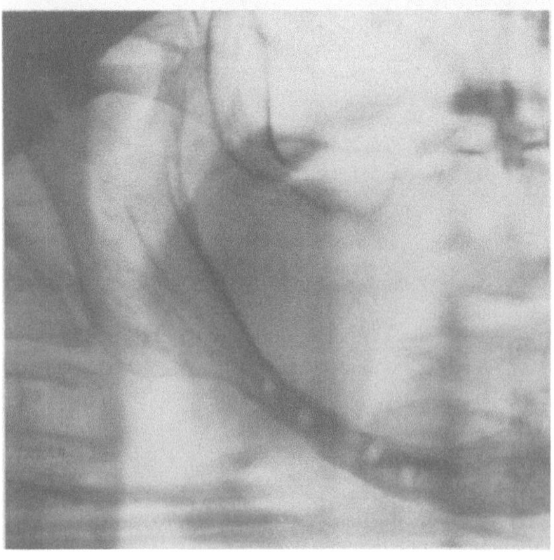

Abb. 304. Status nach Metallentfernung

2.5 Klinik und Therapie der infizierten Pseudarthrosen

Wir unterscheiden 2 Kategorien: die ehemalig infizierte, danach geschlossene und die infizierte, fistelnde Pseudarthrose.

2.5.1 Ehemalig infizierte, danach geschlossene Pseudarthrose

Der Status nach ausgeheilter Bruchspaltosteitis und Fractura non sanata ist entweder eine Kontakt- oder Defektpseudarthrose. Typisch für eine Defektpseudarthrose ist folgender Fall (Abb. 305):

Hier liegt eine infizierte, iatrogene Fraktur als unmittelbare Folge einer operativen Entfernung eines impaktierten Prämolaren vor.

Die Abb. 305 b zeigt die didaktische Darstellung des Röntgenbefundes der Abb. 305 a.

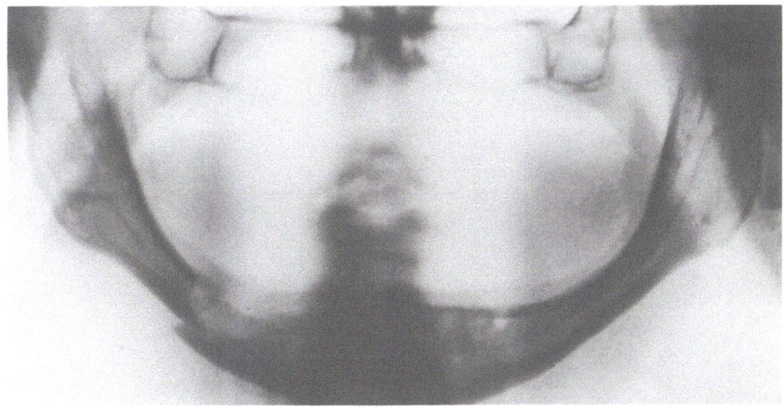

a

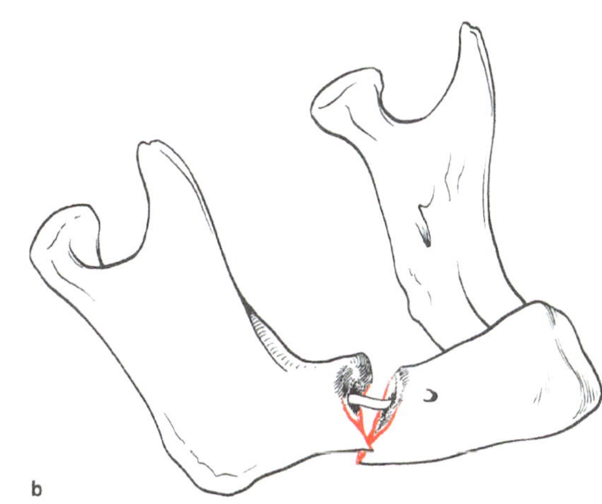

b

Abb. 305. **a** Infizierte iatrogene Fraktur;   **b** didaktische Skizze

Nach Ausheilung der Osteitis durch Spülbehandlung erfolgt Osteosynthese mit einer Sechsloch-DCP (Abb. 306a).

Das Ergebnis der Osteosynthese ist eine infizierte fistelnde Pseudarthrose infolge Instabilität (Abb. 306b). Die Vorstellung, mit einer DCP interfragmentären Druck aufzubauen, erwies sich als falsch. Ohne genügende knöcherne Abstützung ist eine Kompressionsosteosynthese nicht möglich. Die rasche Entfernung der Platte ist angezeigt.

Es ist klar, daß bei Pseudarthrose nach insuffizienter Plattenverschraubung baldmöglichst eine stabile Reosteosynthese angezeigt ist. Der daneben bestehende Infekt kommt am schnellsten nach Entfernung des Implantatmaterials zum Stillstand. Kompromisse in Form zusätzlicher intermaxillärer Ruhigstellung haben nur eine zusätzliche Belastung des Patienten und eine weitere Verzögerung der Heilung zur Folge.

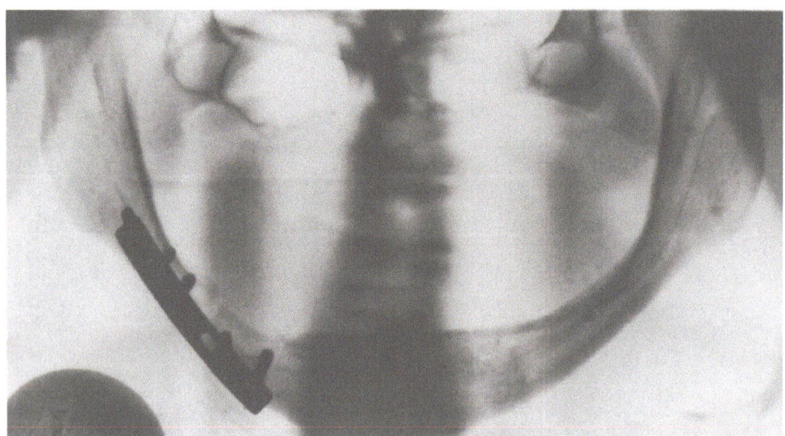

a

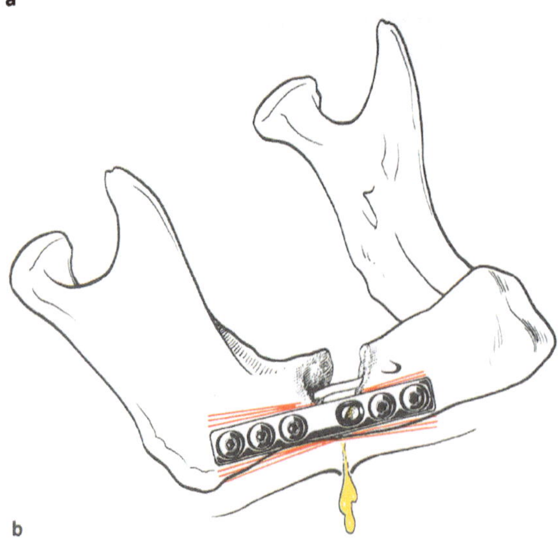

b

Abb. 306. **a** Status nach Erstversorgung, die sich als unstabil erwiesen hat; **b** didaktische Skizze

Hier sind 2 Probleme zu lösen:

1) die Stabilisierung und
2) der knöcherne Durchbau der Pseudarthrose.

Als feste Regel gilt: *Stabilisierung durch Reosteosynthese* mit einer Rekonstruktionsplatte, die den betroffenen Skelettabschnitt von Kieferwinkel bis Kinnmitte abstützt (Abb. 307 a); zusätzlich *Dekortikation und Osteoplastik* (Abb. 307 b und 308).

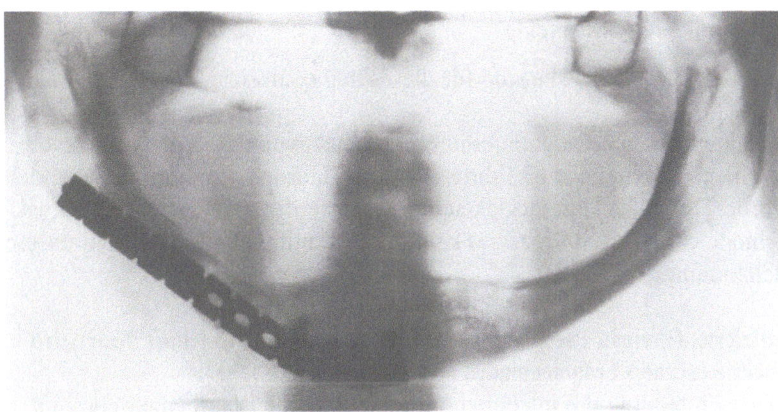

a

Abb. 307. **a** Ehemalig infizierte, danach geschlossene Defektpseudarthrose. Behandlungsprinzip: Stabile Abstützung mit Rekonstruktionsplatte und autologe Osteoplastik. **b** Didaktische Darstellung des in Abb. 307 a angewandten Behandlungsprinzips

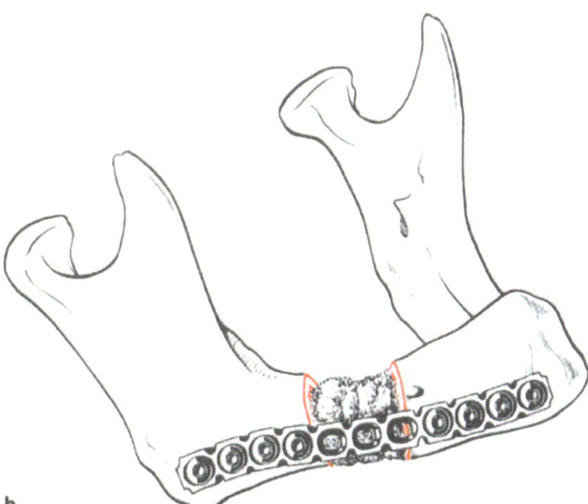

b

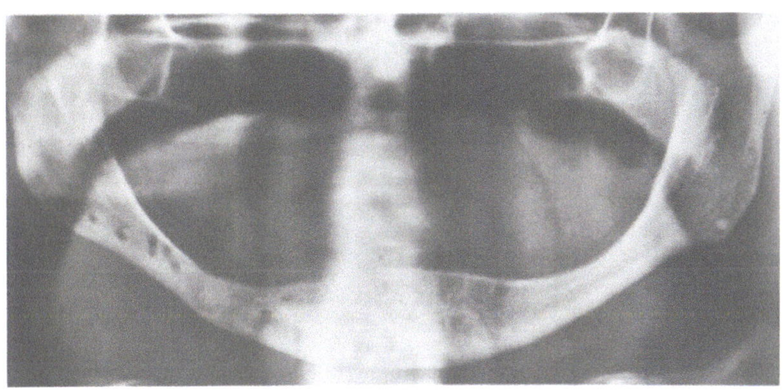

Abb. 308. Status nach Metallentfernung

2.5.2 Infizierte, fistelnde Pseudarthrose

Die häufigste Ursache der Permanenz des Infektionsherdes ist die Instabilität, verbunden mit dem implantierten Material, wobei schon eine lockere Schraube den chronischen Infekt unterhalten kann. Als weiteres Agens kommt ein Sequester bzw. avitaler Knochen in Betracht, v.a. wenn trotz Implantatentfernung die Infektion anhält. Zur Beseitigung dieser Ursachen sind erforderlich:

- die mechanische Ruhe der Frakturränder als Voraussetzung für den knöchernen Durchbau der Pseudarthrose,
- die Sanierung des Infekts.

Die nachfolgenden Fälle sind für dieses therapeutische Konzept charakteristisch:

Eine indolente Patientin erlitt 6 Wochen zuvor eine Kieferfraktur, die zu einem Weichteilabszeß führte, der vom Hausarzt antibiotisch behandelt wurde. Durch die Hartnäckigkeit der Beschwerden infolge des sich entwickelnden chronischen Prozesses kam die Patientin nach Monaten in unsere Behandlung.

Infizierte, fistelnde Pseudarthrose, radiologisch gekennzeichnet durch atrophische (avitale) Fragmentenden und Sequester (Abb.309)
Nach Entfernung des infizierten Granulations- und Narbengewebes mit dem scharfen Löffel (Abb.310a) erfolgt die Abtragung der avitalen Knochenenden und deren Anfrischung durch Bohrlöcher in der Kortikalis (Abb.310b). Die orthotope Fragmentlage wird durch extramaxilläre Klammern peroperativ gesichert. Daran schließt sich die Exzision der Fistel als Vorbereitung für den Primärverschluß an (Abb.310c).

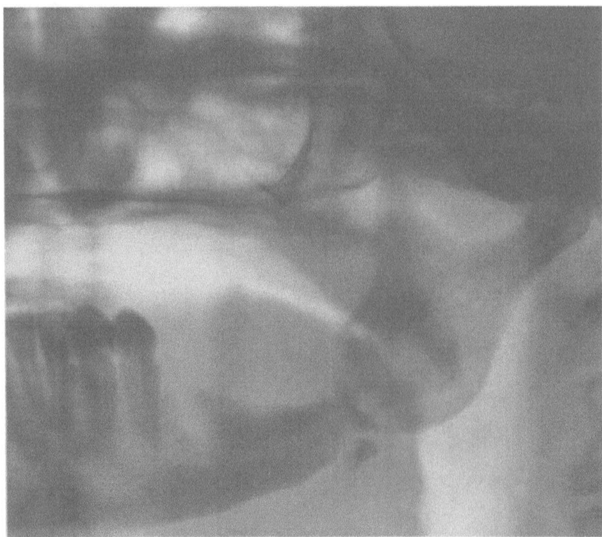

Abb.309. Pseudarthrose mit atrophischen (avitalen) Fragmentenden

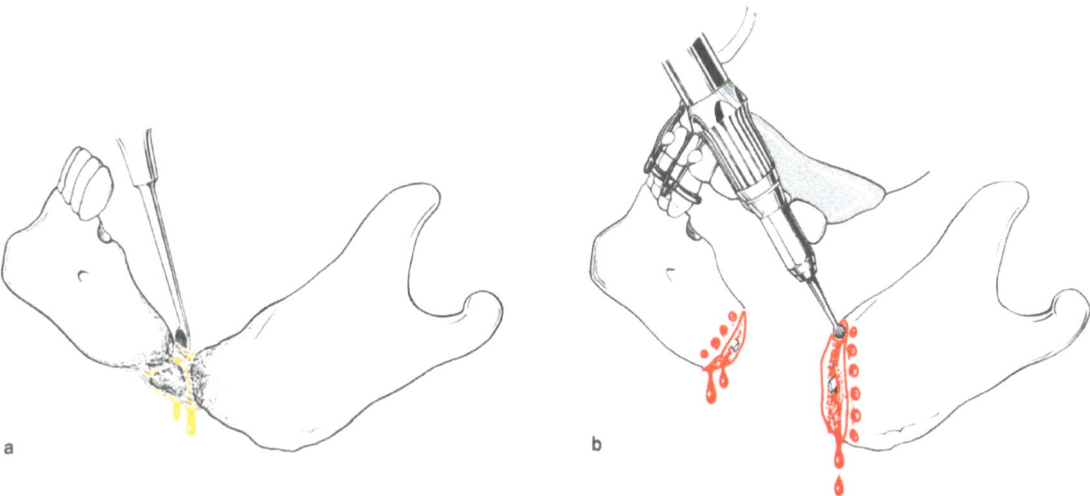

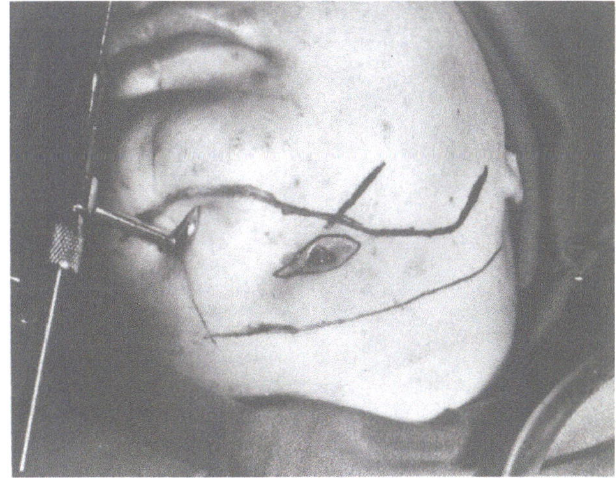

Abb. 310. **a** Exkochleation des Infektionsherdes; **b** Abtragung der avitalen Fragmentenden bis zur Knochenblutung; **c** Schnittführung und extramaxilläre Klammer zur peroperativen Sicherung der Okklusion

Es erfolgt die Überbrückung des Defekts mit einer Zwölflochrekonstruktionsplatte und Interposition mit Spongiosachips, die im Bedarfsfall mit einem Vicrylnetz umgeben werden können (Abb. 311). Mit dem primären Wundverschluß verbindet man die Exzision und Vernähung der Fistel.

Die Abb. 312 zeigt den Status nach Metallentfernung und Primärheilung, die in solchen Fällen zu erwarten ist, wenn die mechanische Ruhe als Grundbedingung für die Revaskularisation der transplantierten Spongiosa erfüllt ist.

Anmerkung: Die Sanierung des Infekts wird 1–2 Wochen vor der Operation eingeleitet mit antibakteriellen Spülungen oder Neomycin- und Bacitracininstillation durch die Fistel; 48 h vor dem Eingriff beginnt dann die parenterale Antibiotikatherapie gemäß erfolgter Typisierung der Keime.

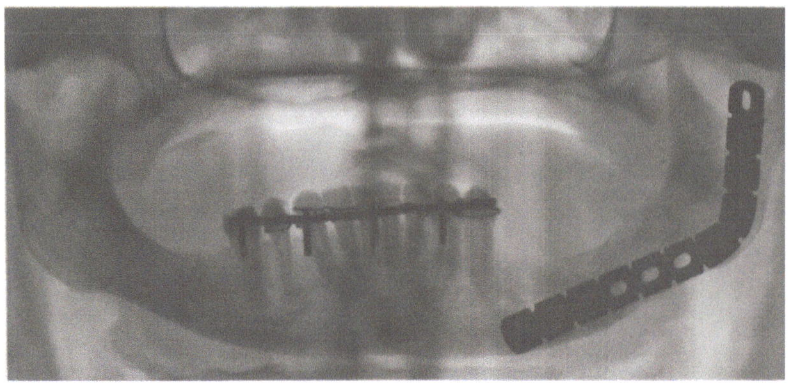

a

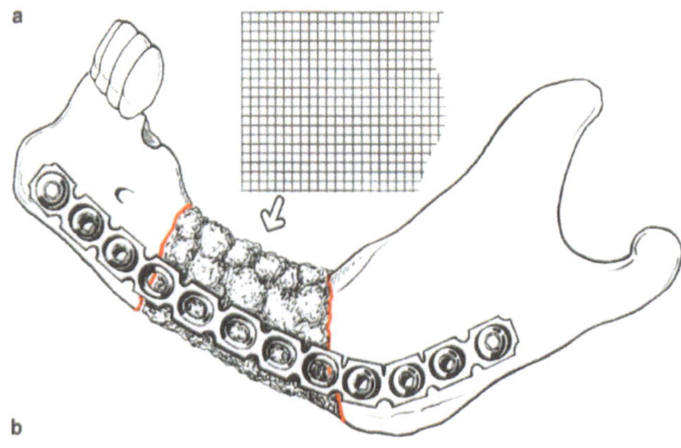

b

Abb. 311. **a** Osteoplastik unter dem Schutz einer Rekonstruktionsplatte; **b** didaktische Skizze

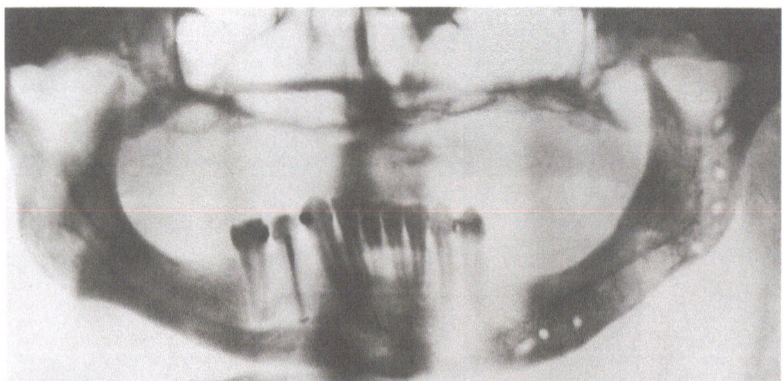

a

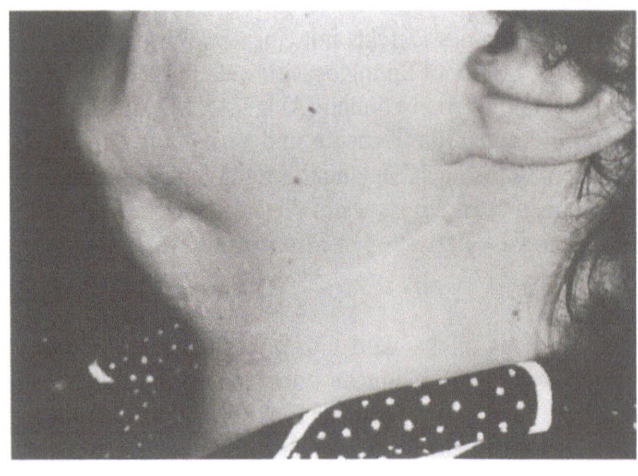

b

Abb. 312 a, b. Status nach **a** Metallentfernung und **b** primärem Fistelverschluß

Infizierte fistelnde Defektpseudarthrose

Sie ist die Folge einer insuffizienten alio loco durchgeführten Osteosynthese einer schweren Unterkiefertrümmerfraktur, bei der noch der Verlust
der seitlichen Zähne hinzukommt. Bereits nach der 2. Woche kam es zu
einer sequestrierenden Bruchspaltosteomyelitis, die durch das instabile
Osteosynthesematerial (Lockerung zweier Schrauben im distalen Fragment) monatelang unterhalten wurde (Abb. 313 a).

In Abb. 313 b ist der Befund der Abb. 313 a didaktisch dargestellt.

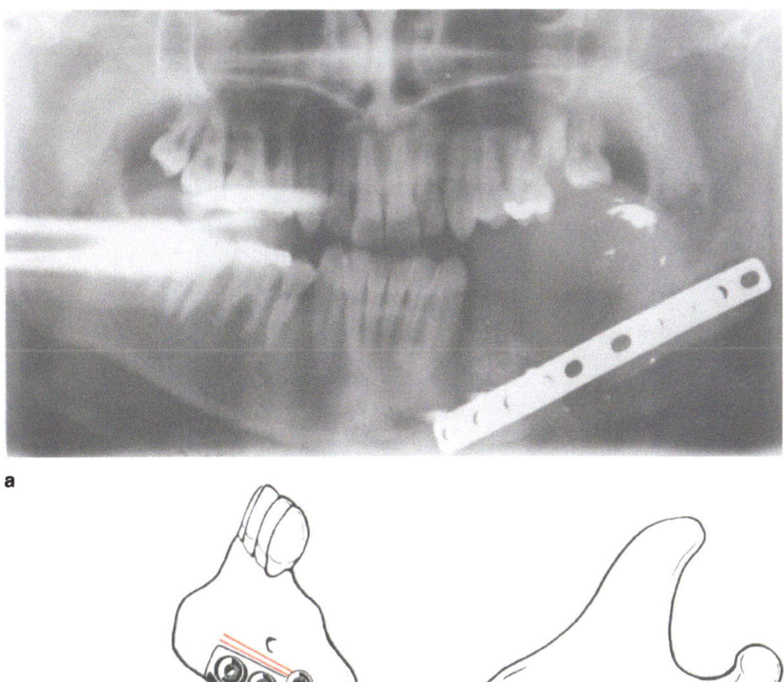

Abb. 313. **a** Röntgenbefund bei Einweisung des Patienten; **b** didaktische Skizze

Nach Curettierung des infizierten fibrösen Gewebes im Defektbereich erfolgt die Überbrückung mittels einer Zwölflochrekonstruktionsplatte und Defektausfüllung mit Spongiosa. Die orthograde Retention des Unterkiefers während der Operation wird durch intermaxilläre Fixation gesichert (Abb. 314).

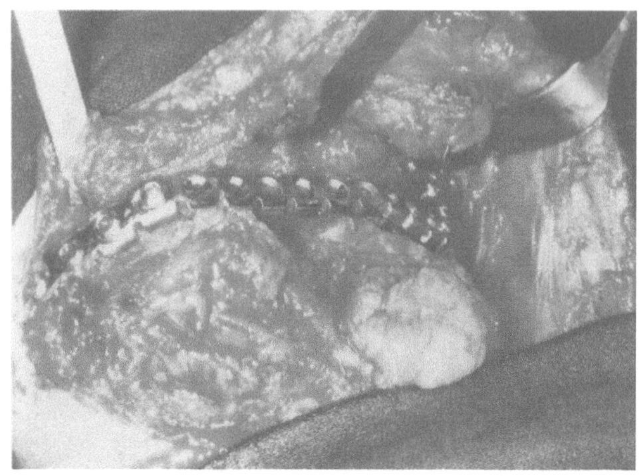

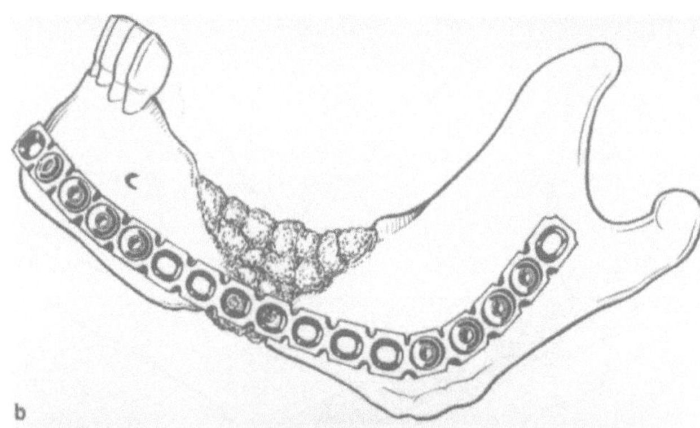

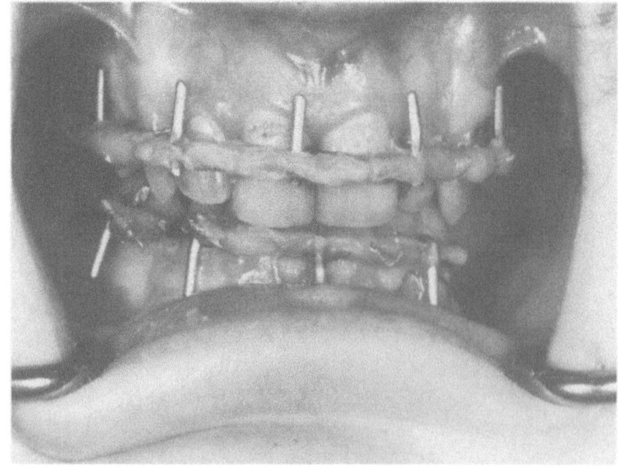

Abb. 314. **a** Überbrückung des gesäuberten Defekts mit einer Rekonstruktionsplatte nach der Vierschraubenregel; **b** didaktische Skizze der gleichzeitig stattgefundenen Osteoplastik; **c** peroperative Retention des Unterkiefers mit Schienenverband im Ober- und Unterkiefer

Der Status nach Metallentfernung (Abb. 315) läßt die wiederhergestellte knöcherne Kontinuität erkennen. Der Knochenverlust im Alveolaranteil des Kiefers kann später mit einer weiteren Osteoplastik ausgeglichen werden.

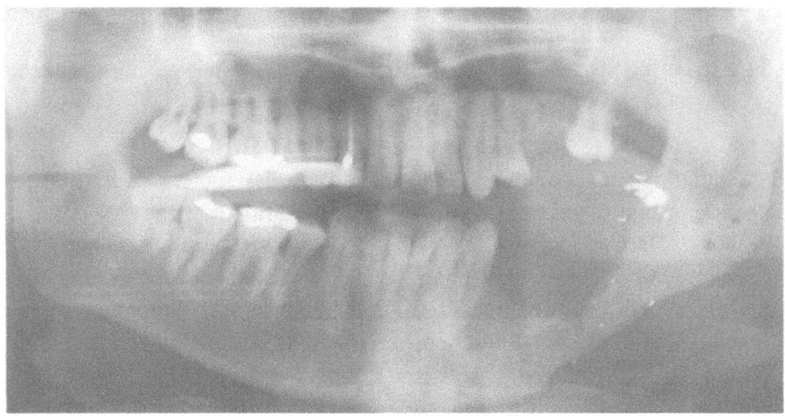

Abb. 315. Status nach Metallentfernung: Wiederhergestellte Kontinuität der Kieferbasis

3 Überbrückung von segmentalen Defekten in der Tumorchirurgie

3.1 Einführung in die Problematik

Die Bedeutung der sekundären Tumorinfiltration des Kiefers als Kriterium
schlechter Prognose geht aus der TNM-Klassifikation klar hervor (UICC
1979, 1985). Danach ist der Knochenbefall als T4 zu werten, unabhängig
von jeglicher Größe der Tumoroberfläche. Das Knochenproblem, das
durch die im Körper einmalige Situation des „Schleimhautknochens"
infolge endesmaler Ossifikation gegeben ist, stellt sich jeder der 3 Behand-
lungsarten: Chirurgie, Bestrahlung und Chemotherapie.

Für den chirurgischen Eingriff liegt das Hauptproblem in der Mutila-
tionslimitierung bei Vorhandensein okkulter Infiltrationen im T4-Ausbrei-
tungsgebiet. Die operative Radikalität am Schädel ist eng begrenzt; deshalb
die Taktik der prä- und postoperativen Bestrahlung bei den TNM-Stadien
der Prognosegruppen III und IV (s. TNM-System). Wenn keine gewichti-
gen Gründe dagegen sprechen, werden zwischen 50 und 60 Gyn verabreicht. Diese Dosierung, *präoperativ* angewendet, erhöht beträchtlich die
Morbidität, wenn z. B. im Rahmen einer Kombinationstherapie der Unterkiefer reseziert wird. Flynn (1979) von der Louisville-Universität – um im
Kontext dieser Problematik eine repräsentative Untersuchung anzufüh-
ren – liefert Daten von 196 bestrahlten Fällen, bei denen zu 70% eine
Hemimandibulektomie erfolgte. Die meisten Fälle wurden primär mit 6000
rad während 6 Wochen bestrahlt. Die restlichen erhielten präoperativ entweder 3000 rad während 2, oder 5000 rad während 5 Wochen; Bilanz: 11%
Operationsmortalität, 50% lokale Komplikationen, 30% allgemeine Komplikationen (vorwiegend respiratorisch) und bei 20% keine Komplikationen. Unter den lokalen Komplikationen werden genannt: 6 Karotisruptu-
ren, 4 postoperative Blutungen, 9 größere Wundnekrosen, 6 Wundinfektio-
nen und 14 orokutane Fisteln.

Wenn auch die Komplikationsrate dank zunehmender Installierungen
von Linearbeschleunigern und der Intensivbehandlung nicht mehr so hoch
ist, so bleibt doch die Morbidität das Grundproblem der Strahlen- und
Resektionstherapie.

Auch die adjuvante Chemotherapie hat unter dem Aspekt der Morbiditätslimitierung noch nicht genügend zur Lösung des Problems beigetragen.
Durch Simultanapplikation von cis-Platinum und Strahlen als Vorbereitung zur Tumoroperation scheint zwar eine Reduktion toxischer Dosen zu
gelingen (Slotman et al. 1986), aber die damit erzielte Remission zwingt
immer noch zur Einhaltung der prätherapeutisch festgelegten chirurgischen
Radikalität. Das konservierende Sanieren des befallenen Knochens liegt
noch nicht im Bereich konkreter Möglichkeit. So bleibt der segmentale
Defekt nach Unterkieferresektion als vielerörtertes Problem in bezug auf

die Rekonstruktion bestehen. Es bleibt v. a. die Frage der *primären* Rekonstruktion.

Aktuell ist nach wie vor die technische Schwierigkeit und der oft zweifelhafte Wert der Primärrekonstruktion. Aus diesem Grunde wird immer noch die traditionelle Immobilisation angewandt aus der Überzeugung, die Wundheilung sei besser, die Infektionsgefahr geringer.

Im Kontext dieser Argumentation soll eine repräsentative Arbeit von Lieberman et al. (1981) herangezogen werden, die die Nutzanwendung der Immobilisation (intermaxilläre Fixation) bei 61 Patienten mit Unterkieferresektion bzw. Hemimandibulektomie untersuchten: Bestrahlt wurde in 40 Fällen. Neben der intermaxillären Fixation wurde bei 8 Patienten der Unterkieferdefekt mit Kirschner-Draht überbrückt. Die Autoren kommen bei ihrer Analyse zu einer positiven Beurteilung der Immobilisationsmethode trotz Vorkommens schwerer postoperativer Komplikationen mit und ohne Todesfolge. Verzeichnet wurden 7 Todesfälle als Folge von Aspiration und pulmonalen Versagens, wobei sich in einem Fall eine akute Glossoptose ereignete. Ferner wird über 5 schwere pulmonale „Probleme ohne Todesfolge" berichtet. Außer 4 Wundkomplikationen in Verbindung mit Kirschner-Draht wurden keine weiteren Schwierigkeiten verzeichnet. Aus der Untersuchung geht hervor, daß die respiratorische Insuffizienz die vorherrschende Ursache einer Operationsmortalität von über 10% ist, und dies trotz routinemäßiger Tracheotomie. Daß diese gehäufte Komplikation nicht zufällig ist und indirekt mitverursacht sein könnte durch die immobilisationsbedingte Erschwernis der postoperativen Behandlung, wird nicht erkannt und infolgedessen nicht diskutiert.

Eine Überprüfung von 91 Karzinomfällen mit Unterkieferresektion der TNM-Gruppierung III und IV in Basel, bei denen anstelle der intermaxillären Fixation die Sofortmobilisation durchgeführt wurde, hat eine Operationsmortalität von 0,5% ergeben. Dieses Ergebnis weist darauf hin, daß die signifikante Senkung der Mortalität und anderer Komplikationen mit einer spezifischen Verbesserung der postoperativen Behandlung durch die routinemäßig durchgeführte stabile Überbrückung des Resektionsdefektes zusammenhängt. Die Patienten können postoperativ den Mund schmerzfrei öffnen. Dies erleichtert ihnen die natürliche Nahrungsaufnahme und trägt zur Verkürzung der katabolen Phase bei. Das aktive Abhusten von Sekret wie die oropharyngeale Clearance können unbehindert erfolgen; eine Tracheotomie erübrigt sich. Der psychosoziale Kontakt bleibt durch die wenig oder nicht gestörte sprachliche Kommunikation erhalten.

Die damit gewonnene Morbiditätslimitierung macht die belastungsstabile Defektüberbrückung zum integrierenden Bestandteil der Unterkieferresektion.

3.2 Prinzipien der Technik

Die Überbrückung segmentaler Defekte bezweckt die Wiederherstellung der Kontinuität des Kiefers entsprechend seiner *Funktion, Form und Festigkeit.*

Die Kontinuität wird gewonnen durch eine direkt am Knochen angreifende Schienung. Die Schiene als Kraftträger bildet dann eine vollwertige

Überbrückung, wenn sie noch bei Defektweiten von mehr als 12 cm gegenüber deformierenden Kräften genügend *steif* und mit den Kieferstümpfen genügend *stabil* (immobil) verbunden ist.

Die universale Rekonstruktionsplatte ist in dieser Funktion mehr als 12 Jahre (seit 1973) praktisch erprobt. Sie kann als dreidimensional verformbares Stahl- oder Titanimplantat (Eigenschaften und Daten s. S. 106) ohne größeren Verlust an biotechnischen Eigenschaften der Kieferkontur individuell angepaßt werden. Das ist ein entscheidendes Qualitätsmerkmal, denn eine dauerhafte Belastungsstabilität hängt weitgehend vom Verhalten des Metalls gegenüber der Verformung ab, die beim individuellen Anbiegen stattfindet. Bei mangelnder Steifigkeit und Festigkeit sind Implantatbrüche keine Seltenheit, da die Defektüberbrückung durch die bestehenden ungünstigen Hebelarmverhältnisse, nämlich das Implantat als langer Lastarm und der aufsteigende Ast als kurzer Kraftarm, starker Belastung ausgesetzt ist. Diese wirkt als Wechsellast an den Verbindungsstellen zwischen Metall und Knochen. Damit die Verbindungsstellen dauerhaft stabil bleiben, muß eine angemessene Verschraubung erfolgen - *im Minimum 4 Schrauben an jedem Kieferstumpf, bei einer Freiendplatte 6-8.*

Ist nur das Collum als Verbindungsstumpf verfügbar, dann finden höchstens 3, in der Regel 2 Schrauben Platz. Für solche Fälle wird z. Z. das „Spreizkopfschraubensystem" entwickelt[10].

Durch den Spreizkopfmechanismus wird das Prinzip der Plattenverschraubung in das des Fixateur externe transformiert. Der im Plattenloch versenkte, kreuzförmig geschlitzte Schraubenkopf wird mittels einer kleinen Spreizschraube mit der Platte verblockt. Das Verbundsystem Schraubenkopf und Platte weist eine derart hohe Biegesteifigkeit auf, daß 2 Schrauben etwa die Wirkung von 4 ersetzen. Ferner wird der darunterliegende Knochen entlastet und nicht wie bei der gewöhnlichen Plattenverschraubung durch Querkompression belastet (Raveh et al. 1985).

3.2.1 Überbrückung ohne Interpositionsplastik

Nachdem die technischen Voraussetzungen für die Defektüberbrückung geklärt sind, bleibt die Frage der Wiederherstellung der Grundform der resezierten Mandibula. Am einfachsten geschieht dies durch präliminare Fixation der angepaßten Rekonstruktionsplatte am freigelegten, noch intakten Kiefer. Die Platte wird mit je 2 Schrauben auf jeder Seite distal der geplanten Resektionslinien angeschraubt und anschließend abmontiert. Die Bohrlöcher zusammen mit den korrespondierenden Plattenlöchern stellen somit ein festes Bezugssystem sowohl für die Defektüberbrückung wie für die Wiederherstellung der Grundform des Kiefers dar.

Dieses Vorgehen bewährt sich seit mehr als 8 Jahren. Die nachfolgende Kasuistik erläutert die Indikation als

- *Definitivum* in der wiederhergestellten Grundform und -funktion der Mandibula,
- *Intervallüberbrückung* und Vorbereitung für die spätere (sekundäre) autologe Interpositionsplastik.

---

[10] Unterlagen auf spezielle Anfrage bei SYNTHES AG, CH-4437 Waldenburg.

3.2.1.1 Rekonstruktionsplatte als Definitivum

In Fällen von Unterkieferresektionen bei befrachteter Anamnese der
Tumorbehandlung, wie bei dem Ameloblastomfall der Abb. 316, bietet die
Rekonstruktionsplatte als Definitivum eine befriedigende Lösung des Pro-
blems. Im Laufe von 12 Jahren sind alio loco immer wieder ergebnislose
Eingriffe erfolgt, so daß der Patientin einerseits die nötige Radikalität
(Abb. 317a) zugemutet, andererseits aber eine größere Operationsbelastung
erspart werden muß (Abb. 317b). Das von Raveh et al. 1985 entwickelte
Hohlschrauben-Platten-System (THRP) ermöglicht die stabile Freiendfixa-
tion mit nur 4 Spreizkopfschrauben. Das in den hohlen und durchlöcherten
Schaft der Schraube einwachsende Knochengewebe bietet zusätzlich Halt
im Knochen.

Die Abb. 318 zeigt als Alternative die universell anwendbare Rekonstruktionsplatte mit der notwendigen 7–8-Schraubenfixation als die gän-
gige Methode. Das kurative, funktionelle und ästhetische (Abb. 319) Ergebnis ist seit dem letzten Eingriff vor 4 Jahren konstant.

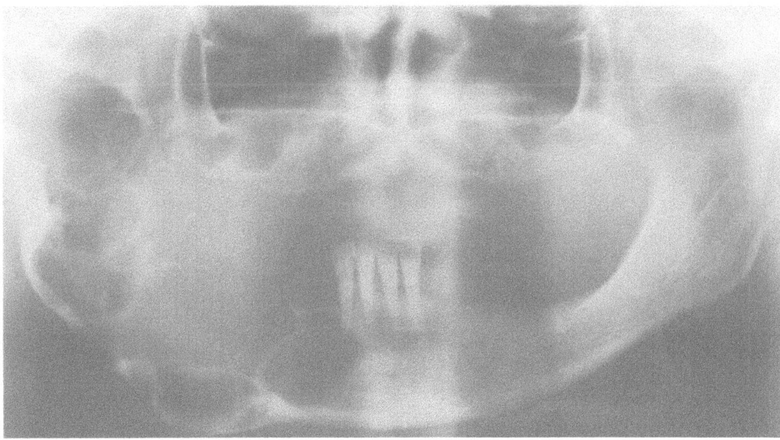

Abb. 316. Multipel rezidiviertes Ameloblastom

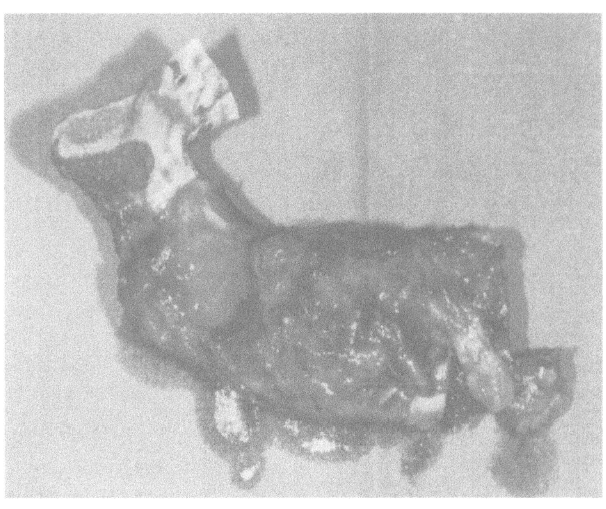

Abb. 317. a Exartikulationspräparat.

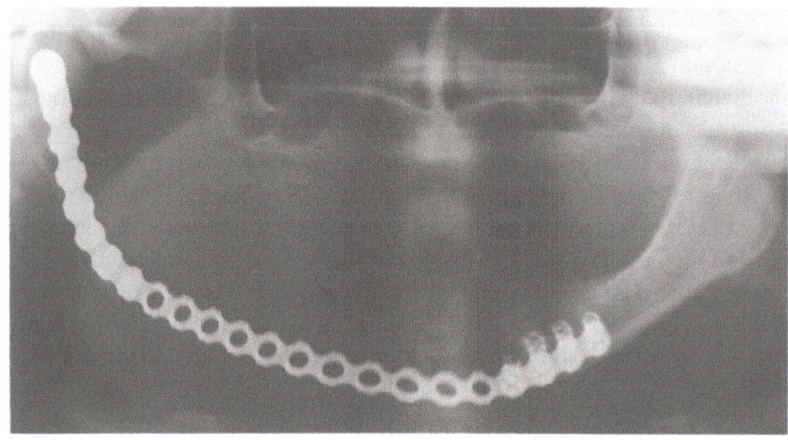

Abb. 317 b Primärer Ersatz der Kieferhälfte durch Freiendresektionsplatte als Definitivum. Bei dem hier angewandten „THRP"-System genügen 4 Hohlschrauben für eine dauerhafte Knochen-Platte-Stabilität

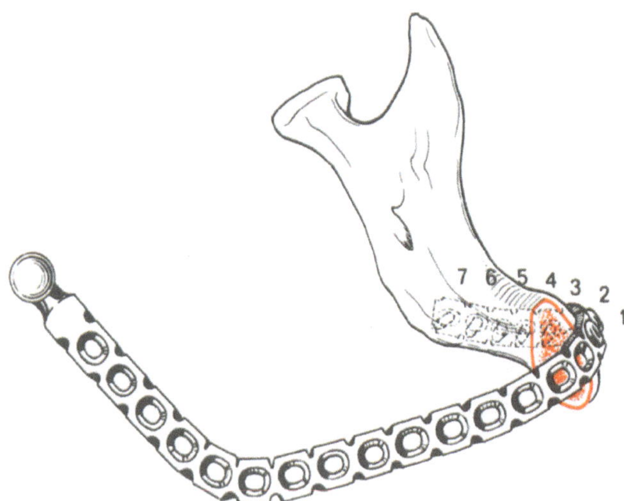

Abb. 318. Alternative zum „THRP"-System: die universelle Rekonstruktionsplatte, die mit 7–8 Schrauben fixiert wird

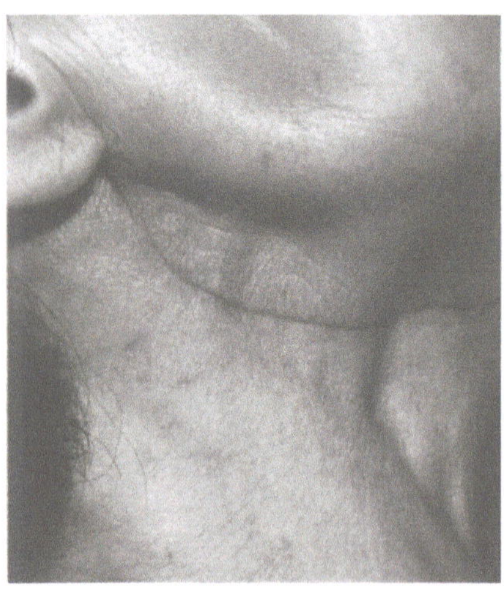

Abb. 319. Aesthetisches Ergebnis bei ersetzter Unterkieferhälfte mit einer Titanrekonstruktionsplatte als Definitivum

3.2.1.2 Überbrückung als Definitivum bei Metastasen im Kiefer

Die Unterkieferresektion als palliative Operation bei einer Knochenmetastase in der Mandibula ist zwangsläufig verbunden mit einer reinen Überbrückungsosteosynthese als Definitivum. Die hämatogene Metastasierung führt in der Regel zu einer pathologischen Fraktur, denn sie bleibt wegen ihrer anfänglichen Symptomarmut zunächst unerkannt. Selbst bei völligem Sensibilitätsausfall oder Trigeminusschmerz wird meist nicht an eine Knochenmetastase im Kiefer gedacht, obgleich das Grundleiden bekannt ist, das der Häufigkeit nach ein Mamma- (8 Fälle), Lungen- (5 Fälle) oder Leberkarzinom (3 Fälle) sein kann (Brack 1980, S. 30).

Wenn die Metastase distal des apophysären und artikulären Kieferabschnitts lokalisiert und relativ gut abgegrenzt ist, dann ist ihre Entfernung in Form segmentaler Resektion indiziert. Dank moderner organerhaltender Therapieschemata bleibt der Allgemeinzustand bei verlängerter Überlebenszeit relativ konstant. In der zunehmenden Anwendung des Karnofsky-Indexes[11] zeigt sich das Bestreben, die konsumierende Endphase der Krebskrankheit durch vorsorgliche Maßnahmen zu lindern.

Die definierten Kriterien sind eine wertvolle Entscheidungshilfe bei der schwierigen Indikationsstellung, wie z. B. im vorliegenden Fall eines Hypernephroms. Lediglich die Absiedlung im Kieferwinkel und aufsteigenden Ast des linken Unterkiefers (Abb. 320) wurde ziemlich akut beim

---

[11] Karnofsky-Index:
  0 = normale Aktivität, keine Beeinträchtigung
  1 = normale Aktivität, nur geringe Beeinträchtigung
  2 = arbeitsunfähig, kann sich aber selbst versorgen
  3 = arbeitsunfähig, gelegentliche Hilfe erforderlich
  4 = arbeitsunfähig, Unterstützung erforderlich, nicht bettlägerig
  5 = pflegebedürftig, bettlägerig
  6 = stark geschwächt, Krankenhausaufenthalt notwendig
  7 = aktive Behandlung nötig, um das Leben zu erhalten
  8 = moribund
  9 = fehlende Angaben

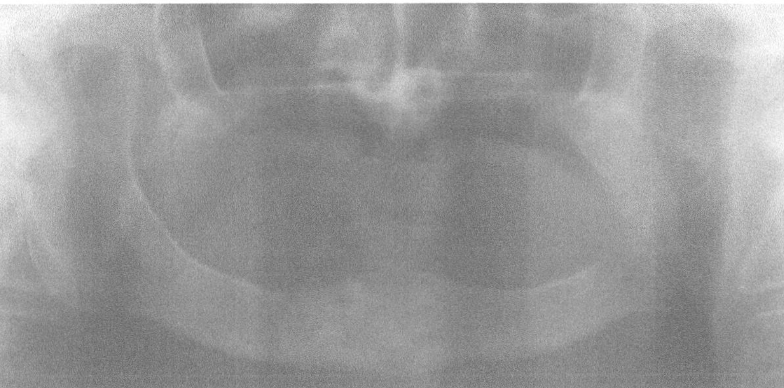

Abb. 320. Zentraler osteolytischer Tumor des linken aufsteigenden Astes mit reaktiver Knochenbildung. Als Grundleiden kam ein Hypernephrom in Frage, welches einige Jahre zuvor operativ entfernt worden war

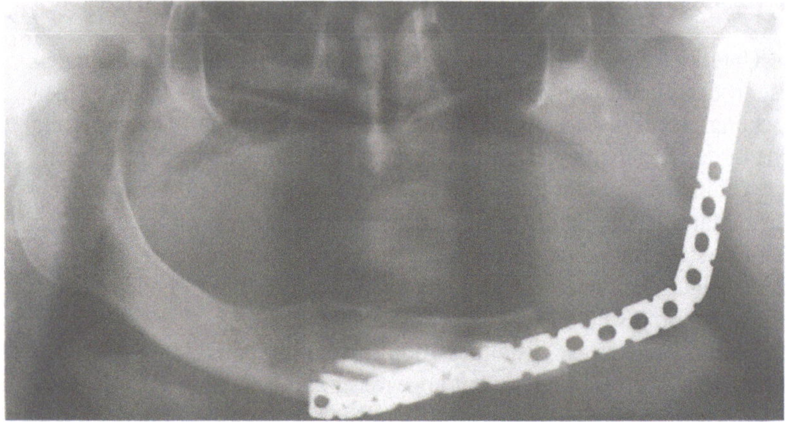

Abb. 321. Rekonstruktionsplatte mit Gelenkkopf als definitiver Ersatz des exartikulierten Kieferabschnitts

Kauen als störend empfunden, während der Allgemeinzustand dem Karnofsky-Index 2 entsprach. Die Metastase hatte bereits die Submukosa des Alveolarfortsatzes infiltriert, so daß die Exulzeration in nächster Zeit zu erwarten war. Diese hätte die Lebensqualität rapide verschlechtert. Die Resektion und simultane Wiederherstellung der Form und Funktion des Kiefers haben sich als eine echt palliative, wenig belastende Operation erwiesen (Abb. 321).

3.2.1.3 Rekonstruktionsplatte als Intervallüberbrückung

Die Intervallüberbrückung erleichtert

- das radikale Resezieren,
- die Untersuchung des Resektionsbezirkes beim „follow-up"
- die Interpositionsplastik (in der Regel nach einem rezidivfreien Intervall von 1–2 Jahren).

Der typische Fall für die Intervallüberbrückung präsentiert sich in der Abb. 322. Im Hinblick auf die Möglichkeit präliminarer, funktionsstabiler

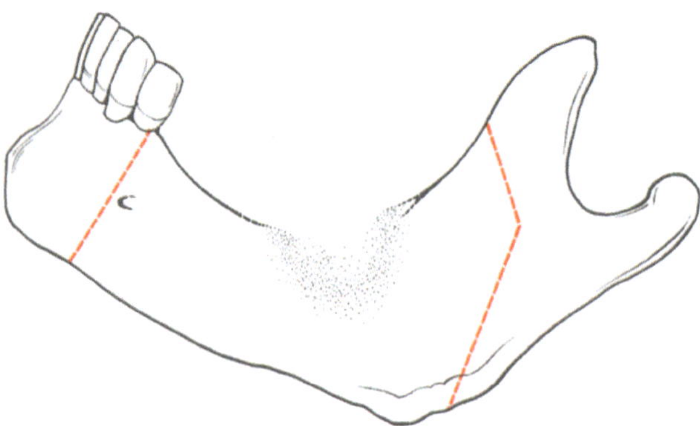

Abb. 322. Osteolytischer Herd eines Processus alveolaris-Karzinoms und die eingezeichneten Resektionslinien

Überbrückung wird großzügig der Knochen reseziert (Abb. 323a). Postoperativ sind Aussehen und Funktion im wesentlichen erhalten (Abb. 323b), so daß die Wartezeit von 1–2 Jahren bis zur Knochentransplantation keine Belastung darstellt. Unter dem Schutz der vorgängigen Stabilisierung der Kieferstümpfe (Abb. 324a) erfolgt dann die Interpositionsplastik mit einem Kortikalis-Spongiosa-Span (Abb. 324b).

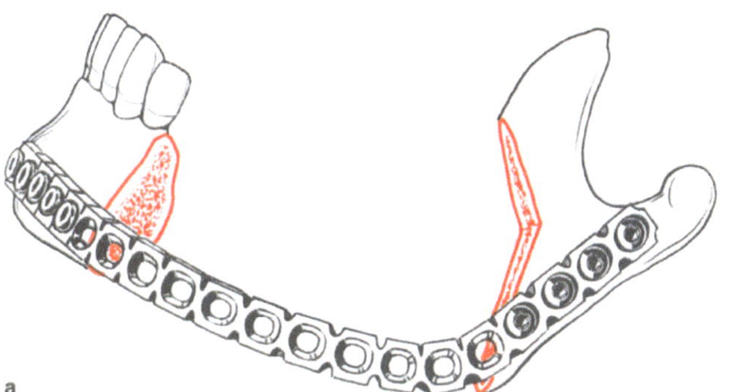

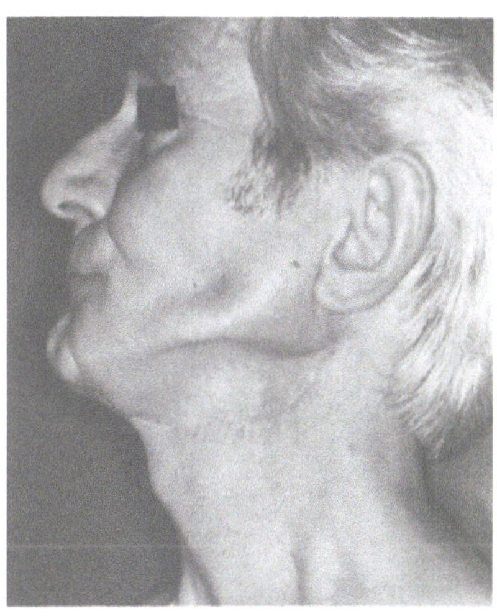

Abb. 323. **a** Rekonstruktionsplatte als Intervallüberbrückung. (Beachte die Vierschraubenregel als Richtmaß für die unterste Stabilitätsgrenze.) **b** Typische Konturierung der Unterkieferpartie und intakte Grundfunktion als Ergebnis der Intervallüberbrückung

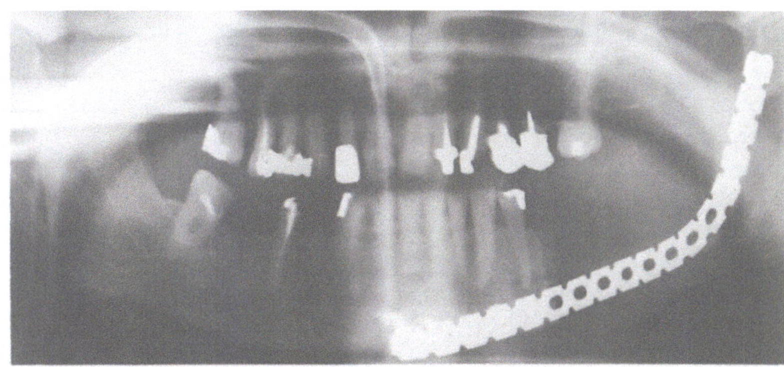

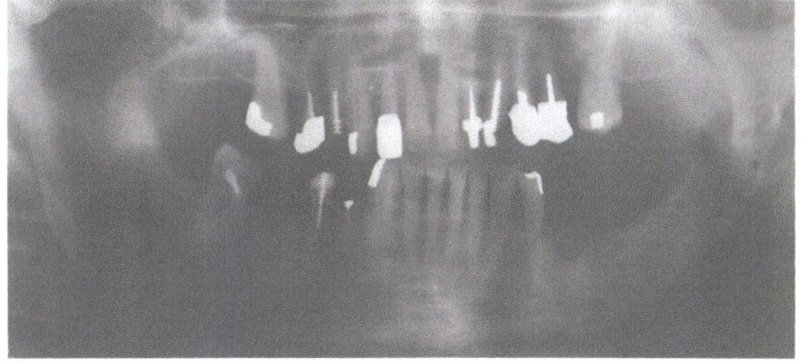

Abb. 324. **a** Nach 1,5jähriger Intervallüberbrückung keine Instabilitätszeichen im Bereich der Schrauben. **b** Substituierter autologer Knochen unter dem Schutze der Rekonstruktionsplatte (Intervallüberbrückung), 3 Monate nach Metallentfernung (Abb. 322 und 323a sind didaktische Skizzen zu diesem Fall)

In diesem Zusammenhang muß auf die *Gefahr des Plattenbruches* hingewiesen werden, wenn der Patient die Intervallüberbrückung als eine für ihn befriedigende Dauerlösung ansieht. Das Aufschieben von Jahr zu Jahr oder das grundsätzliche Ablehnen der geplanten Osteoplastik kann schließlich zu einem Bruch des Implantates führen. Die Defektüberbrückung mit der Platte allein ist biomechanisch durch *fehlende knöcherne Abstützung* gekennzeichnet. Das Metall ist einer alternierenden Biegebeanspruchung ausgesetzt, die im Laufe von Jahren dann zum unvermeidlichen Bruch führt, wenn die für die Plattendicke charakteristische Zahl von Zyklen erreicht ist (s. S. 133 ff.).

Wir konnten 5 solcher Ermüdungsbrüche beobachten. Das Ereignis tritt nach 5-6 Jahren auf, wie im Fall eines Alveolarfortsatzkarzinoms, das eine Resektion über die Mittellinie hinaus erforderlich machte (Abb. 325). Die

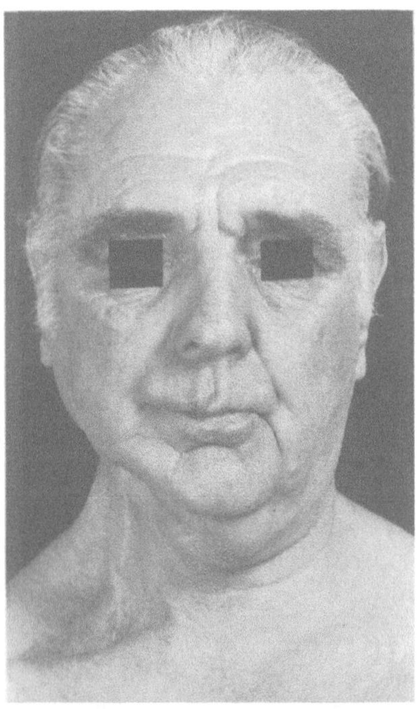

Abb. 325. **a** Kantig modellierte Unterkieferpartie nach Intervallüberbrückung von mehr als 5 Jahren; **b** Kontrollorthopantomogramm als Ergänzung zur Abb. 325 a

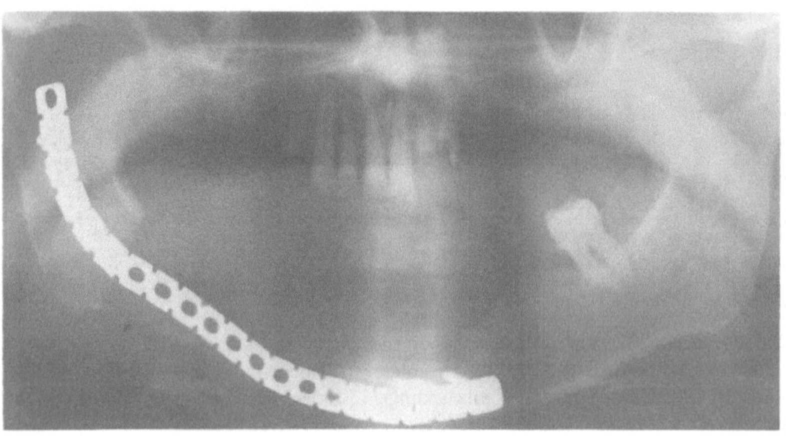

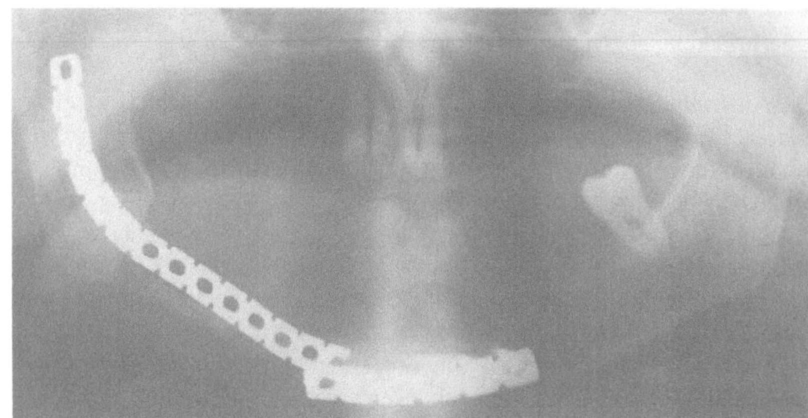

Abb. 326. Plattenbruch an der Biegungsstelle zur Kinnprominenz

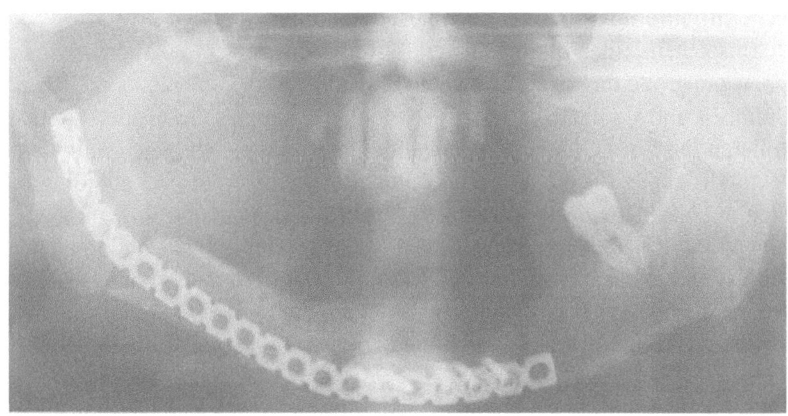

Abb. 327. Rekonstruktion der Überbrückung und gleichzeitig durchgeführte Interpositionsplastik

starke Biegung der Platte, die an dieser Stelle notwendig ist, stellt gewöhnlich die Bruchlokalisation dar (Abb. 326), wenn das Maximum an dynamischer Belastbarkeit erreicht ist.

Erst die Folgen des Plattenbruchs überzeugen den Patienten von der Notwendigkeit eines 2. Eingriffs, bei dem unter dem Schutze einer neuen Platte ein Kortikalis-Spongiosa-Span transplantiert wird (Abb. 327). Damit der Ermüdungsbruch auch in solchen Fällen praktisch nicht vorkommt (Plattenbrüche bei der Frakturenosteosynthese kennen wir nicht), wird die Rekonstruktionsplatte in nächster Zukunft geringgradig verstärkt, was die Biegesteifigkeit bereits um ein Vielfaches erhöht, wie die derzeitigen Dauerwechselbiegeversuche erkennen lassen[12].

---

[12] Die Versuche sind im Herbst 1987 abgeschlossen, so daß ab dieser Zeit die verstärkte Platte bezogen werden kann.

3.2.1.4 Deckung von Weichteildefekten und Überbrückung segmentaler Defekte

Die Anwendung muskelgestielter Lappen (Aryan 1979) erleichtert wesentlich die Defektdeckung und begünstigt den Erfolg der Knochentransplantation. Wenn sich auch der Deltopektorallappen (Bakamjian 1965) jahrzehntelang bewährt hat und heute noch indiziert ist, so bietet der myokutane Lappen bedeutend mehr Vorteile aufgrund seiner guten Vaskularisation. Dies macht ihn besonders wertvoll bei angezeigter Knochentransplantation und Defektbildung im Zuge radikaler Entfernung von Strahlenrezidiven oder Resttumoren.

Für Defektdeckungen in der Unterkieferregion hat sich mit Abstand der Pektoralislappen als am brauchbarsten erwiesen. Bekanntlich eignet er sich als Insellappen sowohl für intra- als auch für extraorale Transposition aufgrund seiner großen Beweglichkeit. Bei mageren Patienten ist seine Anwendung auch für die Innenauskleidung der Mundhöhle ideal. Hingegen macht eine dicke Fettschicht zwischen Haut und Muskel den Lappen nicht nur unförmig, sondern auch nekroseanfällig.

In solchen Fällen bildet der freie Vorderarmlappen eine Alternative, v. a. wenn große durchgehende Defekte beidseitig zu schließen sind. Seine Dünnheit und Größe (25 × 15 cm) sowie die Länge des Gefäßstiels prädestinieren ihn für die intraorale Anwendung, während sich gleichzeitig der Pektoralislappen für die Außendeckung anbietet. Hierbei sind allerdings auch die Nachteile des Vorderarmlappens zu bedenken, nämlich die Neigung zu postoperativem Ödem, das in der Mundhöhle schlecht zu behandeln ist und daher nicht selten zur Induration des Lappens führt. Deshalb ist eine maximale Abflußsicherung durch möglichst viele Venenanastomosen wichtig. Ein Nachteil ist auch die exponierte Lage der Entnahmestelle[13].

Bei den freien Lappen kommt als Alternative in bezug auf die günstigen Eigenschaften (Lappendicke, -größe und Länge des Gefäßstiels) der Dorsalis pedis-Lappen noch in Frage.

Eigene Erfahrungen mit transplantierter Darmschleimhaut liegen nicht vor.

Allen Lappenplastiken gemeinsam ist das Faktum, daß mit ihrer Anwendung entweder eine Rekonstruktionsplatte als Definitivum oder als Intervallüberbrückung in Frage kommt. Denn die primäre Osteoplastik verbietet sich von selbst wegen des Palliativcharakters, der bei solch ausgedehnten Operationen meist vorherrscht, wegen der damit verbundenen Verlängerung des Eingriffs und wegen der Infektionsgefahr für das Transplantatlager. Der Zeitpunkt einer eventuellen sekundären Osteoplastik richtet sich nach den Follow-up-Befunden und der prognostischen Bewertung.

---

[13] Wir danken Herrn Dr. Helali, Klinik für Plastische und Wiederherstellungschirurgie, Aarau, für die Hilfeleistung bei der Anwendung der Vorderarm- und Herrn PD. Dr. Brennwald, Mikrochirurgie im Dpt. Chirurgie, Basel, bei der Anwendung der Fußrückenlappen.

3.2.2 Überbrückung mit autologer Interpositionsplastik

Die Frage der *segmentalen* Knochentransplantation ist in die Problematik der *Revaskularisation* und der *Heterotopik* zu teilen.

3.2.2.1 Revaskularisation

Die Revasularisation hängt direkt ab von der *mechanischen Stabilität* zwischen Transplantat und Resektionsstumpf einerseits und der *Immunogenität* andererseits.

Bedeutung der Stabilität

Nur durch Stabilität kann eine ungestörte Revaskularisation in konstanter Ruhe erfolgen, und zwar

- zwischen Transplantat und Kieferstumpf zur Beschleunigung des sog. Interface healing,
- zwischen Transplantat und Weichteilbett (Lagergewebe) zur Beschleunigung des Creeping effect (Substitution des transplantierten Knochens).

Die Erzeugung der nötigen Stabilität ist ein praktisches Problem, das sich weitgehend lösen läßt, indem enger und großflächiger Kontakt zwischen Transplantat und Kieferstumpf sowie Lagergewebe hergestellt und die *"graft recipient junction" durch eine stabile Defektüberbrückung gesichert* wird.

Bei einem kompakten Transplantat – z. B. Kortikalis-Spongiosa-Span oder orthotopes Allograft – ist daher eine tischlermäßige Einpassung zwischen den Kieferstümpfen wichtig. Ferner muß selbst bei Defektweiten von 12 cm und mehr die Rekonstruktionsplatte als Mittel stabiler Defektüberbrückung eine genügende Steifigkeit aufweisen und mit den Kieferstümpfen genügend fest (Vierschrauben-Regel) verbunden sein.

Eine Doppelverplattung – an jedem Transplantatende je 2 kurze Einzelplatten – bietet nicht denselben dauerhaften mechanischen Schutz für eine ungestörte Substitution des transplantierten Knochens wie die durchgehende Rekonstruktionsplatte. Diese klinische Erfahrung wurde auch experimentell bestätigt (Habel et al. 1980).

Bedeutung der Immunogenität

Weniger gelöst ist das Problem der Immunogenität bei der allogenetischen Transplantation. Die immunogene Aktivität ist durch die Bildung von Transplantatantigenen gekennzeichnet, welche die für die osteoblastäre Ossifikation verantwortlichen Zellgruppen zerstören und auch die Revaskularisation je nach Histokompatibilität ganz oder teilweise verhindern.

Experimentelle Studien zur Anwendung der Immunosuppression sind im Gange (Aebi et al. 1984) und lassen positive Erfahrungen für die Transplantationspraxis erwarten. Bis dahin ist der *frisch entnommene Eigenknochen in bezug auf die biologischen Bedingungen der Revaskularisation jedem anderen Material überlegen.* Aber auch bei der autologen Osteoplastik sind noch viele Probleme zu lösen: die Infektionsgefahr infolge der fakultativ pathogenen Keime der Mundhöhle und die eingeschränkte Revaskularisation an der „graft recipient-junction" infolge der geringen Querschnittsfläche der Mandibula und des Fehlens eines geschlossenen Muskelmantels als gut durchblutetes Transplantatbett und als günstiges Lagergewebe im Hinblick auf die induktive Wirkung des transplantierten Knochens („intrinsic osteogenic inductor") auf die undifferenzierte Mesenchymzelle. Hinzu kommt, daß die Osteoinduktion in einem strahlengeschädigten Lagergewebe nur noch geringe oder keine Wirkung hat (ersatzschwaches oder ersatzunfähiges Lager).

3.2.2.2 Heterotopik[14]

Bei dem autologen Mandibulaersatz bildet die Inkongruenz der Entnahme- und Einpflanzungsstelle ein eigenes Problem. Kein Skelettabschnitt ist in seiner Formgestaltung so differenziert wie gerade der Unterkiefer. Am schwierigsten zu ersetzen sind, abgesehen vom apophysären und artikulä-ren Teil, der Kinnbogen und der Kieferwinkel.

Trotz der genannten Problematik sind für eine erfolgreiche Durchfüh-rung einer *sekundären* Interpositionsplastik folgende Maximalbedingungen gegeben:

- die mechanische Ruhe des Transplantatbettes, die nach komplikationslo-ser 1- bis 2 jähriger Intervallüberbrückung weiterhin als gesichert gelten kann;
- ein relativ intaktes Lagergewebe und gegen die Mundhöhle zu geschlos-senes Implantatlager (atraumatische Vorbereitung des Transplantatbettes vorausgesetzt).

3.2.2.3 Sekundäre Interpositionsplastik
mit Spongiosa-Kortikalis-Span

3.2.2.3.1 Transplantatentnahme

Die Darmbeinschaufel ist die einzige Entnahmestelle für Transplantate, die sich als Ersatz resezierter Kiefersegmente am besten eignet. Das Transplan-tat sollte ein Spongiosa-Kortikalis-Span sein und seine Entnahme mög-lichst auf der Innenseite des Iliums erfolgen. Bei diesem Vorgehen ent-spricht die Biegung des *rechten* Beckenkamms etwa der *rechten* Corpus-hälfte der Mandibula und vice versa (Abb. 328 a). Als Ersatz des rechten Ramus incl. Kieferwinkel ist eher der *linke* Beckenkamm mit der Spina iliaca ventralis als Kondylus (Abb. 328 b) tauglich.

Am schwierigsten läßt sich der Kinnbogen als Ganzes ersetzen. Ein Behelf ist entweder das Mittelstück des Beckenkamms (Höhe Tuberkel), das auf seiner Innenseite maximale Konkavität aufweist (Abb. 329 a), oder außen im Bereich der vorderen Kurvatur der Ala, ein Querfinger unterhalb des Labium externum des Beckenkamms, wo er in der Spina ventralis

---

[14] Das Problem der Heterotopik könnte durch geeignete Unterdrückung der Immunre-aktion weitgehend gelöst werden. Die allogene Transplantation passender Unterkie-ferabschnitte - von Leichen entnommen und katalogisiert - wäre dann in den Bereich der praktischen Möglichkeit gerückt.

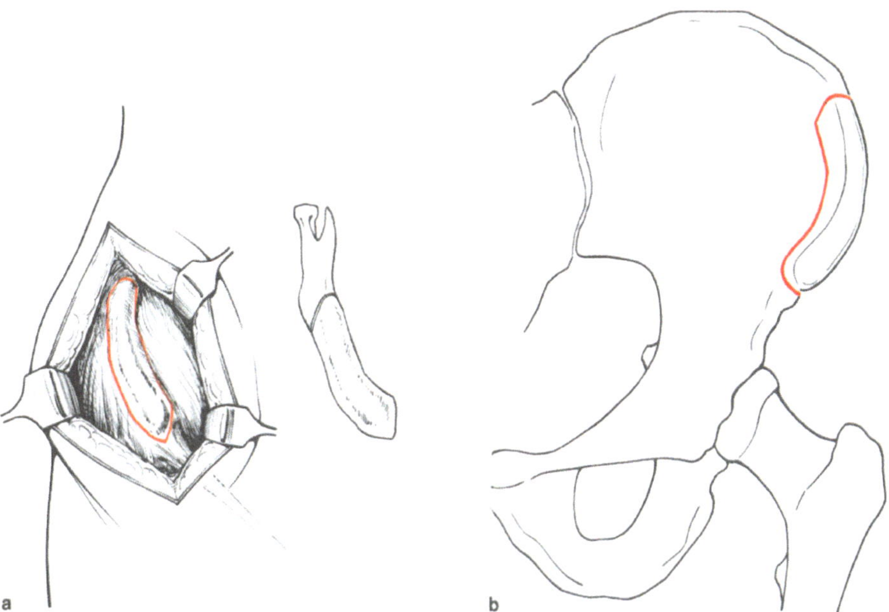

Abb. 328. **a** Das Beckenkammtransplantat als nächstliegende Entsprechung in Form, Länge und Stärke der Korpushälfte der Mandibula. **b** Der Beckenkamm mit Spina iliaca ventralis als Ersatz des R. mandibulae mit Kieferköpfchen

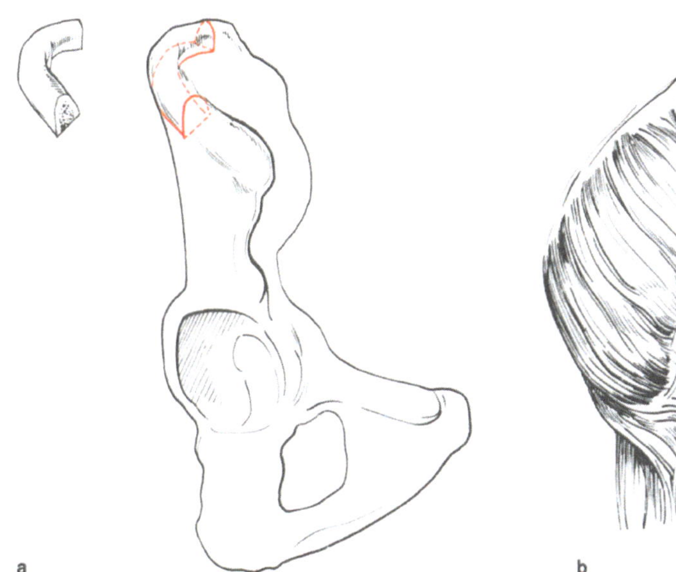

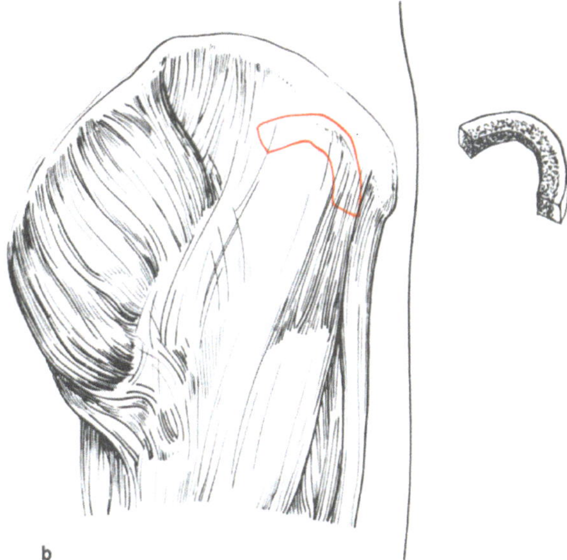

Abb. 329. **a** Mittelstück des Beckenkamms mit dem Tuberculum iliacum der Crista in der Mitte als geeigneter Ersatz der Kinnbasis. **b** Individuell aufgezeichnetes Transplantat auf der Außenseite der Ala iliaca, das mit oszillierender Säge ausgeschnitten wird

endet (Abb. 329 b). Der Kinnersatz muß hier komplett aus der Ala gesägt werden. Der Hautschnitt reicht bis zur Inguina und erfordert ein anatomisches Ablösen der Subkutis von der Glutäalfaszie und dem Tractus iliotibialis fasciae latae (Abb. 329 b), um die Hautnerven (Ramus des N. cutaneus iliohypogastricus und N. cutaneus femoris lateralis) zu schonen. Zur Vorbeugung gehört auch die richtige Lagerung, nämlich Beugung und Innenrotation im Hüftgelenk. Am Labium externum des Beckenkamms wird die Faszie am Ansatz des M. obliquus externus abdominalis und des M. glutaeus medius bis auf die Knochen durchtrennt, wobei man bis zur Darstellung des äußeren Aspekts der Spina ventralis superior gehen muß. Unter Benutzung einer Schablone erfolgt die Entfernung des Transplantats in voller Dicke mit der großen oszillierenden AO-Knochensäge. Das Transplantat ist relativ gleichmäßig 7,5-10,00 mm dick. Eine künstliche Spina mentalis posterior ermöglicht die Unterbringung von 2-3 Bohrlöchern für die Anheftung der Mundbodenmuskulatur.

Für die Entnahme auf der Innenseite des Beckens sprechen mehrere Gründe. Hier gelingt das Ablösen und Abhalten der Weichteile extensiver und weniger traumatisierend als auf der Außenseite der Beckenschaufel, wo die Entnahme größerer Späne die breite Ablösung der Glutäalmuskulatur erfordert.

Die postoperative Folge solcher Traumatisierung ist das typische Nachziehen des Beines („gluteus gait"), dessen Dauer von der Begleitschädigung der Fascia lata und des Tensors der Faszie abhängt.

Ein weiterer Grund für die Transplantatentnahme auf der Innenseite ist der intentionale *Kontakt der Spongiosafläche zum „stärkeren" (besser durchbluteten) Lagergewebe.* Die Unterkieferresektion in Verbindung mit der Entfernung von malignen Tumoren erfordert häufig die Neck dissection, welche einen erheblichen Weichteildefekt im ipsolateralen Mundboden zurückläßt. In solchen Fällen bilden die Wangenweichteile neben den ossären Kontaktflächen die einzige Revaskularisationsbasis. Daß hier die offene, den Weichteilen zugewandte Spongiosaseite den schnelleren Gefäßanschluß ermöglicht, ist klar.

3.2.2.3.2 Gefahren bei der Transplantatentnahme am Beckenkamm

Bei der inneren Freilegung der Beckenwand ist zu beachten, daß der in der Fascia iliaca eingewobene, wenig bewegliche N. cutaneus femoris lateralis durch Hakenzug verletzt werden kann. Vermieden wird diese Gefahr, indem man mit einem Hohmann-Hebel möglichst weit dorsal die Weichteile abhebt (Abb. 330). Außerdem ist streng subperiostal vorzugehen, wodurch die funktionell wichtigen Substrate, wie der M. iliacus, die A. circumflexa ilium profunda und der N. femoralis am sichersten geschont werden (Abb. 331).

3.2.2.3.3 Transplantatfixation

Die mechanische Ruhe des Knochenlagers als eine der wichtigsten Voraussetzungen für die ungestörte Revaskularisierung fordert die absolute Ruhigstellung des interponierten Knochenspans. Bedeutet dies, daß das Transplantat fest an die Rekonstruktionsplatte geschraubt werden muß? Die Frage läßt sich aus der Praxis beantworten, die zeigt, daß die Schrauben nach einigen Monaten locker werden, meistens einhergehend mit

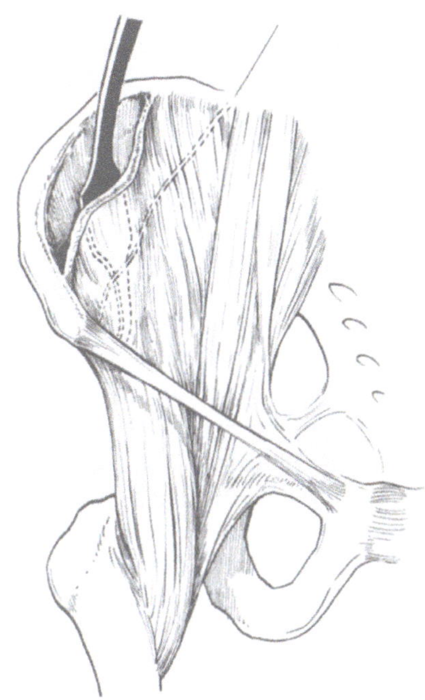

Abb. 330. Dorsalwärts eingesetzter Hohmann-Hebel zur Schonung des N. cutaneus femoris lateralis. Riskant ist die vordere und tiefe Lage des Hohmann-Hebels in bezug auf mögliche Schädigung des in diesem Verlaufsabschnitt wenig beweglichen N. cutaneus femoris lateralis

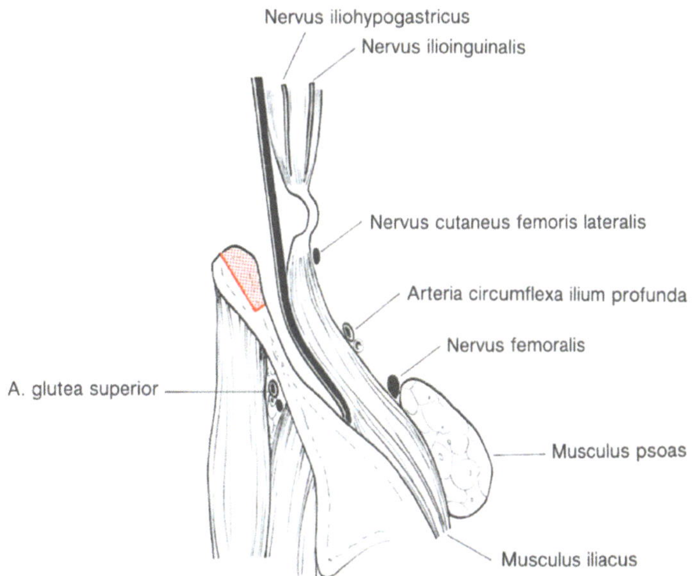

Abb. 331. Anatomie der Transplantatentnahme auf der Beckeninnenseite. Schnitt und Beginn der Faszienablösung am Labium externum des Beckenkammes. Streng subperiostale Freilegung der inneren Knochenoberfläche, so daß der M. iliacus mit den wichtigen anatomischen Substraten: N. cutaneus femoris lateralis, A. circumflexa ilium profonda und N. femoralis schonend und genügend medialwärts für die Knochenentnahme abgehalten werden kann

Infektion. Die fast gesetzmäßig auftretende Schraubenlockerung ist die
Folge der in den ersten 6 postoperativen Monaten stattfindenden Vaskularisation und Demineralisation. Die damit verbundene Knochenresorption
macht am Schraubenlager nicht Halt. Folglich empfiehlt sich eine Transplantatfixation möglichst ohne Schrauben, indem man den Knochenspan
zwischen beide Kieferstümpfe einklemmt. Die stabile Defektüberbrückung
mit der Resektionsplatte (Abb. 332a) ermöglicht eine exakte Abmessung
der Defektgröße, die auf einer Schablone übertragen wird. Dementsprechend erfolgt die Entnahme und Formung des Knochenspans, der in das
Transplantatlager genauestens eingefügt wird, und zwar so, daß sein spon-
giöser Anteil der am besten durchbluteten Weichteilseite entspricht – in
unserem Falle der bukkalen Seite (Abb. 332b) –, wobei noch zusätzlich auf
der Gegenseite der kortikale Anteil aufzubohren ist. Die Metallentfernung
nach einem Jahr zeigt die Spuren gestörter Umbauaktivitäten in unmittelbarer Umgebung der Platte: Reste von Granulationsgewebe und lakunäre
Aussparungen an der neugebildeten Knochenoberfläche (Abb. 333a). Sie
werden in kürzester Zeit durch nachträgliche Regeneration ausgeglichen,
und unter dem Diktat der Funktion richtet sich der neugebildete Knochen
nach der trajektoriellen Grundstruktur aus (Abb. 333b) (Roux-Gesetz).

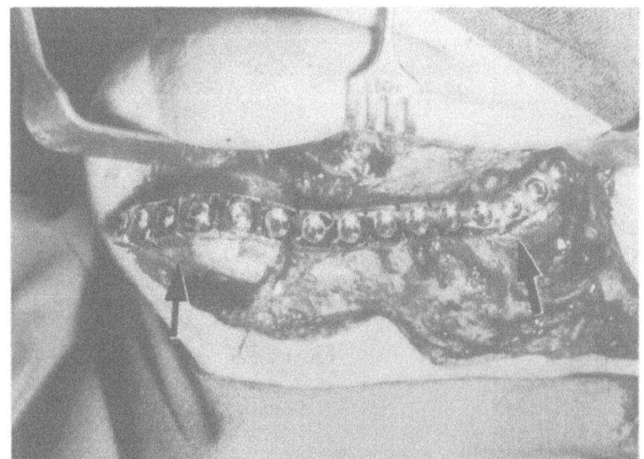

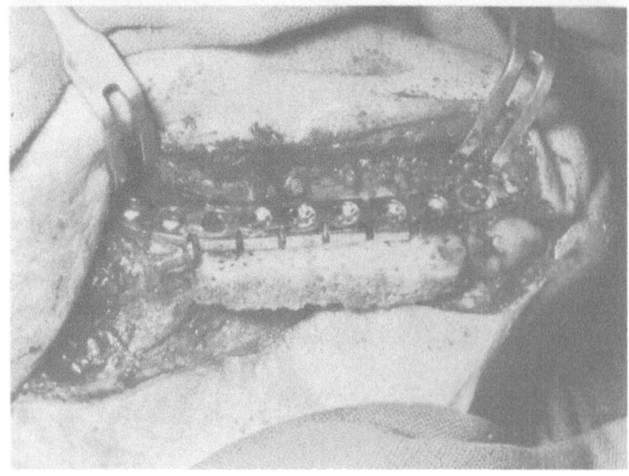

Abb. 332. a Stabile Defektüberbrückung nach
der Vierschraubenregel (*s. schwarze Pfeile*) als
Ausgangslage für die exakte Größenbestimmung und Interponierung des Transplantats.
b Die spongiöse Fläche des Transplantats, dem
ersatzstarken Weichteillager der Wange zuge-
wendet zur besseren vaskulären Aufschließbar-
keit

Abb. 333. a Befund bei der Metallentfernung: Reste von Granulationsgewebe auf der Kontaktseite der entfernten Platte als Zeichen behinderter Frührevaskularisation durch die Platte selbst. (Analoge Befunde fänden sich in den Schraubenlagern, wenn das Transplantat zusätzlich mit Schrauben fixiert worden wäre. Diese Schrauben wären locker gewesen und hätten ziemlich sicher zu einer Infektion und somit zum Transplantatverlust geführt. Die gesicherte Ruhelage des schraubenfreien Interponats infolge der stabilen Defektüberbrükkung ermöglichte hingegen die biomechanische Integration des Transplantats.) **b** Die funktionell geprägte Architektonik des eingeheilten Transplantats einige Jahre nach der Metallentfernung

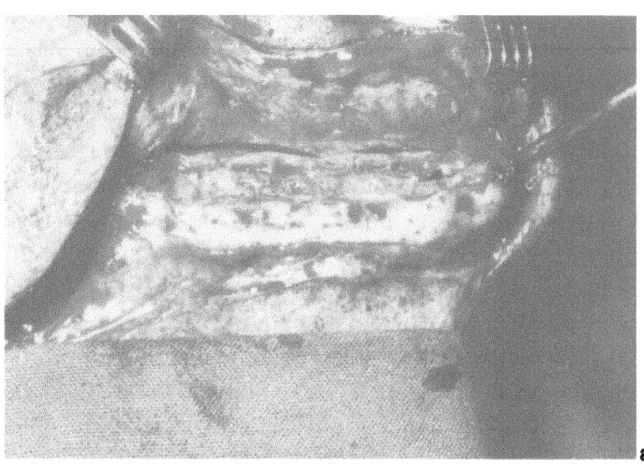

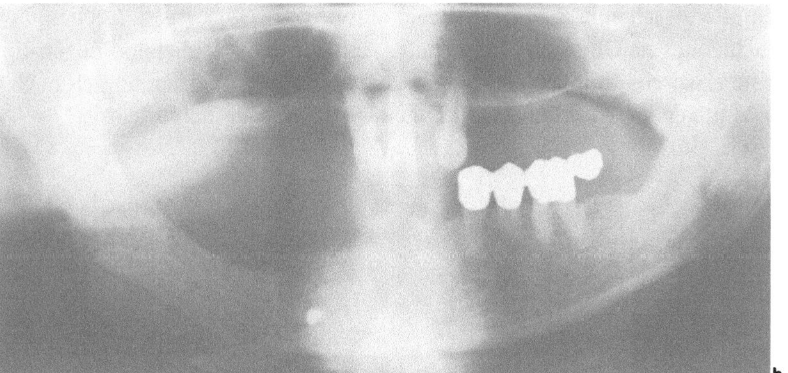

Der eingefügte Knochen kann im Bedarfsfall mit resorbierbaren Fäden (Abb. 334) an der Platte festgebunden werden. Solche zusätzlichen Sicherungen sind nicht maßgeblich. Entscheidend ist das immobile Knochenlager zwischen beiden Kieferstümpfen und der Überbrückungsplatte. Nur wenn der Knochenspan zu kurz geraten sein sollte, ist die Fixation an der Rekonstruktionsplatte mit je einer Emergencyschraube an den Transplantatenden oder einer in der Mitte unvermeidlich.

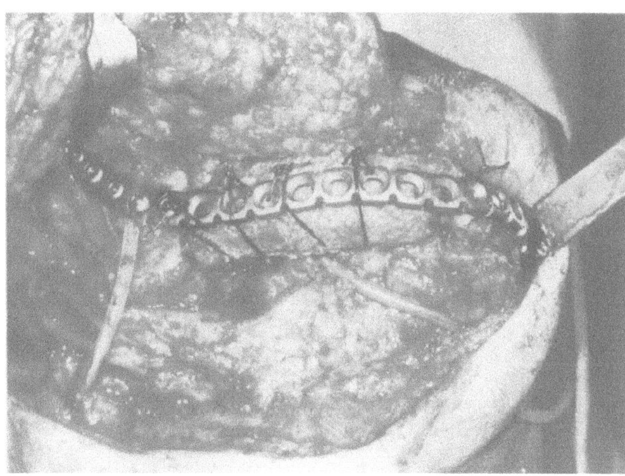

Abb. 334. Eingefügtes Transplantat mit resorbierbaren Fäden an der Rekonstruktionsplatte festgebunden

Diese Verfahrensweise ändert sich bei Fehlen einer stabilen Überbrükkung. Sie ergibt sich, wenn z. B. der Tumorpatient einer sekundären Osteoplastik nur unter der Bedingung zustimmt, daß der Eingriff mit der definitiven Wegnahme der Rekonstruktionsplatte verbunden ist. In solchen Fällen
bildet der Knochenspan sowohl das Überbrückungselement wie auch die
knöcherne Abstützung. Seine kortikale Seite liegt immer außen, wo die vas-
kuläre Aufschließung im Vergleich zur spongiösen verzögert, und dadurch
eine vorzeitige Lockerung der Schrauben weniger zu befürchten ist
(Abb. 335). Mit geringem Implantatmaterial, 3 Zugschrauben und 2 Drahtligaturen, wird ein Optimum an Stabilität aufgebaut. Der Druck im Bereich
der Knochenkontakte („graft recipient-junction") bewirkt schon in der
initialen osteoblastischen Phase eine Verkittung des Transplantats mit dem
Lagerknochen sowie die Frühvaskularisation. Im Hinblick auf den korre-
lierenden Prozeß der Knochenresorption und -neubildung (Substitution)
empfiehlt sich eine intermaxilläre Fixation von wenigstens 6 Wochen
(Schienung im Ober- und Unterkiefer Abb. 335 c). Anschließend begünstigt
eine elastische Immobilisation das Remodelling, so daß schließlich nach
6 Monaten die Kontinuität mit lamellärem Knochen hergestellt ist
(Abb. 336).

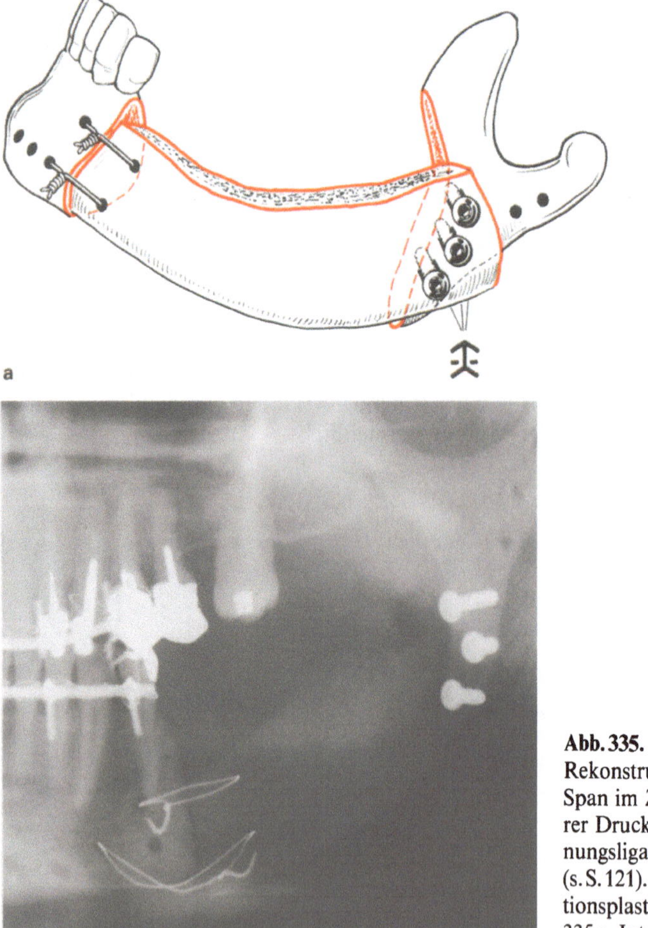

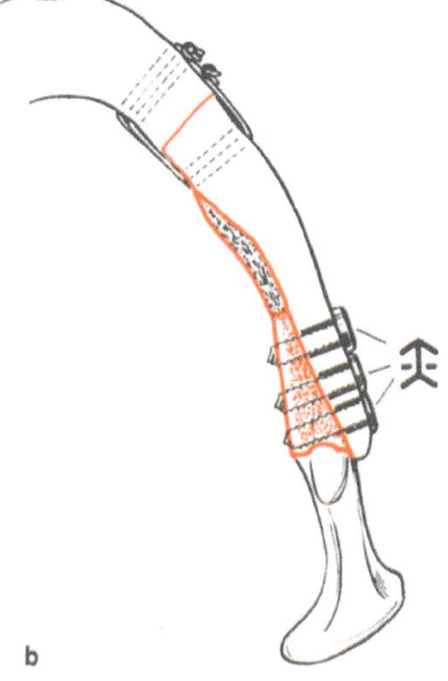

Abb. 335. **a** Überbrückungsaustausch zwischen
Rekonstruktionsplatte und Kompakta-Spongiosa-
Span im Zuge der Metallentfernung. Interfragmentärer Druckaufbau durch 3 Zugschrauben und 2 Span-
nungsligaturen nach dem Drahtüberbiegungsprinzip
(s. S. 121). **b** Didaktische Abbildung der Interpositionsplastik. **c** Radiologische Dokumentation zu Abb.
335 a. Intermaxilläre Fixation zur Vermeidung einer
vorzeitigen Lockerung der „graft recipient junction"

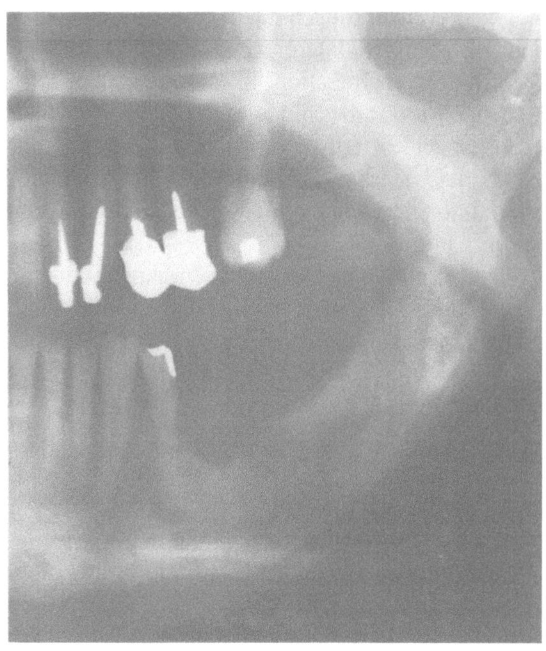

Abb. 336. Status nach Metallentfernung

3.2.2.4 Primäre autologe Interpositionsplastik

3.2.2.4.1 Indikation

Zwei schwerwiegende Umstände schränken die Indikation der primären Osteoplastik ein: das erhöhte Infektionsrisiko und die Gefahr des rezidivbedingten Verlusts des transplantierten Knochens und ggf. des transponierten Nah- und Fernlappens bei manifestem Rezidiv.

Auch die beste Transplantationstechnik kann bei geöffneter Mundhöhle die peroperativ erfolgte Kontamination des Transplantatbettes nicht voll kompensieren. Hinzu kommt, daß die prä- und postoperative Bestrahlung im Zusammenhang mit der Resektionstherapie die primäre Knochentransplantation verbietet. Hiervon ausgenommen sind Rezidivfälle, die vor geraumer Zeit bestrahlt wurden. Bei denen kann das strahlenbelastete Lagergewebe durch vaskularisierte Muskelhautlappen ersetzt werden. Die so gewonnene Vaskularisationsfähigkeit gewärtigt eine osteoinduktive Leistung.

Respektiert man die genannten Fakten, beschränkt sich bei malignen Tumoren die Primärplastik auf Sonderfälle. Zu diesen zählen Alveolarfortsatzkarzinome der Kategorie T4 N0, die neben dem negativen Lymphknotenbefund durch ausschließlichen Knochenbefall umschriebener (geringer) Ausdehnung charakterisiert sind.

Dazu gehören auch ältere Patienten mit ähnlichem Knochenbefund (T4), jedoch schon palpablen Lymphknotenmetastasen (N1). Sie lehnen nicht selten eine En-bloc-Resektion kategorisch ab und lassen nur bestrahlen. Die Nebenwirkungen nach Applikation einer gewissen Herddosis veranlaßt sie aber zur Unterbrechung der Bestrahlung und Zustimmung zur vorgeschlagenen Operation. In solchen Fällen sind im Interesse einer bestmöglichen Morbiditätsminderung Resektion und Rekonstruktion in einer Operation gerechtfertigt. Im Kontext dieses Vorgehens ist zur Wiederherstellung des Unterkiefers eine Knochentransplantation mit möglichst wenig Risikofaktoren zu wählen. Als solche kann die Spongiosaplastik betrachtet werden.

Weniger problematisch ist die Indikationsstellung bei den semimalignen Tumoren. Sie stellen vielfach den Idealfall für die primäre autologe *Spongiosa-* oder *Spanplastik* dar.

3.2.2.4.2 Autologe Spongiosaplastik mit komprimierten bone chips

Prinzip der Spongiosaplastik

Seit Mattis Veröffentlichungen (1929, 1932) bestätigten erst in letzter Zeit klinische und experimentelle Erfahrungen, daß die autologe Spongiosa mit einem weit geringeren Risiko zu transplantieren ist als jedes andere nichtmikrovaskularisierte Auto- und Allotransplantat. Mit der frisch entnommenen Spongiosa kann eine große Anzahl vitaler Knochenzellen übertragen und infolge der Diffusion und Frührevaskularisation am Leben erhalten werden (Decker et al. 1976). Je nach Quantität tragen sie nicht unwesentlich zur Knochenneubildung bei. Diese als osteogenetische Potenz (zellspezifische Osteogenese) bezeichnete Fähigkeit und die osteoinduktive unterstützen sich in ihrer Wirkung. Dabei spielt offensichtlich die induktive Differenzierung der Mesenchymzelle des Lagergewebes die größere Rolle. Sie ist von der unveränderten Grundsubstanz des Knochens abhängig (Schweiberer 1970), wobei man annimmt, daß die induktive Wirkung von einem „bone morphogenetic protein" und Inhibitor gesteuert wird (Urist et al. 1970). In bezug auf die Spongiosaplastik ist die Beobachtung maßgebend, daß die Knochenneubildung von der *Menge* der transplantierten unveränderten Grundsubstanz abhängt.

Darauf basiert die Methode der Transplantation von *komprimierter* Spongiosa, wonach das Verdichtungskorrelat der Grundsubstanz, d.h. deren entsprechendes Mehr, die osteoinduktive Wirkung proportional steigert.

Entnahme der Spongiosa

Das kompressionsbedingte Mehr an Spongiosa pro Volumeneinheit wird einerseits durch die Defektgröße bestimmt. Andererseits wirft es die Frage nach der geeignetsten Entnahmestelle auf. Bei Defektlängen von 5-6 cm kommt die vordere Darmbeinschaufel in Frage, wo eine entsprechende Spongiosamenge gewonnen werden kann (Abb. 337a). Mit einem breiten Meißel wird ein Deckel gebildet, der auf der Innenseite am Periost gestielt bleibt (Abb. 337b, c). Vorne endet die Freilegung des äußeren Beckenrandes (Labium externum) 3 Querfinger dorsal der Spina cranialis, damit der R. cutaneus lateralis und iliohypogastrici geschont werden kann. Durch Reposition des Deckels und dichte Periost-Faszien-Naht wird die Kontur des Beckenkamms wiederhergestellt und gleichzeitig die Bildung eines Hämatoms verhindert.

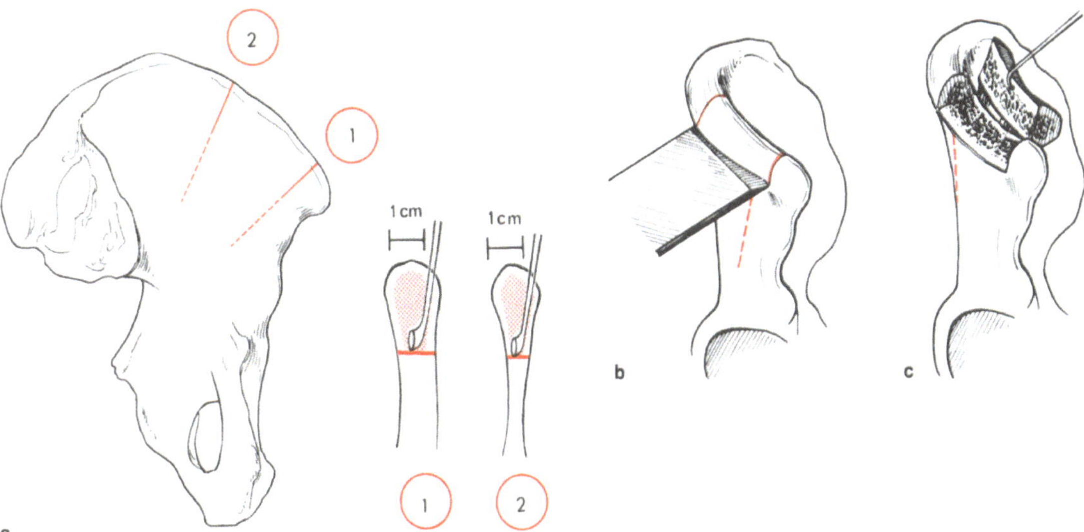

Abb. 337. a Darmbeinschaufel als Spongiosalager. *1* Querschnitt für die Darstellung der Abb. 337 b. Im vorderen Beckenkammbereich ein fast durchgehendes Spongiosalager, das bis in Acetabulumnähe reicht. *2* Querschnitt für die Darstellung der Abb. 337 c. Abnehmende Breite des Spongiosalagers in Richtung Acetabulum. **b** Deckelbildung am vorderen Beckenkamm mit breitem Meißel, wobei auf der Innenseite das Periost nicht durchtrennt wird. **c** Deckel am Periost gestielt abgehoben. Entnahmetechnik

Kommt das Ilium als Entnahmestelle einmal nicht in Betracht, kann notfalls die erforderliche Materialmenge aus dem Trochanter major entnommen werden (Abb. 338). Zu beachten ist auch hier wieder die Bildung eines periostgestielten Kortikalisdeckels (Abb. 339), ferner die Erhaltung

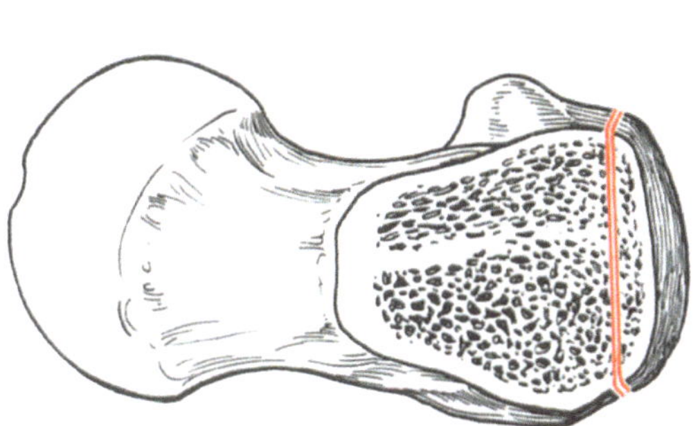

Abb. 338. Querschnitt durch das proximale Endstück des Trochanter major. Aus statischen Gründen sollte der Schenkelsporn bei der Spongiosaentnahme erhalten bleiben

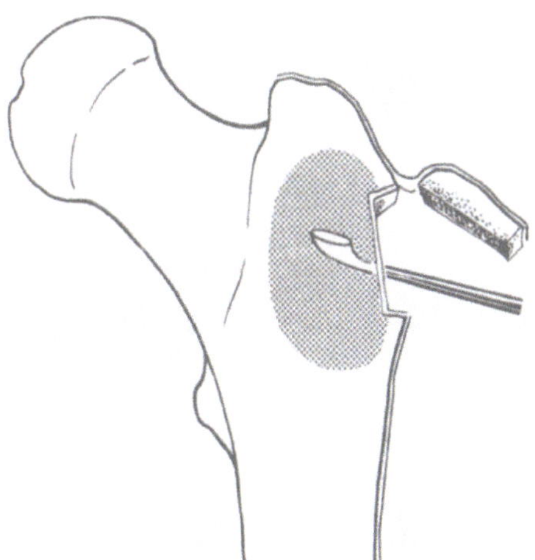

Abb. 339. Periostgestielter Kortikalisdeckel auf Höhe des Tuberculum majus

des Schenkelhalssporns zur Vermeidung der Bruchgefahr. Der Hautschnitt liegt über dem rechten Tuberculum majus (Abb. 340). Die Tensorfaszie wird in der Längsrichtung gespalten und im gleichen Zuge werden die Fasern des M. glutaeus medius und maximus bis zum Knochen auseinandergedrängt.

Für die Auffüllung von Defekten über 6 cm bieten die dorsalen Anteile der Darmbeinschaufeln ein genügend großes Spongiosalager. Eine Handbreite kranial der Spina iliaca dorsalis werden beidseits der Mittellinie im Abstand von 3 Querfingern Inzisionen bis zur Lumbodorsalfaszie gemacht. Die Einhaltung dieser Maße garantiert die Schonung der Hautäste der Nn. clunium superiores (Abb. 341, links). Ort der Deckelbildung und Entnahmetechnik s. Abb. 341 rechts.

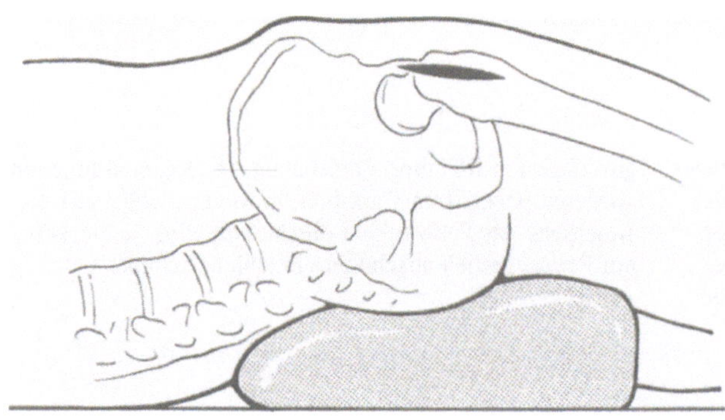

Abb. 340. Lagerung für die Spongiosaentnahme aus dem Trochanter majus: linke Seitenlage und zugleich Hebung des rechten Gesäßes durch Unterlage

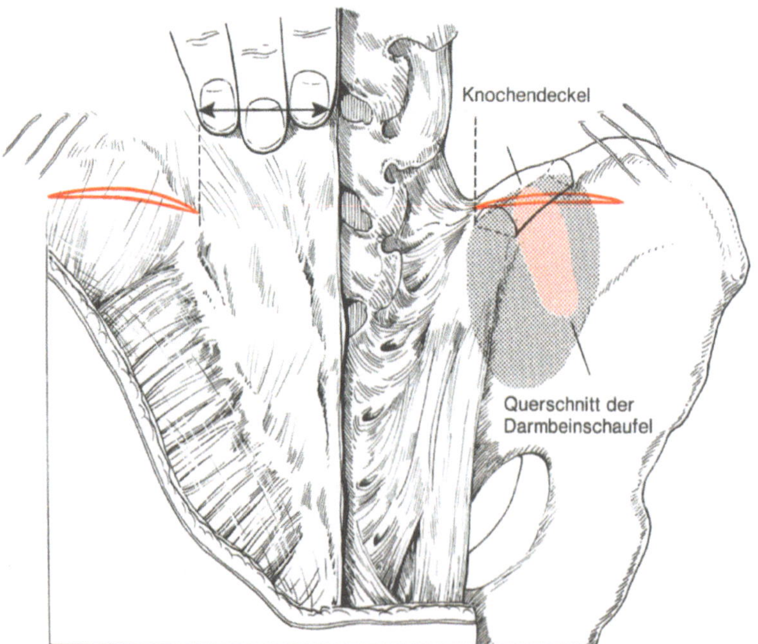

Abb. 341. *Links:* Zugang für die Spongiosaentnahme aus der dorsalen Darmbeinschaufel zur Schonung der Hautäste der Nn. clunium superiores: Eine Handbreite kranial der Spina iliaca dorsalis erfolgen beidseits der Mittellinie im Abstand von 3 Querfingern die Hautinzisionen bis zur Lumbodorsalfaszie. *Rechts:* Topographie des Spongiosalagers der hinteren Darmbeinschaufel mit Querschnittangabe und Konturen des perostgestielten Deckels

Herstellung und Anwendung der Spongiosabrique

Für die Herstellung der Spongiosabrique verwenden wir ein druckluftbe-
triebenes Formungsgerät mit Kolben, Patrize und Matrize, die den
3 Hauptsegmenten des Unterkiefers entsprechen[15] (Abb. 342 und 343). Das
zu ersetzende Segment ist je nach Lokalisation ein gepreßtes Mittel-(Kinn-)
oder Seitenstück, das zwischen den Fragmentenden eingefügt wird.

Als Folge der Viskoelastizität der Spongiosa vergrößert sich der Preß-
ling um etwa 20% seines Volumens unmittelbar nach Entnahme aus der
Matrize. Seine Einbettung in den Kieferdefekt hat also schnell zu erfolgen.
Der Vorteil der Volumenzunahme ist eine erhöhte Induktionswirkung auf

---

[15] Hersteller: Synthes AG, G. Hug, D-7801 Umkirch b. Freiburg.

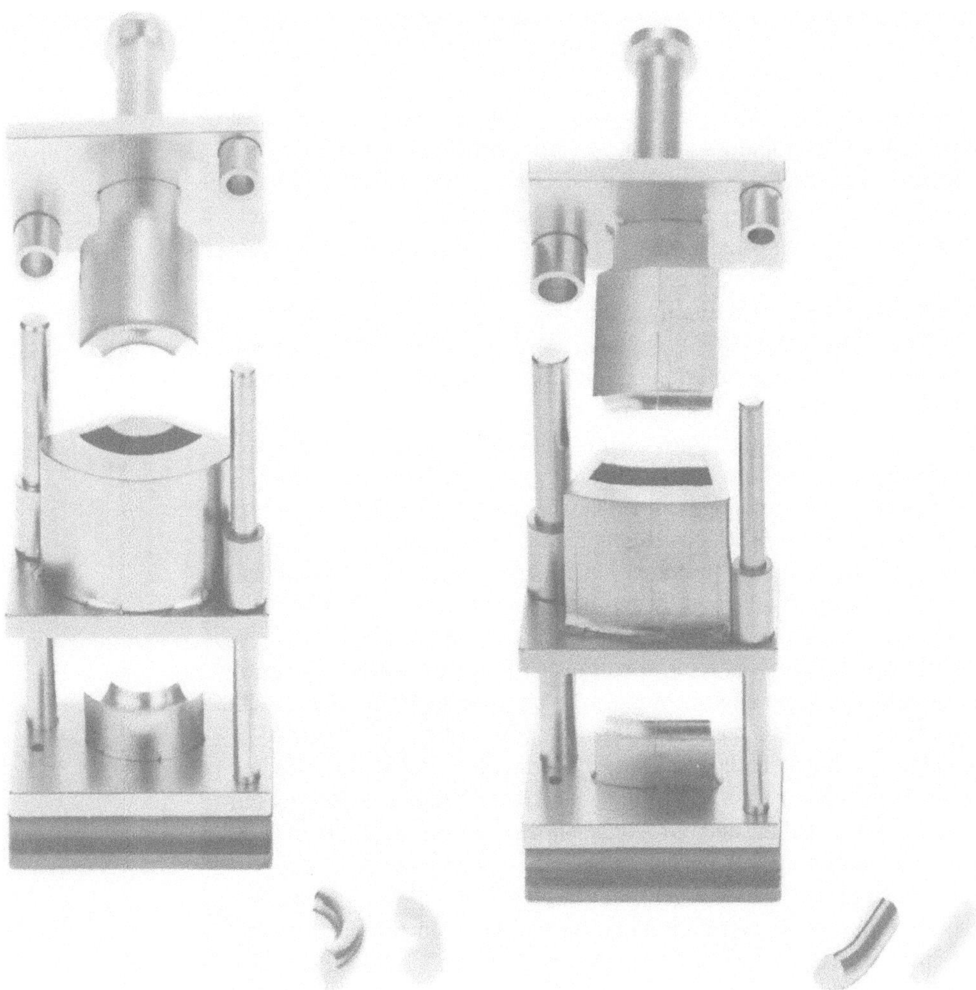

Abb. 342. Matrize und Patrize der Spongiosapresse. *Links:* für die Herstellung des Mittel(Kinn)stücks. *Rechts:* für die Herstellung des Seitenstücks der Mandibula

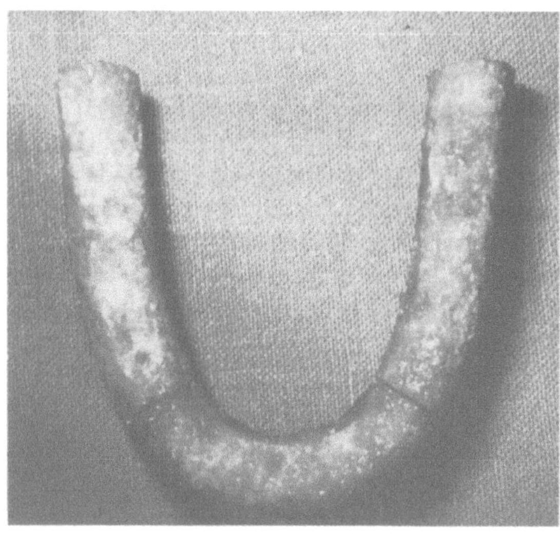

a

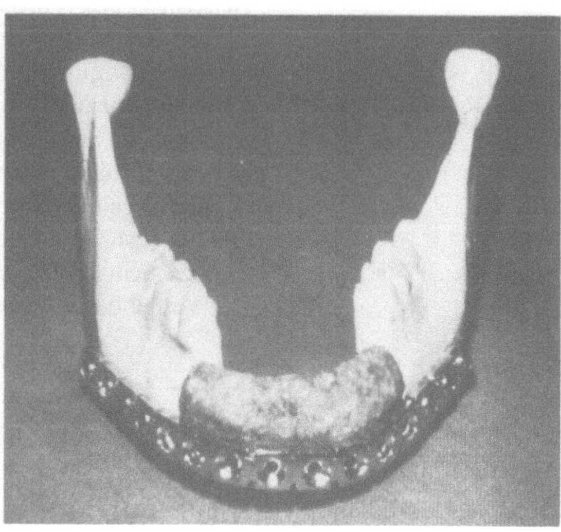

b

Abb. 343. a Zusammengesetzte Spongiosabriques als Ersatz des Corpus mandibulae. **b** Modell einer funktionsstabilen Defektüberbrückung mit Rekonstruktionsplatte und interponiertem, formgerechten Spongiosabrique

das Lagergewebe. Für die Beschleunigung der Revaskularisation ist außerdem wichtig, daß die Spongiosa nicht zu stark verdichtet, d. h. mit einem Druck von höchstens 90 kp, gepreßt wird. Der Druckanstieg sollte allmählich sein (etwa 10 min. lang), damit die Spongiosa nicht zu stark verdichtet wird und trotz größerer osteogenetischer Potenz nicht an biologischer Wertigkeit gegenüber der unverändert übertragenen Spongiosa verliert. Da die osteoinduktive Potenz auch durch längere Lagerung an der Luft abnimmt – in 1,5 h um 50% (Puranen 1966) – sollte die Spongiosaentnahme möglichst kurz vor der Transplantation erfolgen. Ist das nicht möglich, so empfiehlt sich eine Aufbewahrung in Ringer-Lösung.

Zur Herstellung einer geschlossenen Wandung des Transplantatlagers, wie im Falle der Abb. 346 b, bei dem die Zungenmuskulatur die *eine* und die herunterklappbaren Wangenweichteile die *andere* Wand bilden, besteht keine nachträgliche Abbröckelungsgefahr. Andernfalls kann ein Vicrylnetz dienlich sein. Wie bei jeder primären Unterkieferosteoplastik ist auch bei Spongiosaverpflanzung die orale Wand des Lagers mit besonderer Technik zu schließen. Bekanntlich fehlen der Mundschleimhaut die Muscularis propria und Adventitia bzw. Serosa, so daß insbesondere im Alveolarfortsatzbereich in der Regel nur einschichtig genäht wird. Deshalb sind Nahtinsuffizienzen an dieser Stelle die häufigste Ursache einer postoperativen Infektion des Transplantatlagers. Diese zu vermeiden, erfordert die Sicherung der Schleimhautnaht durch eine submuköse Zweitnaht, wobei wegen der fehlenden Muskularis nach Möglichkeit benachbarte Muskulatur, (z. B. Binnen- und Außenmuskulatur der Zunge oder Skelettmuskel des Mundbodens) einzubeziehen ist. Mit der Naht beginnt man auf der Lagerseite, indem die Submukosa breitgefaßt und mit resorbierbaren Einzelknopfnähten breitflächig adaptiert wird. Erst dann wird die Epithelschicht auf der oralen Seite, am besten fortlaufend, mit nicht-resorbierbarem und aufquellendem Material, z. B. mit Supramid 4-0, genäht. Schließlich sollten beide Nahtreihen möglichst mit einer Unterstützungsnaht gesichert werden.

Diese kann entweder *vor* dem Verschluß der einzelnen Schichten etappen-
weise (z. B. jeweils 3 Supramidfäden im Abstand von 1 cm) eingezogen
werden; oder man legt sie als durchgreifende Einzelknopfnähte, nachdem
der schichtweise Verschluß erfolgt ist (Abb. 344).

Die nachfolgende Kasuistik soll anstelle einer Zusammenfassung stehen:

Karzinom der Formel T4 N1 bei einer 75 jährigen Patientin *(Abb. 345)*
(infolge der Nebenwirkungen nach einer applizierten Strahlendosis von
40 Gyn bei einem Resttumor entschied sich die Patientin nachträglich für
die als Erstmaßnahme geplante Operation)

Die Abb. 346 zeigt die Festlegung der Resektionsgrenzen und das präliminäre Anlegen der Rekonstruktionsplatte mit je 2 Schrauben auf jeder
Seite.

Es erfolgt die Interposition eines Spongiosabrique nach definitiver
Fixation der Resektionsstümpfe unter Anwendung der Vierschraubenregel
als Minimum.

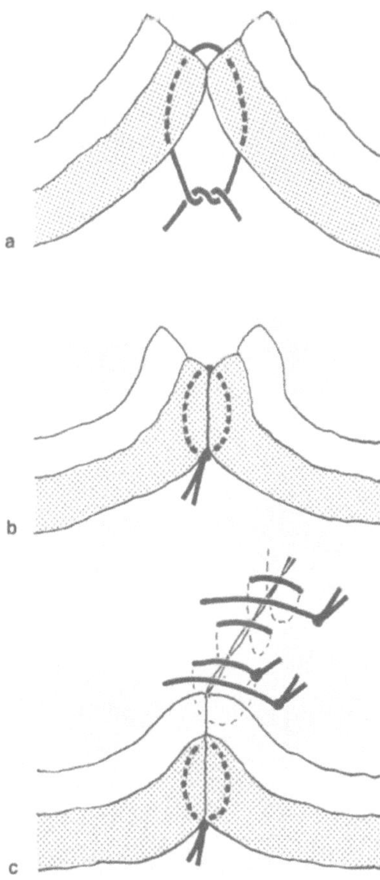

Abb. 344a-c. Zweireihiger Nahtverschluß zur Vorbeugung einer Nahtdehiszenz.
a Beginn mit der Submukosanaht (4-0 resorbierbar), b Einzelknopfnaht, c Durchgreifende Unterstützungsnaht nach Verschluß der beiden Schichten. Die Unterstützungsnaht ist eine Dreischichtennaht bei vorhandener Skelettmuskulatur

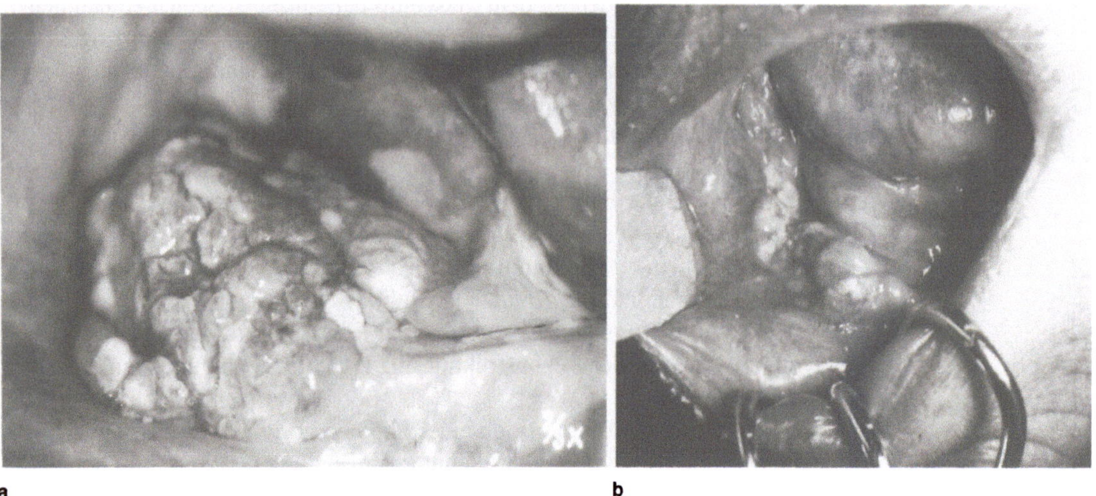

Abb. 345. **a** Exophytisch wachsendes Karzinom am Alveolarfortsatz rechts; **b** Resttumor nach unterbrochener Bestrahlung

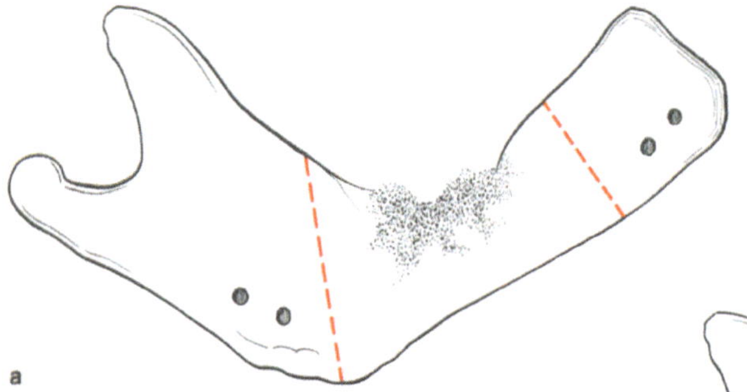

Abb. 346. **a** Resektionsgrenzen und präliminare Bohrlöcher für spätere Defektüberbrückung mit der vorher angebogenen Rekonstruktionsplatte; **b** stabil überbrückter Defekt mit dazwischen gelagertem Spongiosapressling; **c** didaktische Skizze

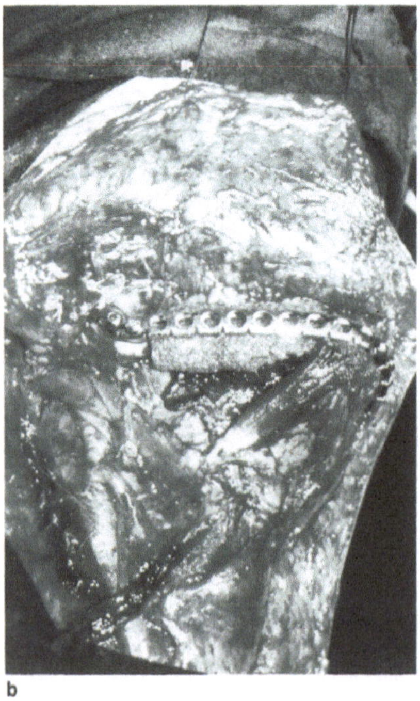

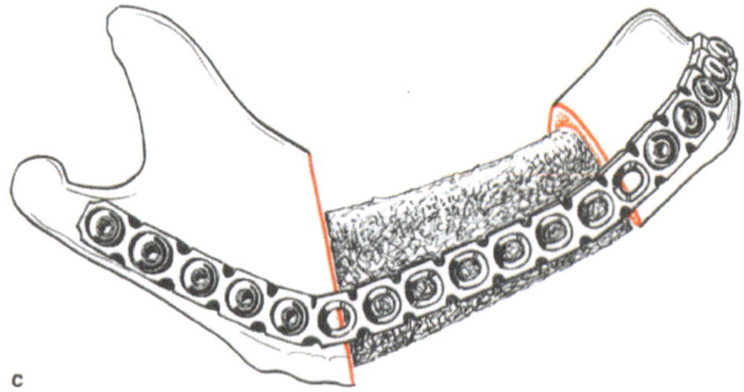

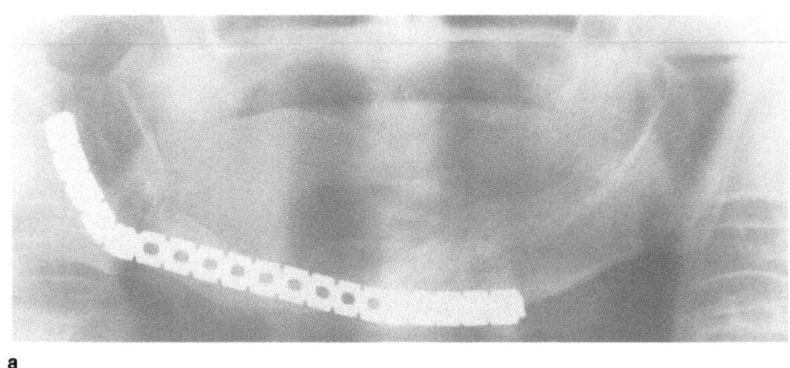

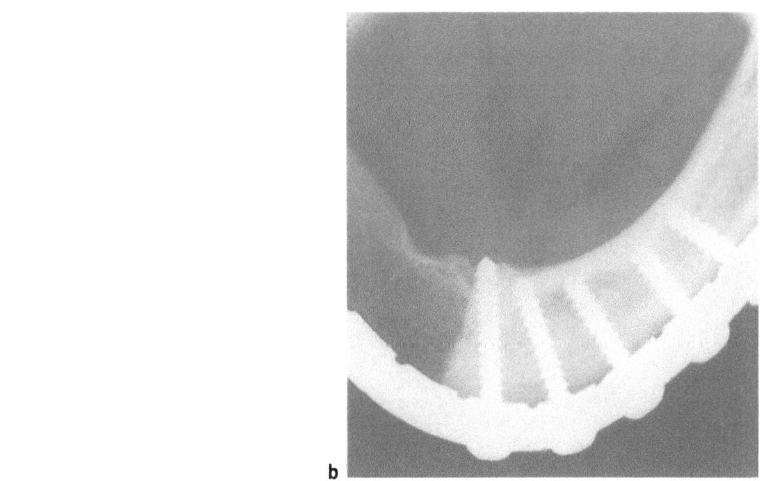

Abb. 347. **a** Postoperativer Röntgenstatus. **b** Die angewandte Vierschraubenregel als Minimum der Fixation kommt gut zur Darstellung

Die postoperativen Röntgenbilder zeigen den Sitz der Schrauben wie den Spongiosabrique als Interponat ohne zusätzliches Fixationsmaterial (Abb. 347).

Der Röntgenstatus nach Metallentfernung läßt die deutliche Bildung einer Neokortikalis und den intraoralen Aspekt des geschlossenen Transplantatlagers erkennen (Abb. 348).

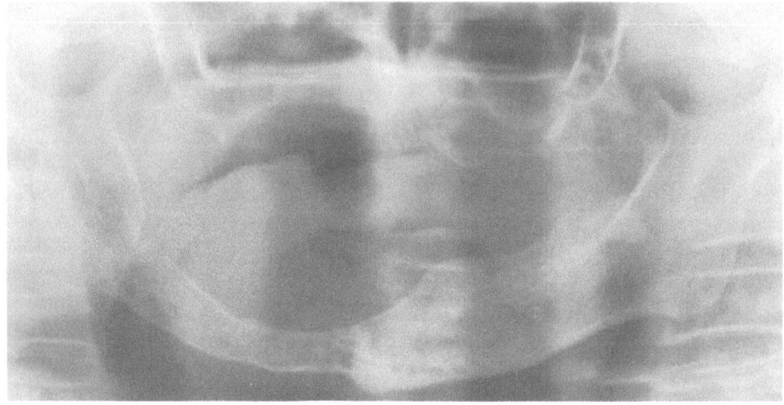

a

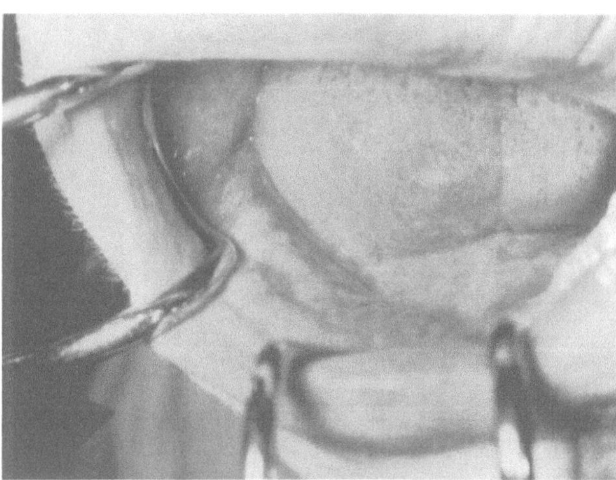

b

Abb. 348. a Status nach Metallentfernung;
b intraoraler Kontrollbefund nach 4 Jahren

3.2.2.4.3 Autologe Spanplastik

Es ist klar, daß unter dem Schutz vorgängiger Stabilisierung das radikale
Resezieren und Einpassen eines Knochenspans wesentlich erleichtert ist.
Deshalb hat sich dieses Vorgehen als die dominante Therapie des Adaman-
tinoms entwickelt. Dieser semimaligne Tumor kommt am häufigsten im
Unterkiefer vor und kann bei multipler Rezidivierung durch örtliche oder
intrakanalikuläre Ausbreitung maligne verlaufen. Die Rezidivrate ist auch
heute noch relativ hoch[16]. Es empfiehlt sich daher die Standardisierung
einer angemessenen Radikalität, gezeigt an folgendem Beispiel:

---

[16] Die 1977 begonnene deutschsprachige UICC-Multicenter-Studie überblickte 1986
Daten von 526 Patienten mit Osteo-, Fibro- und Ewing-Sarkomen sowie malignen
Lymphomen und Ameloblastomen. Davon sind allein 258 (ca. 50%) Ameloblastome,
von denen 25 (ca. 6%) rezidivierten, und in 2 Fällen kamen Fernmetastasen vor.

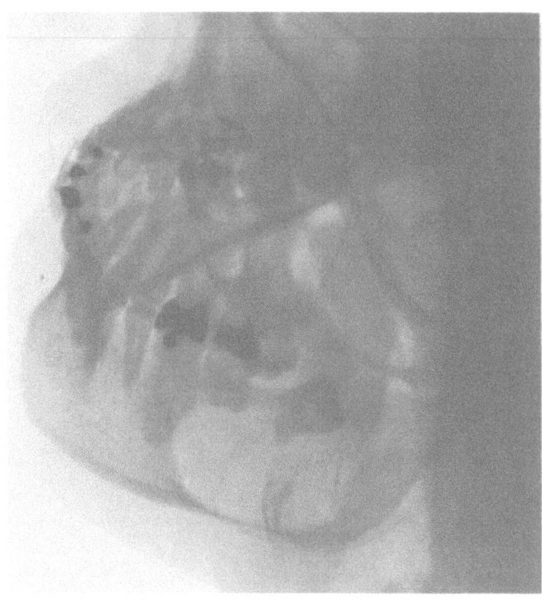

Abb. 349. Unizystisches Ameloblastom

Ameloblastom unter dem Bild einer follikulären Zyste (Abb. 349)
Intraorale Versorgung
Sicherung der Okklusion während der Operation durch intermaxilläre
Fixation.

Extraorale Versorgung
Es erfolgt das Anbiegen der Rekonstruktionsschablone und die Bestimmung der Resektionsgrenzen bei subangulärem Zugang und epiperiostaler
Freilegung der Intumeszenz sowie subperiostaler Freilegung der nicht
befallenen Unterkieferbasis sowie das präliminäre Anlegen der vorgeformten Platte mit je 2 Kortikalisschrauben (Abb. 350a, b).
Anschließend erfolgt die segmentale Resektion (Abb. 350c). Die Resektion kann auch bei komplett anmontierter Platte („Überbrückungsosteosynthese") erfolgen. Da im vorliegenden Fall die Platte die Durchführung der
Resektion eher behindern als erleichtern würde, empfiehlt sich die präliminare Taktik. Zudem kann je nach Ergebnis der Schnellschnittuntersuchung
und Beurteilung der Tumorausdehnung der N. alveolaris inferior erhalten
werden, was sich bei abmontierter Platte technisch leichter durchführen
läßt.

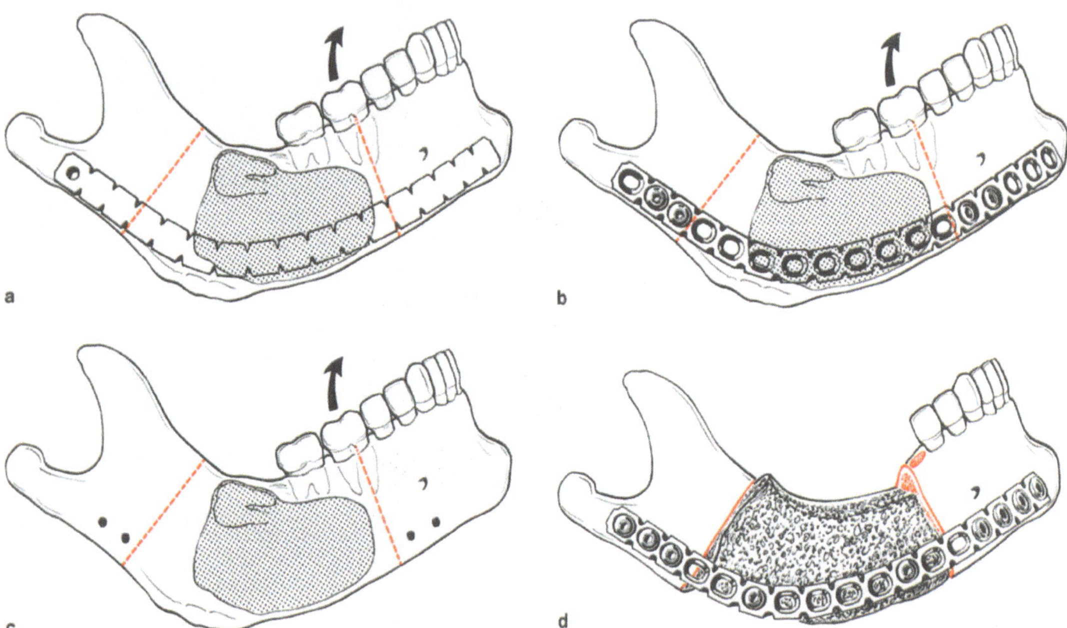

Abb. 350. a Eingezeichnete Resektionsgrenzen und angebogene Schablone als Vorlage für die Rekonstruktionsplatte; **b** präliminar angelegte Rekonstruktionsplatte mit 2 Schrauben an beiden Enden; **c** Resektion bei wieder demontierter Platte; **d** primäre Osteoplastik mit einem Kortikalis-Spongiosa-Span unter dem Schutz der Rekonstruktionsplatte

Die Abb. 350 d zeigt die primäre Spanplastik bei vorgängiger Stabilisierung der Resektionsstümpfe (Entnahme des Spongiosa-Kortikalis-Spans s. S. 303). Es erfolgt eine zusätzliche Fixation des Spanes mit 2 Kortikalisschrauben jeweils in nächster Nähe der „graft recipient junction" (vgl. dazu S. 301 ff.).

Der postoperative Röntgenstatus wird aus Abb 351 a ersichtlich und der Status nach Metallentfernung aus Abb. 351 b.

Die Abb. 351 c, d zeigen das funktionelle und okklusale Ergebnis.

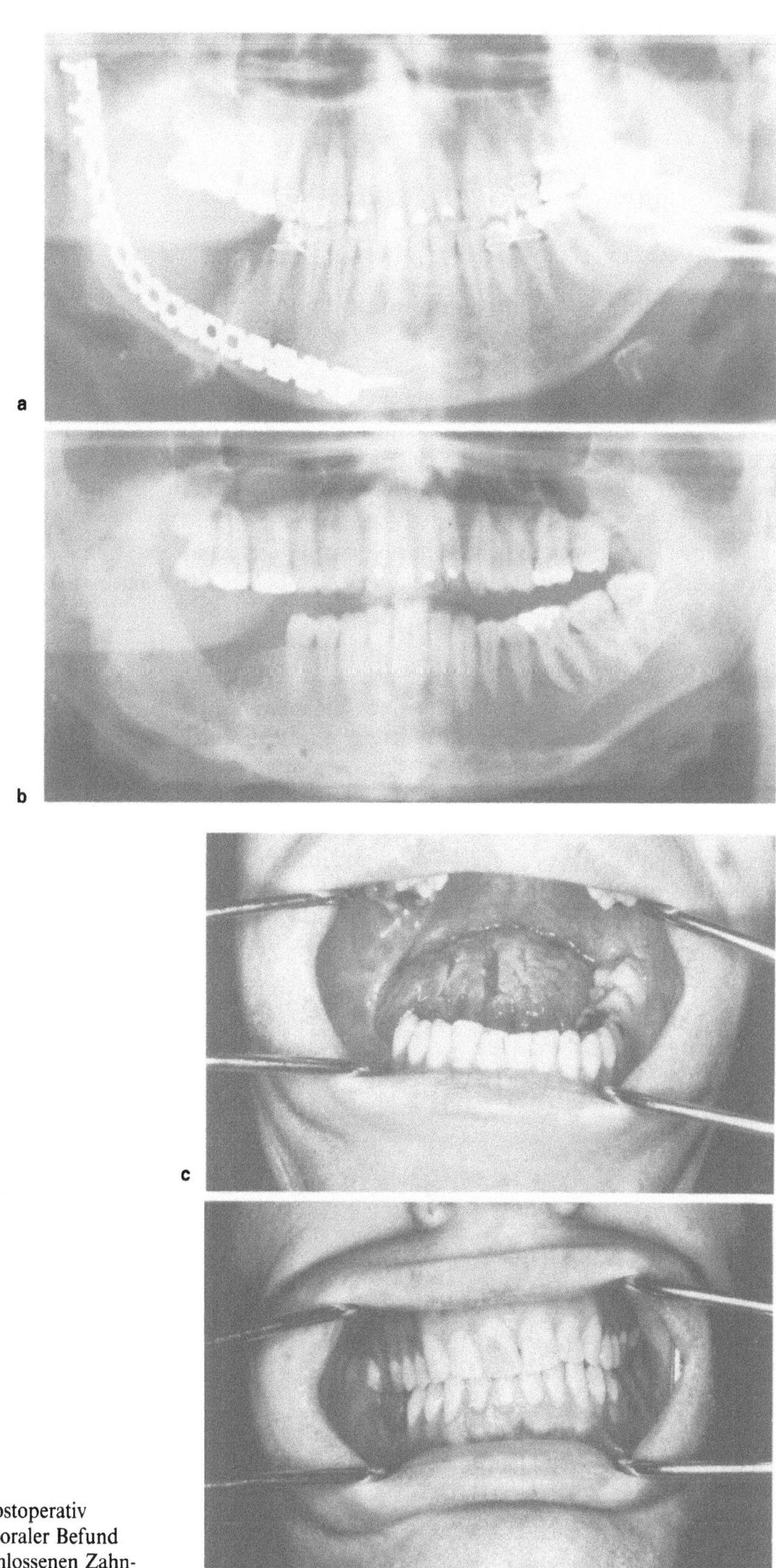

Abb. 351. Röntgenstatus **a** postoperativ
b nach Metallentfernung; intraoraler Befund
bei **c** geöffneten und **d** geschlossenen Zahnreihen

4 Prophylaktische Anwendung der Schutzplatte

4.1 Schutzplatte bei ausgedehnten Knochenzysten

Generell und in der Mandibula im besonderen können Zysten im Röntgenbild die verschiedensten Knochenläsionen vortäuschen. Echte Knochenzysten kommen jedoch im Vergleich zu den dentogenen äußerst selten vor,
wobei die aneurysmatische und solitäre Knochenzyste die wichtigsten Ver-
treter sind (Prein et al. 1985).

Während dentogene Zysten kaum zu Spontanfrakturen führen, verursa-
chen solitäre Knochenzysten nicht selten eine pathologische Fraktur, analog zum folgenden Fall.

Solitäre Knochenzyste (Abb. 352)
Röntgenologisch auch als Residuum einer follikulären Zyste interpretier-
bar, weist der kaum sichtbare, linienförmige Kortikalisdurchbruch auf
genuine Entstehung hin.

Die Freilegung und Öffnung der Zyste zeigt neben der Frakturlinie
(Abb. 352b) multiple Kortikalisdurchbrüche (Abb. 353a), die bei dentogenen Zysten atypisch wären; ebenso die blutigtingierte Flüssigkeit und Granulationen als Zysteninhalt sowie Ausdünnung des Knochens. Die histolo-
gische Untersuchung bestätigt den Verdacht auf eine solitäre Knochenzyste. Während bei Lokalisation in Röhrenknochen Zysten dieser Art durch

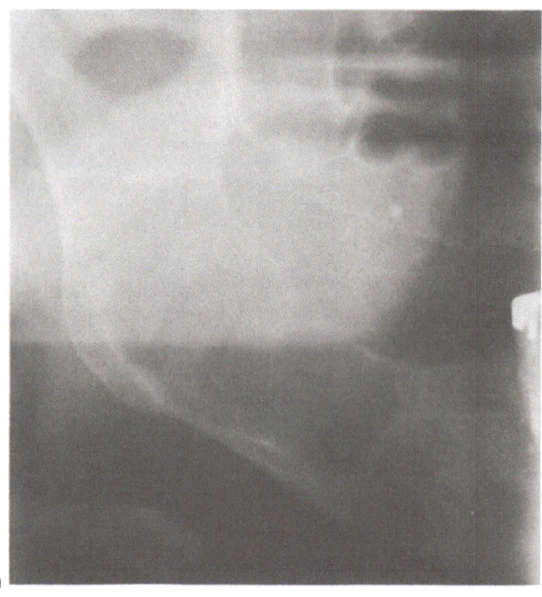

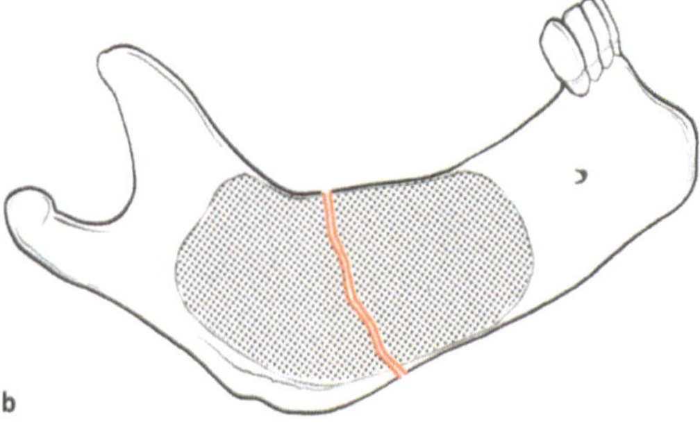

Abb. 352. **a** Solitäre Knochenzyste mit einer Spontanfraktur (Infraktion); **b** didaktische Skizze

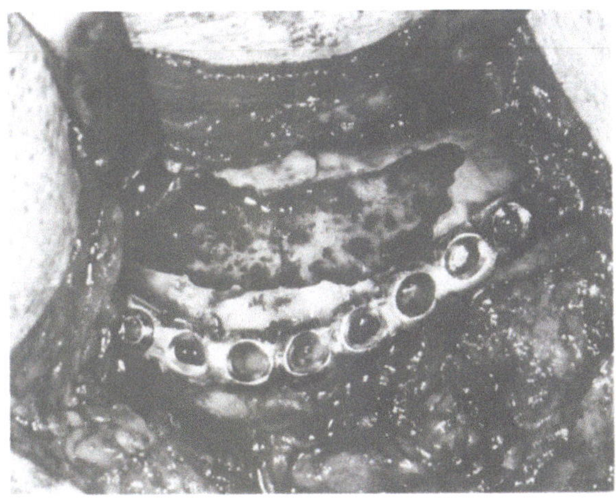

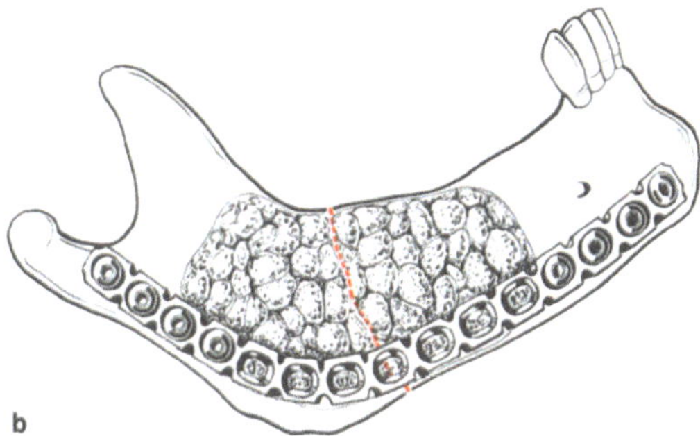

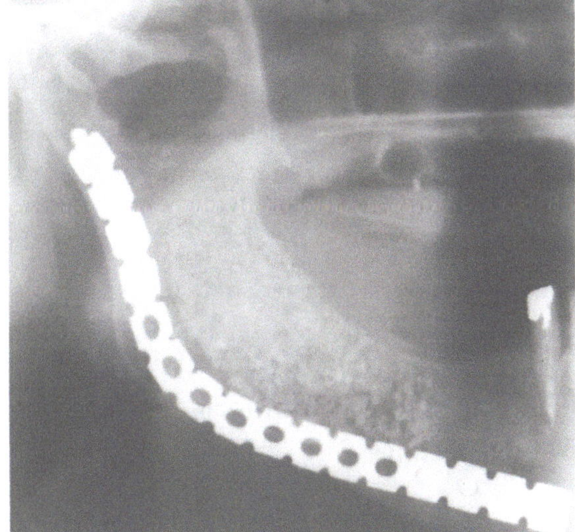

Abb. 353. a Multiple Knochendurchbrüche auf der lingualen Seite der Zyste; **b** Schutzplatte und aufgefüllter Defekt; **c** Kontrollbefund nach Operation

segmentale Resektion entfernt werden, genügt im Unterkiefer die sorgsame Curettage unter Schonung des Nervs und Belassung der Knochenwand. Bei erhaltenem Periostschlauch lingual und marginal und applizierter Schutzplatte (vgl. Abb. 353 a) ist eine Dislokation der Fragmente nicht zu befürchten.

Bei großem Zystenlumen kann das Auffüllen des Defekts mit einem Gemisch von autologer Spongiosa und Ceros 80 (Hydroxylapatit)[17] erfolgen (Abb. 353 b, c).

---

[17] Granulat aus hochporösem polykristallinem Hydroxylapatit. R. Mathys & Co, CH-2544 Bettlach.

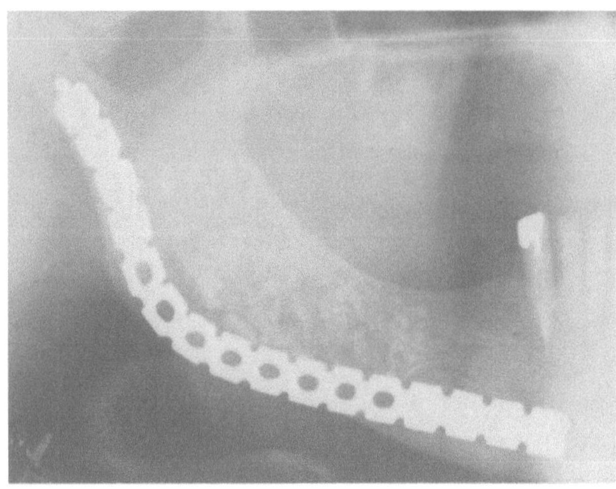

Abb. 354. Kontrollbefund 5 Jahre nach der Operation. Das Hydroxylapatit ist im Knochen integriert, hat sich aber nicht vollkommen aufgelöst

Die Abb. 354 zeigt den Kontrollbefund 5 Jahre nach der Operation. Das Hydroxylapatit resorbiert sich zwar langsam, ist aber ossär integriert. Der Patient hat bisher die Metallentfernung verweigert.

4.2 Schutzplatte bei Entfernung eines impaktierten Weisheitszahnes

Eine weitere Indikation für eine Schutzplatte ergibt sich gelegentlich anläßlich der Entfernung eines Weisheitszahnes als impaktiertes Relikt in einem osteoporotischen Kiefer (Abb. 355). Bei dem vorhandenen Risiko einer iatrogenen Defektfraktur mit eventueller Osteitis (vgl. Abb. 305) ist trotz des operativen Mehraufwandes die Verhältnismäßigkeit des Mittels gewahrt.

Nach erfolgter autologer Spongiosaplastik (Abb. 356a) wird die Schutzplatte sofort wieder entfernt.

Die Abb. 356b zeigt den Kontrollstatus nach 2 Monaten.

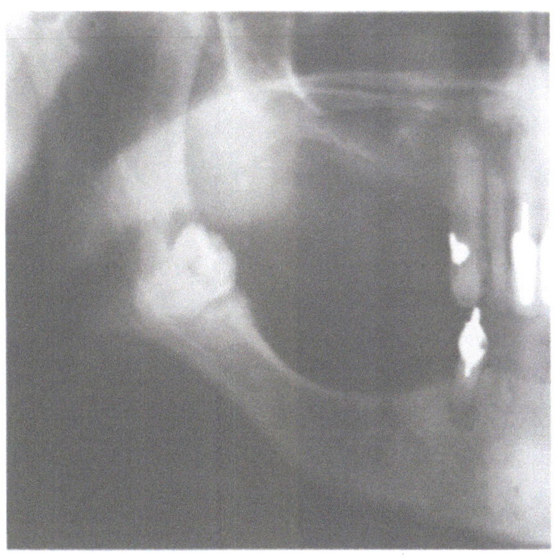

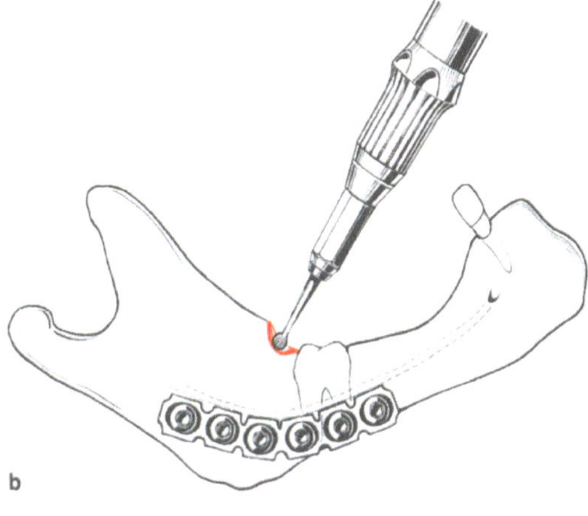

Abb. 355. a Impaktierter Weisheitszahn bei atrophischem Kiefer als Indikation für eine prophylaktische Anwendung der Schutzplatte; **b** Osteotomie unter dem Schutz der Rekonstruktionsplatte

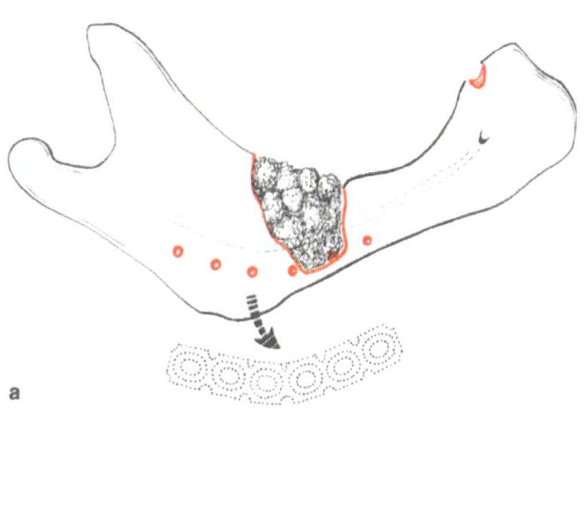

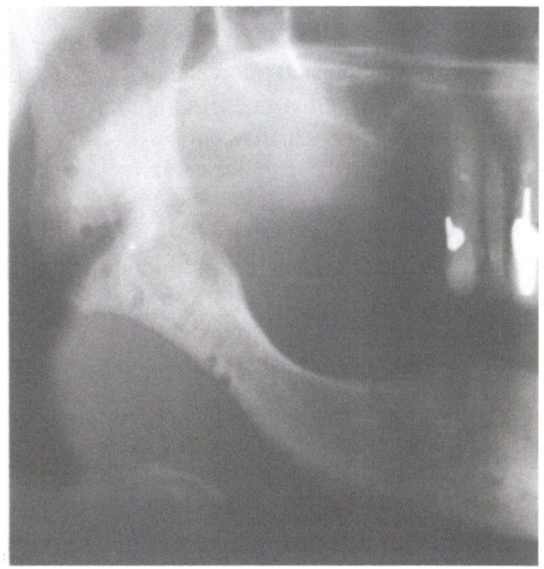

Abb. 356. a Nach erfolgter Osteotomie und Osteoplastik sofortige Entfernung der Schutzplatte; **b** Kontrollstatus nach 2 Monaten

5 Partielle Prothesenarthroplastik

Definition

Die partielle Prothesenarthroplastik besteht im prothetischen Ersatz des
Kondylus und Collum bei erhaltener oder ausgebohrter Gelenkpfanne. Wir
unterscheiden hier die eigentliche Gelenkprothese (vgl. Abb. 137 e) von der
Rekonstruktionsplatte mit Gelenkkopf (vgl. Abb. 137 d).

5.1 Indikation

Im Vergleich zum routinehaften Einbau der Hüftgelenkendoprothese als
Folge der weitverbreiteten Koxarthrose und anderer Hüftleiden ist beim
Kiefergelenk der prothetische Ersatz selten angezeigt. Wenn auch die
altersbedingten degenerativen Veränderungen möglicherweise zunehmen,
besteht aus verschiedenen Gründen keine Tendenz, das Kiefergelenk gänzlich zu ersetzen:

1) wegen der Komplexität und Kleinheit des Gelenks,
2) wegen des erschwerten Zugangs aufgrund der gedeckten Gelenklage an
   der Unterseite des Schläfenbeins,
3) wegen der differenzierten Topographie in bezug auf Fazialisverlauf,
   Schädelgruben- und Gehörgangsnähe sowie Nachbarschaft wichtiger
   Gefässe, Nerven und Blutleiter,
4) wegen der viel wirksameren und biologisch wertvolleren Methode der
   Arthroplastik mit Interposition autologer Transplantate (z. B. mehrfach
   gefaltete Fascia lata als Diskusersatz),
5) Mangel an vitaler Indikation für einen Pfannenersatz.

So beschränkt sich die Indikation der partiellen Prothesenarthroplastik fast
ausschließlich auf die knöcherne Ankylose sowie fibröse Ankylose, wenn
bei dieser trotz funktioneller Therapie die Limitation der Mundöffnung
zunimmt. Gelegentlich eignet sich auch eine angeborene Gelenkaplasie
oder Hemiatrophia facialis progressiva für die Verwendung der Gelenkprothese. Vornehmlich ist sie aber indiziert bei der totalen Gelenkversteifung.
Diese ist Folge einer Diskus- und Kapselzerstörung mit reaktiver knöcherner Überbrückung des Gelenkspaltes. In Extremfällen findet sich anstelle
des Gelenks eine ausgedehnte Verklumpung von Gelenkfortsatz und Fossa
(Abb. 357 und 358).

Was die Indikation für die Anwendung der Rekonstruktionsplatte mit
Gelenkkopf betrifft s. Abb. 318.

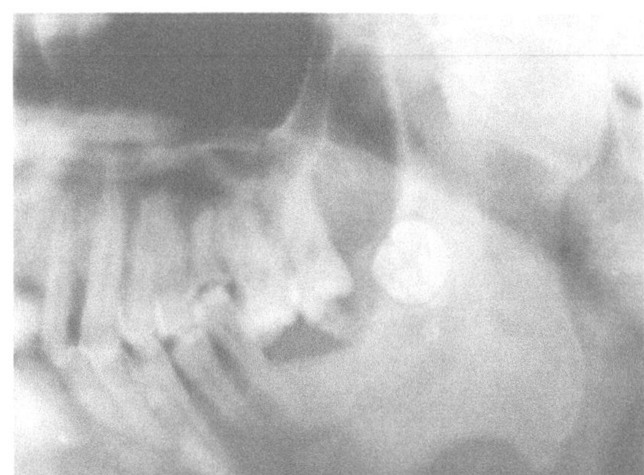

Abb. 357. Knöcherne Ankylose als Spätfolge einer unbehandelten Gelenkfraktur im Kleinkindalter. Die totale Kieferklemme besteht seit mindestens 30 Jahren

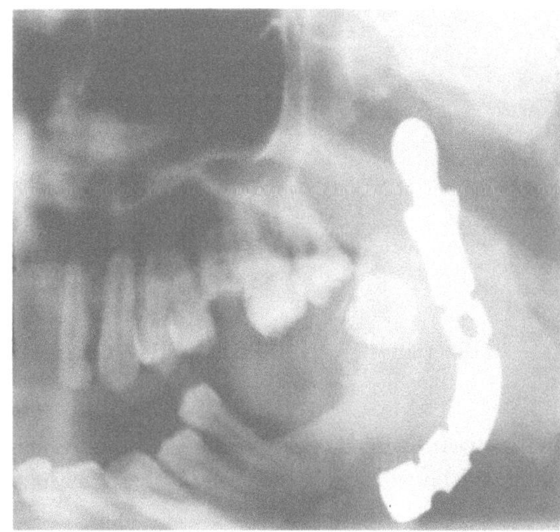

Abb. 358. Prothesenarthroplastik nach radikaler Entfernung der Knochenmasse, Durchtrennung der Apophyse vom Schläfenmuskel und Ausbohrung einer Fossa. [Die unmittelbar postoperativ noch bestehende (myogene) Kontraktur der Masseter-Pterygoideus-Schlinge muß durch orthopädisch aktivierte Dehnungsübungen langsam gelöst werden]

5.2 Prinzip und Zweckmäßigkeit der Prothese

Bei Verschränkung beider Arme zu einem starren Bügel kann die Bewegungsfunktion des Unterkiefers imitiert werden (Abb. 359) als brauchbares Modell für eine Kiefergelenkprothese. Mit einem Kugelgelenk auf jeder Seite kann eine feste Auf-, Ab- und Seitwärtsführung des Kieferbogens gewonnen werden. Darauf basiert unsere Konzeption einer Kiefergelenkprothese, deren Nützlichkeit bestimmt wird durch:

1) *rasche Normalisierung* der Kaufunktion, zumindest in Form der freien und fest geführten Auf- und Abwärtsbewegung des Kiefers mit genügend starkem Kraftschluß,
2) *verkürzte* und *vereinfachte* Nachbehandlung,
3) *sichere* Vermeidung der Reankylosierung,
4) *kausale Korrektur* der Kinnmitteverschiebung bei einseitiger Unterkieferverkürzung.

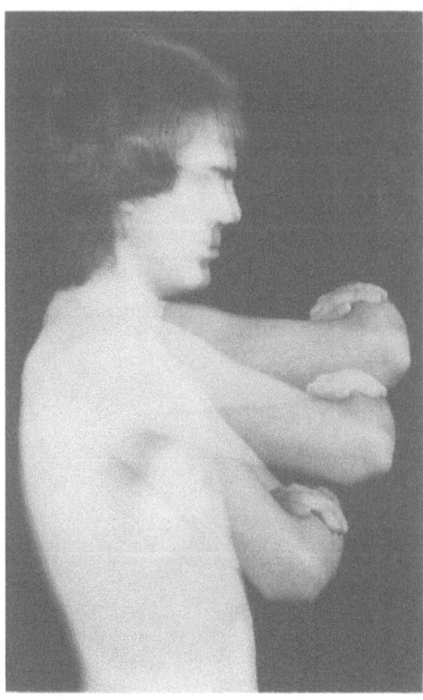

Abb. 359. Modell für eine Kiefergelenkprothese: festverschränkte Arme zu einem starren Bügel. Das Kugelgelenk auf jeder Seite ermöglicht eine Auf-, Ab- und Seitwärtsbewegung des Bügels

5.3 Konstruktion und Funktion der Prothese

Die Prothese ist in AO-Stahl (Abb. 360 a) oder Titan mit oder ohne Keramikbeschichtung erhältlich (Abb. 360 b). Sie besteht aus Kopf, Hals und Stiel.

Der *Kopf* hat eine Kugel- oder Walzenform (bisphärisch queroval). Bei der Auswahl von Kugel- oder Walzenform gilt folgende Überlegung:

Bei der Bohrung einer künstlichen Fossa aus dem ankylopoetischen Knochen muß man sich darüber im klaren sein, daß reaktionsfähiges Gewebe keinen Freiraum beläßt, auch nicht bei einem sich bewegenden Corpus alienum. Entsprechend dem biologischen Prinzip der Demarkierung oder Eingrenzung bildet sich Granulationsgewebe oder eine Bindegewebekapsel mit metaplastischen Knorpelarealen, je nach chronischem Reiz und Belastungseinfluß. Insofern ist die Kondylusform unwesentlich. Die Kugelform bietet bei freier Bewegung nach allen Richtungen die geringste Angriffsfläche in bezug auf zelluläre Reaktion und entspricht am genauesten der Funktion des Schultergelenks. Dadurch wird die Gelenkbewegung auf der gesunden Seite am wenigsten beeinträchtigt.

Bei Verwendung eines querovalen Gelenkkopfes bildet sich eine rinnenförmige Umkapselung, so daß ähnlich einem Scharniergelenk die Bewegungen hauptsächlich in einer Richtung möglich sind und deshalb das gesunde Gelenk mehr Einschränkungen erfährt. Aber auch diese Einschränkungen sind i. a. ohne Folgen.

Anzunehmen, daß mit einer partiellen Prothesenarthroplastik auch eine Translationsbewegung zu erzielen sei, dürfte auf falschen Vorstellungen

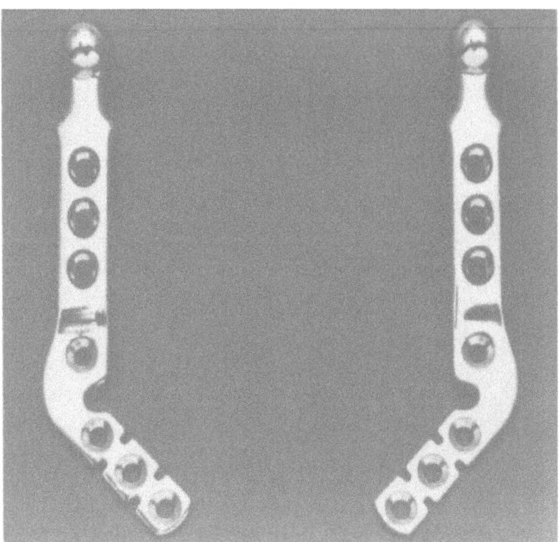

a

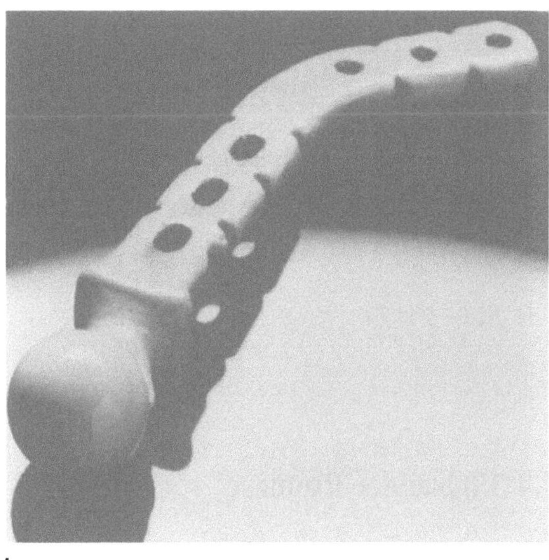

b

Abb. 360. **a** Gelenkfortsatzprothesen mit sphärischen Gleit- und Rundlöchern für 2,7-mm-AO-Schrauben; **b** keramikbeschichtete Gelenkfortsatzprothese

beruhen. Für eine Vorschubbewegung fehlt sowohl der Muskelansatz bzw. -zug als auch die Führung einer entelechisch gebildeten Gelenkfläche.

Der *Hals* stellt eine Retentionsplatte dar, an die seitlich im rechten Winkel der Stiel angebracht ist. Die Retentionsplatte dient der Prothese als Auflager am Kieferstumpf.

Der plattenförmige *Stiel* entspricht der Form und Länge des aufsteigenden Astes. Im Minimum werden 5 Kortikalisschrauben verwendet. Damit erzielt man eine maximale Reibkraft zwischen Knochen und Platte bzw. eine Querkompression, die erforderlich ist, um einen dauerhaften Halt und eine komplikationsfreie Funktion zu gewährleisten. Der Winkel und das freie Ende der Platte sind eingekerbt, so daß mit einem speziellen Biegeinstrument die letzten Formkorrekturen vorgenommen werden können. Die paßgenaue Formung der Platte erfolgt nach einer Weichmetallschablone, die in situ angebogen wird (Abb. 361). Diese Schablonen sind unentbehrliche Hilfsmittel für das exakte Einpassen der Prothese.

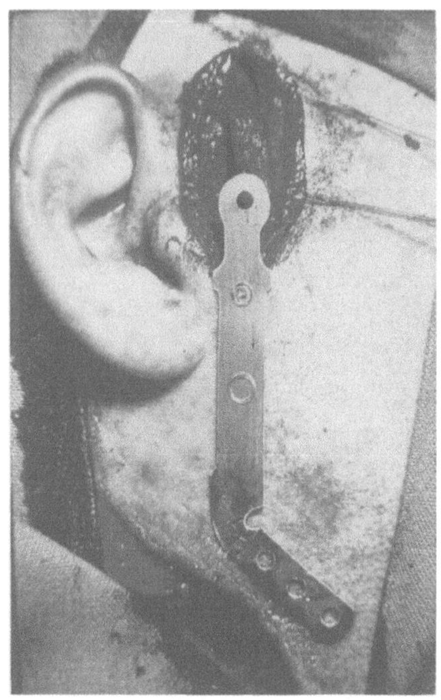

Abb. 361. Geformte Weichmetallschablone
als Vorlage für die Biegung der Prothese

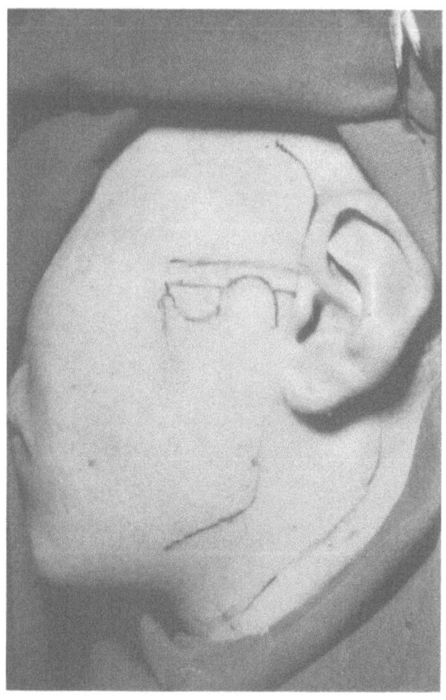

Abb. 362. Aufzeichnung des zweiseitigen
Gelenkzuganges: temporal und subangulär

5.4 Einbau der Prothese

Für den Einbau der Prothese empfiehlt sich der zweiseitige Zugang: temporal zum Gelenk und subangulär zum Kieferwinkel (Abb. 362). Die Lateralfläche des Ramus wird subperiostal freigelegt, damit sich die Weichteilbrücke ohne Zerrung gut abheben läßt. Die Verschraubung erfolgt angulär
direkt und präaurikulär via perfazialer Bohrlehre (s. Abb. 101).

Als Beispiel sei der im Röntgenbild (Abb. 363) und postoperativ
(Abb. 364) dargestellte Fall einer 16jährigen Patientin aufgewiesen, bei der
sich infolge einer Gelenkfraktur im Alter von 12 Jahren eine totale Ankylose und linksseitige Unterkieferverkürzung entwickelt hatte. Zwei vergebliche Operationsversuche waren alio loco vorausgegangen. Zur Behebung
der Verkürzung wird nach Entfernung des ankylotischen Knochen die
Okklusion peroperativ normalisiert bzw. optimal eingestellt und intermaxillär retiniert. Durch den Einbau der Prothese ergibt sich die nötige Astverlängerung von selbst. Trotz Übereinstimmung der Mittellinie beider Zahnbögen bleibt die Asymmetrie des Gesichtes bestehen. Erst unter dem Diktat
der gewonnenen Funktion holt die betroffene Kieferhälfte in ihrem Wachstum auf (Abb. 365).

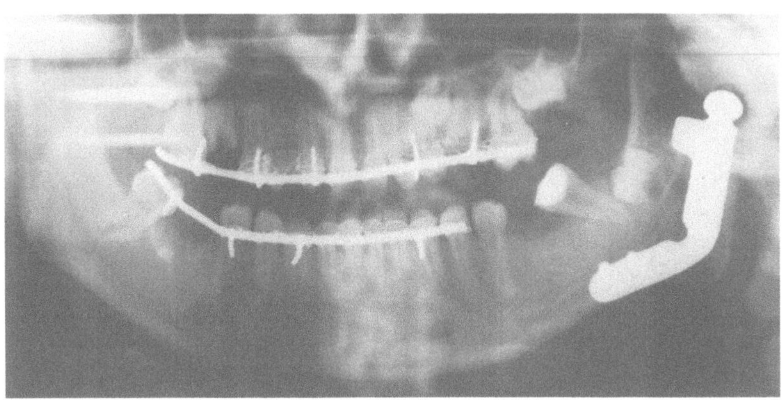

a

Abb. 363. a Postoperative Kontrolle einer Prothesenarthroplastik. Der Kugelkopf bleibt auch
bei Mundöffnung in der Fossa, der Hals sitzt
dem Astende auf und der Stiel ist mit 5 Kortikalisschrauben (2,7 mm) verankert. b Didaktische Skizze zur Abb. 363 a. [Damit die Retentionsplatte des Halses gegen das knöcherne
Auflager (gerade gefrästes Astende) gepreßt
wird, sind die beiden proximalen Schrauben
nach dem DCP-Prinzip exzentrisch einge-
bracht]

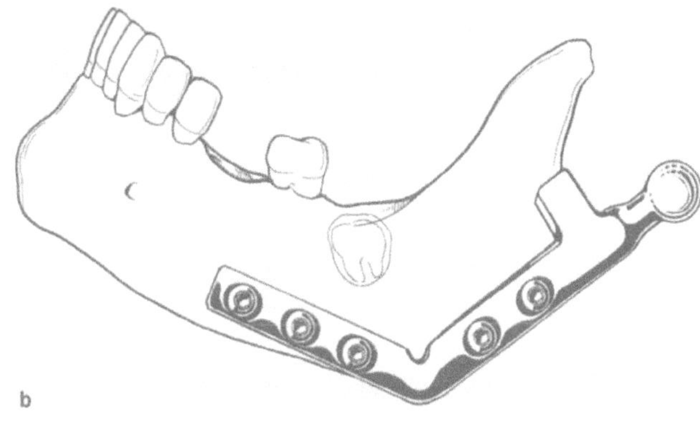

b

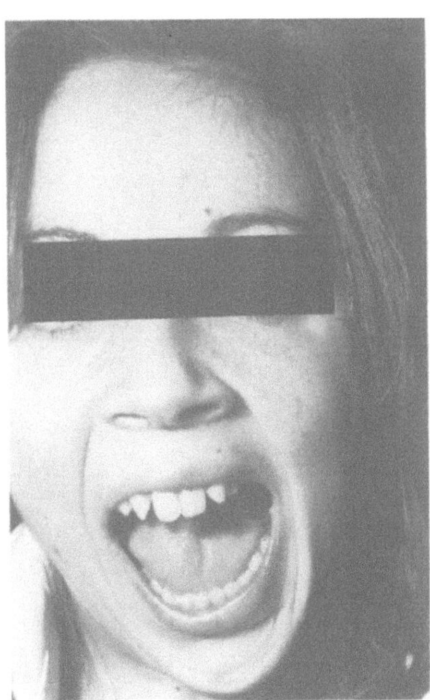

Abb. 364. Funktionelles Ergebnis 1 Jahr
nach dem Einbau der Prothese. Trotz Übereinstimmung der Mittellinie des Ober- und
Unterkiefers besteht noch auffallende
Gesichtsasymmetrie

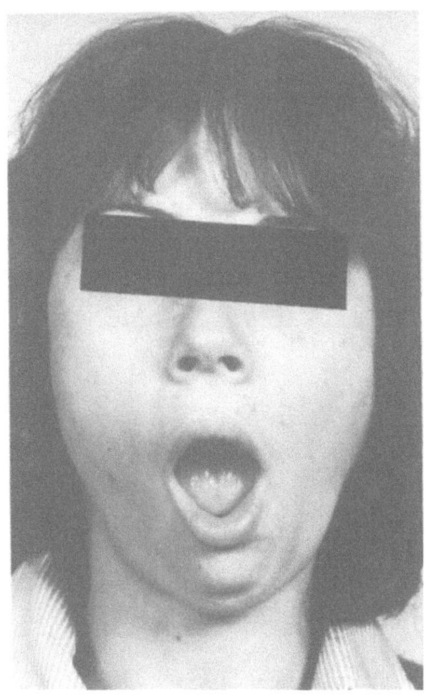

Abb. 365. Funktionelles Ergebnis nach
2 weiteren Jahren: gleich gut. Während dieser Zeit hat sich unter dem Einfluß der
Funktion das Gesicht symmetrisch geformt

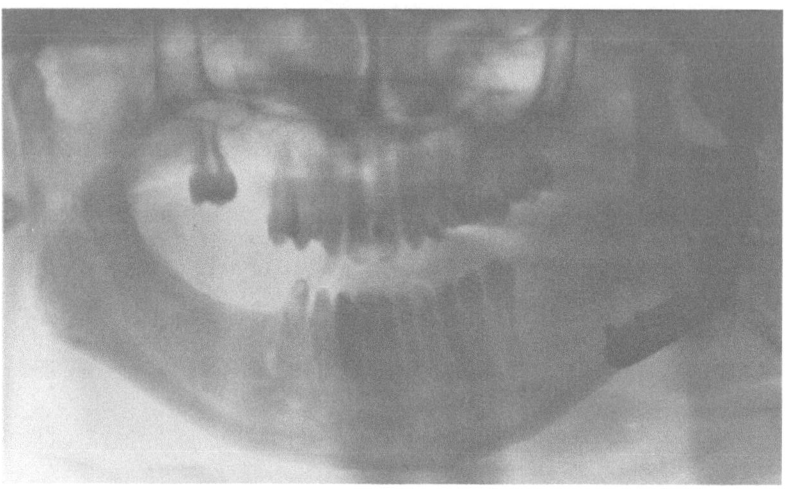

Abb. 366. Zugesandtes Kontrollbild nach weiteren 10 Jahren von der im Ausland wohnenden Patientin: Weder im Bereich der Gelenkpfanne noch der Schraubenverankerung Zeichen einer Osteolyse (s. Abb. 363 a)

Die Nachuntersuchungsergebnisse bestätigen, daß die eingebaute Kugelkopfprothese ihren Zweck auch nach 13 Jahren noch erfüllt, ohne daß resorptive Veränderungen im Bereich der neugebildeten Gelenkpfanne noch der Verankerungsschrauben aufgetreten wären (Abb. 366).

6 Osteotomien

Definition

Mandibuläre Osteotomien sind Knochendurchtrennungen nach Plan, die entweder zur Verkürzung bzw. Verlängerung oder zur Verkleinerung bzw. Vergrößerung des Unterkiefers dienen.

Entscheidend für den Erfolg der korrektiven Osteotomie ist die Sicherung gegen Dislokation und Rückfall der Segmente während der Heilungsphase. Aus diesem Grunde hat sich die stabile Osteosynthese zu einem wertvollen Adjuvans der chirurgischen Orthopädie entwickelt. Beispielhaft sind die Zugschraubenosteosynthese bei sagittaler Spaltung des aufsteigenden Astes und die Plattenosteosynthese bei Resektions- und Umstellungsosteotomien am Kieferkörper.

6.1 Sagittale Spaltung des aufsteigenden Astes (Laminotomie)

Definition

Unter sagittaler Spaltung versteht man die Trennung der Außenkortikalis von der Spongiosa (Laminotomie), entweder *bis* zum Kieferwinkel (Trauner und Obwegeser 1957) oder *einschließlich* des Kieferwinkels (Dal Pont 1961). Das Ziel ist eine Fragmentverschiebung von großer Reichweite unter Beibehaltung einer genügend großen Kontaktfläche.

6.1.1 Vorteile

Methodisch wird das Prinzip der Fragmentflächenvergrößerung erst vervollkommnet, wenn die Technik der funktionsstabilen Osteosynthese integriert wird. Die damit erzielbare Frühmobilisation und die primäre Knochenheilung ermöglichen eine drastische Senkung der Rezidivquote[18] und Häufigkeit arthrogener Dysfunktion[19]. Ferner reduziert sich die Zeit der

---

[18] Zwei von 29 Patienten hatten ein Vollrezidiv, 4 ein Teilrezidiv. Bei allen Rezidiven handelte es sich um Retrogenien mit und ohne frontoffenen Biß.

[19] Keiner der Fälle mit präoperativem Gelenkknacken hatte bei der Nachuntersuchung ähnliche Beschwerden.

intermaxillären Fixation auf 1–2 Wochen bei schwierigen Fällen, während im Normalfall der Kiefer sofort nach der Operation geöffnet werden kann[20]. Infolgedessen verkürzen sich stationärer Aufenthalt[21], und Arbeitsunfähigkeit[22] beträchtlich. Eine orthopädische Nachbehandlung fällt in der Regel ganz weg (Güdel 1986).

6.1.2 Nachteile

Beim Abwägen der möglichen intraoperativen Komplikationen und postoperativen Spätfolgen stellt sich die Frage, ob die genannten Vorteile überwiegen.

An Nachteilen werden v. a. aufgezählt: der hohe Blutverlust[23], die technische Schwierigkeit der Spaltung[24] und das postoperative Ödem[25]. Hinzu kommt der relativ hohe Prozentsatz an Nervausfällen. Die Erfahrung lehrt, daß sich die Nachteile bei streng schulmäßigem Vorgehen auf ein Minimum reduzieren lassen, wobei ein relevanter Nachteil mit der Dal Pont-Operation verbunden ist: die Häufigkeit der Hypästhesie des N. alveolaris inferior[26] (Güdel 1986).

6.1.3 Planung

Im Moment der Zugschraubenapplikation wird die Positionierung der Fragmente definitiv. Somit ist nicht mehr die Nachbehandlung, sondern die präoperative Vorbereitung das entscheidende Element des korrektiven Eingriffs.

Bei der Hälfte der Fälle ist präoperativ eine kieferorthopädische Korrektur des Zahnbogens erforderlich. Die richtige Anwendung des Fernröntgenbildes und der Modelle darf als bekannt vorausgesetzt werden.

Im Zusammenhang mit der Osteosynthese ist die orthograde Einstellung des artikulären Segments von besonderer Wichtigkeit. Wir können sie erzielen durch präoperative Größenbestimmung des zu resezierenden Knochenanteils. Schmoker (1975 a) hat den dazu erforderlichen „Simulographen" entwickelt, dem das Prinzip des Diaskops zugrunde liegt. In der

---

[20] Bei 25 Fällen wurde die IMF am Ende der Operation gelöst, bei den 4 restlichen im Durchschnitt 14 Tage belassen; darunter befanden sich 3 Fälle mit Kortikalisfraktur.

[21] Der durchschnittliche Spitalaufenthalt betrug 6,5 Tage.

[22] Dauer der Arbeitsunfähigkeit: 2 Wochen: 11%
                                      3 Wochen: 22%
                                      4 Wochen: 44%
                                      6 Wochen: 22%.

[23] Bei keinem der 29 operierten Fälle war eine Bluttransfusion erforderlich.

[24] Bei den 58 sagittalen Spaltungen fanden 3 Brüche der Kortikalislamelle statt. Hierzu ist anzumerken, daß die Operationen in einer Klinik für Weiterbildung stattfanden.

[25] Vgl. dazu den durchschnittlichen stationären Aufenthalt von 6,5 Tagen.

[26] In einem Fall wurde intra operationem eine Nervschädigung beobachtet. Postoperativ wurde bei 16 von 58 Spaltungen eine Hypästhesie dokumentiert, die 1986 noch bei 1/3 der Patienten persistierte.

Meinung, daß die auf eine Fläche (Folie) projizierte Osteotomielinie und
die damit verbundene Segmentverkürzung und -verschiebung ungenau sei,
wurden nebenher praktische Methoden der Re-Positionierung des artikulären Segments in seine Ausgangsstellung entwickelt. Zur möglichst exakten
dreidimensionalen Einstellung des Segments wurden verschiedene Vorrichtungen entwickelt. Sie stützen sich auf den Oberkiefer als Fixpunkt, von
dem aus die Distanz zum aufsteigenden Ast bei zentraler Okklusion
bestimmt wird. Nach der Osteotomie erfolgt die Re-Positionierung entsprechend der vorausgegangenen Distanzbestimmung. Dazu kann eine an der
Oberkieferschiene montierbare Anschlaggabel mit Skala dienen, mit der
der durchtrennte aufsteigende Ast in seiner ursprünglichen Lage arretiert
werden kann (Spiessl und Tschopp 1974, S. 758). Leonard et al. (1985) verwenden ein „proximal segment orienting device (PSOD)" mit einem montierbaren Meßarm, der ebenso einfach wie zuverlässig in der Handhabe ist
(Abb. 367).

Setos Segmentrepositionierung (Seto und Matsuura 1984) (Abb. 368) ist
noch einfacher, indem er den Normabstand zwischen Fixpunkt (Oberkiefer) und aufsteigendem Ast mit einer remontierten Miniplatte reproduziert.
Statt der einfachen Miniplatte verwenden Raveh et al. (1983) einen speziell

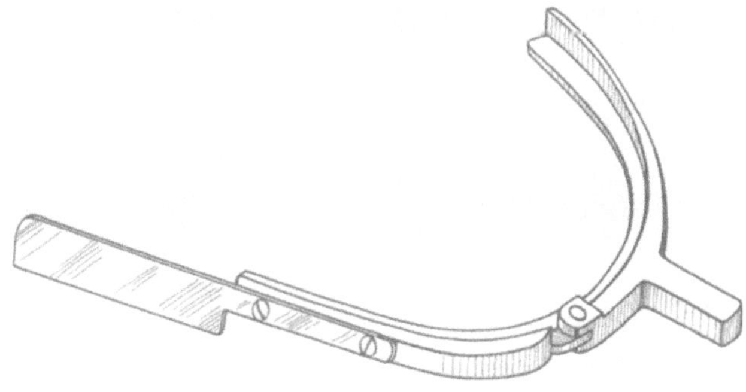

Abb. 367. „Proximal segment orienting device"
(PSOD) von Leonard (Leonard et al. 1983)

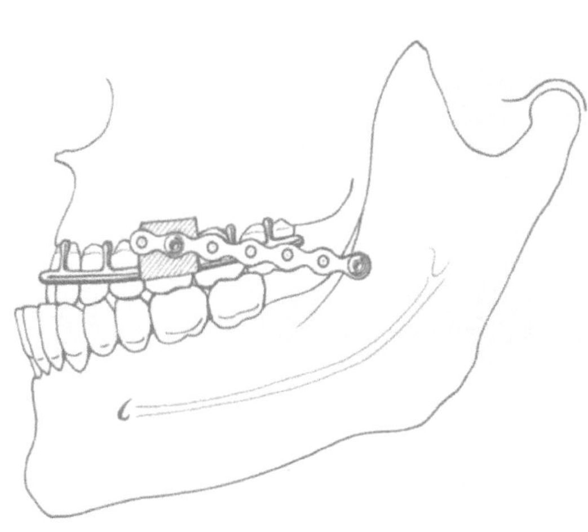

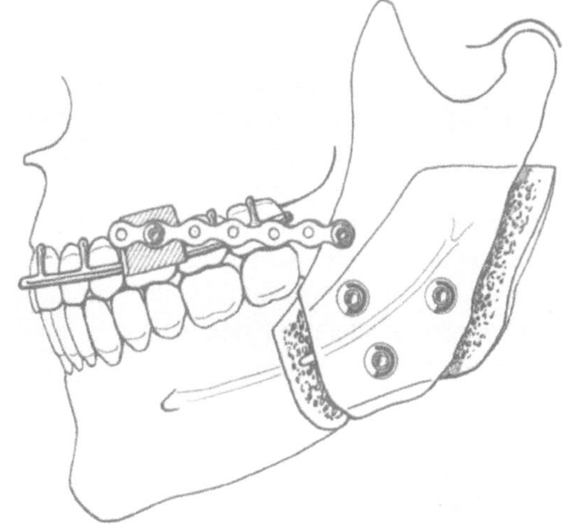

a

b

Abb. 368. a Vorherbestimmung des Normabstandes: Oberkiefer (Fixpunkt) - aufsteigender Ast mittels remontierba-
rer Miniplatte nach Seto. **b** Originalstellung des durchtrennten aufsteigenden Astes bei remontierter Miniplatte

gebauten Halteapparat mit 2 Verankerungselementen und einem stufenlos verstellbaren Zwischenteil für die Wiederherstellung des Normabstandes. Die Stabilität des Geräts garantiert noch mehr die Genauigkeit des Redressements.

Anfänglich benutzten wir für denselben Zweck den „Zentrostaten" mit einem festen Bezugssystem zwischen Schädelkalotte und Unterkieferast (Spiessl 1981). Eine bessere bzw. vereinfachte Variante dieses Prinzips ist die Repositionierungstechnik mittels standardisiertem Klammerfixateur Typ Unterkiefer (vgl. Abb.85-93).

Die Nachuntersuchungen haben jedoch gezeigt, daß effektiv in bezug auf die Gelenkfunktion kein Unterschied besteht, und zwar weder zwischen der zwei- und der dreidimensionalen Positionierung, noch zwischen einfachen und komplizierten Vorrichtungen.

Die Befürchtungen, daß mit der Verschraubung arthrogene Beschwerden verbunden sind, haben sich weder klinisch bei 29 Patienten (Güdel 1986) noch durch stereographische Gelenkuntersuchungen an operierten Patienten mit Hilfe des TMJ-Systems bestätigt (Persönl. Mitteilung der Untersuchungsergebnisse von Gensheimer und Graber 1980).

Leonards klinische Nachkontrollen an 57 Patienten während 5 Jahren und vergleichende prä- und postoperative CT-Bestimmungen des Winkels zwischen der Kondyluslängsachse und Sagittalebene (Nasoaurikularebene) sowie des Interkondylarwinkels (nach vorne offener Winkel) zeigen eindeutig, daß die Repositionierung des durchtrennten Astes, z.B. mittels des PSOD, (Leonard et al.1985) auch funktionell genügend ist.

6.1.4 Instrumentarium

Wegen der parapharyngealen bzw. extraviszeralen Lage des aufsteigenden Astes (im Spatium craniovertebrale) sind speziell ausladende Wundhaken für die schonende Retraktion des Gewebes und kontrollierte Knochendurchtrennung erforderlich, die in einem eigenen AO-Set erhältlich sind (s.Abb.101).

Der Wundhaken (Abb.369 links) ist ein modifizierter Langenbeck-Haken, dessen subterminales aufgebogenes Blatt fingerförmig gestaltet ist. Bei eingesetzem Haken liegt der kraniale Abschnitt des Kieferastes zwischen 2 fingerförmigen Fortsätzen, wobei der längere „Finger" den Einblick in das Spatium pterygomandibulare und der kürzere in das Spatium submassetericum ermöglicht.

Der andere Hakentyp ist eine Modifikation des Hohmann-Hebels, dessen dornförmiges Ende den Kieferrand umgreift und dessen rinnenförmiger Hebelarm als Gewebeschutz dient. Davon gibt es 2 spezielle Hebel, den medialen (Abb.369 rechts) zum Schutze der A.maxillaris und des Trigeminusastes, und den lateralen (Abb.369 Mitte), um den Masseter und die Wangenweichteile wegzuhalten.

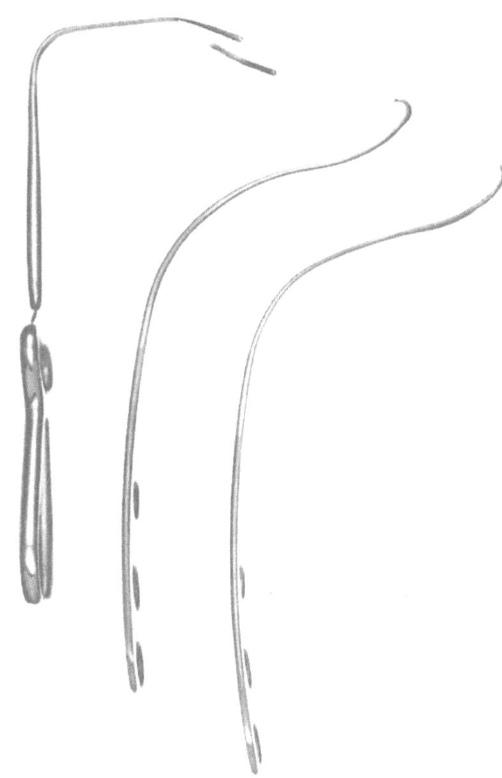

Abb. 369. *Links:* Zweifingerhaken; *Rechts:* medialer Progeniehaken; *Mitte:* lateraler Progeniehaken

6.1.5 Anatomische Grundlagen zur Chirurgie der sagittalen Spaltung

Die schulmäßige Durchführung der sagittalen Spaltung beginnt mit der
Exposition der Osteotomiestellen nach streng anatomischen Gesichtspunk-
ten. Die Nichtbeachtung der Anatomie zeigt sich z. B. in der kritiklosen
Durchtrennung des M. buccinator. Sie hat nicht nur eine stärkere intraoperative Blutung und spätere Anästhesie der Wangenschleimhaut zur Folge,
sondern führt zu einer störenden Vernarbung der Plica pterygomandibularis bzw. des Sulcus buccalis und länger andauernden Kieferklemme.

Deshalb wird dieser Muskel geschont, indem er lediglich am Ansatz der
Crista bucinatoria [Abb 370 (4)] im Zuge der Mukoperiostdurchtrennung
im Vestibulum abgelöst wird. Anschließend wird der dahinterliegende knöcherne Sulcus (Fossa) retromolaris [Abb. 370 (3)] freigelegt. Es folgt die
Inzision der Schleimhaut entlang der Plica pterygomandibularis und das
submuköse Freipräparieren des darunterliegenden Bukzinatormuskels. Die
so beweglich gemachte Muskelwand wird mit einem über die Fläche gebogenen Raspatorium, das in seiner Krümmung der Fossa retromolaris entspricht, an der Vorderfläche des Kieferastes bis zum Processus muscularis
hochgezogen und mit dem Schwalbenschwanzhaken gehalten. Das weitere
Vorgehen wird durch die folgende Anatomie bestimmt, deren didaktische

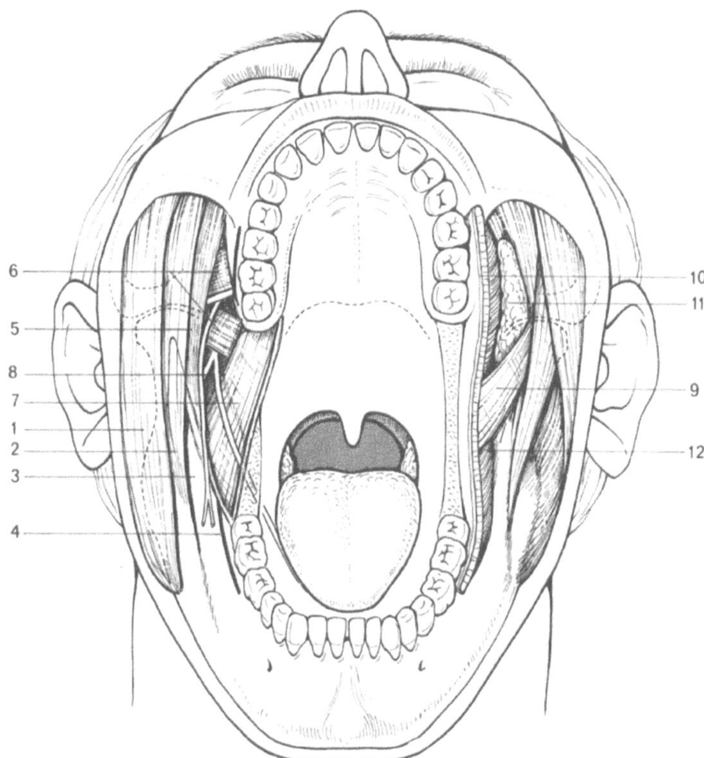

Abb. 370. *Linke Bildhälfte: 1* Masseter, medial verwachsen mit dem *2* oberflächlichen Schenkel des M. temporalis, *3* Sulcus retromolaris, *4* Crista bucinatoria, *5* tiefer Schenkel des M. temporalis, *6* M. pterygoideus externus, zwischen beiden Köpfen der N. buccalis, *7* M. pterygoideus internus, *8* Spatium pterygomandibulare („Juvara-Lücke Boutonière") mit den Nn. alveolaris inferior und lingualis.
Rechte Bildhälfte: 9 Fascia buccotemporalis Zenker, *10* M. bucinatorius, *11* Spatium buccale mit Bichat Fettkörper, *12* Spatium buccotemporale Zenker

Darstellung (Abb. 370) auf Originalpräparaten basiert und das Ergebnis der Zusammenarbeit mit dem Anatomen von Hochstetter[27] ist.

Links auf der Abb. 370 werden durch ein Wangenfenster die 4 Kaumuskeln, von vorn nach hinten gestaffelt, sichtbar gemacht: der Masseter (1), medial verwachsen mit dem *oberflächlichen* Schenkel des M. temporalis (2), der den Vorderrand des Ramus bis zur Linea obliqua bedeckt. Durch den Sulcus (Fossa) retromolaris getrennt, zieht der *tiefe* Schenkel des Temporalis (5) entlang der Crista temporalis und verdeckt das Foramen mandibulae.

Bei der Operation werden die beiden Temporalisschenkel gespalten und die adhärenten Sehnenfasern von den beiden Knochenkanten – Crista und Vorderkante des Ramus – scharf abgelöst. Von einer sauberen Denudierung der Vorderseite der Crista hängt es ab, ob der streng subperiostale Zugang zum supralingularen Spatium pterygomandibulare (8) gelingt. Mit dem unverletzten Periost wird zugleich die Gefäßnervenleitplatte (Abb. 371) pharyngealwärts gedrängt. Weil deren Erhaltung für den Schutz der darin befindlichen Nerven und Gefäße so wichtig ist, empfiehlt es sich, die scharfe Kante der Crista temporalis mit einer birnenförmigen Fräse zu brechen (Abb. 372), um nachher mit dem Raspatorium leichter unter das unverletzt gebliebene Periost zu gelangen.

---

[27] Prof. von Hochstetter, Leiter der Abteilung für topographische und klinische Anatomie am Departement Chirurgie der Universität Basel. Ihm sei an dieser Stelle besonders gedankt.

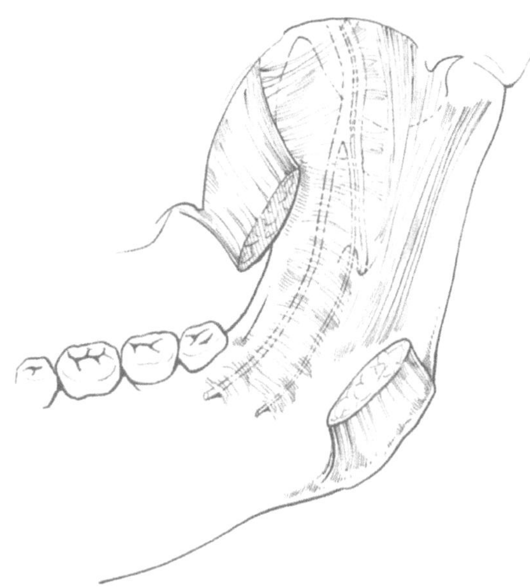

Abb. 371. Lamina interpterygoidea (Gefäß-Nerven-Leitplatte). In die faserreiche Zwischenschicht – Mandibulaperiost auf der lateralen und Muskelfaszie auf der medialen Seite – eingelagert sind die Nn. alveolaris inferior, lingualis und mylohyoideus

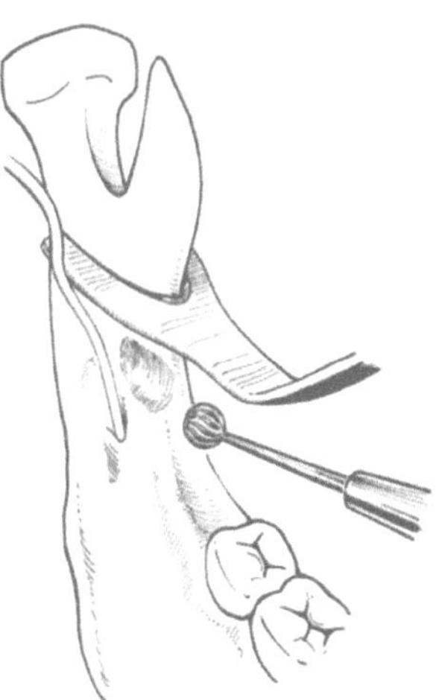

Abb. 372. Umschriebene Abtragung der Crista temporalis zur Erleichterung der subperiostalen Weichteilablösung und Direktsicht des hinteren Astrandes

Nach der Abtragung der Crista an dieser Stelle, etwas unterhalb der Basis des Processus muscularis, ergibt sich ein Direkteinblick in das Spatium pterygomandibulare bis zum Hinterrand des aufsteigenden Astes, was die Durchführung einer *kontrollierten* Osteotomie wesentlich erleichtert.

Die Ortsbestimmung der Cristaabtragung richtet sich nach der Pars alveolaris des Oberkiefers. Eine gedachte Tangente des Zahnbogens in distaler Richtung verlängert, schneidet das Foramen mandibulae bei weit geöffnetem Unterkiefer (Abb. 373). Oberhalb dieser gedachten Linie befindet sich der supra*lingulare* Zugang zum Spatium pterygomandibulare [vgl. Abb. 370 (8)].

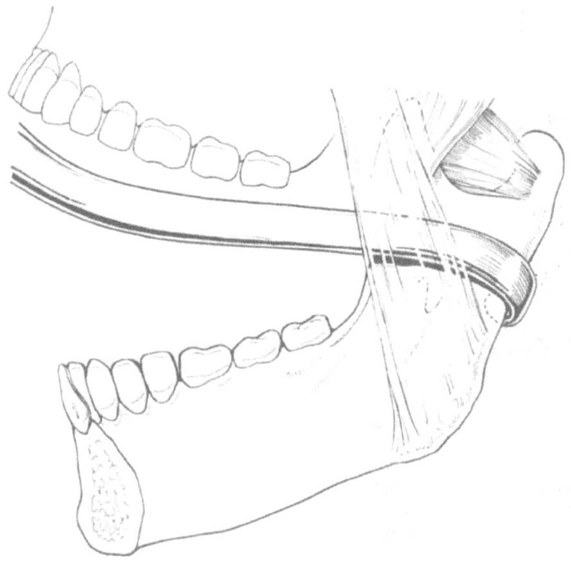

Abb. 373. Sicherung des supralingularen Zugangs durch den medialen Progeniehaken. Topographische Leitlinie der Zugangshöhe ist die Zahnreihe des Oberkiefers

Eine andere Möglichkeit der Ortsbestimmung ist das submassetäre Freilegen der *Antilingula*. Diese ist eine knöcherne Prominenz an der Lateralfläche des Ramus (Abb. 374). Yates et al. (1976) stellten von 70 mazerierten Unterkiefern die Antilingula in 44% der Fälle eindeutig fest; bei 41% war sie angedeutet.

Am anatomischen Präparat (s. Abb. 370) sind von der Innenfläche des aufsteigenden Astes die Mm. pterygoideus internus und externus abgelöst. In der Spalte zwischen den beiden Köpfen des Pterygoideus externus (6) erscheint der N. buccalis, der entlang des tiefen Schenkels des Temporalis in die Muskelwand des Bukzinators zieht, die hier im Präparat weggenommen ist. Dieser wichtige sensible Nerv wird erhalten, wenn man die Quer-

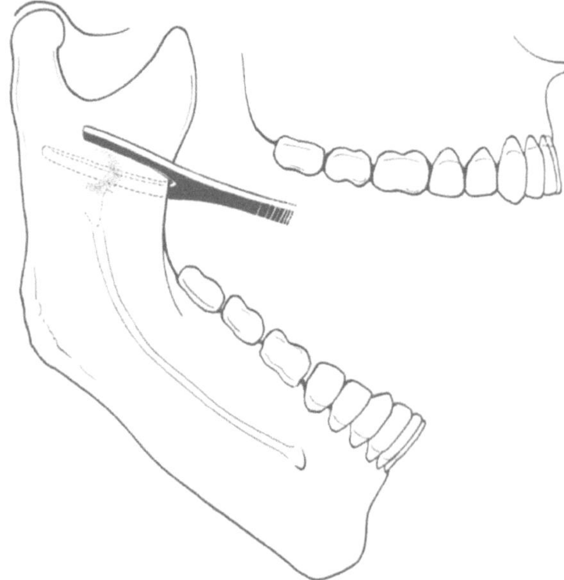

Abb. 374. „Antilingula" als topographischer Leitpunkt für die Bestimmung der Osteotomielinie. Das Einsetzen des Zweifingerhakens erfordert die subperiostale Ablösung des M. masseter, bei der gleichzeitig die Antilingula identifiziert werden kann

durchtrennung des M. buccinator, wie oben beschrieben, vermeidet
(s. S. 337 ff.). Zwischen den Pterygoidei treten die Nn. alveolaris inferior
und lingualis sowie die A. maxillaris mit ihrem Venengeflecht ins Spatium
pterygomandibulare ein („Juvara-Lücke Boutonière"). Zur Sichtbarma-
chung dieser Lücke wurde die Lamina interpterygoidea (Gefäß-Nerven-
Leitplatte) von den Nerven und Gefäßen abpräpariert (vgl. hierzu
Abb. 371).

Rechts zeigt die Abb. 370 im Vordergrund die beiden Schenkel des
M. temporalis. Vom medialen schwingt eine Faszienlamelle (9) (Fascia buccotemporalis, Zenker), häufig durch Sehnenzüge des Temporalis verstärkt
(Insertio buccalis des Temporalis, von Hochstetter) zum M. bucinatorius
(10). Diese transversale aponeurotische Faszienlamelle zwischen dem
M. temporalis und dem M. bucinatorius separiert das über ihr gelegene
„Spatium buccale" (11) für den Bichat-Fettkörper von einem darunter gelegenen „Spatium buccotemporale" Zenker (12). Bei Verletzung dieser Faszienlamelle quillt das Wangenfett in das Spatium buccotemporale und stört
so die darin durchzuführende Osteotomie erheblich. Das Spatium buccotemporale enthält neben dem Organon buccotemporale (von Kievitz und
Zenker) den N. buccalis (8), die A. buccalis und ein dichtes Venengeflecht,
das mit den benachbarten Venen, V. facialis, V. alveolaris inferior, und dem
Plexus v. pterygoideus anastomosiert. Es ist also wichtig, gleich am Eingang des Spatium buccotemporale das stark adhärente Periost der Area
supralingularis unter Einebnung der Crista temporalis atraumatisch abzu-
heben, um stärkere Blutungen und Nervenverletzungen zu vermeiden.

6.1.6 Technik der sagittalen Spaltung (Laminotomie)

Bevor medial der aufsteigende Ast eingeschnitten wird, erfolgt die Abtragung der Linea obliqua bis zum Durchscheinen der kortikospongiösen
Knochengrenze (Abb. 375). Von oben nach unten wird mit einem breiten
Fissurenbohrer eine 5–8 mm tiefe Rille gebohrt. Sie ermöglicht bei der
Handhabe des Meißels die nötige Bewegungsfreiheit für die strenge Einhaltung der Kortikalis-Spongiosa-Grenze. Nachdem die Rille mit dem
medialen (bukkotemporalen) und lateralen (submassetären) Einschnitt verbunden ist, erfolgt die Abtrennung der äußeren Kortikalis nach dem Prinzip: *Trennung durch Lösen.*

Das Lösen der trajektoriellen Verbindung im Bereich des intraossären
Kanals geschieht durch manuelles Spreizen mit Flachmeißeln (Abb. 376);
erst bei Sichtbarwerden des Mandibularkanals darf wieder distal davon
gemeißelt werden. Hingegen kann das Osteotom in den topographisch günstigeren prä- und postangulären Zonen durchgehend Verwendung finden
(Abb. 377).

Die Abtrennung sollte begrifflich als „Laminotomie" bezeichnet werden, damit kein Zweifel darüber besteht, daß nur bei Ablösen der kortikalen Lamelle die Schonung des Nerven am meisten gewährleistet ist. Die
Laminotomie ist heute als das eigentliche technische Prinzip der DAL
PONT-Operation anzusehen. Der Begriff „sagittale Spaltung" implizierte
ursprünglich die Fragmentflächenerweiterung. Insofern trifft er nicht mehr
den für uns so entscheidenden Punkt der Operation, nämlich die Schonung
des im Kanal befindlichen Nervs in Analogie zum neurochirurgischen

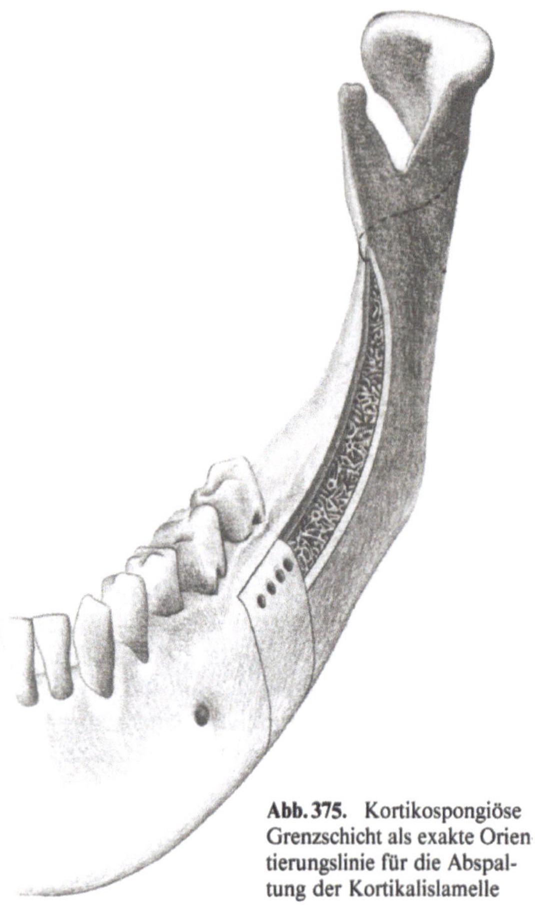

Abb. 375. Kortikospongiöse Grenzschicht als exakte Orientierungslinie für die Abspaltung der Kortikalislamelle

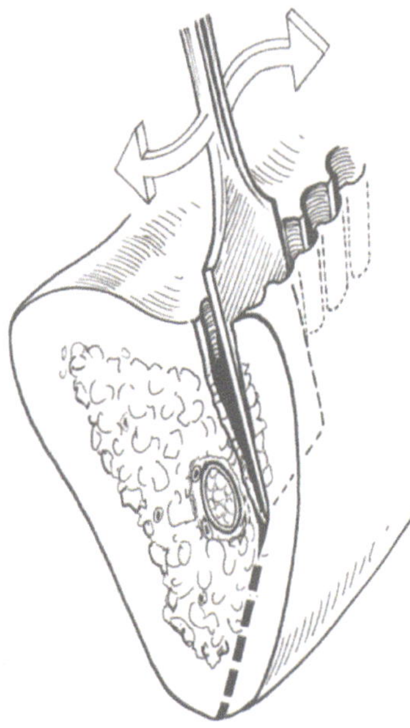

Abb. 376. Trennung durch Lösen! Manuelles Spreizen in beiden Richtungen mittels Flachmeißel löst die feinen Knochenbälkchen von der Kortikalislamelle (Lamina dura)

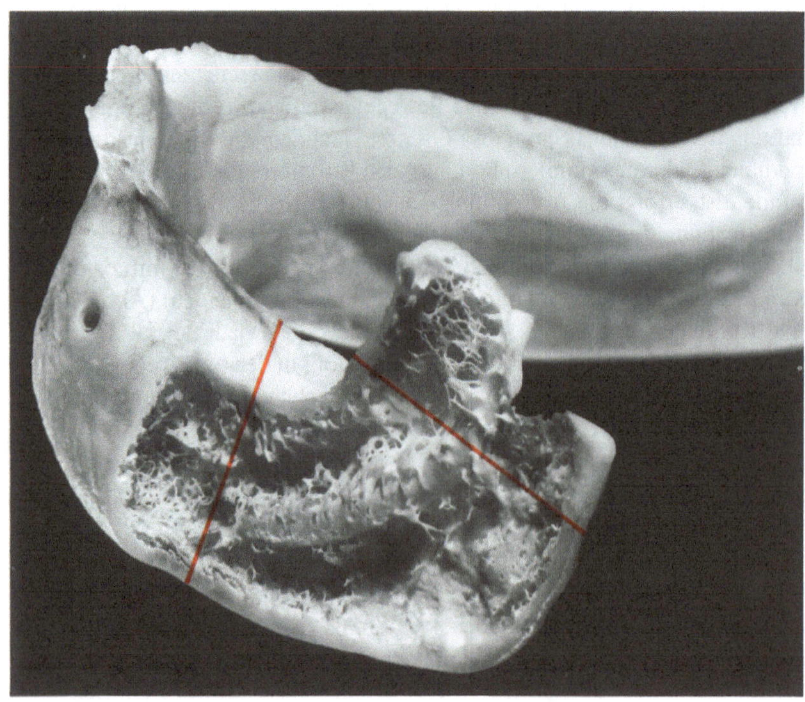

Abb. 377. Prä- und postangulare Zone: Gefahr der Nervenverletzung gering

Begriff „Laminektomie", der ganz speziell die Freilegung bzw. Schonung des Rückenmarks beinhaltet.

Leonard et al. (1985) verwenden deshalb den Sägeschnitt anstelle der Spaltung. Sie fräsen auf Höhe des 2. Molaren die Kortikalis im Umfang von 5 × 5 mm ab. Entsprechend der sichtbaren Dicke der Kortikalis wird zuerst mit einer oszillierend und dann reziprok arbeitenden Säge die Außenlamelle abgetrennt.

6.1.7 Zugschraubenosteosynthese

Die *rigide* Retention der neuen Okklusion (intermaxilläre Fixation mittels Draht-Palavit-Schienen und Drahtligaturen) ist ein integrierender Bestandteil der nun folgenden Osteosynthese. Nachdem das Astfragment gemäß präoperativer Planung gekürzt, in seine ursprüngliche Schlußbißstellung gebracht (s. S. 335) und dann mit einer speziellen Repositionszange am Kieferkörper befestigt ist, erfolgt außen am Kieferwinkel eine Stichinzision längs der Spannungslinien der Haut (Abb. 378). Die subkutanen Weichteile werden mit einer feinen Schere in Verlaufsrichtung des marginalen Fazialisastes bis zur Osteotomiestelle separiert.

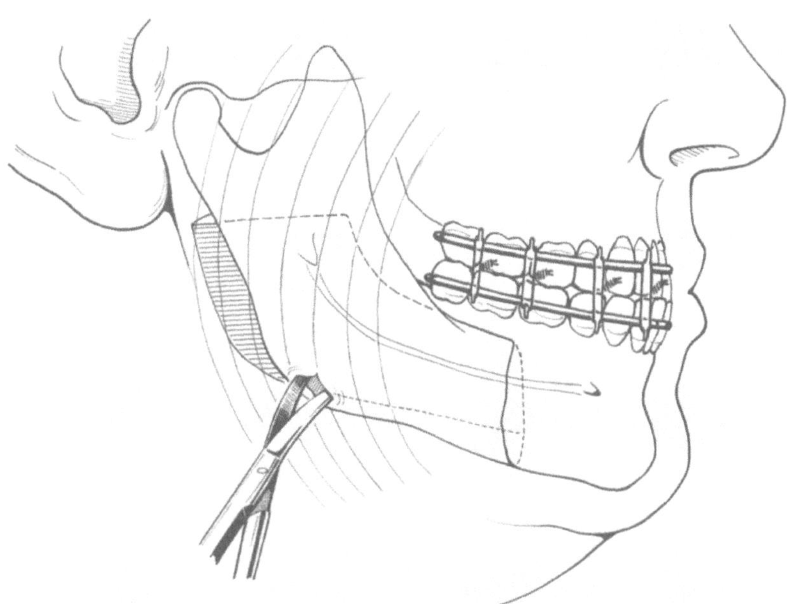

Abb. 378. Stichinzision und Zugangsweg für das transbukkale Instrumentarium. Die Hautinzision ist 1 cm lang und identisch mit den Spannungslinien. Nach dem Prinzip des Wechselschnitts werden Schnittränder und subkutanes Gewebe in Verlaufsrichtung des R. marginalis n. fazialis bis zur Muskelschicht auseinandergedrängt. Dann erfolgt in Faserrichtung des Masseters die glatte Durchtrennung von Faszie und Periost entsprechend der Länge des Hautschnitts. Die Weite des Zugangs hat der Trokarhülse zu entsprechen. Es wäre falsch, mit der aufgesetzten Trokarspitze die Hülse mit brachialer Gewalt durch den Muskelmantel zu stoßen. Ein zu enger Zugang ist auch hinderlich für die richtige Plazierung der 3 Schrauben

Eine Trokarhülse mit Griff wird eingeführt. Via Hülse werden die Fragmente senkrecht zur Knochenoberfläche durchbohrt und verschraubt. Die Abb. 379 zeigt die Steckbohrbüchse, die im vorgebohrten 2,7-mm-Gleitloch steckt und den 2,0-mm-Bohrer bei der transkortikalen Zuglochbohrung führt.

Die Einzelschritte der perfazialen Zugschraubenosteosynthese werden in Abb. 380 veranschaulicht:

a) Einführung des transbukkalen Zielgeräts mit Trokarspitze durch die Stichinzision,
b) Entfernung der Trokarspitze und Montage des Wangenretraktors,
c) Einführung der Bohrbüchse (2,7 mm),
d) Gleitlochbohrung mittels Spiralbohrer 2,7 mm extra lang in die Ciskortikalis (proximales Fragment),
e) Einführung der Bohrbüchse 2,0 mm in das 2,7 mm Gleitloch,
f) Zuglochbohrung mittels Spiralbohrer 2,0 mm extra lang in die Transkortikalis (distales Fragment),
g) Schraubenlängenbestimmung mit Meßgerät extra lang,
h) Gewindeschneider 2,7 mm extra lang im Zugloch,
i) Applikation der Kortikalisschraube 2,7 mm als Zugschraube.

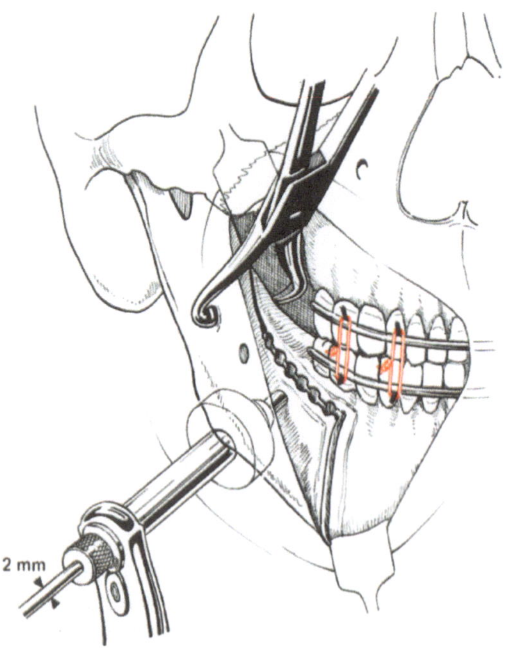

Abb. 379. Transbukkale Bohrung des Zuglochs via eingesetzter Bohrlehre 2,0 mm. Starre Retention der Okklusion mittels 0,5-mm-Drahtligaturen

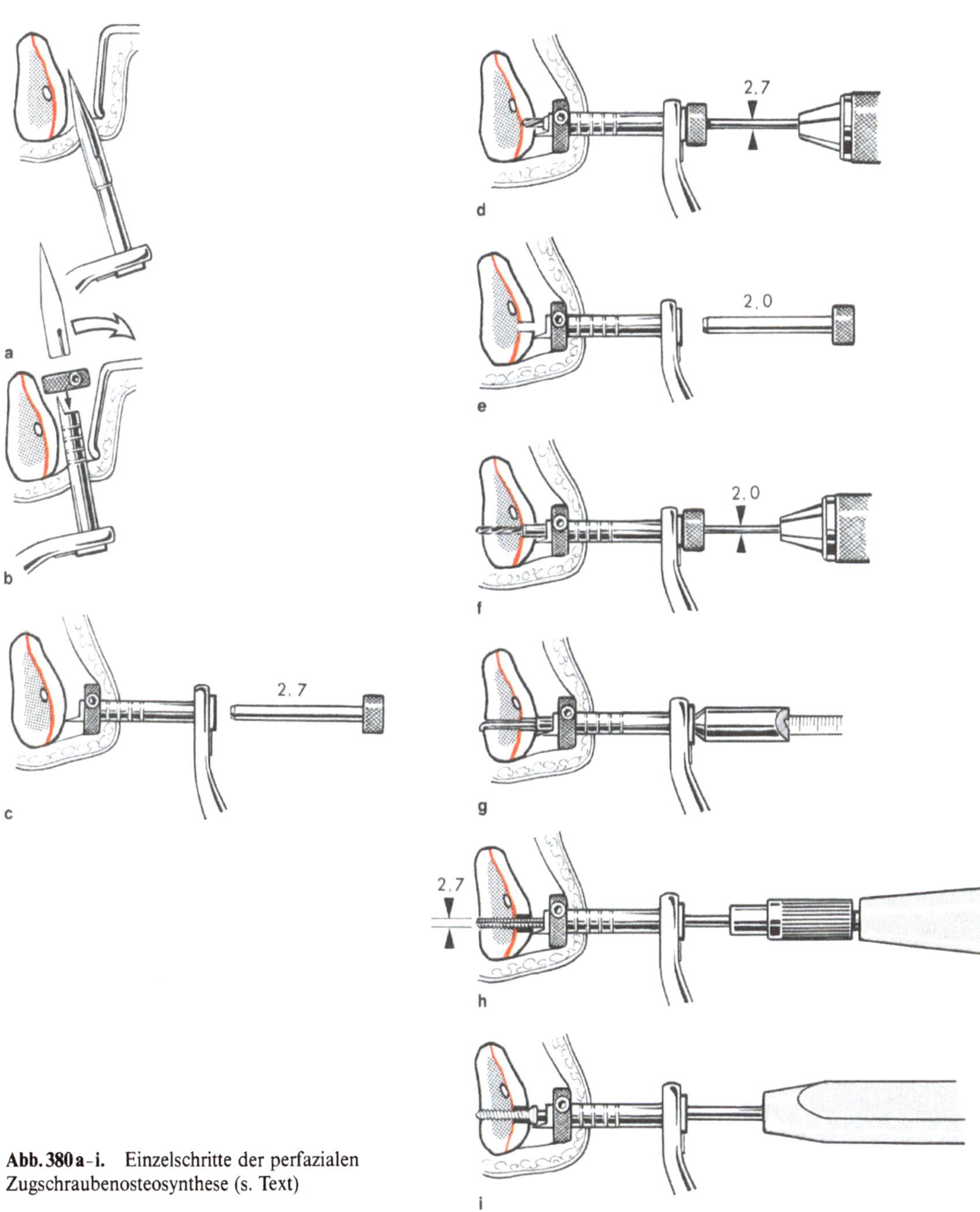

Abb. 380 a-i. Einzelschritte der perfazialen Zugschraubenosteosynthese (s. Text)

6.1.8 Anmerkung zur Frage: Zugschraubenosteosynthese als mögliche Ursache der Sensibilitätsstörung

Mittlerweile haben viele Kliniken die Erfahrung gewonnen, daß bei Verwendung der 2,7-mm-Schrauben eine Stabilität zu erzielen ist, die eine sofortige Mundöffnung erlaubt und mechanische Ruhe für die primäre Knochenheilung gewährleistet. Dies zeigt sich eindeutig in einer signifikant geringeren Rezidivquote. Wir möchten davor warnen, anstelle der 2,7-mm-Schrauben Minischrauben zu setzen. Damit gäbe man die gesetzmäßig mit der Stabilität verbundenen biomechanischen Vorteile auf.

Die interfragmentäre Kompression als wesentliche Ursache der postoperativ auftretenden Sensibilitätsstörungen anzusehen, ist nicht überzeugend. Die Nervenausfälle bei der sagittalen Spaltung waren vor Anwendung der Zugschraubenosteosynthese viel häufiger zu verzeichnen als jetzt (Spiessl 1976b). Dies läßt den Schluß zu, daß die Nervenschädigung in erster Linie eine Frage der Spaltung des aufsteigenden Astes ist. Wenn es gelingt, die Technik der Spaltung in Form der Laminotomie zu verfeinern (s.S.341), wird man signifikant weniger Nervenausfälle zu verzeichnen haben.

Gelegentlich wird die Stichinzisionsnarbe als Problem angesehen. Sofern von intraoral die gleiche Qualität der Zugschraubenosteosynthese erzielt wird wie von extraoral, ist dagegen nichts einzuwenden. Der intraorale Zugang sollte nur nicht auf Kosten der Stabilität gehen.

6.1.9 Entfernung der Zugschrauben

Bei 153 Schraubenentfernungen nach einem Jahr und später war lediglich *eine* Schraube gelockert (Güdel 1986). Schrauben aus Titan oder Saphir (Seto und Matsuura 1984) können unter Vorbehalt (s.S.137) belassen werden. Die bedenkenlose Belassung wäre zweifellos ein Vorteil, denn bei der Entfernung treten nicht selten - in der Studie von Güdel in 7 der 58 freigelegten Kieferwinkel - postoperative Infektionen auf. Diese Infektionsrate steht im Gegensatz zu den Verläufen nach der Primäroperation, bei denen in keinem Fall eine Infektion zu verzeichnen war.

Die Ursachen der die Metallentfernung begleitenden Infektion dürften in der Traumatisierung des Muskelgewebes (Masseter) unter den Bedingungen eines chirurgischen Minimalzugangs und der oralen Infektion des Hämatoms liegen. Intraoral wird breit eröffnet, während extraoral nur eine Stichinzision erfolgt, damit gerade noch der Schraubenzieher Durchgang findet. Dadurch schränkt sich die Aktionsfreiheit für den Schraubenzieher ein, der relativ groß sein muß, um die auf relativ breiter Fläche verteilten Schrauben zu erreichen. Als routinemäßige Infektionsprophylaxe empfiehlt sich daher das Anlegen einer *Vakuumdrainage* für 24 h und *präoperativ* ein „single shot" eines Breitbandantibiotikums.

6.1.10 Indikation: Verkürzungs- und Verlängerungsosteotomie

Die sagittale Spaltung kann entweder Verkürzungs- oder Verlängerungsosteotomie sein.

Die Prinzipien der sagittalen Spaltung sind am Beispiel der *Verkürzungsosteotomie* (Dorsalverschiebung des Corpus) dargestellt worden (s. S. 333 ff.). Angezeigt ist sie bei:

– überentwickeltem Untergesicht; Leitsymptom: *echte Progenie* (mandibuläre Prognathie);
– bei einseitiger Überentwicklung des Unterkiefers; Leitsymptom: *Mittellinienverschiebung*, progenes, seitwärts verbogenes Kinn und Gesichtsasymmetrie;
– bei unterentwickeltem Mittelgesicht, wenn eine *Osteotomie* im Oberkiefer nicht in Frage kommt; Leitsymptom: *Pseudoprogenie.*

Die *Verlängerungsosteotomie* (Ventralverschiebung des Corpus ist angezeigt:

– bei unterentwickeltem Untergesicht; Leitsymptom: *Retrogenie*;
– bei scheinbar unterentwickeltem Untergesicht; Leitsymptom: *Distalbiß*;
– bei einseitiger Unterentwicklung des Untergesichts; Leitsymptom: *Kreuzbiß*, fliehendes schiefes Kinn und Gesichtsasymmetrie.

6.1.11 Details zur sagittalen Spaltung als Verlängerungsosteotomie

Beim *Distalbiß* genügt eine einfache Vorverschiebung des peripheren Fragments. Infolgedessen sind einfache Gipsmodelle für die Operationsplanung ausreichend.

Die *Retrogenie* ist die Folge einer gnathischen und dentoalveolären Anomalie. Neben dem fliehenden Kinn (Abb. 381) bedingt der verkürzte

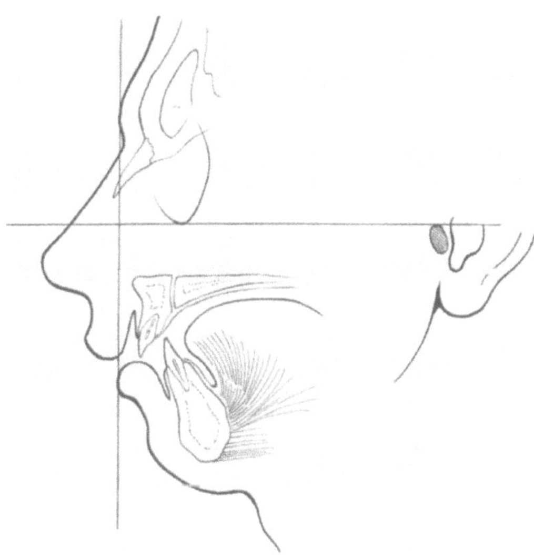

Abb. 381. Retrogenie mit kompensatorischem Hochstand der Unterkieferfront

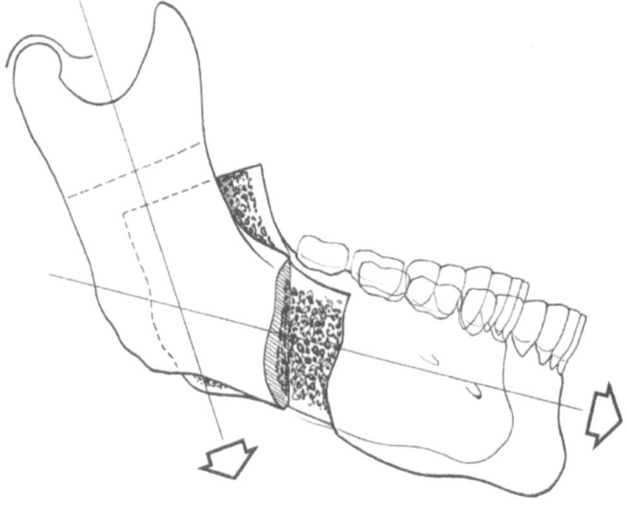

Abb. 382. Fragmentverschiebung in ventrokaudaler Richtung zur Retrogeniekorrektur

Unterkiefer einen Tiefbiß, der durch den Hochstand der Unterkieferfront (Zähne berühren den Gaumen) kompensiert wird. Die gnathische Korrektur besteht in einer zweiachsigen Verlängerung: nach vorn, längs des horizontalen, und nach unten, längs des aufsteigenden Astes (Abb. 382).

Neben der sagittalen Spaltung sind Korrekturosteotomien im Bereich des frontalen Alveolarfortsatzes und der Kinnprominenz sowie ein Bißausgleich durch eine Aufbiß-Schiene erforderlich.

Die Komplexität des Eingriffs erfordert bei der Planung die Festlegung der

- Verlängerung der horizontalen und aufsteigenden Achse,
- Form des Kieferwinkels,
- Segmentmodellierung bei Frontzahnhochstand,
- Form des „Okklusionsschlüssels",
- Fixationstechnik: Schienung und Osteosynthese,
- Art des Okklusionsausgleichs,
- Kinnkorrektur (evtl. später in einem 2. Eingriff).

Die exakte Einstellung und die Fixation des Fragments werden durch den Okklusionsschlüssel gewährleistet (nach dem Simulationsmodell präoperativ angefertigte Lingualschiene mit Aufbiß). Er dient zugleich als Schiene und Bißausgleich (Abb. 383). Eine intermaxilläre Fixation entfällt.

Das Ergebnis der anteponierenden und rotierenden Bewegung ist zwar ein normaler Frontzahnüberbiß, jedoch mit Nonokklusion im Molarengebiet verbunden. Die Nonokklusion (seitlich offener Biß) wird durch Bißausgleich (mit dem künstlichen Aufbiß aus Kunststoff) behoben (Abb. 384). Während der Nachbehandlung wird der Aufbiß schrittweise so lange abgeschliffen, bis die Molaren von selbst Kontakt gefunden haben.

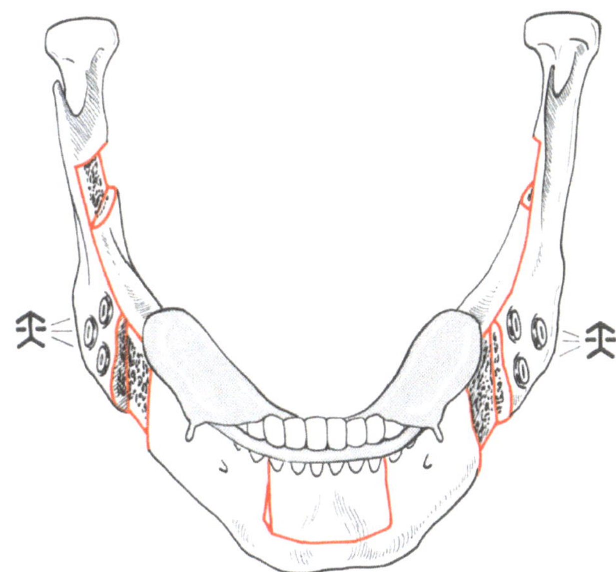

Abb. 383. Okklusionsschlüssel als Führungs- und Positionsschiene für die definitive Einstellung des Corpus- und Frontsegments. Definitive Fragmentefixation mit je 3 Zugschrauben

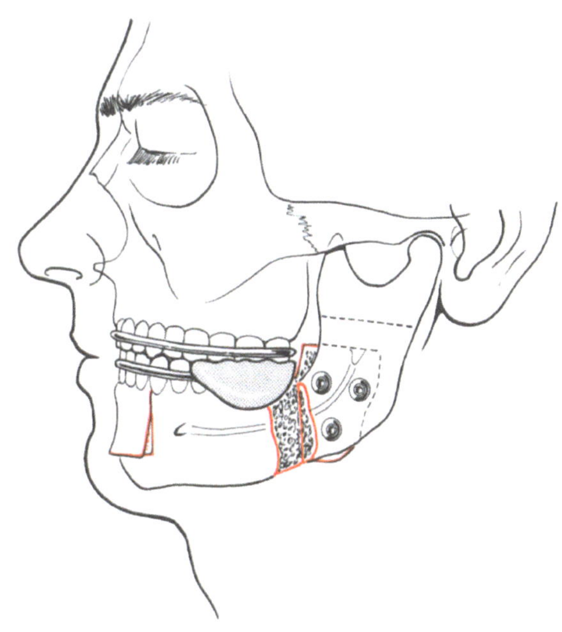

Abb. 384. Der seitlich offene Biß als Folge der Ventralverlagerung der unteren Zahnreihe ist mit einem Kunststoffaufbiß kompensiert. Dieser stützt gleichzeitig den eingestellten frontalen Überbiß bei der Frühmobilisation des Kiefers ab

Die Abb. 385 zeigt die sukzessive Reduktion des Aufbisses während 9 Monaten und den Status nach 1,5 Jahren.

Bei der Osteosynthese richtet sich die Positionierung der Zugschrauben nach der neuen Lage des Nervenkanals zum orthograd eingestellten proximalen Fragment. Häufig ist hier die Linea obliqua der einzige Ort für die Unterbringung von 2 Schrauben; die 3. wird marginal appliziert (Abb. 386).

349

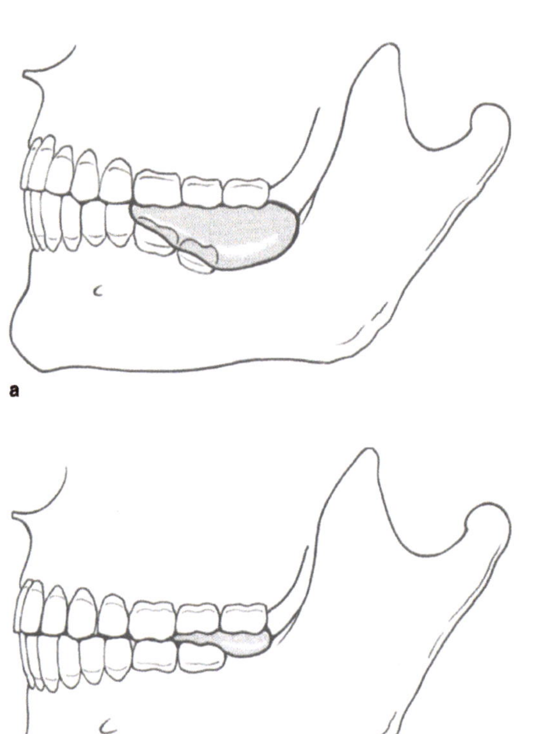

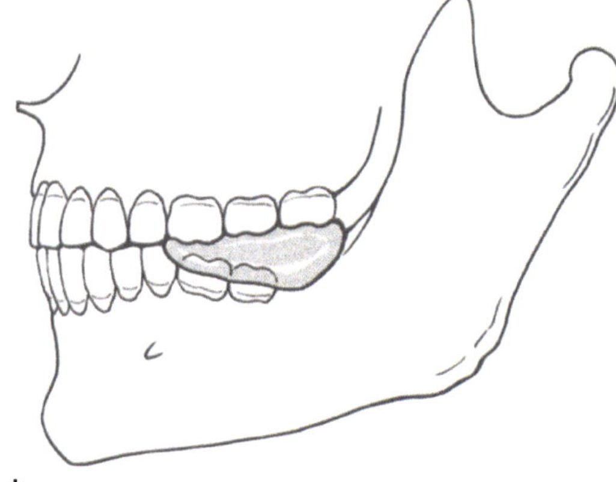

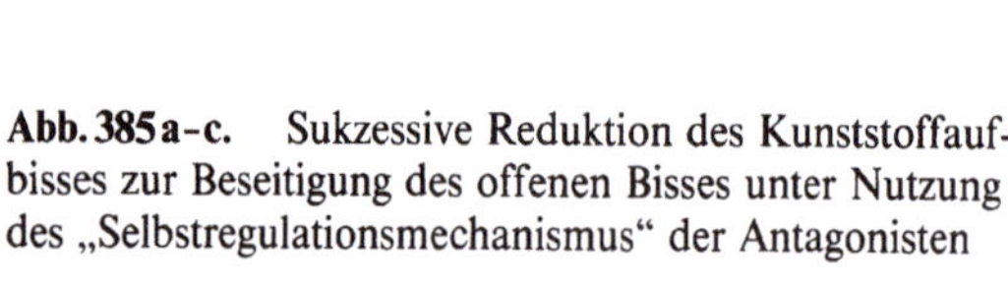

Abb. 385a–c. Sukzessive Reduktion des Kunststoffaufbisses zur Beseitigung des offenen Bisses unter Nutzung des „Selbstregulationsmechanismus" der Antagonisten

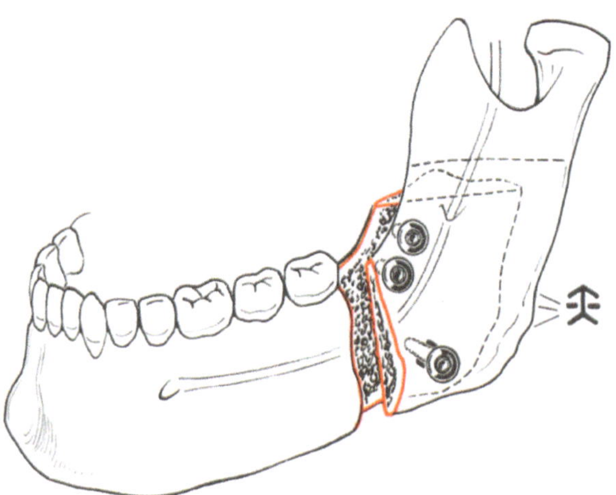

Abb. 386. Zugschraubenosteosynthese bei Unterkieferverlängerung. In der Regel Zweischraubenplazierung auf der Zugseite längs der Linea obliqua

6.1.12 Funktionsstabile Verlängerungsplastik

6.1.12.1 Methode

Auch heute kommt gelegentlich noch das „Vogelgesicht" als Endzustand einer Unterkieferosteomyelitis mit Gelenkbeteiligung (Ankylose) vor. Der Befund ist charakteristisch durch extreme Hypoplasie, wobei das Corpus stark verkürzt und der Ramus verschmälert und verdünnt ist. Wir können die rudimentären Äste mit Aussicht auf eine ergiebige Verschiebung nicht mehr sagittal spalten. In solchen Fällen ist die umgekehrte L-förmige Osteotomie mit Zwischenlagerung von autoplastischem Knochen eine brauchbare Methode (Schuchardt 1958 und 1960; Immenkamp 1957).

Von extraoral aus osteotomieren wir unter Umgehung der Antilingula (Abb. 387) und durchtrennen gleichlaufend den Sehnenspiegel des M. pterygoideus medialis. Meist genügt die Sehnenspaltung allein für die erforderliche Mobilisation der Fragmente.

Nach sorgfältiger Abdeckung des äußeren Zugangs wird der periphere Kieferteil mit einem Einzinker, der hinter dem Kinnbogen angreift, soweit nach vorne gezogen, bis die optimale Okklusionsstellung erreicht ist. Mundbodenmuskeln und Integument müssen dabei ziemlich gedehnt werden, so daß kräftige rüttelnde Bewegungen notwendig sind.

Die intermaxilläre Fixation erfolgt mit 0,6 mm Drahtligaturen.

Die Osteoplastik kann nun von außen unter aseptischen Kautelen durchgeführt werden. Größe und Form des zu überbrückenden Defektes werden mit einer Leichtmetallschablone festgehalten. Das Transplantat vom Beckenkamm wird danach geformt, wobei beidseitig eine der Dicke des aufsteigenden Astes entsprechende Nute gefräst wird (Abb. 388).

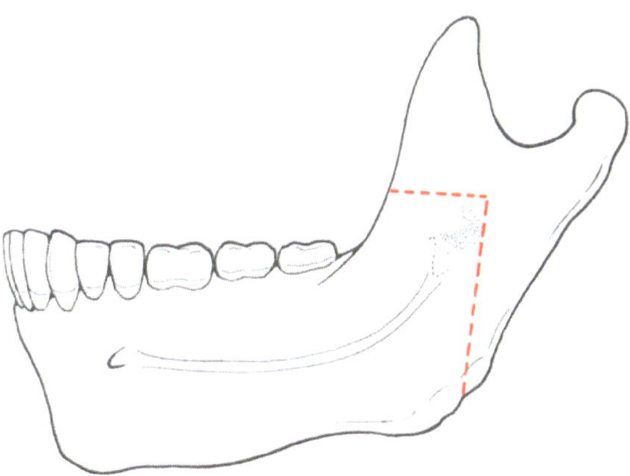

Abb. 387. L-förmige Osteotomie. (Nach Wassmund 1952). Leitpunkt: Antilingula (fein punktiert)

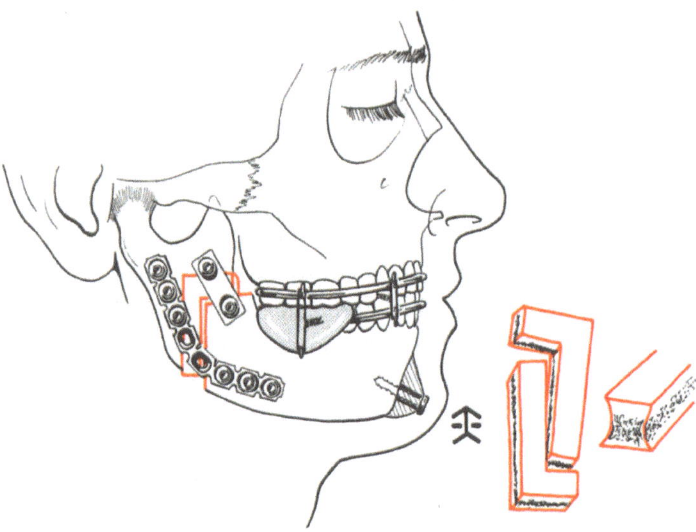

Abb. 388. Korrektur eines „Vogelgesichts" (fliehendes Kinn bei extremer Retrogenie) durch funktionsstabile Verlängerungsplastik. Eingespanntes Interponat zwischen einer Zuggurtung und Stabilisationsplatte. Zusätzliche Bildung einer Kinnprominenz mit einem Transplantat. *Insert:* L-förmiges Transplantat mit einer beidseitigen Nute

6.1.12.2 Präfixation der Fragmente

Die Osteosynthese bereitet man mit einer provisorischen 0,7-Drahtcerclage vor. So bohren wir vor der Transplantateinlagerung im oberen Abschnitt des peripheren Fragments ein Loch und führen durch dieses, wie auch um das ganze proximale Fragment, den Draht. Das Transplantat wird dann eingefügt, die Cerclage festgezogen. Die Nuten im Transplantat verhindern ein seitliches Ausschwenken der Fragmente.

6.1.12.3 Funktionsstabile Fixation

Nach Anlegen eines Zweilochzuggurtungsplättchens wird mit einer Rekonstruktionsplatte ein belastungsfähiges Verbundsystem aufgebaut (Abb. 388).

Eine belastungsstabile Osteosynthese ist um so dringlicher, als neben der Sicherung der Transplantateinheilung die Frühmobilisation für die Rehabilitation wichtig ist. Denn das „Vogelgesicht" ist oft mit einer fibrösen Ankylose vergesellschaftet, die am besten sofort funktionsorthopädisch zu behandeln ist.

6.2 Seitliche Resektionsosteotomie

6.2.1 Operationsprinzip

Hierbei wird der Kieferkörper durch bilaterale Resektion eines Segments verkürzt (Hullimen, zitiert nach Wassmund 1935; Angle 1898/99; Pichler 1919; Dingman 1944). Diese Methode wird von uns praktisch nicht mehr angewendet und dürfte auch andernorts nur in besonderen Fällen Anwendung finden. Aus diesem Grunde beschränken wir uns im wesentlichen auf die Darstellung der Fragmentfixation.

6.2.2 Indikation

Diese Methode wird in den folgenden Fällen angewendet:

- bei echter Progenie mit extrem langem Kieferkörper und mäßig gestrecktem oder normalem Kieferwinkel;
- bei echter Progenie und offenem Biß bis zum Seitenzahngebiet;
- bei echter Progenie mit Tiefbiß.

6.2.3 Operationsplanung

Das Programm der Simulation beinhaltet folgende Punkte:

1) die Resektionsosteotomie am Modell,
2) die Herstellung technischer Hilfsmittel
   - für die Schnittführung und Gestaltung der Fragmentenden: Bleischablone,
   - für die Einstellung der Okklusion: „Okklusionsschlüssel",
   - für die Fixation: dreigeteilte Schiene und evtl. vorgebogene Osteosyntheseplatten (DCP).

6.2.4 Operation

Die Resektionsosteotomie wird entweder intra-extraoral oder ausschließlich intraoral durchgeführt. Bei beiden Zugängen steht die Schonung des N. alveolaris inferior und die bündige Gestaltung der Fragmentflächen unter Berücksichtigung der vorgeplanten Okklusionseinstellung im Vordergrund. Es ist klar, daß der intra-extraorale Zugang beides erleichtert.

6.2.5 Präfixation der Fragmente

Für die Einstellung der Fragmente nach der Osteotomie ist die am Operationsmodell festgelegte Okklusion ausschlaggebend. Die Lage der 3 Fragmente wird mittels des Okklusionsschlüssels und der dreigeteilten Schiene gesichert. Als erstes wird die geteilte Schiene mit je einer 0,6-mm-Drahtligatur locker gekoppelt (Abb. 389 a); dann folgt das Einsetzen des Okklusionsschlüssels (Abb. 389 b).

Wegen der Torsionsneigung der Fragmente schaffen wir uns im Okklusionsschlüssel eine feste Abstützung, indem als erstes das mittlere Fragment mittels zweier Umfassungsligaturen (0,7 mm) mit dem „Schlüssel" verblockt wird. Der Anschluß der seitlichen Fragmente erfolgt dann mit je einer Umfassungsligatur.

Der einwandfreie Sitz des Schlüssels zeigt an, daß auf der oralen Seite die Fragmentlage stimmt (vgl. Abb. 389 a). Vestibulär werden die drei Schie-

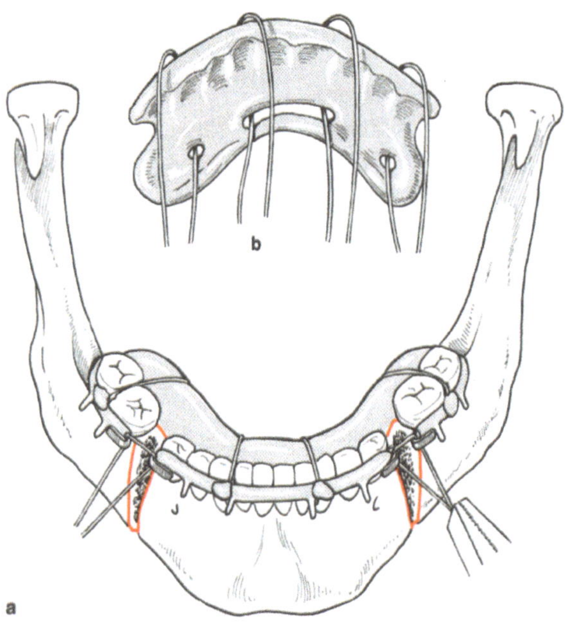

Abb. 389. a Lockere Adaptation der 3 Fragmente mittels einfacher Drahtligaturen zwischen den geteilten Schienen. Infolge der Segmentektomie besteht teilweise interfragmentäre Inkongruenz. Der lingual angreifende Okklusionsschlüssel mit 4 übergreifenden Drahtligaturen fixiert die Fragmente in der vorgeplanten Stellung. **b** Okklusionsschlüssel präoperativ angefertigt anhand des Modells, an dem die Osteotomie simuliert wurde

nen durch Anziehen der Ligaturen und Auftragen von Acrylat starr verbunden. Danach wird der Schlüssel entfernt und die Okklusion intermaxillär gesichert. Hierzu verwenden wir Drahtligaturen (0,5 mm), die zwischen der Ober- und Unterkieferschiene festgezogen werden. Zu beachten ist, daß vor der endgültigen Fixation die Rachentamponade entfernt und die linguale Schleimhautwunde vernäht wird.

6.2.6 Funktionsstabile Osteosynthese

Der Nachteil des ausschließlich intraoralen Vorgehens zeigt sich spätestens bei der Osteosynthese, die selbst bei Anwendung des perfazialen Instrumentariums (s. Abb. 101 und 380) schwierig sein kann. Wegen der teilweisen Inkongruenz der Fragmentflächen und mangelhaften knöchernen Abstützung ist eine Sechsloch-DCP angezeigt (Abb. 390).

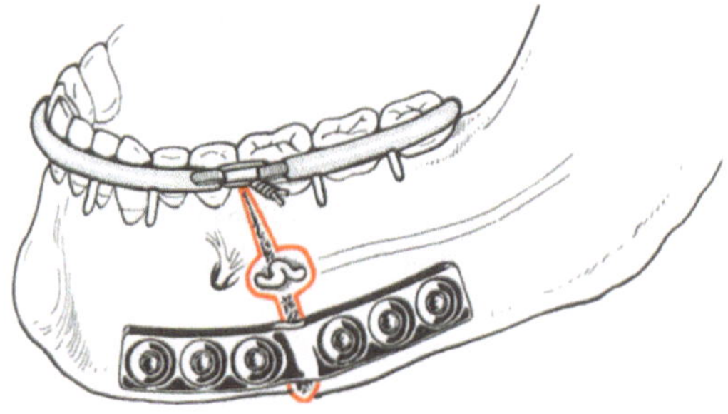

Abb. 390. Funktionsstabile Osteosynthese nach dem Verspannungsprinzip: Zuggurtungsschiene und Stabilisationsplatte bei Dingman-Osteotomie (Dingman 1944)

6.3 Vordere Resektionsosteotomie kombiniert mit sagittaler Spaltung

6.3.1 Operationsprinzip

Es wird eine Verschmälerung und Verkürzung des Kiefers vorgenommen durch Resektion des Symphysensegments und sagittale Spaltung der aufsteigenden Äste.

6.3.2 Indikation

Es liegt eine extreme Progenie mit bilateralem Kreuzbiß (überentwickelter Unterkiefer bei gleichzeitig unterentwickeltem Oberkiefer, Abb.391) vor.

6.3.3 Operationsplanung

Bei der Simulation am Modell zeigt sich, daß weder mit einer seitlichen Resektionsosteotomie noch mit einer sagittalen Spaltung der aufsteigenden Äste allein eine Okklusion zu erzielen ist. Die Kombination von beiden Osteotomien, evtl. verbunden mit Kürzung der Kinnprominenz, führt zu einem befriedigenden Ergebnis.

6.3.4 Operation

Folgende Reihenfolge ist zu beachten:

1) mediane Resektionsosteotomie von intraoral und provisorische Fixation der adaptierten Fragmente mit 2 Kirschner-Drähten 2 mm,
2) sagittale Spaltung (Laminotomie),
3) rigide intermaxilläre Fixation,
4) Zugschraubenosteosynthese,
5) Plattenosteosynthese.

6.3.4.1 Resektionstechnik

Mit Hilfe einer basal angelegten Metallschablone umgrenzen wir das Resektionsgebiet mit Bohrlöchern, die durch beide Kortikales gehen. Die Verbindung der Bohrkanäle der äußeren Kortikalis erfolgt mit einer oszillierenden Säge. Mit dem Osteotom lassen sich dann äußere Kortikalis mit Spongiosa leicht absprengen. Die Entfernung der inneren Kortikalis kann unter Schonung des Periosts mit einem Lüer erfolgen. Dabei wird nur der Unterrand des Kiefers depcriostiert, hingegen nicht die Spina und Symphyse, die mit der Aponeurose fest verwachsen sind. Der Rest der Innenkortikalis zusammen mit der Spina mentalis posterior bleibt erhalten,

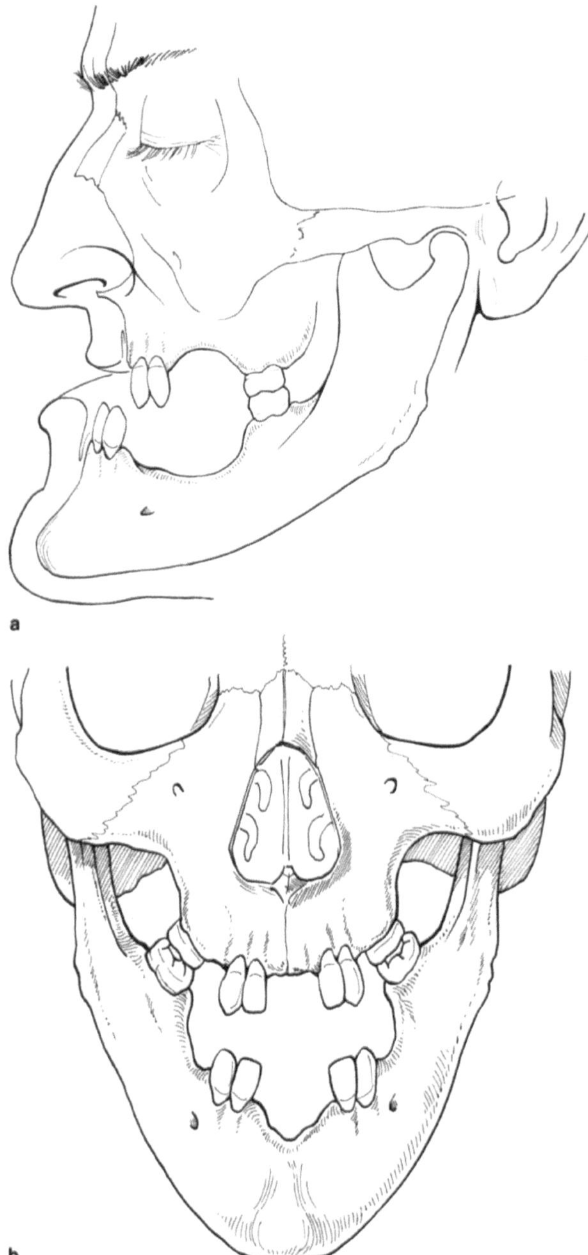

Abb. 391 a, b.   Skizzierter Status der Dysgnathie (s. Text)

indem die knochenabtragende Fräse diesen Teil ausspart. Die Aponeurose
der Mm. genioglossus und geniohyoideus wird so geschont (Abb. 392).

Die Resektionsstümpfe werden nach innen divergierend so abgeschrägt,
daß einerseits breite Kontaktflächen entstehen und andererseits die beiden
Hälften der Zuggurtungsschiene mit dem Bißwall zusammenpassen.
Anschließend wird die neue Kinnform mit einem Kirschner-Draht
(2.0 mm) fixiert.

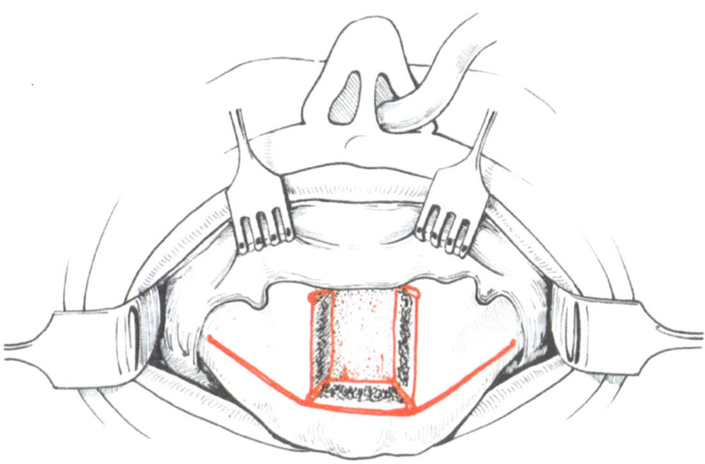

Abb. 392. Kastenförmige Osteotomie unter Erhaltung der Aponeurose der Mm. genioglossus und geniohyoideus

6.3.4.2 Osteosynthese

Diese provisorische Fixation erleichtert den 2. Teil der Operation, die sagittale Spaltung, sowie die Zugschraubenosteosynthese (s. S. 345). Der definitive Zusammenschluß des Kinns erfolgt mit einer Vierloch-DCP (Abb. 393).

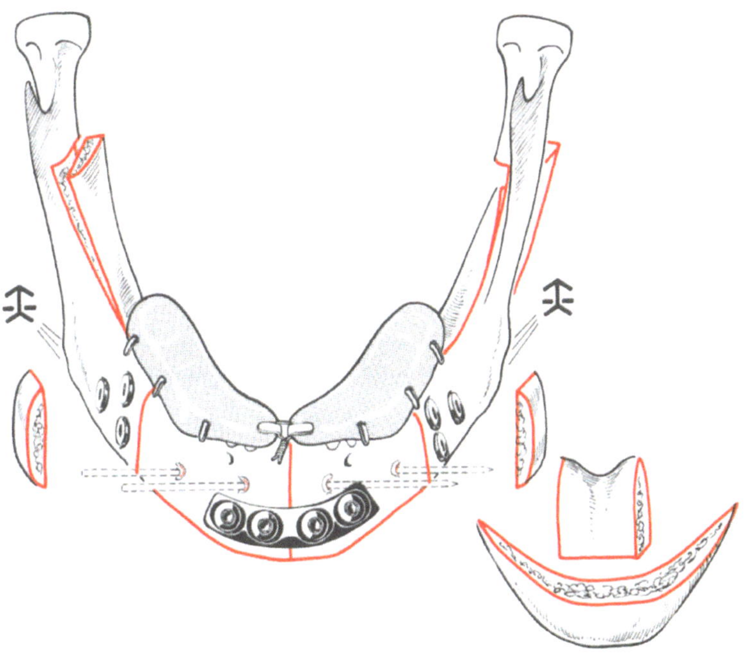

Abb. 393. Synthetische Kombination von Platten- und Zugschraubenosteosynthese nach Verschmälerung und Verkürzung des Kiefers: 1) Präliminäre Fixation der Verschmälerung durch „Schlüsselschiene" und Kirschner-Drähte, 2) okklusale Fixation der Fragmente nach der sagittalen Spaltung, 3) Plattenosteosynthese (vorher Entfernung der Kirschner-Drähte, falls Nachkorrektur der Fragmentestellung in der Medianen notwendig sein sollte), 4) Zugschraubenosteosynthese

6.4 Baseoalveoläre Tripelostektomie

6.4.1 Operationsprinzip

Der Kieferkörper wird durch stufenbildende Ostektomien basal und alveolär verkleinert.

6.4.2 Indikation

Es liegt eine Progenie mit bilateralem Kreuzbiß und intakter Frontzahnreihe vor.

6.4.3 Operationsplanung

Die komplexe Anomalie dentoalveolären und gnathischen Ursprungs erfordert eine Planung zusammen mit dem Kieferorthopäden. In den meisten Fällen ist eine orthodontische Vorbehandlung notwendig. Das Ergebnis dieser Vorbehandlung läßt sich mit einem Wachsmodell als individueller „Typodent" simulieren. Analog dazu können auch Kieferkörper und -äste anhand des Fernröntgenbildes und der direkt gemessenen Werte des Unterkieferindexes hergestellt werden. Dentoalveolärer und gnathischer Teil aus Wachs und Kunststoffzähnen zusammengesetzt ergeben die reale Form und Größe des Kiefers. An diesem Modell sind Ort und Ausmaß der Tripelostektomie so exakt bestimmbar, daß in anatomischer und funktioneller Hinsicht das Optimum erzielt werden kann (vgl. Hockenjos und Komposch 1974).

6.4.4 Operation

Wir verkürzen z. B. einerseits den Zahnbogen um je ein Prämolarensegment und trennen den frontalen Alveolarfortsatz vom Kieferkörper. Andererseits verkürzen wir die Kieferbasis durch Entfernen eines Mittelstücks am Trigonum mentale, das so breit ist wie die beiden Prämolarensegmente zusammen (Abb. 394).

6.4.5 Osteosynthese

Für die Einstellung und Fixation gelten folgende Prinzipien: Mittels eines Okklusionsschlüssels werden die 3 Fragmente in Okklusion eingestellt und mit einem geteilten Draht-Palavit-Verband fixiert. Basal erfolgt die Plattenverschraubung (s. Abb. 394).

Im Unterschied zu der medianen Resektion wird die stufenförmige nur von intraoral ausgeführt.

Das gleiche Prinzip der stufenförmigen Osteotomie findet Anwendung bei angezeigter Erweiterung des Kieferbogens. In diesem Fall entstehen

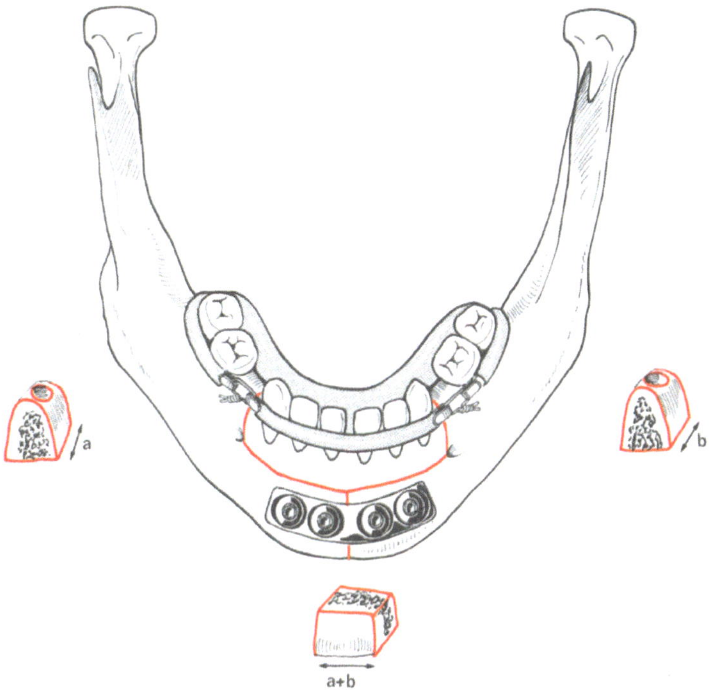

Abb. 394. Osteosynthese nach Verschmälerung und Verkürzung des Unterkiefers durch Tripelostektomie

Knochenlücken, die mit autologem Knochen ausgefüllt werden: basal mit einem Kortikalis-Spongiosa-Span und alveolär mit Spongiosaspänen. Die Operation wird intraoral durchgeführt.

6.5 Kinnkorrekturen

Das Kinn ist für das Profil ähnlich bedeutsam wie die Nase. Es ist eine spezifisch menschliche Bildung. Betrachten wir den plumpen Kiefer des Homo heidelbergensis, so fehlt bei ihm noch jede Andeutung eines Kinns. Im allgemeinen empfinden wir die übertrieben „positive" Kontur als weniger störend als die „negative".

Die Bestimmung der Anomalietypen beruht auf einem subjektiven Schönheitsempfinden, wird aber objektiviert an der Kieferstellung zur orthograden Profillinie. Die anomalen Grundtypen sind: das *fliehende*, das *vorstehende* und das *schiefe* Kinn. An Korrekturoperationen kommen *Verschiebeosteotomie* und *Ostektomie* einerseits und *Transplantation* und *Implantation* andererseits in Betracht. Die Eingriffe können entweder allein oder in Verbindung mit anderen orthopädischen Eingriffen durchgeführt werden. Diese Operationen, wie Transplantationen und Implantationen, sind nicht Gegenstand dieses Buches. Wir beschränken uns auf einige Anmerkungen zur Fixation.

6.5.1 Zugschraubenfixation

Die stufenförmige Fragmentlage wird mit Zugschrauben gesichert. Voraussetzung ist eine 5 mm starke Spongiosa-Kortikalis-Schicht für die Bohrung eines Zuglochs, passend für eine Emergencyschraube (s. S. 115). Für die Fragmenteadaptation sind meist Paramedianschrauben ausreichend (Abb. 395 und 396). Bei Vorverlagerung des Unterkieferrandes sind manchmal 3 Zugschrauben zweckmäßig (Abb. 397).

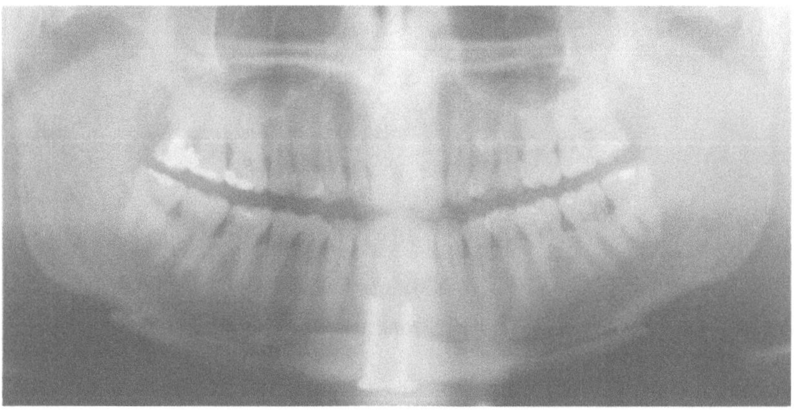

Abb. 395. Paramediane Zugschraubenosteosynthese nach Retroposition des Kinndreiecks

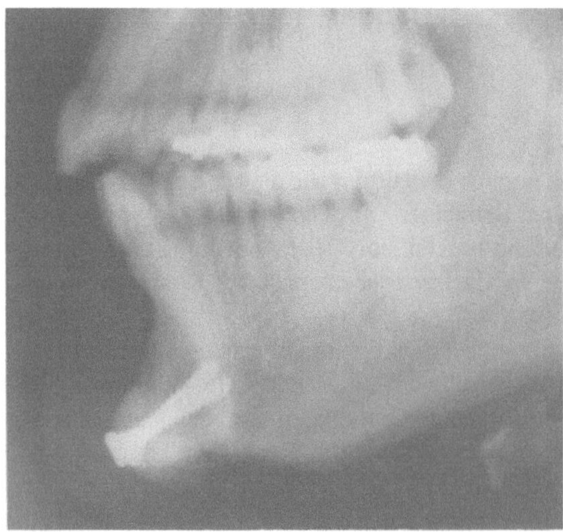

Abb. 396. Zugschraubenfixation bei Aufwärtsverschiebung der Kinnprominenz

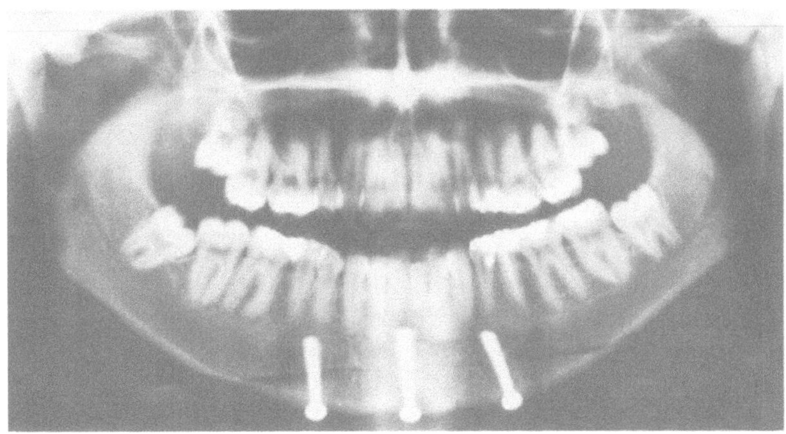

Abb. 397. Zugschraubenosteosynthese bei Vorverlagerung des Unterkieferrandes

6.6 Schlußbemerkung

Die Darstellung der funktionsstabilen Osteosynthese in der orthopädischen Chirurgie beschränkte sich bewußt auf einige exemplarische Fälle, denn es galt die vielen Anwendungsmöglichkeiten der AO-Prinzipien lediglich anzudeuten und vor allem herauszustellen, daß Osteotomie und stabile Fixation eine therapeutische Einheit bilden.

Literatur

Aebi F (1985) Vergleich verschiedener Zuggurtungsschienen und intermaxillären Fixationen bei der Osteosynthese der Mandibula. Med. Dissertation, Universität Basel

Aebi M, Regazzoni P, Rahn BA, Harder F (1984) Experimental model for bone allografts with and without immunosuppression and microsurgical revascularisation. Helv Chir Acta 51:641

Allgöwer M (1971) Weichteilprobleme und Infektionsrisiko der Osteosynthese. Langenbecks Arch Chir 329:1130

Allgöwer M, Border JR (1983) Advances in the care of multiple trauma patient - introduction. World J Surg 7:1

Allgöwer M, Perren SM, Rüedi T (1971) Biophysikalische Aspekte der normalen und der heilenden Knochencorticalis. Langenbecks Arch Chir 328:109

Andrä A, Grabowski R (1978) Zur Wahl der Operationsmethode bei sagittaler Über- und Unterentwicklung des Unterkiefers. Zahn Mund Kieferheilkd 66:3

Angle EH (1898/99) Double resection for treatment in mandibular protrusion. Dent Cosmos Nr. 8; ibid (1903) 45:268

Ansell RH, Scales JJ (1968) A study of some factors which affect the strength of screws and their insertion and holding power in bone. J Biomech 1:279

Arnold M (1985) Postoperative Okklusions- und Dysfunktionsstudie als Qualitätskontrolle der funktionsstabilen Osteosynthese am Unterkiefer. Med. Dissertation, Universität Basel

Ariyan S (1979) Further experiences with the Pectoral major myocutaneous flap for immediate repair of defects from excisions of head and neck tumours. Plast Reconstr Surg 64:605

Bakamjian VY (1965) A two-stage method for pharyngooesophageal reconstruction with a primary pectoral skin flap. Plast Reconstr Surg 36:173

Bandi W (1972) Chondromalacia patellae und femoro-patellare Arthrose. Schwabe, Basel

Bandi W (1980) Probleme der Indikationsstellung zur Osteosynthese von Oberarmschaftbrüchen. Z Unfallheilkd 3:141

Baumann R (1973) Die dreidimensionale extraorale Kieferschiene. Med Dissertation, Universität Bern

Benninghoff A (1927) Über die Anpassung der Knochenkompakta an geänderte Beanspruchung. Anat Anz 63:289

Benninghoff A (1931) Über die Entstehung funktioneller Strukturen. Verh Anat Ges 39:62

Birke WP (1972) Unsere Erfahrungen mit der modifizierten perkutanen Osteosynthese nach Becker. Dtsch Stomat 22:31

Border JR (1984) Advances in the care of the patient with blunt multiple trauma. Am Coll Surg 69/10

Bornand F (1984) Die funktionsstabile Osteosynthese am Unterkiefer. (Ergebnisse der Nachuntersuchung von 130 Fällen 1977 - Juni 1981). Med Dissertation, Universität Basel

Brack AA (1980) Sekundär-Tumoren. Die Absiedelung von Fernmetastasen in die Kieferknochen - Symptome, Diagnose, Therapie. Med Dissertation, Universität Basel

Brinker WO, Hohn RB, Prieur WD (1984) Manual of internal fixation in small animals. Springer, Berlin Heidelberg New York Tokyo

Brunner C, Weber BG (1981) Besondere Osteosynthesetechniken. Springer, Berlin Heidelberg New York

Brussatis (1985) Defektüberbrückung durch kortikospongiöse Transplantate. Vortrag am Symposium „Defektüberbrückung an Knochen und Weichteilen", Berlin 31.10./1.11.

Burke JF (1963) Preoperative antibiotics. Surg Clin North Am 43:665

Claudi B, Schläpfer F, Cordey J, Perren SM, Allgöwer M (1979) Die schräge Plattenzugschraube, in vivo-Messungen der Stabilität an queren Osteotomien des Tibiaschaftes. Helv Chir Acta 46:177

Contzen H, Straumann F, Paschke E (1967) Grundlagen der Alloplastik mit Metallen und Kunststoffen. Thieme, Stuttgart

Converse JM, Warnitz FW (1942) External skeletal fixation of the mandibular angle. J Bone Joint Surg 24:154

Coutelier L (1969) Recherches sur la guerison des fractures. Arscia, Bruxelles

Dal Pont G (1961) Retromolar osteotomy for the correction of prognathism. J oral Surg 19:42

Danis R (1949) Théorie et pratique de l'osteosynthèse. Masson, Paris

Decker S, Rehn J, Düring M von, Decker B (1976) Morphologisch experimenteller Beitrag zur Kenntnis der Vorgänge bei der Verpflanzung von autologer Beckenkammspongiosa bei Hunden. Arch Orthop Unfallchir 85:303

Dingman RO (1944) Surgical correction of mandibular prognathism, an improved method. Am J Orthod 683

Dittel KK, Weller S (1981) Zur Problematik des polytraumatisierten Patienten. Akt Traumatol 11:35

Dumbleton JH, Black J (1975) An introduction to orthopaedic materials. Thomas, Springfield

Elmiger V (1979) Stabilitätsabhängiges Heilungsbild bei experimentellen Kieferfrakturen. Med Dissertation, Universität Bern

Eschmann A (1974) Die funktionsstabile Osteosynthese am Unterkiefer. (Nachuntersuchungsergebnisse bei 81 kontrollierten Fällen von 1966 bis 1973). Med Dissertation, Universität Basel

Euw A von (1982) Die funktionsstabile Osteosynthese. Ergebnisse der Nachuntersuchungen von 85 Fällen (1974–1976). Med Dissertation, Universität Tübingen

Flynn MB (1979) Morbidity and mortality of mandibular resection for malignant disease. In: McCoy et al. (eds) Yearbook of plastic and reconstructive surgery. Chicago

Frenkel G (1961) Die perkutane Osteosynthese nach Becker und ihre Indikation nach 6 jähriger Erfahrung in der Unterkieferbruchbehandlung. Dtsch Zahnärztl Z 16: 706

Fromm U (1980) Die Kompressionswirkung von Rundlochplatten und dynamischen Kompressionsplatten am intakten und osteotomierten Knochen in vitro. AO-Bulletin

Ganz R, Perren SM, Rüter A (1975) Mechanische Induktion der Knochenresorption. Fortschr Kiefer Gesichtschir 19:45

Gautier E et al. (1984) Porosity and remodelling of plated bone after internal fixation: Result of stress shielding or vascular damage? In: Ducheyne P et al. (eds) Biomaterials and Biomechanics (1983). Elsevier, Amsterdam

Gerber H, Perren SM (1980) Evaluation of tissue compatibility of in vitro cultures of embryonic bone. In: Winter GD et al. (eds) Advances in biomaterials. Wiley, New York

Grätz K (1986) Eine neue Klassifikation zur Einteilung von Unterkieferfrakturen. Med. Dissertation, Universität Basel

Gruber UF (1983) Ist eine Antibiotikaprophylaxe in der Chirurgie sinnvoll? JAMA 2:328

Güdel M (1986) Nachuntersuchung bei 29 Progenie-Patienten. Med Dissertation, Universität Basel

Gunst MA (1980) Interference with bone blood supply through plating of intact bone. In: Uhthoff HK (ed). Current concepts of internal fixation of fractures. Springer, Berlin Heidelberg New York

Gunst MA, Rahn BA, Rüedi T, Perren SM (1982) Blutversorgung der Knochenkortikalis nach Osteotomie. Helv Chir Acta 49:229

Habel G, Rahn BA, Perren SM, Krüger E (1980) Tierexperimentelle Untersuchungen zur Unterkieferersatzplastik in Abhängigkeit von Verplattungssystem und Beschaffenheit des Transplantatlagers. In: Hierholzer G, Zilch H (Hrsg) Transplantatlager und Implantatlager bei verschiedenen Operationsverfahren. Springer, Berlin Heidelberg New York (16. Jahrestagung der Deutschen Gesellschaft für Plastische und Wiederherstellungschirurgie)

Hanslik L (1969) Die operative Behandlung gelenknaher Frakturen osteoporotischer Knochen. Mschr Unfallheilkd 72:514

Harnisch H, Gabka J (1962) Beitrag zur Indikation der extraoralen Verschraubung. Dtsch Zahnärztl Z 17:315

Hierholzer G, Allgöwer M, Rüedi T (1985) Fixateur externe-Osteosynthese. Springer, Berlin Heidelberg New York Tokyo

Hockenjos C (1974) Fernröntgenologischer und klinischer Befund bei erschwerter Nasenatmung. Med. Dissertation, Universität Freiburg i. B.

Hockenjos C, Komposch G (1974) Die Simulation bei der Planung und Vorbereitung von kieferorthopädisch-chirurgischen Behandlungen. Fortschr Kieferorthop 35: 113

Hörster G (1985) Die infizierte Corticalisnekrose – theoretische Aspekte und klinische Relevanz. Vortrag beim Symposium Defektüberbrückung an Knochen und Weichteilen. Berlin, 31.10./1.11.85

Immenkamp A (1957) Chirurgische Kieferorthopädie. In: Häupl K et al. (Hrsg) Die Zahn-, Mund-, und Kieferheilkunde. Bd 3/1. Urban & Schwarzenberg, München

Janecka JP (1984) External stabilisation of the mandible with the mini-H-fixator. Plast Reconstr Surg 73/5:840

Jaques WA (1976) Preventive antibiotics in elective maxillofacial surgery. In: Spiessl B (ed) New concepts in maxillofacial bone surgery. Springer, Berlin Heidelberg New York

Johnson KD, Ladambi A, Seibert GB (1985) Incidence of adult respiratory distress syndrome in patients with multiple musculoskeletal injuries: Effect of early operative stabilization of fractures. J Trauma 25:375

Junier N (1980) Support mécanique permettant la charge fonctionelle du maxillaire inférieure. Med Dissertation, Universität Basel

Karnofsky DA (1948) The use of nitrogen mustards in the palliative treatment of carcinoma. Cancer 634

Knothe H, Dette GA (1984) Antibiotika in der Klinik. Äsopus, S 6

Köle H (1968) Ästhetische Operationen im Mund- und Kieferbereich. In: Gohrbrandt E et al. (Hrsg) Handbuch der plastischen Chirurgie. Bd 2, Lfg 11. De Gruyter, Berlin

Krompecher S (1937) Die Knochenbildung. Fischer, Jena

Kroon F (in preparation) Effects of three dimensional loading on stability of internal fixation of mandibular fractures

Küppers K (1971) Analyse der funktionellen Struktur des menschlichen Unterkiefers. Springer, Berlin Heidelberg New York (Ergebnisse der Anatomie und Entwicklungsgeschichte, Bd 44, Heft 6)

Lambotte A (1913) Chirurgie opératoire des fractures. Masson, Paris

Leonard MS, Ziman P, Bevis R et al. (1985) The sagittal split osteotomy of the mandible. Oral Surg 60:459

Lewin WWC (1913) Die innere Struktur der Mandibula der Anthropinen und Anthropoiden in mechanischer Beleuchtung. Ludwig, Bonn

Liebermann ZH, Byrd DL, Davidson TJ (1981) Immobilization of mandible in oral cancer therapy. In: McCoy FJ et al. (eds) Year book of plastic and reconstructive surgery. Chicago, p95

Litwan M (1984) Die operative Versorgung von Kieferwinkelfrakturen. Eine Nachuntersuchung. Med Dissertation, Universität Basel

Litwan M, Spiessl B (im Druck) Die extraorale Versorgung der Kieferwinkelfrakturen

Lorenz O (1953) Nagelung bei Kieferfrakturen nach Roger Anderson. Med Klin 48: 1350

Mathis H (1956) Die Behandlung der Frakturen der zahnlosen Kiefer. Fortschr Kiefer Gesichtschir 2:92

Matter P (1980) Der posttraumatische und postoperative Knocheninfekt. Osteosynthese und Endoprothese. Jahrbuch Schweiz Naturforsch Ges 2:60

Matter P (1986) AO/ASIF Dialogue 1:1

Matter P, Brennwald J, Perren SM (1974) Biologische Reaktion des Knochens auf Osteosyntheseplatten. Helv Chir Acta [Suppl 12] 1:36

Matti H (1929) Über modellierende Osteotomie und Spongiosatransplantation. Schweiz med Wochenschr 49:1254

Matti H (1932) Über freie Transplantationen von Knochenspongiosa. Langenbecks Arch Chir 168:235

McGregor IA (1980) Fundamental techniques of plastic surgery. Livingstone, Edinburgh London New York

Merrit K, Brown SA (1980) Tissue reaction and metal sensitivity. An animal study. Acta Orthop Scand 51:403

Morscher E, Gerber B, Fasel J (1984) Surgical treatment of spondylolisthesis by bone grafting and direct stabilization of spondylosis by means of a hook screw. Arch Orthop Trauma Surg 103:175

Müller KH, Rahn BA (1983) Knochenheilung nach stabiler externer Osteosynthese. Unfallheilkunde 86:341

Müller ME, Ganz R (1973) Hämatogene Osteomyelitis. Pädiatr Fortbild Prax 36:173

Müller ME, Perren SM (1972) Callus und primäre Knochenheilung. Med Unfallheilk 75:442

Müller ME, Allgöwer M, Schneider R, Willenegger H (1969/1977) Manual der Osteosynthese. 1. u. 2. Aufl. Springer, Berlin Heidelberg New York

Müller ME, Allgöwer M, Schneider R, Willenegger H (1970/1979) Manual of internal fixation. 1st and 2nd edn. Springer Berlin Heidelberg New York

Müller R (1968) Die schicksalsmäßige Entwicklung der nicht chirurgisch behandelten Coxarthrose. Med Dissertation, Universität Zürich

Niederdellmann H (1980) Rigid internal Fixation by means of lag screws. In: Krüger E, Schilli W (eds) Oral and maxillofacial Traumatology. Bd 1. Urban & Schwarzenberg, München

Niederdellmann H, Schilli W (1980) Zugschraubenosteosynthese zur Behandlung der Kieferwinkelfraktur. Akt Traumatol 10:105

Öst O (1968) Palliativoperationen bei Knochenmetastasen. Melsunger Med Mitteilungen [Suppl 2] 42:1

Ohnsorge J (1970) Die Fixation von Metallendoprothesen am Knochen mittels Knochenzement ohne thermische Schädigung des Kontaktgewebes. Langenbecks Arch Chir 327:855

Pauwels F (1935) Der Schenkelhalsbruch, ein mechanisches Problem. Enke, Stuttgart

Pauwels F (1948) Bedeutung und kausale Erklärung der Spongiosaarchitektur in neuer Auffassung. Ärztl Wochenschr 3:379

Pauwels F (1965) Gesammelte Abhandlungen zur funktionellen Anatomie des Bewegungsapparates. Springer, Berlin Heidelberg New York

Perren SM (1971) Biomécanique de la compression interfragmentaire. In: Boitzy A (ed) Osteogenese et compression. Huber, Bern

Perren SG, Cordey J (1977) Die Gewebsdifferenzierung in der Frakturheilung. Unfallheilkunde 80:161

Perren SM, Huggler SM, Russenberger A et al. (1969a) The reaction of cortical bone to compression. Acta Orthop Scand [Suppl] 125:3

Perren SM, Russenberger M, Steinemann S, Müller ME, Allgöwer M (1969b) A dynamic compression plate. Acta Orthop Scand [Suppl] 125:29

Perren SM, Ganz R, Rüter A (1972) Mechanical induction of bone resorption. 4th International osteological Symposion, Prague, September 1972

Perren SM, Hayes WC, Eliasson E (1974) Biomechanik der Plattenosteosynthese. Med Orthop Tech 94:56

Perren SM, Rahn B, Cordey J (1975) Mechanik und Biologie der Frakturheilung. Fortschr Kiefer Gesichtschir 19:33

Perren SM, Ganz R, Rüter A (1975) Oberflächliche Knochenresorption um Implantate. Med Orthop Tech 95:6

Petzel JR (1980) Die chirurgische Behandlung des frakturierten Collum mandibulae durch funktionsstabile Osteosynthese. Fortschr Kiefer Gesichtschir 25:84

Pfister U, Rahn BA, Perren SM, Weiler S (1979) Vaskularität und Knochenumbau nach Marknagelung langer Röhrenknochen. Akt Traumatol 9:191

Philps R (1987) Die geschlossene und offene Unterkieferfraktur. (Eine retrospektive Studie zum Krankengut von 1976–1982). Med Dissertation, Universität Basel

Pichler H (1919) Doppelte Unterkieferresektion in einem Fall von Progenie. Vjschr Zahnheilkd 35:1

Pohler OEM (1983) Degradation of metallic orthopedic implants. In: Rubin LR (ed) Biomaterials in reconstructive surgery. Mosby, St. Louis

Pohler OEM, Straumann F (1975) Charakteristik der AO-Implantate aus rostfreiem Stahl. AO-Bulletin

Prein J, Remagen W, Spiessl B, Ühlinger E (1985) Atlas der Tumoren des Gesichtsschädels. Zentrales Referenzregister des DOESAK. Springer, Berlin Heidelberg New York Tokyo

Prein J, Remagen W, Spiessl B, Ühlinger E (1986) Atlas of the tumours of the facial skeleton. Central Registry of DOESAK. Springer, Berlin Heidelberg New York Tokyo

Puranen J (1966) Reorganization of fresh and preserved bone transplants. Acta Orthop Scand, Supp. 82

Rahmanzadeh R (1972) Zur Operationstechnik der Femurkopfprothese. Mschr Unfallheilk 75, H. 5:213

Rahn BA, Cordey J, Prein J, Russenberger M (1975) Zur Biomechanik der Osteosynthese der Mandibula. In: Fortschr Kiefer Gesichtschir 19:37

Rahn BA (1982) Bone healing: Histologic and physiologic concepts. In: Sumner-Smith G (ed) Bone in clinical orthopaedics. Saunders, Philadelphia

Rahn BA (1985) Osteosynthese und Knochenreaktion. In: Staubesand J (Hrsg) Benninhoff Anatomie. Urban & Schwarzenberg, München

Raveh J, Redli M, Markwalder TM (1984) Operative management of 194 cases of combined maxillofacial-frontobasal fractures. J oral maxillofac Surg 42:555

Raveh J, Roux M, Sutter F (1983) Resultate nach sagittaler Spaltung am Unterkiefer und gleichzeitiger Oberkieferosteotomie unter Anwendung eigener Methoden. Schweiz Mschr Zahnheilk 93:734

Raveh J, Stich H, Sutter F (1985) Titanplasma-beschichtetes Hohlschrauben- und Rekonstruktionsplatten-System (THRP) zur Überbrückung von Kieferdefekten. Chirurg 56:337

Raveh J, Sutter F (1984) Defektüberbrückung unter lingualem Zugang und Knochentransplantatfixation am Unterkiefer mit dem THRP-System. Schweiz Mschr Zahnheilk 94:134

Regazzoni P (1982) Osteosynthesen an Röhrenknochen: Technische und biologische Untersuchungen zur Stabilität und Heilung. Med. Habilitationsschrift, Universität Basel

Riegger J (1980) Die Zugschraube zur Behandlung der Kieferwinkelfraktur. Med Dissertation, Universität Freiburg i. B.

Ritter G, Grünert A (1973) Experimentelle Untersuchungen zu den mechanischen Eigenschaften des Knochens im Hinblick auf die Druckosteosynthesen. Arch orthop Unfall-Chirurgie 75:302

Rittmann WW, Perren SM (1974) Cortical bone healing after internal fixation and infection. Springer, Berlin Heidelberg New York

Rowe NL, Killey HC (1955) Fractures of the Facial Skeleton. Livingstone, Edinburgh London

Schenk RK (1986) Histophysiology of bone remodelling and bone repair. Perspectives on biomaterials. OCC Lin and EYS Chao (Eds). Elsevier, Amsterdam

Schenk RK, Müller J, Willenegger H (1968) Experimentell-histologischer Beitrag zur Entstehung und Behandlung von Pseudarthrosen. Hefte Unfallheilk 94

Schenk RK, Willenegger H (1963) Zum histologischen Bild der sogenannten Primärheilung der Knochenkompakta nach experimentellen Osteotomien am Hund. Experientia 19:593

Schenk RK, Willenegger H (1964) Zur Histologie der primären Knochenheilung. Langenbecks Arch Chir 308:440

Schewior TH, Schewior H (1984) Mechanische und methodische Aspekte des Fixateur externe aus Ringen und Kirschnerdrähten (nach Wittmoser und Ilisarov). Alternativprinzip zur Plattenosteosynthese. Akt Traumatol 6:237

Schmoker R (1975a) Zur Operationsplanung bei Progenie- und Retrogeniefällen. Schweiz Mschr Zahnheilk 85/6:598

Schmoker R (1975b) Experimentelle Untersuchung zur Stabilität und intraoperativen Kompression bei der Osteosynthese von Unterkieferfrakturen. AO-Bulletin

Schmoker R (1976) The eccentric dynamic compression plate. An experimental study as to its contribution to the functionally stable internal fixation of fractures of the lower jaw. AO-Bulletin

Schmoker R (1983a) Der Craniofixateur externe zur funktionsstabilen Fixation des Mittelgesichts - Erfahrungsbericht nach Anwendung in über 50 Fällen. Dtsch Z Mund Kiefer Gesichtschir 7:241

Schmoker R (1983b) Mandibular reconstruction using a special plate. J maxillofac Surg 11/3:99

Schmoker R (1986) Die funktionelle Unterkieferrekonstruktion. Springer, Berlin Heidelberg New York Tokyo

Schmoker R, Spiessl B (1973) Exzentrisch-dynamische Kompressionsplatte. Schweiz Mschr Zahnheilkd 83:1496

Schmoker R, Spiessl B (1976) Infektion nach Osteosynthese von Unterkieferfrakturen. Kasuistik, Ursache, Verhütung, Behandlung. Akt Traumatol 6:297

Schmoker R, Spiessl B (1978) Fehlermöglichkeiten bei der Osteosynthese von Unterkieferfrakturen. Dtsch Z Mund-Kiefer-Gesichtschir 2:129

Schmoker R, Spiessl B, Gensheimer T (1976) Funktionsstabile Osteosynthese und Simulographie bei der sagittalen Osteotomie des aufsteigenden Astes. Eine vergleichende klinische Untersuchung. Schweiz Mschr Zahnheilkd 86:582

Schmoker R, Eulenberger J, Spiessl B, Mathys R (1977) Entwicklung und tierexperimentelle Untersuchung einer Kieferköpfchenprothese. Dtsch Z Mund Kiefer Gesichtschir 1:86

Schmoker R, Spiessl B, Trzeciak W (1979) Verriegelungsplastik am Kiefergelenk zur Behandlung der Hypermobilität. Schweiz Mschr Zahnheilkd 89:213

Schmoker R, Allmen G von, Tschopp HM (1982) Application of functionally stable fixation in maxillofacial surgery according to the ASIF principles. J Oral Maxillofac Surg 40:457

Schuchardt K (1958) Erfahrungen bei der Behandlung der Mikrogenie. Langenbecks Arch Chir 289:651

Schuchardt K (1960) Experiences with the surgical treatment of some deformities of the jaws: Prognathia, micrognathia and open bite. In: Wallace AB (ed) Transactions of the international society of plastic surgeons. Livingstone, Edinburgh

Schüle H (1957) Schienung von Unterkieferfrakturen mittels extraoraler Verschraubung. Dtsch Zahnärztl Z 12:933

Schweiberer L (1970) Experimentelle Untersuchungen von Knochentransplantaten mit unveränderter und mit denaturierter Knochengrundsubstanz. Hefte Unfallheilk (Beiheft) 103

Schweiberer L, Klapp F, Chevalier H (1975) Platten- und Schraubenosteosynthese bei Frakturen und Pseudarthrosen des Ober- und Unterschenkels. Chirurg 46:155

Séquin F, Texhammar R (1980) Das AO-Instrumentarium. Anwendung und Wartung. Springer, Berlin Heidelberg New York

Seto K, Matsuura M (1984) A new concept of mandibular osteotomy. Odontologia (Japan) 19/3:315

Seto K, Oguchi H (1985) Progress in the jaw bone reduction and fixation method. Dental J 22:163

Slotman GJ, Cummings FJ, Glicksman AR et al. (1986) Preoperative simultaneously administered cis-platinum plus radiation therapy for advanced squamous cell carcinoma of the head and neck. Head Neck Surg 8:159 Jan/Feb, 159

Somlo T (1982) Über die Operationsplanung bei Progenie- und Retrogeniefällen (Simulographie). Dtsch Z Mund Kiefer Gesichtschir 6:259

Spiessl B (1972a) Probleme der Wiederherstellung nach Tumoroperationen im Kiefer-Gesichts-Bereich. Therapiewoche 22, 23:1917

Spiessl B (1972b) Rigid internal fixation of fractures of the lower jaw. In: Chapchal G (ed) Reconstruction surgery and traumatology. Karger, Basel München Paris London New York Sydney

Spiessl B (1975) Funktionsstabile Osteosynthese bei Unterkieferfrakturen – Problematik und Technik. Forschr Kiefer Gesichtschir 19:68

Spiessl B (1976a) Erste Erfahrungen mit einer Kiefergelenkprothese. Fortschr Kiefer Gesichtschir 21:119

Spiessl B (ed) (1976b) New concepts in maxillofacial bone surgery. Springer, Berlin Heidelberg New York

Spiessl B (1978) Die Unterkiefer-Resektionsplatten der AO. Ihre Anwendung bei Unterkieferdefekten in der Tumorchirurgie. Unfallheilk 81:302

Spiessl B (1980a) Das Problem der Nonunion bei Frakturen des atrophierten Unterkiefers. Schweiz Mschr Zahnheilk 90:627

Spiessl B (1980b) A new method of anatomical reconstruction of extensive defects of the mandible with autogenous cancellous bone. J maxillofac Surg 8:78

Spiessl B (1980c) Die Osteosynthese zur frühfunktionellen Behandlung komplizierter Unterkieferfrakturen. Jahrbuch Schweiz Naturforsch Ges 2:70

Spiessl B (1981) Verfeinerte Technik der Progenie-Operation. Fortschr Kiefer Gesichtschir 26:96

Spiessl B (1982) The sagittal splitting osteotomy for correction of mandibular prognathism. Clin Plast Surg 9:491

Spiessl B (1983) Maxillofacial injuries in polytrauma. World J Surg 7:96

Spiessl B, Hochstetter A von (1982) Unspezifische pyogene Infektionen im Kiefer-Gesichts-Bereich. In: Allgöwer M (Hrsg) Allgemeine und spezielle Chirurgie, 4. Aufl. Springer, Berlin Heidelberg New York

Spiessl B, Schroll K (1972) Gesichtsschädel. In: Nigst H (Hrsg) Spezielle Frakturen- und Luxationslehre, Bd 1/1. Thieme, Stuttgart

Spiessl B, Tschopp H (1974) Chirurgie der Kiefer. In: Naumann HH (Hrsg) Kopf- und Hals-Chirurgie. Bd 2: Gesicht und Gesichtsschädel. Thieme, Stuttgart

Steinemann S (1968) Résistance à la corrosion par piqûres de l'acier inoxydable au chrome-nickel-molybdène- élaboré normalement à haute fréquence et refondue sous laitier electroconducteur (ESR). Rev Métallurg 65:651

Texhammar R, Schmoker R (1984) Funktionsstabile maxillofaziale Osteosynthesen. Springer, Berlin Heidelberg New York Tokyo

Trauner R, Obwegeser H (1957) The surgical correction of mandibular prognathism and retrognathia with consideration of genioplasty. Oral Surg 10:677, 787, 899

Trentz O, Tscherne H (1978) Kriterien für die Operabilität von Polytraumatisierten. Unfallheilkunde 81:451

Tscherne H (1969) Operative Frakturbehandlung. Langenbecks Arch Chir 324:348

UICC (1979) TNM Klassifikation der malignen Tumoren. 3. Aufl. Springer, Berlin Heidelberg New York

UICC (1985) TNM-Atlas. Illustrierter Leitfaden zur TNM/pTNM-Klassifikation maligner Tumoren. Springer, Berlin Heidelberg New York Tokyo

Ullik R (1953) Die Indikation für die Nagelung von Kieferbrüchen nach Roger Anderson. Zentralbl Chir 78:1012

Urist MR, Urist JM, Dubuc FL (1970) Quantitation of new bone formation in intramuscular implants of bone matrix in rabbits. Clin Orthop 68:279

Urist MR, Mikulski A, Boyd SD (1975) A chemosterilized antigen-extracted autodigested allo-implant for bone banks. Arch Surg 110:416

Vogel R (1984) Interfragmentäre Druckwerte bei der Anwendung verschiedener dynamischer Kompressionsplatten (Eine experimentelle Studie am Unterkiefer). Med Dissertation, Universität Basel

Walkhoff O (1900/1901) Der menschliche Unterkiefer im Lichte der Entwicklungsmechanik. Dtsch Mschr Zahnheilk 19:529, 222

Wassmund M (1935) Lehrbuch der plastischen Chirurgie des Mundes und der Kiefer. Heusser, Leipzig

Weber BG (1979) Frakturbehandlung bei Kindern. Springer, Berlin Heidelberg New York

Weber BG, Cech O (1973/1976) Pseudarthrosen. Pathophysiologie, Biomechanik, Therapie, Ergebnisse. Huber, Bern Stuttgart Wien

Willenegger H (1973) Präliminäre Überbrückungsosteosynthese bei der Resektion von Knochentumoren. Helv Chir Acta 40:185

Willenegger H (1975) Verplattung und Marknagelung bei Femur- und Tibiaschaftfrakturen: Pathophysiologische Grundlagen. Chirurg 46:145

Winter S (1987) Entwicklung eines neuen Fixateur externe für den Unterkiefer. Med Dissertation, Universität Hamburg

Wolff G, Dittmann M, Ruedi T, Buchmann B, Allgoewer M (1978) Koordination von Chirurgie und Intensivmedizin zur Vermeidung posttraumatischer respiratorischer Insuffizienz. Unfallheilkunde 81:524

Wolter D, Hutzschenreuter P, Burri C (1974) Einbaustudien autologer Spongiosa am Kompaktknochen in Abhängigkeit von der übertragenen Menge und des anliegenden Gewebes. Langenbecks Arch Chir [Suppl Chir Forum] 225

Wolter D, Hutzschenreuter P, Burri C, Steinhardt B (1975) Einbau autologer Spongiosa am Kompaktaknochen in Abhängigkeit von der Vitalität der transplantierten Zellen. Langenbecks Arch Chir [Suppl Chir Forum] 383

Yates C, Olson D, Guralnick W (1976) The antilingula as an anatomic landmark in oral surgery. Oral Surg 41/6:705

Zuber P (1982) Interfragmentäre Druckwerte bei Anwendung von Zuggurtungsschiene und dynamischer Kompressionsplatte. Med Dissertation, Universität Basel

Weitere Literatur zum Thema der funktionsstabilen Osteosynthese findet sich in Müller ME, Allgöwer M, Schneider R, Willenegger H (Hrsg) (1977) *Manual der Osteosynthese*, 2. Aufl. Springer, Berlin Heidelberg New York Tokyo

Sachverzeichnis

R. R. Schmoker

Die funktionelle Unterkieferrekonstruktion

Experimentelle Grundlagen und klinische Erfahrungen

Mit einem Geleitwort von M. E. Müller
1986. 79 Abbildungen. VIII, 119 Seiten.
Gebunden DM 128,-. ISBN 3-540-10431-3

Eine der Hauptaufgaben der Chirurgie ist die Wiederherstellung von Form und Funktion von Organen, die durch Unfall, Krankheit oder therapeutische Eingriffe wie Operation oder Bestrahlung geschädigt wurden.

Im Bereich der maxillo-facialen Chirurgie betrifft dies Mandibula und Kaufunktion. Der Verlust des Unterkiefers oder eines Teils davon ist für den betroffenen Patienten von schwerwiegender Bedeutung. Zahlreiche Techniken und Fixationsmittel wurden entwickelt, die jedoch vielfach den heutigen Anforderungen der modernen Knochenchirurgie nicht mehr entsprehen.
In diesem Buch wird die Entwicklung und tierexperimentelle Prüfung einer kombinierten und sofortigen Wiederherstellung der Unterkieferfunktion durch Stabilisation der Kieferstümpfe oder durch Knochentransplantation dargestellt. Auch das in der Praxis wichtige Problem der Verankerung des Zahnersatzes zur Wiederherstellung der Kaufunktion wird ausführlich dargestellt. Ein Überblick über die bisher angewandte Technik und ihre Bewertung ergänzt dieses Buch.

Alle Kieferchirurgen, die sich mit der Wiederherstellung des Unterkiefers befassen, werden dieses Buch mit Gewinn lesen.

Springer-Verlag
Berlin Heidelberg New York
London Paris Tokyo

R. Texhammar, R. Schmoker

Funktionsstabile maxillofaciale Osteosynthesen

Manual für Operationspersonal

Mit einem Geleitwort von B. Spiessl
1984. 140 Abbildungen. XI, 90 Seiten.
Broschiert DM 81,-. ISBN 3-540-13525-1

Die funktionsstabile Osteosynthese nach den Prinzipien der AO ist eine immer häufiger angewandte Technik zur Versorgung von Frakturen im Gesichtsschädelbereich. Neben der Traumatologie gelangen diese funktionsstabilen maxillofacialen Osteosynthesen auch in der Wiederherstellungs-Chirurgie nach tumorchirurgischen Eingriffen sowie bei kieferorthopädischen Operationen zur Anwendung. Einleitend vermittelt das Buch einige allgemeine Gesichtspunkte zur Patienten-Vor- und Nachbehandlung im Zusammenhang mit maxillofacialen Osteosynthesen. Eine kurze Darstellung der Nomenklatur dient zur Orientierung des mit dem speziellen Operationsgebiet nicht vertrauten Lesers.

Der weitere Inhalt wird in die drei Gebiete Osteosynthesen am Unterkiefer, operative Versorgung der Mittelgesichtsfrakturen und kieferorthopädische Operationen aufgegliedert. Er vermittelt zum einen die Zusammenstellung, Vorbereitung und Anwendung des AO-Instrumentariums für maxillofaciale Knochenchirurgie. Zum anderen macht er das Operationsgebiet mit der speziellen Technik und dem praktischen Vorgehen vertraut.

Um das Verständnis für die Anwendung der einzelnen AO-Instrumente für maxillofaciale Knochenchirurgie zu fördern, werden diese in einem speziellen Teil gesondert vorgestellt. Die Abbildungen und der dazugehörige Text sind als Checkliste beim Auslegen der Instrumente im OP eine hervorragende Anleitung.

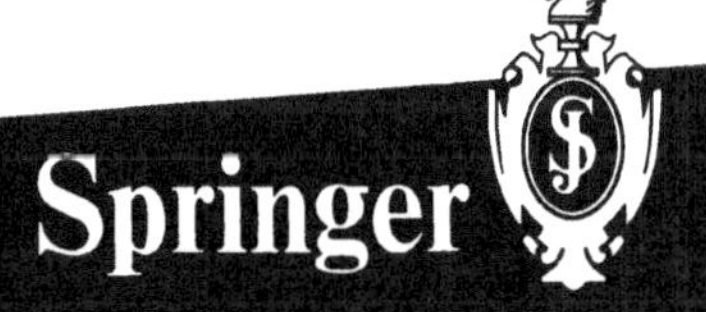